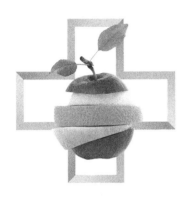

第 4 版

医学营养学

主　编　张爱珍

副主编　丁悦敏

编　者　（以姓氏笔画为序）

丁悦敏　王秀景　王慧铭　叶　盛

邬晓婧　李向荣　吴　妍　沈　腭

张　剑　张　雄　张广吾　张宇律

张爱珍　陈伟平　陈洁文　茅小燕

林永俊　徐旭军　董　鑫　韩春茂

人民卫生出版社

·北　京·

图书在版编目（CIP）数据

医学营养学 / 张爱珍主编 . —4 版 . —北京：人民卫生出版社，2020.12（2025.1重印）

ISBN 978-7-117-30993-6

I . ①医… II . ①张… III . ①营养学 IV . ①R151

中国版本图书馆 CIP 数据核字（2021）第 000371 号

人卫智网	www.ipmph.com	医学教育、学术、考试、健康，购书智慧智能综合服务平台
人卫官网	www.pmph.com	人卫官方资讯发布平台

医学营养学
Yixue Yingyangxue
第 4 版

主　　编：张爱珍

出版发行：人民卫生出版社（中继线 010-59780011）

地　　址：北京市朝阳区潘家园南里 19 号

邮　　编：100021

E - mail：pmph @ pmph.com

购书热线：010-59787592　010-59787584　010-65264830

印　　刷：北京九州迅驰传媒文化有限公司

经　　销：新华书店

开　　本：787 × 1092　1/16　印张：29

字　　数：706 千字

版　　次：1998 年 2 月第 1 版　2020 年 12 月第 4 版

印　　次：2025 年 1 月第 3 次印刷

标准书号：ISBN 978-7-117-30993-6

定　　价：85.00 元

打击盗版举报电话：010-59787491　E-mail：WQ @ pmph.com

质量问题联系电话：010-59787234　E-mail：zhiliang @ pmph.com

前　言

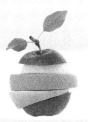

　　医学营养学是一门新兴的应用型学科，是集食品安全与营养、食物烹饪与营养、人体健康与营养、慢性病治疗与营养的交叉复合型学科。

　　我国自改革开放40多年以来，随着经济发展，百姓生活水平的快速提高和人均寿命的延长，许多人群出现了营养的失衡、营养素缺乏或不足。同时疾病谱发生了较大的变化。慢性病，如糖尿病、高血压、肥胖症、痛风、骨质疏松症、肿瘤等发病率逐年上升，其并发症高发致残疾或死亡。2020年，新型冠状病毒肺炎呈世界范围流行，从中提示患有慢性基础疾病的老年人病情危重，死亡率更高，说明要重视健康教育与健康管理，尤其要加强"营养与健康"教育。当前，我国对小学生尚未开展"食育教育"，存在部分健康隐患和慢性病高危人群。通过学习营养知识，从小建立科学的饮食观，促进健康成长，有效预防疾病。

　　目前，我国居民期望幸福生活、健康长寿，平时都十分关注自己的健康问题。亚健康人群、慢性病患者经常就诊临床营养科，接受营养科医生和营养师的营养教育和健康指导，期盼通过平衡膳食、合理营养与营养支持达到促进健康、促进疾病康复。为此，对广大医务人员和医学院校学生提出了更高的要求，这是我们面临的新课题。

　　疾病的发病、预防、治疗与康复与医学营养学有着十分密切的关系。坚持科学用膳与合理的营养治疗，完全可以减轻症状，缓解病情，减少并发症和带病长寿。根据病情酌情选用最小的药物剂量达到有效的治疗效果。不仅可以大幅度减少医疗费用，降低医院的药占比，还能让患者减少门诊次数和住院的频度，有利于缓解患者的心理压力、促进康复。

　　高等院校随着教学模式的转变，医学营养学课程已成为在校学生喜爱学习的一门课程。当前开展选修课或公共课的综合性大学，不仅医学院的学生选择这门课，许多非医学类的学生也选择了医学营养学课程。

　　医学营养学知识对促进人类的健康、预防疾病、优生优育乃至老年人的健康长寿；开展高质量的社区卫生服务，提高医疗服务质量与医疗水平，对大中小学生的生命与健康教育和家庭教育等，都是十分重要与迫切需要的。2020年《医学营养学》一书第4版的组织编写，是在1998年首次出版后的22年，足以说明我国高等院校特别是高等医学院校都先后开设必修课或选修课,十分重视医学营养学知识的学习与应用。早在 2000 年该书荣获浙江大学教学成果一等奖,浙江省教学成果二等奖。

《医学营养学(第 4 版)》内容丰富,编排合理。全书分基础营养、公共营养、临床营养三大方面内容共十九章,其中对部分章节做了增加和修改。第五章重点介绍中国居民膳食指南的制定与发展;中国居民全民营养周的每年活动主题与宣传。第十六章增加"常见眼病与营养"内容,意在目前在互联网和手机微信广泛应用的年代,眼病的发病年龄提前,眼病的发病率增高,除与用眼不当和用眼过度外,其与营养也有一定的关系。期待这两章的内容能使医学营养学的内容更全面,是专业人员和公众都需要掌握与应用的医学营养知识。

国务院办公厅印发《国民营养计划(2017—2030 年)》明确指出:到 2030 年,营养法规标准体系更加全面,营养工作体系更加完善……六项重大行动提高人群营养健康水平,包括生命早期 1 000 天、学生、老年人、临床营养、贫困地区与吃动平衡共六大健康营养行动。期待在降低人群贫血率、5 岁以下儿童生长迟缓率、控制学生超重肥胖率、提高居民营养健康知识知晓率等具体指标方面,有着明显进步和改善。

《医学营养学(第 4 版)》通过编者和读者共同努力,将会对《国民营养计划(2017—2030 年)》执行与宣传,对我国国民的平衡膳食、合理营养及对慢性病的预防、控制与治疗做出贡献。在此也非常感谢参与本书第 1~3 版编写的各位编者付出的努力,传播医学营养学知识。由于本版编者水平有限,书中有可能存在不到之处,敬请读者谅解,并给予批评与指正。

浙江大学医学院附属第四医院　张爱珍
2020 年 7 月

目　录

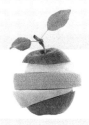

绪　　论

人民健康是民族昌盛和国家富强的重要标志，"健康中国，营养先行"已成为营养学界的共识。医学营养学是建立在预防医学和临床医学的基础上，立足营养学和临床医学相关学科的交叉，阐述人体的医学与营养学相关发生与发展的临床问题，是与人类健康与长寿直接有关的科学。医学营养学涉及人类的生长、发育、生殖、健康与长寿及防病治病等系列营养学问题，其与民生安康、家庭幸福、社会安定、国家强盛息息相关。

一、医学营养学的意义

民以食为天，人类的生存、生活、生殖与生命无不依赖食物的摄取。人们对食物摄取的数量、质量与食物的结构直接与健康有关。当人类处在贫穷年代，摄取食物只是为求生存。随着社会进步、经济发展，人们生活水平逐步提高，对先富裕起来的人群摄取食物除了为生存之外，还追求享受，满足心理的需求。然而由于缺乏营养学知识，对正确的饮食观了解甚少，在摄取食物为生存和生理需求的同时，过度追求心理上的满足。目前，慢性非传染性疾病（以下简称"慢性病"），如高血压、糖尿病、脂代谢异常，肥胖症、痛风等在我国的发病率逐年增加，同时其发生的并发症，尤其是多发的心脑血管疾病，直接威胁着人们的健康。

医学营养学是一门应用性学科。它与基础医学、预防医学、全科医学、临床医学、儿科学、妇产科学、老年医学、社区医学、食品科学等学科有着密切的联系。医护工作者全面掌握医学营养学知识，可以把人类的健康促进、预防疾病、治疗疾病、健康长寿等研究与事业做得更好。

二、医学营养学的内容与研究

医学营养学主要围绕营养素、食物营养、平衡膳食与合理营养、常见疾病的营养预防和营养治疗等基础知识、饮食文化与临床经验进行逐章介绍。

医学营养学包括基础营养、公共营养和临床营养三部分，其内容相对独立又相互联系。

基础营养重点介绍营养素的代谢,各种营养素的生理功能,并结合生化特点作适当描述;适度介绍食物的营养价值和食物营养成分的检验方法。2016年,中国营养学会公布的中国居民膳食指南和平衡膳食宝塔与中国全民营养周主题是中国居民做好平衡膳食、合理营养的重要指导内容,2020年中国居民营养周内容及时编入,有着特殊的意义。营养调查及其评价方法有助于对人群的营养调查内容设计和研究。

公共营养主要介绍不同生理条件人群的营养,如孕妇的营养,婴幼儿的营养,老年人的营养等。对在特殊环境下工作的人群,如高温、低温、高原、电离辐射、化学毒物等环境,如何加强营养,保持健康的身体。其中对运动营养的内容介绍是公共营养中不可缺少的重要部分。

通过对基础营养和公共营养知识的了解和掌握,重点结合临床工作面临的营养不良的营养支持与干预原则及其方式和方法作实用性的介绍。同时重点对医院应用的试验膳食和治疗膳食作了分类指导。

临床营养主要介绍内科、外科、儿科的多发疾病的临床常见问题与营养的相关支持和治疗。内科按疾病的系统,外科按临床的特点,儿科按常见的营养性疾病分别详细介绍,不仅实用,且易掌握。此外,结合当前危重患者的现状与眼病的高发,增加了急危重症患者营养支持和常见眼病和营养两章内容。临床医生掌握好临床营养知识的应用,完全可以减少慢性病的病情反复,有效控制病情的进展和并发症的发生,减少患者的治疗费用,减轻国家的医疗经费开支,减轻患者的痛苦,提高其生活品质和生活质量。

我国的传统医学历史悠久,中医食疗和营养保健品深受中国居民的喜爱和肯定,对养生保健,延年益寿都有一定的促进作用。为此,对这方面的内容与营养学相关的知识点介绍,有利于医学生对传统医学的认识,对营养保健食品的应用和健康促进。

鉴于我国目前对医院营养科的营养医师或营养师缺乏专业性的知识培养与医学营养教学工作,各级医院的营养科又缺少高层次专业技术人才,特对营养病例书写和医院营养科的管理相关内容,做比较全面系统地的介绍,有助于医学生为今后从事营养科工作打下初步基础。

临床医学的学生学习医学营养学的课程,对今后无论从事临床医学、基础医学、全科医学、预防医学等工作都有十分重要的实用意义。对从事内科、外科、妇产科、小儿科等专业工作同样具有很好的指导意义。对常见疾病的预防和治疗,掌握从医学营养学知识入手,临床工作将会做得更好,医患关系更加和谐,药物费用占比更低,最终广大患者受益,减少家庭经济压力,减轻国家医保负担。

医学营养学的研究领域有着很大的空间,如健康人群与医学营养学相关的疾病预防研究;亚健康人群与医学营养学的干预研究;各类疾病与医学营养学的治疗研究;不同生理条件的人群,如儿童、青少年、孕妇、乳母、产妇、老年人、长寿老人与医学营养学的相关研究;特殊的人群,如从事高温、低温、辐射等工作的环境与医学营养学的相关研究;社区人群、社区健康、社区医疗与医学营养学的教育研究;健康管理与医学营养学的知识认知和应用研究等,都可无限拓展与创新。如对不同人群的不同健康状况与营养素的水平相关研究;对老年人、健康老人、百岁老人的体质、血糖、脂肪、蛋白质代谢与微量营养素的相关研究;大、中、小学生的体质、体重与产能营养素摄入或某些微量营养素的血中水平相关研究等。

　　医学营养学知识的学习与研究将会提升医护人员、医学生的理论知识水平与实用价值，为促进人类健康作贡献。也会为促进广泛开展健康教育、健康促进、健康管理打下坚实的基础，将有利于建设健康中国，促进全民健康。

第一章

营养素的消化、吸收与代谢

营养素具有维持机体正常生长、发育、生殖及健康的作用,主要由食物提供。营养素可分为六大类,即碳水化合物、脂类、蛋白质、维生素、矿物质和水。在天然食物中,除水以外营养素大都以大分子或结合的形式存在,并不能被人体直接吸收而同化,故必须先进行消化。天然食物在消化道中分解成可同化的形式构成了消化过程。伴随消化过程中出现的化学变化需借助于消化道中酶的参与才得以完成。这些酶把淀粉分解成单糖;把甘油三酯分解成甘油一酯、甘油和脂肪酸;把蛋白质分解成氨基酸等可同化的形式。在消化过程中,维生素和矿物质也转变成更有利于吸收的形式。

第一节　人体中主要消化液

常见消化液的功能

(一)唾液

唾液由唾液腺分泌,pH 6.8,其成分中含有 99.5% 的水。唾液中的消化酶包括舌脂肪酶、唾液淀粉酶。唾液淀粉酶可使淀粉和糖原水解,但它在 pH 4 以下时迅速失活。

(二)胃的分泌物

胃的分泌物为胃液,它是一种透明、淡黄色液体,含 HCl 为 0.2%~0.5%,pH 1.0,胃液中97%~99% 是水,其余为黏蛋白、无机盐、消化酶(胃蛋白酶和凝乳酶)及胃脂肪酶。

(三)胆汁

肝胆汁的组分不同于胆囊胆汁,具体组成见表 1-1。

胆盐能显著降低油与水相之间的表面张力,在肠道中这种特性可使脂肪乳化,增加脂肪酸及水不溶性脂肪酸盐的溶解性。肠道中胆盐的存在对消化作用的完成、脂肪的吸收以及脂溶性维生素 A、维生素 D、维生素 E、维生素 K 的吸收都具有重要的作用。当脂肪消化不良时,其他食物也很难消化,因为脂肪可覆盖在食物颗粒的表面,这样使其他酶很难作用于

表 1-1　肝胆汁和胆囊胆汁的组分

	肝胆汁		胆囊胆汁
	占总胆汁的百分率	占总固体的百分率	占总胆汁的百分率
水	97.00		85.92
固体	2.52		14.08
胆汁酸	1.93	36.9	9.14
黏蛋白和色素	0.53	21.3	2.98
胆固醇	0.06	2.4	0.26
脂肪酸	0.14	5.6	0.32
无机盐	0.84	33.3	0.65
比	1.01		1.04
pH	7.1~7.3		6.9~7.7

它们。在这些条件下,肠道细菌引起腐败,产生气体。

除了乳化作用外,胆汁的另一作用是中和来自胃的酸性食糜,使其适合于肠道的消化。

(四)胰液

胰液是一种非黏稠性的水性液体,水含量类似于唾液,pH 为 7.5~8.0 或更高一些。胰液中主要的无机离子有 Na^+、K^+、HCO_3^- 及 Cl^-,另有少量的 Ca^{2+}、Zn^{2+}、HPO_4^- 和 SO_4^{2-}。此外,在胰液中可发现几乎能分解所有食物的酶类,主要有胰蛋白酶、糜蛋白酶、弹性蛋白酶、羧基肽酶、胰淀粉酶、胰脂肪酶、胆固醇脂酶、核糖核酸酶、脱氧核糖酸酶及磷脂酶 A_2。

(五)肠液

肠液中的消化酶包括氨基肽酶、麦芽糖酶、α 糊精酶、乳糖酶、蔗糖酶、海藻糖酶、磷酸酶、多核苷酸酶、核苷酶及磷脂酶。

第二节　碳水化合物的消化、吸收与代谢

碳水化合物是指具有多羟基醛或多羟基酮结构的一大类化合物,又称为糖。碳水化合物在自然界分布极广,是构成动物体或植物体的主要成分。绿色植物进行光合作用,利用水、空气、阳光和二氧化碳合成糖类。但动物不能制造糖类,故必须从植物体摄入而加以利用,有史以来,碳水化合物就是人类膳食中能量的主要组成成分。

一、人类膳食中常见的碳水化合物

(一)单糖

单糖指结构上有 3~6 个碳原子的糖,根据其结构和性质的不同,又可分为:

1. 葡萄糖　葡萄糖与人类关系最为密切,含有 6 个碳原子,并且有还原性,呈右旋光性,又称右旋糖。

2. 果糖　果糖的分子式与葡萄糖一样,但结构不同,它是一种酮糖,呈左旋光性,又称

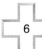

左旋糖。

3. 半乳糖　半乳糖是由 6 个碳原子和一个醛组成的单糖,是乳糖的组成部分。

4. 甘露糖　甘露糖是一种己糖。

此外,食物中尚有少量的戊糖,如核糖、阿拉伯糖及木糖等。

（二）双糖

双糖是由两分子单糖连接而成的化合物,膳食中常见的双糖有:

1. 蔗糖　蔗糖就是我们日常食用的白糖、砂糖或红糖,它是由一分子葡萄糖和一分子果糖借助于 1~2 糖苷键连接而成,由于半缩醛羟基都被占据不可能变成醛式,故没有还原性。

2. 乳糖　乳糖天然存在于哺乳动物的乳汁中,由一分子葡萄糖和一分子半乳糖经 4,1- 糖苷键连接而成。由于保留着葡萄糖的半缩醛羟基,因此具有还原性。

3. 麦芽糖　麦芽糖由两个分子葡萄糖经 α-1,4- 糖苷键连接构成,具有还原性。

（三）多糖

多糖是由许多单糖分子组成的碳水化合物,分子量一般在几万以上,理化性质与单糖不同,多糖一般没有甜味,不溶于水或在水中形成胶体溶液。多糖按其能否被人体消化吸收而分为两类。

1. 能被人体消化吸收的多糖类

（1）淀粉:淀粉由多个葡萄糖分子连接而成,按其连接方式又可分为直链淀粉和支链淀粉,前者遇碘呈蓝色反应,后者单独存在时与碘发生棕色反应。直接淀粉的主链以葡萄糖经 α-1,4- 糖苷键连接而成。在支链上还有 α-1,6- 糖苷键链有少数分支。支链淀粉的主链也是葡萄糖经 α-1,4- 糖苷键连接而成,但它以 α-1,6- 糖苷链或其他连接方式的侧链比直链淀粉多得多。在黏性较大的植物如糯米中,含有支链淀粉较多。

（2）糊精:糊精是淀粉的初步水解产物,平均每个分子由 5 个葡萄糖分子构成,它的甜度低于葡萄糖。

（3）糖原:糖原是动物性贮藏多糖,由 3 000~60 000 个葡萄糖单位构成,但其侧链数大大多于支链淀粉,具有较多的非还原端,大量贮存于动物的肝脏和肌肉。

2. 不能被人体消化吸收的多糖类　这部分多糖类总称为粗纤维,人类消化道没有消化这些物质的酶,故不能被人体所利用。但是粗纤维能刺激胃肠道蠕动,促进消化腺的分泌,有利于消化的正常进行和废物及毒物的排泄,它们在营养和保健上的作用已日益受到人们的重视。

（1）纤维素:纤维素由几千个葡萄糖分子经 β-1,4- 糖苷键连接构成,而且排列成绳索状长链,由此表现出纤维的特性。纤维素是自然界分布最广的多糖化合物,约占植物细胞膜的50%。

（2）半纤维素:半纤维素往往与纤维素共存,可被肠道细菌部分水解。根据它的组成成分又可分为多缩戊糖类和多缩己糖类。

（3）木质素:木质素是植物组织的结构物质,人类及草食动物都不能消化。

（4）果胶类物质:果胶类物质存在于水果及蔬菜的软组织中,可在热溶液中溶解,主要为葡萄糖醛酸和其他糖类所构成。

（5）海藻多糖:海藻多糖包括琼脂和藻酸,多用于食品加工。

二、碳水化合物的消化

碳水化合物必须经过消化分解成单糖分子后才能被人体吸收。碳水化合物的消化从口腔开始,唾液中含有的 α- 淀粉酶可催化淀粉分子中的 α-1,4- 糖苷键的断裂,从而形成葡萄糖、麦芽糖、麦芽三糖、糊精等淀粉水解产物。且咀嚼使食物分散,增加其溶解性及食物和酶作用的表面积。但食物在口腔内停留的时间很短,唾液淀粉酶在 pH 4.0 或以下时又迅速失活,当食糜进入胃后,胃酸逐渐渗入食糜从而使消化中止,故唾液淀粉酶对碳水化合物的消化作用在人体中无多大意义。食糜由胃进入十二指肠后,酸度被胰液及胆汁中和,同时胰液中存在着活性很强的胰 α- 淀粉酶将未分解的淀粉水解成 α- 糊精、麦芽三糖、麦芽糖及少量葡萄糖。但胰淀粉酶不能催化 α-1,6- 糖苷键的水解。小肠黏膜细胞刷状缘上存在着 α- 糊精酶,它可将糊精分子中的 α-1,6- 糖苷键及 α-1,4- 糖苷键水解,使 α- 糊精水解成葡萄糖。刷状缘上还有麦芽糖酶,可将麦芽三糖及麦芽糖完全水解。食物中的蔗糖可在蔗糖酶催化下水解为葡萄糖和果糖,乳糖则在乳糖酶作用下水解为葡萄糖和半乳糖。因此,食物中人体可利用的碳水化合物进入小肠后绝大部分被分解成单糖,有利于吸收。

三、碳水化合物的吸收

虽然认为胃可能会吸收乙醇,但营养素几乎全部在小肠中被吸收,碳水化合物的消化产物主要以己糖(葡萄糖、果糖、甘露糖、半乳糖)和戊糖(核糖)的形式从小肠吸收进入门静脉。

糖的吸收机制还不清楚。戊糖靠被动扩散吸收。己糖,尤其是葡萄糖和半乳糖的分子较戊糖大,但其吸收速率为戊糖的 5~10 倍,显然其吸收不是简单的扩散。体外试验发现葡萄糖的吸收能对抗浓度差并消耗能量,所以称之为主动吸收。于是有人提出了载体假说,这个假说认为小肠细胞的刷状缘上存在着几种转运体系用以吸收不同的糖。以葡萄糖为例,它的载体有两个结合部位分别结合 Na^+ 和葡萄糖,且载体蛋白质对葡萄糖的亲和力受 Na^+ 浓度调节。当细胞外 Na^+ 浓度高于细胞内时,载体蛋白对葡萄糖的亲和力增加,这时葡萄糖 -Na^+- 载体蛋白复合物一起进入细胞。由于细胞内 Na^+ 浓度比较低,引起载体蛋白 Na^+ 的释放,因而降低了载体蛋白对葡萄糖的亲和力,使糖从载体上释放,完成葡萄糖的转运。而进入细胞内的 Na^+ 再经 K^+-Na^+ 泵转运到细胞外,此时需要 ATP。根皮苷抑制复合物的形成、毒毛花苷抑制 K^+-Na^+ 泵运转、二硝基酚抑制 ATP 的生成,因此它们都能抑制糖的主动运转。通过上述机制,肠腔内葡萄糖浓度在低于细胞内浓度的情况下仍可被吸收。载体蛋白对单糖分子的结构有选择性,它要求吡喃型单糖,并在其第二位碳上有自由羟基,故半乳糖、葡萄糖等能与载体结合而被迅速吸收,而果糖、甘露糖等则不能与这类载体结合,所以吸收速度较低。

目前,载体假说已被普遍接受,但是,人体在消化吸收期的大部分时间内,肠腔内葡萄糖的浓度大于血液,因而并不对抗浓度差,不需消耗能量。因此,除了主动运转以外,糖还可通过载体以促进扩散方式吸收。目前已至少发现一种不依赖 Na^+ 的葡萄糖载体,它在转运葡萄糖过程中不需 Na^+ 的参与,也不消耗能量。

四、碳水化合物的代谢

人体各组织细胞都能有效地进行糖的分解代谢。糖分解代谢的重要生理功能之一,就是提供人体各组织细胞生命活动中所需的能量,并且是体内首先被利用的供能物质。在糖供给不足时,必须动员脂类及蛋白质以满足体内对能量的需要。故糖类有节省蛋白质及脂类的作用。

糖的分解代谢既可在有氧条件下进行,也可在无氧条件下进行酵解,这对于某些组织的功能活动是十分重要的,如成熟红细胞不能进行糖的有氧分解,必须以酵解提供能量。而脂肪及蛋白质都不能在无氧情况下供能。每克糖在体内通过生物氧化所供给的能量为16.7kJ(4kcal)。

除了有氧分解和无氧酵解外,糖还可循磷酸戊糖途径进行分解。磷酸戊糖途径主要为细胞提供还原性物质 NADPH 和核糖。NADPH 为体内许多重要物质,如脂肪酸、类固醇等的生物合成所必需,而核糖对于核苷酸的合成是不可缺少的。

当体内糖的供给充裕时,细胞可将糖转变成糖原的形式贮存,糖原在维持血糖恒定中起重要作用。此外,糖还可转变成乙酰辅酶 A,继而合成脂肪的形式贮存能量。但在一般情况下,脂肪不能转变成糖用以维持血糖的特定(图 1-1)。

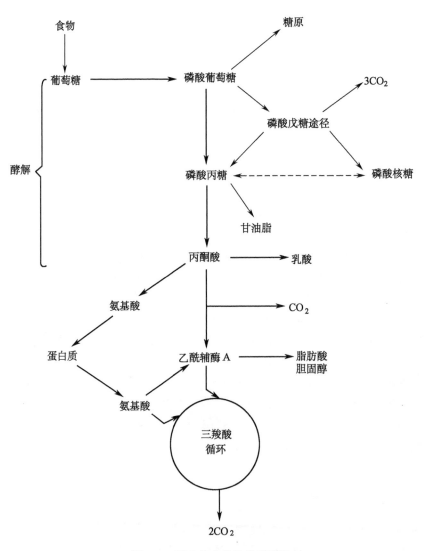

图 1-1 碳水化合物的代谢简图

第三节　脂类的消化、吸收与代谢

脂类是脂肪和类脂以及它们的许多衍生物的总称。脂类的共同物理性质是不溶或微溶于水而溶于非极性溶剂,如乙醚、氯仿、丙酮中。脂肪即是三脂肪酰甘油或称甘油三酯;类脂是一些物理性质与脂肪类似的物质,其中包括磷脂、糖脂、类固醇及类固醇酯。脂类是机体中重要的能源物质,也是构成生物膜的必需成分。在营养上,脂类中的必需脂肪酸是食物中不可缺少的成分,一些脂溶性维生素也必须同脂类一起才能吸收。

（一）脂类的消化

膳食中的脂类主要为脂肪,此外还含有少量磷脂,胆固醇等。由舌背面分泌的舌脂肪酶在口腔中即可对脂肪进行水解,并且可在胃中继续进行。舌脂肪酶对中短链脂肪构成的甘油三酯表现出较大的活性,而乳中的脂肪则是此酶的理想作用物。食糜在胃中停留 2~4 小时后,经舌脂肪酶及胃脂肪酶的共同作用,大约有 30% 的甘油三酯可被消化。脂类进入小肠后经胆盐的作用,乳化并分散成细小的微团后才能被消化酶所消化。胆盐是较强的乳化剂,它能降低油与水相之间的界面张力,使脂肪及胆固醇酯等疏水脂质乳化成细小微团,这样便增加了消化酶与脂类物质的接触面以利于消化。胰腺受脂类物质刺激后,分泌出无活性的胰脂肪酶原、共脂肪酶原、磷脂酶 A_2 原及胆固醇脂酶原等。这些酶原在小肠内被激活后分别作用于各自的底物。胰脂肪酶必须吸附于乳化脂肪微团的水油界面上才能作用于微团内的甘油三酯,它能特异催化甘油三酯上伯位酯键(即 1 位及 3 位酯键)的水解,生成 2-甘油一酯及二分子脂肪酸。2-甘油一酯上的脂肪酸与甘油以仲位酯键相连,它的水解需要一个异构化过程生成伯位酯键才能进行。这是一个相对缓慢的过程,因此,在摄入的甘油三酯中只有少于四分之一被完全水解成甘油和脂肪酸。共脂肪酶能与胆汁及胰脂肪酶结合,并促进胰脂肪酶吸附在微团的水油界面上,因而能增加胰脂肪酶的活性,促进甘油三酯的水解,磷脂酶 A_2 催化磷脂第 2 位酯键的水解,生成脂肪及溶血磷脂。Ca^{2+} 为磷脂酶 A_2 的激活剂。胆固醇酯酶促进胆固醇酯的水解,生成游离胆固醇及脂肪酸。上述各种消化产物可与胆盐乳化成更小的混合微团,这种微团体积小,极性更大,易于穿过肠黏膜细胞表面的水屏障,为肠黏膜细胞吸收。

（二）脂类物质的吸收

脂类消化产物主要以简单扩散的形式在十二指肠下段及空肠上段吸收。中、短链脂肪酸及甘油极易被小肠黏膜细胞所吸收。中、短链脂肪酸构成的甘油三酯,经胆盐乳化后也可以完整的形式吸收,在肠黏膜细胞内脂肪酶的作用下,水解成脂肪酸及甘油,通过门静脉进入血液循环。长链脂肪酸(12~26C)及 2-甘油一酯吸收进入肠黏膜细胞后,则在细胞内活化,并在光面内质网转酰酶的作用下重新合成甘油三酯,然后与载脂蛋白、磷脂、胆固醇等生成乳糜微粒,经淋巴从胸导管进入血液循环。小肠中的游离胆固醇可与胆汁酸盐、磷脂及脂肪水解产物甘油一酯、脂肪酸等结合形成混合微团,为小肠黏膜吸收。在肠黏膜细胞内,大部分游离胆固醇又与长链脂肪酸结合成胆固醇酯,后者的大部分参入乳糜微粒,小量参与组成极低密度脂蛋白,经淋巴进入血液循环。但除了麦角甾醇外,植物固醇不能从肠道吸收。被吸收的溶血性磷脂酯,在肠黏膜细胞内也要与脂酰 CoA 重新合成磷脂,经淋巴从胸导管进入血液循环(图 1-2)。

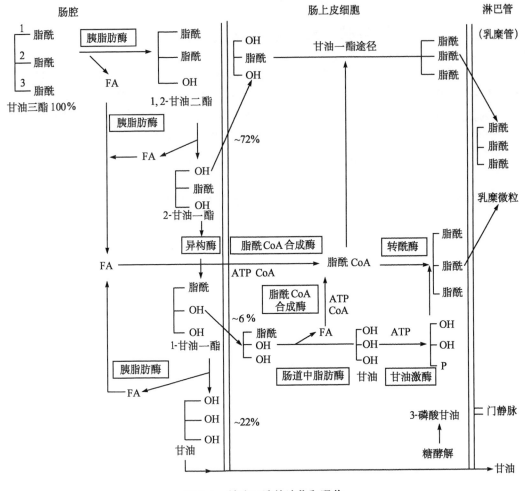

图 1-2　甘油三酯的消化和吸收
FA：长链脂肪酸

（三）脂类的代谢

脂类在体内分解代谢的功能亦以供给能量为主。在肝脏中甘油首先磷酸化生成磷酸甘油,后者再氧化成磷酸甘油醛参与糖的代谢途径。脂肪酸循 β- 氧化逐步断裂生成乙酰辅酶 A。乙酰辅酶 A 的去路有：

1. 通过三羧酸循环彻底氧化成 CO_2 和水,并释放出大量能量。脂肪酸在 β- 氧化过程和三羧酸循环中都有能量的释放,并为组织细胞所利用。因此,它是非常有效的组织能源,每克脂肪在体内氧化时,供给的能量是 37.7kJ（9kcal）。

2. 用以合成胆固醇及其他固醇类物质。

3. 在肝脏中形成乙酰乙酸,继而形成酮体。酮体是一种水溶性的组织能源,在肝外组织中它可进入三羧酸循环而被彻底氧化供能,这对脑组织有重要意义,脑组织在正常情况下主要依赖血糖供能,但在饥饿时则主要依赖酮体供能。

人类可以从糖代谢的中间产物乙酰辅酶 A 合成脂肪酸,继而进一步合成甘油三酯。但人类不能合成亚油酸和 α- 亚麻酸,因此,目前把亚油酸和 α- 亚麻酸称作人类必需脂肪酸。

以前曾把亚油酸、α-亚麻酸以及二十碳四烯酸（花生四烯酸）都称为必需脂肪酸,但后来的实验发现,只要亚油酸的供给充分,花生四烯酸可从亚油酸转变而来。必需脂肪酸的主要功能是作为合成白三烯、前列腺素及凝血恶烷的前体。同时,它也是构成生物膜的一种重要材料,所以对膜结构的完整性是不可缺少的。除此之外,必需脂肪酸在体内脂类的代谢及运输中也起着作用。人类中必需脂肪酸缺乏症极为少见,只在喂食脱脂奶的婴儿或静脉内输入无脂肪营养液的患者中有发现,观察到的症状主要为鳞屑性皮炎、毛发脱落及伤口愈合缓慢等,一般认为,必需脂肪酸的供给占食物总能量的 1%~2% 就可预防临床缺乏症的出现(图 1-3)。

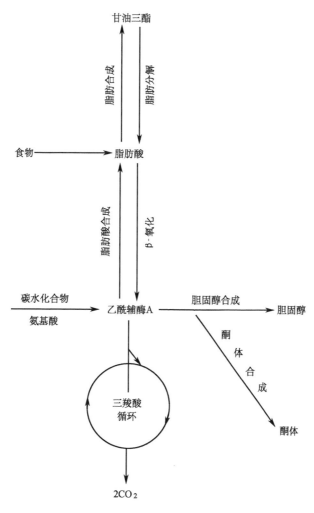

图 1-3　脂肪酸代谢简图

第四节　蛋白质的消化、吸收与代谢

蛋白质是生命的物质基础,而食物蛋白质在维持机体的生长、发育、更新、修补及合成重要含氮化合物中是必不可少的。食物蛋白质的这种功能不仅重要,而且不能用碳水化合物或脂肪所代替。但蛋白质是具有高度种属特异性的大分子化合物,未经消化不易吸收。有时某些抗原、毒素蛋白质可少量通过黏膜细胞进入体内会产生过敏、毒性反应。一般说来，食物蛋白质需水解为氨基酸及小肽后才能被机体吸收、利用。

一、蛋白质的消化

(一) 胃中的消化

唾液中不含水解蛋白质的酶，故食物蛋白的消化自胃中开始。胃主细胞分泌的胃蛋白酶原是人胃液中仅有的蛋白质水解酶的酶原。在正常胃液中(pH 1~5)，胃蛋白酶原经 H^+ 激活，生成胃蛋白酶，胃蛋白酶本身也可催化这种转变。胃蛋白酶的分子量为 33kD，最适 pH 为 1.5~2.5，主要作用于蛋白质多肽链分子内部的肽键，故称之为内肽酶。但它对蛋白质肽键作用的特异性较差，主要水解芳香族氨基酸、蛋氨酸、亮氨酸、色氨酸等氨基酸的氨基与其他氨基酸的羧基形成的肽键。蛋白质经胃蛋白酶作用后，主要产物为多肽及少量氨基酸。胃蛋白酶对乳中的酪蛋白有凝乳作用，可使乳中酪蛋白与钙离子结合成不溶解的变性酪蛋白钙，延长酪蛋白在胃中的停留时间，有利于充分消化。蛋白质虽然在胃中可被胃蛋白酶所作用，可食物在胃中停留的时间较短，且胃中蛋白水解酶种类单一，因此蛋白质在胃中消化很不完全。

(二) 小肠中的消化

食糜自胃中进入小肠后，蛋白质的不完全水解产物再经胰液及肠液中的蛋白酶以及小肠黏膜细胞蛋白酶的消化作用，进一步水解成为氨基酸。因此，小肠是蛋白质消化的主要部位。

胰液中有关蛋白质消化的酶有：胰蛋白酶原、糜蛋白酶原，弹性蛋白酶原，羧基肽酶原 A 和羧基肽酶原 B。酶原一经分泌到肠腔，必须转变成相应的蛋白酶在肠液中才具有活性，肠液中的肠激酶主要起着激活胰蛋白酶原的作用，它特异作用于胰蛋白酶原，使其 N 端水解一分子六肽而生成活性的胰蛋白酶。胰蛋白酶本身也可使胰蛋白酶原激活，但作用较弱。此外，胰蛋白酶可迅速把胰液中其他四种蛋白酶原转变成有活性的蛋白酶(图 1-4)。

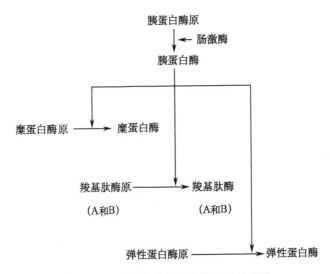

图 1-4　胰液中各种蛋白水解酶原的激活

如上所述,胰液中各种蛋白水解酶最初均以酶原形式存在,同时,胰液中还存在着各种胰蛋白酶抑制剂,这些对保护胰组织免受蛋白酶的自身消化作用具有重要意义。

R1、R2 等代表表 1-2 中所指氨基酸残基。

表 1-2 蛋白水解酶作用的专一性

酶	专一性	
胃蛋白酶	R$_3$= 色、苯丙、丙、酪、蛋、亮	R$_4$= 任何氨基酸残基
胰蛋白酶	R$_3$= 精、赖	R$_4$= 任何氨基酸残基
糜蛋白酶	R$_3$= 苯丙、酪、色	R$_4$= 任何氨基酸残基
弹性蛋白酶	R$_3$= 脂肪族氨基酸残基	R$_4$= 任何氨基酸残基
氨基肽酶	R$_1$= 任何氨基酸残基	R$_2$= 除脯氨酸外任何氨基酸残基
羧基肽酶 A	R$_5$= 任何氨基酸残基	R$_6$= 除精、赖、脯外任何氨基酸残基
羧基肽酶 B	R$_5$= 任何氨基酸残基	R$_6$= 精、赖

胰蛋白酶,糜蛋白酶及弹性蛋白酶也都是内肽酶,对不同氨基酸组成的肽键也有一定的专一性。而羧基肽酶 A 和羧基肽酶 B 自肽链的 C 端开始作用,故称作外肽酶,每次水解掉一分子氨基酸残基,但对不同氨基酸组成的肽键也有一定的专一性。

蛋白质经胃液、胰液中各种蛋白酶的水解,所得的产物也仅有 1/3 为氨基酸,其余 2/3 为寡肽,这些寡肽的进一步消化由小肠黏膜细胞完成。小肠黏膜细胞的刷状缘及胞液中存在着一些寡肽酶。例如氨基肽酶、二肽酶等。氨基肽酶也是外肽酶,但从肽链的 N 端逐个水解下氨基酸,最后生成二肽。二肽再经二肽酶水解,最终生成氨基酸。由此可见,寡肽的水解主要在小肠黏膜细胞内进行。

总之,蛋白质的消化作用由多种外肽酶及内肽酶的参与,前者自肽链的两端水解蛋白质,每次释放一分子氨基酸,后者则自肽链的内部开始水解,生成较小的多肽或寡肽,并为外肽酶提供更多的作用点。由于各种蛋白水解酶对肽链作用的专一性不同,通过它们的协同作用,蛋白质的消化效率很高,一般正常成人,食物蛋白质的 95% 可被完全水解(图 1-5)。

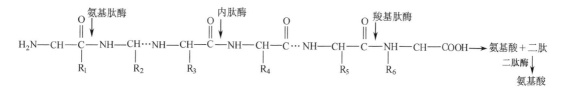

图 1-5 蛋白质消化过程示意图

二、氨基酸的吸收

氨基酸的吸收主要在小肠中进行。关于吸收机制,目前尚未完全搞清楚,一般认为它主要是一个耗能的主动吸收过程。

(一)氨基酸吸收载体

实验证明,肠黏膜细胞膜上具有运输氨基酸的载体蛋白质,分为需 Na$^+$ 和不需 Na$^+$ 两大类,并有维生素 B_6 参与氨基酸的转运。需 Na^+ 的载体,能与氨基酸及 Na^+ 形成三联体,将氨基酸及 Na^+ 转运入细胞,Na^+ 借钠泵排出细胞外,并消耗 ATP。此过程与葡萄糖的吸收载体系统类似。

由于氨基酸结构的差异,主动转运氨基酸的载体也不相同。已知人体内至少有三种类型的需 Na^+ 载体,分别参与不同氨基酸的吸收。

1. 中性氨基酸载体,是主要载体,侧链中不带电荷的氨基酸均可由此载体转运。

2. 苯丙氨酸和亮氨酸载体。

3. 亚氨酸载体,转运效率很低。

除了需 Na^+ 载体外,目前还至少发现两种不需 Na^+ 的氨基酸载体。

1. 中性氨基酸及亲脂性氨基酸载体　转运中性氨基酸、苯丙氨酸和亮氨酸。

2. 阳离子氨基酸载体　主要转运赖氨酸等带有阳离子的氨基酸。

各种载体转运的氨基酸在结构上有一定的相似性,当某些氨基酸共用同一载体时,则它们在吸收过程中将彼此竞争。

上述氨基酸的转运不仅存在于小肠黏膜细胞,类似的作用也可能存在于肾小管细胞、肌肉细胞等细胞膜上,这对于细胞浓集氨基酸的作用具有普遍意义。

(二) γ- 谷氨酰基循环对氨基酸的转运作用

除了上述氨基酸的吸收机制外,近些年 Meister 提出氨基酸吸收及向细胞内的转运过程是通过谷胱甘肽起作用的,称为“γ- 谷氨酰基循环”,又叫 Meister 循环。这个循环的反应过程见图 1-6。

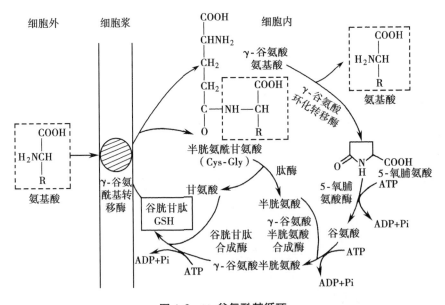

图 1-6　γ- 谷氨酰基循环

综合以上各反应,可简单地将此循环看成两个阶段,首先是谷胱甘肽对氨基酸的转运,其次是谷胱甘肽的再合成。

目前已经发现,催化上述反应的各种酶在小肠黏膜细胞、肾小管细胞和脑组织中均存在。在这些酶中,γ-谷氨酰基转移酶位于细胞膜上,其余的酶均在胞液中。同时,通过这个循环,每转运 1 分子氨基酸需要消耗 3 分子 ATP。

值得提出的是,某些氨基酸,例如脯氨酸,不能通过 γ-谷氨酰基循环转运入细胞,由此并不排除其他转运过程的存在。

(三)肽的吸收

肠黏膜细胞上还存在着吸收二肽或三肽转运体系。此种转运也是一个耗能的主动吸收过程,吸收作用在小肠近端较强,故肽吸收入细胞甚至先于游离氨基酸。不同二肽的吸收具有相互竞争作用。

三、氨基酸的代谢

氨基酸在机体内主要用作蛋白质的合成。其中有些氨基酸人体内不能合成或合成速度不足以满足需要,必须由食物提供,这些氨基酸称为必需氨基酸。其他则称为非必需氨基酸。除了合成蛋白质外,氨基酸还是体内各种含氮物质氮的来源。如嘌呤、嘧啶等。此外,氨基酸经脱氨基作用后所留下的碳架还可用于供给能量或形成葡萄糖、酮体。每克蛋白质所供给的能量为 16.7kJ(4kcal)。氨基酸代谢见图 1-7。

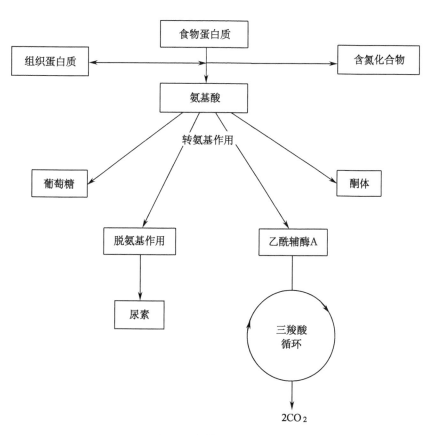

图 1-7 氨基酸代谢简图

　　机体中三大供能物质碳水化合物、脂类和蛋白质以及核酸的消化过程总结见表 1-3。维生素和矿物质的消化、吸收及代谢见以下有关章节。

表 1-3　消化过程总结

消化液	酶及酶原	激活方法及最适作用条件	作用物	终产物或作用
唾液	唾液淀粉酶	需 Cl⁻ pH6.6~6.8	淀粉 糖原	麦芽糖 麦芽三糖 极限糊精等
	舌脂肪酶	pH4.0~4.5	甘油三酯	脂肪酸 1,2-甘油二酯
胃液	胃蛋白酶原	HCl 激活 pH1.0~2.0	蛋白质	肽
	凝乳酶	需 Ca	乳中酪蛋白	乳凝固
胰液	胰蛋白酶原	在 pH5.2~6.0 时由肠激酶激活, pH7.9 时自身激活	蛋白质 多肽	多肽 二肽
	糜蛋白酶原	由胰蛋白酶激活 pH8.0	蛋白质 肽	与糜蛋白酶相同 对乳有更强的凝固作用
	弹性蛋白酶原	由胰蛋白酶激活	蛋白质肽	多肽 二肽
	羧基肽酶原	由胰蛋白酶激活	羧基端游离的肽链	肽 氨基酸
	胰淀粉酶	pH7.1	淀粉	麦芽糖 麦芽三糖 极限糊精等
	胰脂肪酶	由胆盐、磷脂、共脂肪酶激活 pH8.0	甘油三酯的酯键 核糖核酸	游离脂肪酸 甘油一酯 甘油二酯 甘油
	核糖核酸酶			核苷酸
	脱氧核糖核酸酶		脱氧核糖核酸	脱氧核苷酸
	胆固醇酯酶	由胆盐激活	胆固醇酯	游离胆固醇、脂肪酸
	磷酯酶 A2 原	由胰蛋白酶及 Ca²⁺ 激活	磷脂	溶血性磷脂、脂肪酸
胆汁			脂肪 中和酸性食糜	使脂肪酸乳化,并形成微团和脂质体
	氨基肽酶		氨基端游离的肽链	游离氨基酸、肽
	二肽酶		二肽	氨基酸
	蔗糖酶	pH5.0~7.0	蔗糖	果糖、葡萄糖
小肠液及肠黏膜细胞	麦芽糖酶	pH5.8~6.2	麦芽糖	葡萄糖
	乳糖酶	pH5.4~6.0	乳糖	葡萄糖、半乳糖
	海藻糖酶		海藻糖	葡萄糖

消化液	酶及酶原	激活方法及最适作用条件	作用物	终产物或作用
	磷酸酶	pH8.6	含磷酸有机物	磷酸
	异麦芽糖酶		1∶6葡萄糖苷键	葡萄糖
	多核苷酸酶		核酸	核苷酸
	核苷酶		嘌呤或嘧啶核苷	嘌呤或嘧啶碱、磷酸、戊糖

（陈伟平）

第二章

能量与营养素的生理功能

第一节　能　量

人体通过摄取食物来获得能量,以维持生命活动。人体的能量主要来源于食物中的产能营养素,包括碳水化合物、脂肪和蛋白质。如果人体摄入的能量不足,人体就会动用自身的能量贮备甚至消耗自身组织以维持生命活动所需的能量。长期维持能量平衡对于维持健康体重很重要。长期饥饿将导致生长发育迟缓、消瘦、活力消失甚至死亡;相反,长期能量摄入过剩,人体就把它们转化成脂肪用以贮存,导致超重和肥胖的营养过剩。营养过剩与过早死亡相关,还与心血管疾病、糖尿病、高血压、癌症以及其他重要疾病的发病率升高相关。

一、能量单位和能量系数

国际上常用的能量单位是焦耳(joule,J)、千焦(kilojoule,kJ)和兆焦(megajoule,MJ)。营养学上常用卡(calorie,cal)和千卡(kilocalorie,kcal)作为能量单位,1kcal 是指 1L 纯净水从 15℃升到 16℃所需的能量。两种能量单位的换算关系为:

$$1kcal=4.184kJ \qquad 1kJ=0.239kcal \qquad 1MJ=1\,000kJ=239kcal$$

每克蛋白质、脂肪、碳水化合物在体内氧化产生的能量称为能量系数(energy coefficient)。食物中每克蛋白质、脂肪和碳水化合物在体外充分氧化时产生的能量分别是 23.64kJ、39.54kJ 和 17.15kJ,但食物在人体内并不能完全消化吸收,三者的消化率一般按 92%、95% 和 98% 计算。脂肪和碳水化合物在体内可完全氧化成 CO_2 和 H_2O,其终产物和产生的能量与在体外完全相同。但蛋白质在体内不能完全氧化,除终产物 CO_2 和 H_2O 外,还有尿素、肌酐等含氮物质从尿中排出体外,每克蛋白质产生的这些含氮物质在体外还可产生 5.44kJ 的能量,故三种供能营养素的净能量系数为:

蛋白质　　　　　(23.64kJ–5.44kJ)×92%=16.74kJ(4kcal)/g

脂肪　　　　　　39.54kJ×95%=37.56kJ(9kcal)/g

碳水化合物　　　17.15×98%=16.81kJ(4kcal)/g

二、人体的能量消耗

成人的能量消耗用于维持基础代谢、体力活动和食物特殊动力作用。孕妇的能量消耗包括子宫、乳房、胎盘、胎儿等生长发育需要及母体体脂的储备;乳母的能量消耗包括合成和分泌乳汁的能量需要;婴幼儿和儿童的能量消耗根据不同成长周期及个性化存在差异;青少年时期的生长发育速度快,摄入能量存在较大差异,能量消耗因活动度不同其差异性更大。

（一）基础能量消耗

1. 基础能量消耗（basic energy expenditure, BEE）是指维持生命基础代谢消耗的能量,即人体在安静和恒温条件下（25~30℃）,禁食12小时后,静卧、放松、清醒时的能量消耗,用于维持体温、呼吸、心跳、各器官组织和细胞的基本功能等。为了确定BEE,首先必须测定基础代谢率（basal metabolism rate, BMR）,BMR是指人体处于基础代谢状态下,每小时每平方米体表面积（或每公斤体重）的能量消耗。常用单位为 $kJ/(m^2 \cdot h)$ 或 $kJ/(kg \cdot h)$

2. 影响基础代谢率的因素

（1）体型与体表面积:体型影响体表面积,体表面积越大,人体向外界环境散热越多,基础代谢也越高。瘦高的人较矮胖的人体表面积相对较大,故基础代谢相对也高。

（2）年龄:婴幼儿生长发育快,BMR相对较高,随年龄的增长逐渐下降。一般成人的BMR低于儿童,老年人低于成人。

（3）性别:男性的BMR比女性高,但女性因孕期和哺乳期生理状况不同,其BMR增加。

（4）内分泌激素:人体内分泌激素很多,对细胞代谢起调节作用,当腺体（如甲状腺、肾上腺等）分泌异常时,可影响人体BMR。当人体处于应激状态时,激素分泌量发生较大改变,均可使BMR升高。

（二）体力活动能量消耗

体力活动是影响人体能量消耗的重要因素,体力活动所消耗的能量约占人体总能量消耗的15%~30%,其中与活动时间、强度有一定相关。人体的体力活动种类繁多,根据营养学能量消耗水平可粗分为五个级别:①极轻体力活动指以坐姿或站立为主,如开会、开车、打字、缝纫、烹调、打牌、演奏乐器、绘画、实验室工作等;②轻体力活动指在平地上走动,速度在4~5km/h,如打扫卫生,看护小孩、供电行业、木工业、酒店业、航海、打乒乓球、打高尔夫球等;③中等体力活动指快速行走（速度在5.5~6.5km/h）,锄草、负重行走、打网球、跳舞、滑雪、骑自行车等;④重体力活动指负重爬山、伐木、手工挖掘、打篮球、踢足球等;⑤极重体力活动指运动员的高强度训练或世界级比赛等。

近年来,我国营养学家参照WHO的建议和结合我国的具体情况,提出我国居民的活动强度由5级改为轻、中、重3级。

（三）食物的热效应

食物的热效应（thermic effect of food, TEF）过去称为食物特殊动力作用（specific dynamic action of food, SDAF）,是指因为摄食引起的能量消耗。实验证明摄食可使能量消耗增加,不同食物增加的能量消耗各有差异,摄入碳水化合物时引起的能量消耗相当于碳水化合物本身供能的5%~6%,脂肪为4%~5%,蛋白质为30%。当成人摄入一般混合膳食时,由于TEF而额外增加的能量消耗约为600kJ（150kcal）,相当于BEE的10%。

TEF形成的原因目前尚不十分清楚,可能与以下原因有关:①食物促进消化道蠕动、消化腺分泌增强、吸收增加；②食物营养素的能量部分转变成 ATP，剩余能量对外做功和向外界散发；③供能营养素能使体内合成代谢增加，能量消耗增多。

（四）人体能量需要的确定

各类人群或个人的能量需要量与膳食结构、能量平衡、健康水平是直接相关的。成人每日能量需要量为基础代谢、体力活动能量消耗和食物特殊动力作用能量消耗的总和。此外，婴幼儿、儿童还应增加生长发育需要的能量，孕妇的子宫、乳房、胎盘和胎儿的生长发育和体脂的储备均需要能量，乳母合成和分泌乳汁也需要额外的能量补充。确定人体能量消耗量的主要有：

1. 直接测热法　直接测热法是测量总能量消耗（total energy expenditure，TEE）最准确的方法。其原理是通过将受试者置于特殊的封闭隔热装置，直接收集测量人体一定时间内向环境散发的所有热量，由于装置复杂昂贵，主要用于代谢性疾病研究，实际应用受限。

2. 要因加算法　基础代谢和体力活动是影响人体能量消耗的主要因素。要因加算法根据某一人群组的 BMR 和该人群组的体力活动水平（physical activity level，PAL），可估量出该人群组的能量消耗量或需要量。

$$能量的消耗量或需要量 =BEE \times PAL$$

举例：大学生，男，20 岁，体重 60kg，中体力活动，见表 2-1、表 2-2、表 2-3，其全天的能量消耗量或需要量为：

表 2-1　按体重计算 BEE 公式

出处	年龄 / 岁	男 /kcal·d^{-1}	女 /kcal·d^{-1}
SChofield	18~30	15.057w+692.2	14.818w+486.6
SChofield	30~60	11.472w+873.1	8.126w+845.6
SChofield	>60	11.711w+587.7	9.082w+658.5
Henry	18~30	16.0w+545	13.1w+558
Henry	30~60	14.2w+593	9.74w+694

来源：中国营养学会．中国居民膳食营养素参考摄入量（2013 版）．北京：人民卫生出版社，2014.

表 2-2　FAO/WHO/UNU PAL 分级

分级	PAL
静态、轻体力活动水平	1.40~1.69
中体力活动水平	1.70~1.99
重体力活动水平	2.00~2.40

来源：中国营养学会．中国居民膳食营养素参考摄入量（2013 版）．北京：人民卫生出版社，2014.

表 2-3　活动强度分级

分级	内容
轻体力活动水平	办公室文员、内科医生、售货员、酒店服务员、化学实验员、教师等
中体力活动水平	驾驶员、外科医生、电工、车床操作工、厨师、学生等
重体力活动水平	农民、炼钢工人、舞蹈演员、运动员、装卸工、矿工等

$$BEE=15.057 \times 60+692.2=1\ 595.6kcal/d$$
$$全天能量消耗量 =BEE \times PAL=1\ 595.6kcal/d \times 1.70=2\ 712.5kcal/d$$

3. 能量平衡观察法　又称膳食观察法。健康成人有维持能量平衡的调节机制,使能量摄取与消耗相适应,这样体重就保持相对稳定。因此,准确地计算一定时期内(不少于 15 天)摄取的食物能量,并观察在此时间内体重的变化,可确定其能量消耗。当体重保持恒定时,表示能量消耗量与摄入量相等。如体重有变化,则可按每公斤体重加减 28MJ(6.7kcal)进行校正。

体重恒定:能量消耗量(MJ)= 能量摄取量(MJ)

体重增加:能量消耗量(MJ)= 能量摄取量(MJ)– 体重增加量(kg)× 28MJ/ 观察天数

体重减少:能量消耗量(MJ)= 能量摄取量(MJ)+ 体重减少量(kg)× 28MJ/ 观察天数

此法简单易行,但比较粗糙,需对所得结果作具体分析。

4. 身体活动记录法　身体活动记录法又称生活观察法。它是通过详细记录测量对象一天中各种活动的时间,然后按每种活动的能量消耗率计算出全天的能量消耗量。各种活动的能量消耗率可参考国内外的测量资料。

三、能量与膳食营养素参考摄入量

人体的能量来自三大产能营养素,其在总能量供给中应有恰当的比例。根据中国居民的饮食习惯和不同年龄人群合理营养的要求,原则上碳水化合物应占总能量摄入量的55%~65%,脂肪占 20%~30%,蛋白质占 12%~15%。能量和其他营养素不同,目前人类没有一个安全的摄入范围。人群能量的推荐摄入量等于人群的平均需要量。不同人群的能量推荐摄入量可参考中国营养学会制定的《中国居民膳食营养素参考摄入量》。

1955 年,中国开始制定每日膳食中营养素供给量(RDA)来表示建议的营养素摄入水平,作为人类膳食的质量标准和设计以及评价群体膳食的依据,同时也是制订食物发展计划和指导食品加工的重要参考。

随着社会发展和科学研究的深入,自 20 世纪 90 年代以来,国际上逐渐开展了关于 RDA 的特性和应用性的讨论与研究。国外营养学界发展 RDA 应用范围,从而形成了系列的膳食营养素参考摄入量(dietary reference intakes,DRIs)。

能量与蛋白质和其他营养素不同,目前人类没有一个安全的摄入范围。人群能量的推荐摄入量等于人群的平均需要量。膳食营养素参考摄入量在健康人群中的应用见表 2-4。

表 2-4　膳食营养素参考摄入量(DRIs)在健康人群中的应用

用途	针对个体	针对群体
计划	RNI—摄入的目标 AI—作为限制过多摄入的标准,长期摄入超过此限可能产生不利的影响	EAR—结合摄入量变异值应用,确定一个特定的平均摄入量
评价 *	EAR—用以检查摄入不足的可能性 UL—用以检查过量摄入的可能性 (评估真实情况需要临床、生化 / 或个体测量的资料)	EAR—用以评估一个群体中摄入不足的发生率

注:* 需要统计学上可靠的日常摄入量估算值。

引自中国营养学会 . 中国居民膳食营养素参考摄入量(2013 版). 北京:人民卫生出版社,2014.

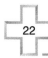

膳食营养素参考摄入量(DRIs)是在建议每日食物补充(RDAs)基础上发展起来的一组每日平均膳食营养素摄入量的参考值。它包括了四项内容：平均摄入量、推荐摄入量、适宜摄入量和可耐受最高摄入量。

1. 平均摄入量(estimated average requirement, EAR) EAR 是某一特定性别、年龄及生理状况群体中对某营养素需要量的平均值。摄入量达到 EAR 水平时可以满足群体中半数个体的需要，而不能满足另外半数个体对该营养素的需要。

2. 推荐摄入量(recommended nutrient intake, RNI) RNI 相当于传统使用的 RDA，是可以满足某一特定性别、年龄及生理状况群体中绝大多数(97%~98%)个体的需要。长期摄入RNI 水平，可以维持组织中有适当的储备。

3. 适宜摄入量(adequate intake, AI) AI 是通过观察或实验获得的健康人群某种营养素的摄入量。例如纯母乳喂养的足月产健康婴儿，从出生到 4~6 个月，他们的营养素全部来自母乳，故母乳中的营养素含量就是婴儿的 AI。

AI 和 RNI 的相似之处：两者都能满足目标人群中几乎所有个体的需要。AI 和 RNI 的区别在于 AI 的准确性远不如 RNI，可能高于 RNI。

4. 可耐受最高摄入量(tolerable upper intake level, UL) UL 是平均每日可以摄入某营养素的最高量。这个量对一般人群中的几乎所有个体都不至于损害健康。如果某营养素的毒副反应与摄入总量有关，则该营养素的 UL 是依据食物、饮水及补充剂提供的总量而定。如果毒副反应仅与强化食物和补充剂有关，则 UL 依据这些来源来制定。

膳食营养素参考摄入量是营养学专业应用广泛的基本知识。上述介绍的内容仅是最基础的概念，但是，它可以应用于人类的各种人群，如儿童、青少年、成人、中年人及老年人，特殊生理条件的人群，如孕妇、乳母的健康教育，社区人群研究及临床疾病的研究。

(张宇律)

第二节 蛋 白 质

蛋白质是人体不可缺少的重要营养素之一，由 20 多种不同的氨基酸构成。蛋白质的结构与其他营养素相比，较为复杂，其成分除了与碳水化合物及脂类一样含有碳、氢、氧原子外，还有氮及少量的硫、磷等；蛋白质是构建肌肉、组织及器官的主要成分，正常成人对膳食蛋白质的推荐摄入量为每日每公斤 1g，蛋白质的摄取量对肌肉的生成、代谢和受伤时肌肉的修复都有重要影响。

一、蛋白质的组成与分类

(一) 组成

蛋白质最基本的单位结构是氨基酸分子，每个氨基酸分子以碳原子为中心，连接一个氨基(—NH₂)、一个羧基(—COOH)与一个功能基团(—R)结构(图 2-1)，其中氨基酸上的功能基团可由不同的碳氢化合物、环状化合物或是硫化物所组成，不同的功能基团将使氨基酸的结构及特性有所不同。

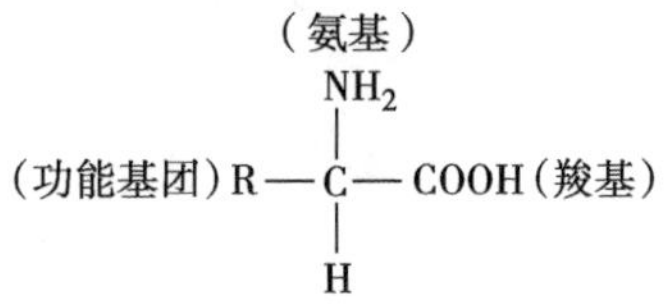

$$（氨基）$$
$$NH_2$$
$$（功能基团）R - C - COOH（羧基）$$
$$H$$

图 2-1 氨基酸的结构

氨基酸与氨基酸之间通过肽键连接,两个氨基酸以一个肽键相连接形成,称为双肽;三个氨基酸以肽键连接,称为三肽;10 个以上的氨基酸连接称为多肽。身体及食物中的蛋白质的结构多由多肽组成,因此有大量的氨基酸连接而成。蛋白质的结构是蛋白质功能的重要影响因素。蛋白质发挥作用的活性和催化位点是通过邻近的、有时是较远的功能基团连接形成的。

（二）必需氨基酸

人体内的蛋白质结构,主要由 20 余种氨基酸排列组合构成(表 2-5)。各种氨基酸对于人体都是必不可少的,但不是所有氨基酸都需直接由食物提供的。大部分氨基酸可在人体内合成,但有 8 种氨基酸人体不能合成或合成的速度远不能适应人体的需要,这 8 种氨基酸称为必需氨基酸,它们是异亮氨酸、亮氨酸、蛋氨酸、苯丙氨酸、苏氨酸、赖氨酸、色氨酸、缬氨酸。以后发现组氨酸为婴儿所必需,因此,婴儿的必需氨基酸为 9 种。

表 2-5　人体所需的必需氨基酸

必需氨基酸中文名称	英文缩写	特点
组氨酸	His	亲水,在信号蛋白中结合锌
异亮氨酸	Ile	更疏水的支链氨基酸,肌肉代谢
亮氨酸	Leu	更疏水的支链氨基酸,肌肉代谢
蛋氨酸	Met	转变为 S- 腺苷蛋氨酸(SAM),通用的甲基供体,胱氨酸调节甲基化
苯丙氨酸	Phe	转变为酪氨酸以合成去甲肾上腺素、肾上腺素和多巴胺
苏氨酸	Thr	调节磷酸化作用
赖氨酸	Lys	蛋白质羟化的位点;亲水,用于发信号
色氨酸	Trp	转变为神经介质血清素并转变为烟酸
缬氨酸	Val	支链氨基酸,在肌肉中代谢

引自:L.KATHLEEN MAHAN,SYLVIA ESCOTT-STUMP,JANICE L. RAYMOND. Krause 营养诊疗学 .13 版 . 杜寿玢,陈伟,译 . 北京:人民卫生出版社,2010.

非必需氨基酸并非不重要,其只是人体内可以合成或从其他氨基酸转变而来,它们对必需氨基酸的需要有一定的影响。例如体内的酪氨酸(非必需氨基酸)可由苯丙氨酸(必需氨基酸)转变而成,胱氨酸(非必需氨基酸)可由蛋氨酸(必需氨基酸)转变而来,因此,当膳食中酪氨酸及胱氨酸的含量丰富时,体内不必用苯丙氨酸及蛋氨酸来合成这两种非必需氨基酸,则苯丙氨酸和蛋氨酸的需要量可以保证。由于这种关系,有人将酪氨酸、胱氨酸等氨基酸称为“半必需氨基酸”。

在正常情况下,人体在蛋白质代谢过程中,每种必需氨基酸的需要和利用处在一定的范围之内。某一种氨基酸过多或过少都会影响另一些氨基酸的利用,故各种必需氨基酸之间应有一个适当的比例,以满足蛋白质合成的要求。

（三）分类

1. 简单蛋白质　凡结构比较简单,单纯由 20 种 α- 氨基酸组成的蛋白则称为简单蛋白质。但必须指出,实际上所谓简单蛋白质,也有与少量非蛋白质结合的(如某些球蛋白中也含有少量糖)。

（1）清蛋白:清蛋白又称白蛋白,存在于各种动植物细胞里,溶解度较大,能溶于水。如血浆清蛋白、乳汁清蛋白、卵清蛋白等。它们必须用全饱和的中性盐溶液才能使之沉淀。

（2）球蛋白：微溶于水，极易溶于稀中性盐溶液中，如血清中各种球蛋白、豆类球蛋白、肌球蛋白，它们和清蛋白一样，分布十分广泛。人们可用半饱和的中性盐溶液使之沉淀。

（3）其他蛋白：①谷蛋白不溶于水、乙醇或中性盐溶液，但能溶于稀酸、稀碱中。多存在于五谷，如米、麦类所含蛋白质中。②醇溶谷蛋白不溶于水而能溶于 70%~80% 的乙醇中。存在于玉米粒中。③精蛋白亦称鱼精蛋白，首先在鱼精中发现，颇富于碱性氨基酸（如精氨酸、赖氨酸与组氨酸），故呈碱性，能溶于酸。例如鲑精蛋白。④组蛋白能溶于水及稀酸溶液。它也富于组氨酸与赖氨酸，故呈碱性。常在细胞核中与核酸结合。⑤硬蛋白是溶解度最小的蛋白质。不溶于水、稀酸、稀碱溶液。它为构成人类、动物或保护组织的主要成分，如结缔组织里的胶原蛋白，毛发、指甲和动物甲壳中的角蛋白，蚕丝中的丝心蛋白以及肌腱、韧带中的弹性蛋白等，都属于此类。

2. 结合蛋白质　凡结构较复杂，组成除氨基酸外还有其他成分者称为结合蛋白质。其意指在结构中蛋白质与其他非蛋白基团结合。这些非蛋白基团则称为辅基。

（1）核蛋白：由蛋白质与核酸结合而成。它存在于所有细胞里，尤以细胞核里含量较高。与遗传和蛋白质生物合成有密切关系。现在已知的病毒，几乎无一不是核蛋白。

（2）色蛋白：由蛋白质与色素相结合而组成。如动物血中的血红蛋白，植物叶中的绿蛋白、细胞色素、黄素酶类等。它们都具有极为重要的生理功能。

（3）糖蛋白与蛋白多糖：两者都是蛋白质与糖类相结合而构成的，但它们之间却又有区别，值得注意。糖蛋白是以蛋白质为主体，糖是它的辅基。例如唾液中的黏蛋白和细胞膜内的糖蛋白。近年来发现膜内糖蛋白与膜上受体有关。神经组织里的糖蛋白与其功能有关。因而特别引起人们对糖蛋白的莫大兴趣与重视。

蛋白多糖则是以多糖为主。在蛋白多糖里，糖的含量可高达 95%，在动物结缔组织里，蛋白多糖、胶原蛋白和弹性蛋白是它的三大主要成分。

（4）磷蛋白：它们是由蛋白质与磷酸结合而成。如乳汁中的蛋白，是幼小动物极重要营养物。或如蛋类的卵黄蛋白则是构成胚胎的重要成分。磷酸通常是与丝氨酸结合的。

（5）脂蛋白：它们是蛋白质与脂类结合而成。例如血浆中的各种脂蛋白是体中脂类运输的形式，与脂肪的消化吸收，或动员利用有着密切关系。脂蛋白又是各种生物膜的主要成分，故不仅逐渐已为人所熟知，而且也已引起人们的高度重视。

二、蛋白质的功能

（一）构建与修补组织

蛋白质是构成人体组织与器官的主要成分之一，儿童青少年的生长发育是蛋白质持续摄入、合成与代谢的过程。只有摄入足够的蛋白质人体各组织的细胞蛋白质才能维持其不断更新。蛋白质广泛存在在身体的组织与器官中，如：皮肤、肌肉、头发、肌腱、韧带等，而肌肉是体内蛋白质含量最高的器官，对于肌肉的生成、代谢，以及肌肉受伤时的修护都有非常大的影响。其中含量最丰富的氨基酸为支链氨基酸，包含亮氨酸、异亮氨酸、缬氨酸三种，含量约占肌肉中氨基酸总量的 20%，肌肉细胞需要这些氨基酸以利于蛋白质合成。

（二）调节生理功能

蛋白质在体内有重要的生理功能，例如体内的性激素、抗体、血浆蛋白质等，都有蛋白质的成分,参与机体的多项生理功能的调节。如果缺乏蛋白质,可直接影响到人体的各项生理功能,导致器官功能失衡。

（三）能量来源

每克蛋白质提供 4kcal 的热量,但人体在能量代谢上,优先使用来自碳水化合物和脂类的能量。正常情况下,一般不分解蛋白质用以供能。

三、蛋白质的消化、吸收与代谢

（一）蛋白质的消化、吸收

蛋白质在胃肠道经过消化、分解为最小分子氨基酸,才可以被吸收,参与消化的酶类如表 2-6,分解后经由小肠吸收(少部分蛋白质未被消化吸收则排于粪便中)。肠道吸收的氨基酸,很快会进入肝脏,汇集成氨基酸代谢池,此时肝脏再把氨基酸合成重要的蛋白质。

表 2-6　蛋白质的消化作用

器官	消化酶	分解作用
口腔	无	无
胃	胃蛋白酶	将蛋白质分解为较小、较短的多肽
小肠	胰蛋白酶	分解为更小、更短的多肽链片段或氨基酸
	胰凝乳酶	
	羧肽酶	
	氨肽酶	将短的肽链分解成氨基酸
	双肽酶	
	三肽酶	

引自:L.KATHLEEN MAHAN,SYLVIA ESCOTT-STUMP,JANICE L. RAYMOND. Krause 营养诊疗学 .13 版 . 杜寿玢,陈伟,译 . 北京:人民卫生出版社,2010.

（二）蛋白质的代谢

食物中蛋白质经胃肠道消化与吸收作用后,以小分子肽或氨基酸形式,经由肝门静脉进入肝脏中的氨基酸代谢池。除从饮食蛋白质来源之外,各组织细胞也会分解与合成蛋白质,分解出的氨基酸同样进入氨基酸代谢池中。而当身体细胞需要氨基酸时,氨基酸代谢池则提供细胞所需的氨基酸,因此氨基酸代谢池在体内是一个动态恒定;而细胞对体内氨基酸有以下利用途径:

1. 合成作用　将氨基酸进行合成,形成人体所需功能性蛋白质,例如:合成非必需氨基酸、组织蛋白、神经传导物质等。

2. 生成葡萄糖　当饮食碳水化合物供应不足时,人体细胞利用蛋白质及氨基酸的分解产物,通过糖异生作用合成葡萄糖以维持人体的正常血糖水平。

3. 生成脂肪　当人体内蛋白质及氨基酸摄入过量时,氨基酸在肝脏中脱去氨基后,部分可以转换成脂肪并运送到脂肪组织进行存储。

4. 供应能量　当长期禁食或饥饿时,身体无法获得充足的能量时,组织蛋白质会进行分解,氨基酸进行氧化作用以供应细胞所需能量。

以上利用途径,氨基酸在进行各项代谢时,需要进行脱氨基作用,才能进行后续的合成与代谢反应,而脱氨基作用会产生氨(NH_3),大部分的氨则在肝脏中可经由尿素循环代谢成尿素,尿素则由肾脏随尿液排出人体,如此才不会累积在血液循环系统中,对身体造成伤害。

四、食物蛋白质的营养价值及评价指标

各种食物中蛋白质的组成成分各异,其营养价值也各不相同。各种食物中蛋白质营养价值高低,受很多因素影响,主要是食物中蛋白质的数量和组成及性质。评价一种食品中蛋白质营养价值有许多方法,从"量"的角度测定食品中蛋白质的含量,从"质"的角度观察蛋白质被人体利用的程度。但任何一种方法都是以某一种现象,作为观察评定指标,所以往往有一定局限性,所表示的营养价值也是相对的,因此具体评价一种食品蛋白质营养价值时,应该采用不同方法综合分析。下面介绍几种主要的常用方法。

(一) 食品中蛋白质含量

食品中蛋白质含量是评定一种食品蛋白质营养价值的基础指标。尽管食品中蛋白质含量的多少不能完全决定一种食品蛋白质营养价值的高低。不能脱离含量单纯考虑营养价值,因为即使某食品的蛋白质营养价值很高,但含量较低,亦不能满足人体需要,无法发挥优良蛋白质应有的作用。

食品蛋白质含量的测定一般可通过凯氏定氮法测定其含氮量。多数蛋白质的平均含氮量为16%,所以测得的含氮量乘以6.25(100/16),即为蛋白质含量。虽然各种食物蛋白质中含氮量略有差异,但按16%粗略计算,实际出入不大。

日常食物中,谷类每500g含蛋白质40g左右。豆类150g、蔬菜5~10g、肉类80g、蛋类60g、鱼类50~60g。

(二) 蛋白质消化率

蛋白质消化率是指食物蛋白质可被消化酶分解的程度。蛋白质消化率愈高,则被人体吸收利用的可能性越大,其营养价值也越高。食品中蛋白质的消化率可以蛋白质中能被消化吸收的氮的数量与该种蛋白质含氮总量的比值来表示:

蛋白质消化率 = 食物中被消化吸收氮的数量 ÷ 食物中含氮总量 ×100%

蛋白质真实消化率 = [食物中含氮总量 − (粪中排出氮量 − 肠道代谢废物氮)] ÷ 食物中含氮总量 ×100%

粪中排出氮量代表食物中不能被消化吸收的氮,但因为粪中还有一部分氮来自脱落肠黏膜细胞和死亡的肠道微生物,故称为"肠道代谢废物氮"。这一部分氮并非来自未被消化吸收的蛋白质,故不能计入吸收蛋白质中未被消化吸收氮的数量。当受试人完全不吃含蛋白质食物时,测定其粪便中含氮量,即"肠道代谢废物氮"。一般肠道代谢废物氮为0.9~1.2g/d。在测定食物蛋白质消化率时,如将肠道代谢废物氮略去不计,则测得的结果称为表观消化率。由于表观消化率比实际消化率为低,所以对蛋白质营养价值作了较低的估计,而不是较高的估计,因此具有更大的安全系数,而且测定表观消化率较为简便,故一般多采用表观消化率。

按一般常用方法烹调食物时,蛋白质消化率在奶类为97%~98%,肉类为92%~94%,蛋类为98%,米饭为82%,面包为79%,马铃薯为74%,玉米面窝头66%。

上述消化率测定方法也适用于脂肪和碳水化合物等营养素。

(三) 蛋白质的生物价

生物价是指食物蛋白质在体内被吸收的氮与吸收后在体内储留真正被利用的氮的数量

比值,用以表示蛋白质被吸收后在体内被利用的程度。

$$蛋白质生物价 = 氮在体内的储留量 \div 氮在体内的吸收量 \times 100\%$$

$$氮的储留量 = 食物中含氮量 -(粪中含氮量 - 肠道代谢废物氮)-$$
$$(尿中含氮量 - 尿内源氮)$$

$$氮的吸收量 = 食物中含氮量 -(粪中含氮量 - 肠道代谢废物氮)。$$

其中所谓尿内源氮是人体不摄蛋白质时,尿中所含有的氮,它是来自组织蛋白质分解。

生物价是表示蛋白质的生物价值最常用的方法。蛋白质的生物价受很多因素的影响。同一食物蛋白质可因实验条件不同,而出现不同的生物价。此外,蛋白质在膳食中占的比例和实验时间长短,都可影响食品的蛋白质生物价。例如蛋白质在膳食比例占总热能的 8%,其生物价为 91;蛋白质在膳食比例占总热能的 12% 时,其生物价为 84;如果蛋白质在膳食比例占总热能的 16% 时,其生物价仅为 62。因此,一般进行蛋白质生物价测定时,多用初断奶大鼠,膳食中蛋白质含量为 10%。对不同蛋白质生物价进行比较时,应将实验条件统一,才较合理。

(四) 蛋白质净利用率

蛋白质净利用率表示摄入蛋白质在体内被利用情况,即在一定条件下,在体内储留的蛋白质在摄入蛋白质中所占的比例。事实上蛋白质净利用率即将蛋白质生物价与消化率结合起来,评定食物蛋白质的营养价值,目前使用较多。

$$蛋白质净利用率 = 氮储留量 \div 氮摄入量 \times 100\%$$

并可简化为蛋白质净利用率 = 生物价 × 消化率

(五) 蛋白质功效比值

用以测定生长发育中的幼小动物每摄入 1g 蛋白质所增加的体重克数来表示蛋白质在体内被利用的程度。一般可将初断奶的大鼠用含 9% 蛋白质的饮料喂养 28 天,然后计算相当动物摄入每 1g 蛋白质所增加的体重。增加较多者,蛋白质营养价值亦较高。

$$蛋白质功效比值 = 动物体重增加克数 \div 摄入食物蛋白克数$$

蛋白质功效值有一定特点,其数值并不与受试蛋白质的营养价值成正比。例如一种蛋白质功效值为 1.5,而其营养价值并不相当于功效值为 3.0 的蛋白质的 50%。但相对蛋白质值可克服这一缺点。

(六) 食物蛋白质必需氨基酸含量与氨基酸评分

不同食物蛋白质中所含氨基酸的种类和数量都不同,一方面是所含必需氨基酸的种类越多,含量越高,则蛋白质的营养价值也越高。但更重要的一方面是由于人体所需的氨基酸的种类及其相互比值是一定的,所以一种营养价值较高的蛋白质不仅所含必需氨基酸的种类齐全,含量丰富,而且必需氨基酸数量相互间的比例也要适宜,与人体的需要相符合。反之,即使必需氨基酸含量较多,但相互比例与人体需要不相适应,其营养价值也较低。如果某一种或几种必需氨基酸缺少或数量不足,就使食物蛋白质合成为人体蛋白质的过程受到限制,亦即限制了此种蛋白质的营养价值,这一种或几种氨基酸就称为限制氨基酸。而且,在一种蛋白质中,如果某一种氨基酸含量超过一定水平,则此种蛋白质在人体中的利用也将受到影响。这一现象是由于氨基酸不平衡所引起。当蛋白质摄入量较低时,此种现象尤为明显。

为了评定食物蛋白质的营养价值,通常将鸡蛋蛋白质或人奶中所含氨基酸相互比例作为参考标准,因为这两种蛋白质是已知营养最好的蛋白质,它们的生物价最接近100,即在体内将近100%可被利用。通常将鸡蛋蛋白作为参考蛋白质,并根据它所含必需氨基酸的构成比例提出参考氨基酸构成比例。有时为了方便,也可将其中含量最少的色氨酸作为1,并计算出其他必需氨基酸的相应比例(表2-7),评定一种蛋白质的营养价值时,可将其必需氨基酸含量逐一与此种参考氨基酸构成比例相比较,并按下式计算其氨基酸构成比例评分。

表 2-7　蛋白质的氨基酸构成比例

氨基酸	在每克蛋白质中毫克数	氨基酸	在每克蛋白质中毫克数
异亮氨酸	40	苏氨酸	40
亮氨酸	70	色氨酸	10
赖氨酸	55	缬氨酸	50
蛋氨酸＋胱氨酸	35	苯丙氨酸＋酪氨酸	60

蛋白质的氨基酸评分 = 每克待评蛋白质中某种必需氨基酸量(mg)÷

每克参考蛋白质中某种必需氨基酸量(mg)

此种评分一般亦可简称为氨基酸评分或"蛋白质评分"或"化学分"。

一种蛋白质的氨基酸评分越接近100,表示其含量越接近人体的需要。从理论上来说,评定一种食物蛋白质营养价值时,应当根据其8种必需氨基酸的构成比例计算其氨基酸来全面综合评定。事实上,目前实际工作只采用赖氨酸,含硫氨基酸或色氨酸中的一种即可。因为这3种氨基酸在普通食物或膳食中是主要的限制氨基酸。此种评定方法,目前国际上采用较多。

五、膳食中蛋白质摄入量与人体必需氨基酸需要量

确定人体对蛋白质的需要量一般有两种途径。一种是测定在能量供给充足的情况下,膳食中不含蛋白质量,通过尿、粪和皮肤所排出的氮的数量,即内源性代谢氮的量。同时,还要确定人体合成组织细胞形成时所需要的氮量,两者相加,即为人体对氮的最低生理需要量。另一种途径是测成人维持氮平衡或儿童能满足正常生长发育所需的最低氮量,并以此作为人体对氮的最低生理需要量。然后在满足此种最低生理需要基础上,增加一定数量,作为摄入量。

一般来说,蛋白质摄入量应占热量摄入量的10%~14%;儿童少年应为12%~14%,以保证生长发育的需要;成人维持正常生理功能10%~12%即可。

随着劳动强度的增强,膳食中热能摄入量也随之增加,膳食中蛋白质摄入量也将相应增多。但体力劳动强度增加时,所增加的热能消耗,应该主要来自富含碳水化合物的谷类食品,因此,来自蛋白质的热能所占比重可相对较少,达到10%即可。至于劳动强度增加时,是否可影响人体对蛋白质的需要量以及蛋白质摄入量是否应随之增加的问题,目前尚无定论,所以可暂不考虑。

当制定个体蛋白质的摄入量时,应该考虑提供足量的碳水化合物和脂肪。如果热能供给不足,则膳食中蛋白质不能有效地被利用,甚至不能维持平衡状态,则人体中原有蛋白质将分解燃烧并给能量,弥补其他能量来源不足。所以必须对人体供给充足的能量,才能发挥

蛋白质应有的作用。

六、膳食中蛋白质的来源

动物性食物是优质蛋白质的主要来源,植物性食物中大豆及其制品也是优质蛋白质的来源。常见含蛋白质较多的食物为肉类和鱼类,其蛋白质含量一般为10%~30%;奶类的蛋白质含量一般为1.5%~3.8%;蛋类的蛋白质含量一般为11%~14%;干豆类的蛋白质含量一般为20%~49.8%,这是植物性食物中含量较高的;坚果类如花生、核桃、莲子等含有15%~26%的蛋白质,其他坚果类的蛋白质含量一般为6%~19%;而薯类的蛋白质含量一般为2%~3%。蛋白质的供给,除了粮食作物中的蛋白质外,还应考虑有一定比例的动物性蛋白与豆类蛋白,动物性蛋白如能争取达到占蛋白量的20%~30%,则对蛋白质的利用与效果将会有更大的好处。但要注意烹饪方法对蛋白质营养价值的影响。

(邬晓婧)

第三节　碳水化合物

碳水化合物又名糖或糖类,是由碳、氢和氧三种元素构成的一大类化合物。碳水化合物是为机体提供热能的三种主要的营养素中之一。碳水化合物占植物干重的50%~80%,占动物体干重的2%左右。在植物组织中碳水化合物主要以能源物质(如淀粉)和支持结构(如纤维素和果胶等)的形式存在。在动物组织中,碳水化合物主要以肝糖原、肌糖原、核糖、乳糖的形式存在。碳水化合物分类按联合国粮农组织和世界卫生组织(FAO/WHO)最近标准,可分为糖、寡糖和多糖三类(表2-8)。

表2-8　碳水化合物的分类

分类(糖分子DP)	亚组	组成
糖(1~2)	单糖	葡萄糖、果糖、半乳糖
	双糖	蔗糖、乳糖、麦芽糖、海藻糖
	糖醇	山梨醇、甘露醇
寡糖(3~9)	异麦芽低聚寡糖	麦芽糊精
	其他寡糖	棉子糖、水苏糖、低聚果糖
多糖(≥10)	淀粉	直链淀粉、支链淀粉、变性淀粉
	非淀粉多糖	纤维素、半纤维素、果胶、亲水质物等

引自:FAO/WHO,1998.

一、碳水化合物分类

(一)糖

1. 单糖　单糖是所有碳水化合物的基本单位,通常条件下不能再被直接水解为更小分子的糖,它们是一些具有两个或者更多羟基的醛或酮类。单糖是构成各种寡糖和多糖的基本组成单位,每分子含3~9个碳原子。按碳链碳原子多少,单糖可分为丙糖、丁糖、戊糖、己糖、庚糖、辛糖及壬糖。己糖和戊糖在自然界中分布最广,含量最多;丙糖、丁糖及庚糖多以中间代谢物形式存在;辛糖和壬糖较少见。食物中最常见的单糖是葡萄糖和果糖,均为己糖。人体吸收的碳水化合物大多转化为葡萄糖,细胞用来产生能量的也是葡萄糖。大多数单糖都能够迅速被消化吸收并提供能量。

(1) 丙糖:天然的丙糖仅有两种,一种是甘油醛,为丙醛糖;另一种为二羟丙酮糖。二者均为细胞糖酵解途径和多种相关生化过程的中间产物。

(2) 丁糖:天然存在的丁糖是赤藓糖,在体内以磷酸赤藓糖的形式存在,是细胞内"磷酸戊糖途径"的重要中间产物。自然界未发现天然丁酮糖的存在。

(3) 戊糖:天然存在的戊糖有核糖、脱氧核糖、阿拉伯糖及木糖等。

(4) 己糖:主要分为葡萄糖、半乳糖、甘露糖和果糖。①葡萄糖:葡萄糖不仅是最常见的糖,也是自然界中最丰富的有机物,均以 D- 构型存在自然界,也是构成多种寡糖和多糖的基本单位。葡萄糖在体内是一种非常重要的活跃代谢物,是被大多数组织细胞所利用的主要供能物质,也作为多种活性物质生物合成的原料或前体,如嘌呤、嘧啶、某些氨基酸、卟啉类、胆固醇及其衍生物、糖胺、糖蛋白、糖脂、脂肪中的甘油及脂肪酸、乳汁中的乳糖等等;②半乳糖:此糖几乎全部以结合形式存在。它是乳糖、蜜二糖、水苏糖、棉子糖等的组成成分之一。某些植物多糖例如琼脂、阿拉伯树胶、落叶松树胶以及其他多种植物的树胶及黏浆液水解后都可得到 D- 半乳糖。半乳糖在动物界的分布及含量都不多。它和葡萄糖结合成的乳糖仅存在于哺乳动物的乳汁中。脑及神经组织中的脑苷脂及神经节苷脂主要是半乳糖苷。半乳糖也是某些糖蛋白的组成成分;③果糖:果糖通常与蔗糖共存在于水果的浆汁及蜂蜜中,果糖可与葡萄糖结合生成蔗糖。果糖是天然碳水化合物中甜味最高的糖。果糖的相对甜度可达蔗糖的 1.1~1.8 倍(果糖在不同温度下甜度不一样)。果糖主要在肝脏代谢,部分氧化,部分转为糖原或乳酸,由于果糖在小肠内吸收慢,在肝脏代谢较迅速,所以在整个血液循环中果糖含量很低。果糖代谢不受胰岛素影响,果糖对血糖水平影响较小。

2. 双糖　双糖是由两个相同或不相同的单糖分子上的羟基脱水生成的糖苷。自然界最常见的双糖是蔗糖及乳糖。此外还有麦芽糖、海藻糖、异麦芽糖、壳二糖等。

(1) 蔗糖:蔗糖是由一分子葡萄糖与一分子果糖缩合脱水而成。蔗糖几乎普遍存在于植物界的叶、花、根、茎、种子及果实中。在甘蔗、甜菜及槭树汁中含量尤为丰富。

(2) 乳糖:乳糖由一分子葡萄糖与半乳糖相连而成。乳糖只存在于各种哺乳动物的乳汁中,其浓度约为 5%。

(3) 麦芽糖:麦芽糖由 2 分子葡萄糖相连而成,大量存在于发芽的谷粒,特别是麦芽中。麦芽糖是淀粉和糖原的结构成分。

(4) 海藻糖:海藻糖除海藻外,还广泛存在于蘑菇、酵母、真菌、细菌等中。海藻糖的甜度为蔗糖的 45%,海藻糖由 2 分子葡萄糖通过半缩醛羟基缩合而成。

3. 糖醇　糖醇是单糖的重要衍生物,常见有山梨醇、甘露醇、木糖醇、麦芽糖醇等。

(1) 山梨醇和甘露醇:二者互为同分异构体。山梨醇在梨、桃、苹果中广泛分布,含量约为 1%~2%。其甜度与葡萄糖相当,但能给人以浓厚感,山梨醇还可由葡萄糖氢化而制得。在体内被缓慢地吸收利用,且血糖值不增加。但摄入过量易致腹泻和消化功能紊乱。甘露醇在海藻、蘑菇中含量丰富。甘露醇在医药上是良好的利尿剂,降低颅内压、眼内压及用作肾药、脱水药,也用作药片的赋形剂及固体、液体的稀释剂。

(2) 木糖醇:存在于多种水果、蔬菜中的五碳醇。工业上可氢化木糖制得,其甜度与蔗糖相等。其代谢不受胰岛素调节,因而可被糖尿病患者接受。木糖醇常作为甜味剂。

(3) 麦芽糖醇:由麦芽糖氢化制得,可作为功能性甜味剂用于心血管病、糖尿病等患者的保健食品中。不能被口腔中的微生物利用,有防龋齿作用。

(二) 寡糖

寡糖又称低聚糖,按 FAO 专家建议,一般为 3~9 个单糖分子通过糖苷键构成的聚合物,根据糖苷键的不同而有不同名称。目前已知的几种重要寡糖有棉子糖、水苏糖、异麦芽低聚糖、低聚果糖、低聚甘露糖、大豆低聚糖等。其甜度通常只有蔗糖的 30%~60%。低聚糖是一种新型功能性糖源,广泛应用于食品、保健品、饮料、医药、饲料添加剂等领域。低聚糖集营养、保健、食疗于一体,广泛应用于食品、保健品、饮料、医药、饲料添加剂等领域。

1. 棉子糖　棉子糖又称蜜三糖,几乎和蔗糖一样广泛分布于多种植物的种子、果实、花及根茎中。甘蔗和棉子中含量尤多。棉子糖由半乳糖、葡萄糖、果糖各 1 分子而组成。

2. 低聚果糖　低聚果糖是由蔗糖分子的果糖残基上结合 1~3 个果糖而组成。低聚果糖主要存在于日常食用的水果、蔬菜中,如洋葱、大蒜、香蕉等。低聚果糖是一种天然活性物质。甜度为蔗糖的 0.3~0.6 倍,既保持了蔗糖的纯正甜味性质,又比蔗糖甜味清爽。是具有调节肠道菌群,增殖双歧杆菌,促进钙的吸收,调节血脂,免疫调节,抗龋齿等保健功能的新型甜味剂。被誉为继抗生素时代后最具潜力的新一代添加剂——促生物质;已在乳制品、乳酸菌饮料、固体饮料、糖果、饼干、面包、果冻、冷饮等多种食品中应用。

3. 大豆低聚糖　大豆低聚糖是存在于大豆中的可溶性糖的总称,主要成分是水苏糖、棉子糖和蔗糖。除大豆外,在豇豆、扁豆、豌豆、绿豆和花生等中均有存在。其甜味特性接近于蔗糖,甜度为蔗糖的 70%,但能量仅为蔗糖的 50% 左右。大豆低聚糖也是肠道双歧杆菌的增殖因子,可作为功能性食品的基料,能部分代替蔗糖应用于清凉饮料、酸奶、乳酸菌饮料、冰激凌、面包、糕点、糖果和巧克力等食品中。

(三) 多糖

多糖是由大于或等于 10 个单糖分子脱水缩合并借糖苷键彼此连接而成的高分子聚合物。多糖不是一种纯粹的化学物质,而是聚合程度不同的物质的混合物。多糖在性质上与单糖和低聚糖不同,多糖类一般不溶于水,无甜味。多糖也是糖苷,可以水解,在水解过程中,往往产生一系列的中间产物,最终完全水解得到单糖。根据营养学上新的分类方法,多糖可分为淀粉和非淀粉多糖。

1. 淀粉　淀粉是人类的主要食物,存在于谷类、根茎类等植物中。淀粉由葡萄糖聚合而成,因聚合方式不同分为直链淀粉和支链淀粉。淀粉经改性处理后成为各种各样的变性淀粉。

(1) 直链淀粉:直链淀粉由几十个至几百个葡萄糖分子残基以 α-1,4- 糖苷键相连而成的一条直链,并卷曲成螺旋状二级结构,分子量为 1 万 ~10 万。直链淀粉在热水中可以溶解,与碘产生蓝色反应,一般不显还原性。天然食品中,直链淀粉含量较少,一般仅占淀粉成分的 19%~35%。

(2) 支链淀粉:支链淀粉一般由几千个葡萄糖残基组成,其中每 25~30 个葡萄糖残基以 α-1,4- 糖苷键相连而形成许多个短链,每两个短链之间又以 β-1,6- 糖苷键连接,如此则使整个支链淀粉分子形成许多分枝再分枝的树冠样的复杂结构。支链淀粉难溶于水,遇碘产生棕色反应。在食物淀粉中,支链淀粉含量较高,一般占 65%~81%。支链淀粉含量与食物的品质有很大关系,含支链淀粉越多,糯性越大。不同品种的大米,所含的支链和直链淀粉的比例各不相同。

（3）改性淀粉：改性淀粉又称变性淀粉，指普通淀粉经过物理或化学方法处理后，使其某些性质改变的淀粉。如预糊化淀粉、高黏度淀粉、低黏度淀粉、氧化淀粉、交联淀粉、糊精、阳离子淀粉、淀粉衍生物等。这些淀粉仍保持原有颗粒结构，外观与原淀粉无差别，但其黏度、黏度的稳定性、色泽、凝沉性、胶黏性等性质发生了明显改变。这些改性淀粉在食品工业中用于增稠、保型、稳定冷冻食品等。

（4）糊精：糊精是淀粉的水解产物，通常糊精的分子大小是淀粉的 1/5。糊精具有易溶于水，强烈保水及易于消化等特点，食品工业中常被用来增稠、稳定或保水。

（5）糖原：糖原也称动物淀粉，在肝脏和肌肉合成并贮存，是一种含有许多葡萄糖分子和支链的动物多糖。肝脏中贮存的糖原可以维持正常的血糖浓度，肌肉中的糖原可提供机体运动所需要的能量。其较多的分支可提供较多的酶的作用位点，能快速分解和提供较多的葡萄糖。食物中糖原含量很少。

2. 非淀粉多糖　是由若干单糖通过糖苷键连接成的多聚体，包括除 α- 葡聚糖以外的大部分多糖分子，包括纤维素、半纤维素、木质素、果胶和树胶等。功能上属于膳食纤维，分可溶性和非可溶性两大类（分类最初起源于提取方法，目前学界认为亦不够精确）。

（1）纤维素：纤维素一般由 1 000~10 000 个葡萄糖残基借 β-1,4- 糖苷键相连，形成一条线状长链。分子量约为 20 万 ~200 万，不溶于水及一般溶剂，无还原性，遇碘不起任何颜色反应。纤维素在植物界无处不在，是各种植物细胞壁的主要成分，也是许多木质植物的结构成分和骨架。人体和动物组织不含纤维素，但它与人类生活有极其密切的关系，人类日常膳食中必须有足够的纤维素。人体消化液及消化道中缺乏能水解纤维素的 β-1,4- 糖苷键的酶，故纤维素不能被人体消化吸收，但它可刺激和促进胃肠道的蠕动，利于其他食物的消化吸收及粪便的排泄。

（2）半纤维素：绝大多数的半纤维素都是由 2~4 种不同的单糖或衍生单糖构成的杂多糖，这些杂多糖以多种形式存在。半纤维素的分子量相对较小，一般由 50~200 个单糖或衍生单糖分子聚合而成。半纤维素也是组成植物细胞壁的主要成分，一般与纤维素共存。半纤维素既不是纤维素的前体或衍生物，也不是其生物合成的中间产物。

（3）果胶类：果胶类一般指以半乳糖醛酸为主要成分的复合多糖之总称。果胶类普遍存在于陆地植物的原始细胞壁和细胞间质层。在一些植物的软组织中含量特别丰富，例如在柑橘类水果的皮中约含 30%，苹果中约含 15%。果胶物质均溶于水，与糖、酸在适当的条件下能形成凝冻，一般用作果酱、果冻及果胶糖果等的凝冻剂，也可用作果汁、饮料、冰激凌等食品的稳定剂。

（4）树胶和海藻酸盐类：树胶是植物中的一大类物质，由不同的单糖及其衍生物组成，主要成分是 L- 阿拉伯糖的聚合物，还有 D- 半乳糖、L- 鼠李糖和葡萄糖醛酸。树胶是非淀粉多糖物质，都不能被人体消化酶水解，具有形成冻胶的能力。在食品工业中作为增稠剂、稳定剂广泛使用。海藻胶是从天然海藻中提取的一类亲水多糖胶。海藻胶因具有增稠、稳定作用而广泛应用于食品加工（表 2-9）。

二、碳水化合物的生理功能

碳水化合物是生命细胞结构的主要成分，亦是最主要的功能物质，有参与提供热能和调

表 2-9　非淀粉多糖分类及功能

种类	主要食物来源	主要功能
不溶性纤维 木质素	所有植物	—
纤维素	所有植物(如小麦制品)	增加粪便体积
半纤维素 可溶性纤维	小麦、黑麦、大米、蔬菜	促进胃肠蠕动
果胶、树胶、黏胶、 少数半纤维素	柑橘类、燕麦制品和豆类	延缓胃排空时间、减缓葡萄糖吸收、降低胆固醇

节细胞活动的功能。碳水化合物主要由以下几点生理功能；

（一）构成组织细胞及重要的生命物质

碳水化合物是构成机体组织的一种重要物质，参与许多生命过程。糖蛋白是细胞膜的组成成分之一，黏蛋白是结缔组织的重要成分，神经组织中含有糖脂，而碳水化合物是糖蛋白、黏蛋白和糖脂不可缺少的成分。核糖和脱氧核糖参与核酸的构成。碳水化合物对其他某些营养素在体内的代谢也有密切的关系。例如脂肪在体内代谢所产生的乙酰基必须与草酰乙酸结合进入三羧酸循环中才能被彻底氧化，草酰乙酸的形成是葡萄糖在体内氧化的中间产物，所以脂肪在体内的正常代谢必须有碳水化合物存在。

（二）供能和储能

碳水化合物是人类获取能量的最主要、最经济的来源，每克葡萄糖在机体内可以产生16.7kJ(4kcal)热量。虽然低于同样重量脂肪所产生的热量，但富含碳水化合物的食物价格一般比较经济，而且大量食用不会引起油腻感，更重要的是碳水化合物供能快，尤其是心脏和神经系统的主要能源，并且葡萄糖氧化最终产物为二氧化碳和水。糖原是碳水化合物在体内的储存形式，在肝和肌肉中含量最多。

（三）节约蛋白质作用

机体的一切生命活动都以能量为基础。当碳水化合物供应不足时，机体为了满足自身对葡萄糖的需要，将通过糖原异生产生葡萄糖，由蛋白质、脂肪分解产能来满足能量的需求。碳水化合物是机体最直接、最经济的能量来源，若食物能提供足量的可利用碳水化合物时，机体首先利用它作为能量来源，从而减少了蛋白质作为能量的消耗，使更多的蛋白质参与组织构成等更重要的生理功能，因此碳水化合物起到了节约蛋白质的作用。此外，膳食中碳水化合物的充分补给，体内有足够的 ATP 产生，也有利于氨基酸的主动转运。如果采取节食减肥往往会对机体造成一定的危害，不仅可造成体内酮体的大量积累而且还使组织的蛋白质分解，使体重减轻，危害健康。

（四）抗生酮作用

脂肪在体内代谢需要碳水化合物的参与，脂肪被分解所产生的乙酰基需要与草酰乙酸结合进入三羧酸循环产生能量。当机体膳食碳水化合物不足时，草酰乙酸供应减少，体内脂肪或食物脂肪分解为脂肪酸来供能，但由于草酰乙酸的不足，脂肪酸不能彻底氧化而产生过多的酮体，酮体在体内聚集可产生酮血症和酮尿症。若碳水化合物在膳食中供给充足，则可防止上述代谢过程发生，即碳水化合物具有抗生酮的作用。

（五）调节肠道功能

非淀粉多糖类如纤维素/半纤维素和果胶,抗性淀粉、功能性低聚糖等不被机体消化的碳水化合物,虽不能在小肠消化吸收,但增加粪便容积,刺激肠道蠕动,增加了结肠内发酵率,发酵产生的短链脂肪酸和肠道菌群增殖,有助于正常排便。近年来已证实某些不消化的碳水化合物在结肠发酵、有选择性地刺激肠道菌群的生长,特别是刺激某些有益菌群的生长,如乳酸菌、双歧杆菌。益生菌提高了消化系统功能,尤其是肠道的消化吸收功能。能促进肠道特定菌群的生长繁殖。而这些不被消化的碳水化合物也被称为益生元。流行病学调查结果提示,在膳食中含有大量纤维素的人群,出现结肠炎以及结肠癌的机会较少。膳食中的纤维素还可影响人体内胆固醇代谢。有人用含1%胆固醇的无纤维素饲料喂大鼠,大鼠血清胆固醇含量增加;若在饲料中加入一定数量的纤维素,则血清中胆固醇含量大为降低。

（六）解毒作用

经糖醛酸途径生成的葡萄糖醛酸,是体内一种重要的结合解毒剂,在肝中能与许多有害物质如细菌毒素、酒精、砷等结合,以消除有些物质的毒性或生物活性,起到解毒作用。机体肝糖原丰富时对有害物质的解毒作用增强,肝糖原不足时,机体对有害物质的解毒作用显著下降。

三、碳水化合物的消化、吸收和代谢

（一）口腔内消化

碳水化合物的消化自口腔开始。口腔分泌的唾液中含有 α- 淀粉酶,又称唾液淀粉酶,唾液中还含此酶的激动剂氯离子,而且还具有此酶最合适 pH 6~7 的环境。α- 淀粉酶能催化直链淀粉、支链淀粉及糖原分子中 α-1,4- 糖苷键的水解,但不能水解这些分子中分支点上的 α-1,6- 糖苷键及紧邻的两个 α-1,4- 糖苷键。水解后的产物可有葡萄糖、麦芽糖、异麦芽糖、麦芽寡糖以及糊精等的混合物。

（二）胃内消化

由于食物在口腔停留时间短暂,以致唾液淀粉酶的消化作用不大。当口腔内的碳水化合物食物被唾液所含的黏蛋白粘合成团,并被吞咽而进入胃后,其中所包藏的唾液淀粉酶仍可使淀粉短时间内继续水解,但当胃酸及胃蛋白酶渗入食团或食团散开后,pH 下降至 1~2 时,不再适合唾液淀粉酶的作用,同时该淀粉酶本身亦被胃蛋白酶水解破坏而完全失去活性。胃液不含任何能水解碳水化合物的酶,故碳水化合物在胃中几乎完全没有什么消化。

（三）肠内消化

碳水化合物的消化主要是在小肠中进行。小肠内消化分肠腔消化和小肠黏膜上皮细胞表面上的消化。极少部分非淀粉多糖可在结肠内通过发酵消化。

1. 肠腔内消化　肠腔中的主要水解酶是来自胰液的 α- 淀粉酶,称胰淀粉酶,其作用和性质与唾液淀粉酶相似,最适 pH 为 6.3~7.2,也需要氯离子作激动剂。胰淀粉酶对末端 α-1,4- 糖苷键和邻近 α-1,6- 糖苷键的 α-1,4- 糖苷键不起作用,但可随意水解淀粉分子内部的其他 α-1,4- 糖苷键。消化结果可使淀粉变成麦芽糖、麦芽三糖(约占 65%)、异麦芽糖、α- 临界糊精及少量葡萄糖等。α- 临界糊精是由 4~9 个葡萄糖基构成。

2. 小肠黏膜上皮细胞表面上的消化　淀粉在口腔及肠腔中消化后的上述各种中间产物,可以在小肠黏膜上皮细胞表面进一步彻底消化。小肠黏膜上皮细胞刷状缘上含有丰富的糖淀粉酶、α-糊精酶、麦芽糖酶、异麦芽糖酶、蔗糖酶及乳糖酶等,它们彼此分工协作,最后把食物中可消化的多糖及寡糖完全消化成大量的葡萄糖及少量的果糖及半乳糖。生成的这些单糖分子均可被小肠黏膜上皮细胞吸收。

3. 结肠内消化 小肠内不被消化的碳水化合物到达结肠后,被结肠菌群分解,产生氢气、甲烷气、二氧化碳和短链脂肪酸等,这一系列过程称为发酵。发酵也是消化的一种方式。产生的气体经体循环转运经呼气和直肠排出体外,其他产物如短链脂肪酸被肠壁吸收并被机体代谢。碳水化合物在结肠发酵时,促进了肠道一些特定菌群的生长繁殖,如双歧杆菌、乳酸杆菌等。

(四)碳水化合物的吸收

碳水化合物经过消化变成单糖后才能被细胞吸收。糖吸收的主要部位是在小肠的空肠。单糖首先进入肠黏膜上皮细胞,再进入小肠壁的毛细血管,并汇合于门静脉而进入肝脏,最后进入大循环,运送到全身各个器官。在吸收过程中也可能有少量单糖经淋巴系统而进入大循环。单糖的吸收过程不单是被动扩散吸收,而是一种耗能的主动吸收。目前普遍认为,在肠黏膜上皮细胞刷状缘上有一特异的运糖载体蛋白,不同的载体蛋白对各种单糖的结合能力不同,有的单糖甚至完全不能与之结合,故各种单糖的相对吸收速率也就各异。

(五)碳水化合物的代谢

碳水化合物在体内分解过程中,首先经糖酵解途径降解为丙酮酸,在有氧的情况下,丙酮酸进入线粒体,氧化脱羧后进入三羧酸循环,产生腺嘌呤核苷三磷酸(ATP),为机体提供能量,最终被彻底氧化成二氧化碳及水,这个过程称为碳水化合物的有氧氧化。在无氧情况下,丙酮酸在胞浆内还原为乳酸,这一过程称为碳水化合物的无氧氧化。由于缺氧时葡萄糖降解为乳酸的情况与酵母菌内葡萄糖"发酵"生成乙酸的过程相似,因而碳水化合物的无氧分解也称为"糖酵解"。

1. 有氧氧化 葡萄糖的有氧氧化反应过程可归纳为三个阶段:第一阶段是葡萄糖降解为丙酮酸,此阶段的化学反应与糖酵解途径完全相同。第二阶段是丙酮酸转变成乙酰辅酶A。第三阶段是乙酰辅酶A进入三羧酸循环被彻底氧化成 CO_2 和 H_2O,并释放出能量。三羧酸循环由一连串的反应组成。这些反应从有4个碳原子的草酰乙酸与2个碳原子的乙酰CoA的乙酰基缩合成6个碳原子的柠檬酸开始,反复地脱氢氧化。通过三羧酸循环,葡萄糖被完全彻底分解。

糖有氧氧化的生理意义:有氧氧化是机体获取能量的主要方式。1分子葡萄糖彻底氧化可净生成36~38个ATP,是无氧酵解生成量的18~19倍。有氧氧化不但释放能量的效率高,而且逐步释放的能量储存于ATP分子中,因此能量的利用率也很高。

糖的氧化过程中生成的 CO_2 并非都是代谢废物,有相当一部分被固定于体内某些物质上,进行许多重要物质的合成代谢。例如在丙酮酸羧化酶及其辅酶生物素的催化下,丙酮酸分子可以固定 CO_2 生成草酰乙酸。其他一些重要物质,如嘌呤、嘧啶、脂肪酸、尿素等化合物的合成,均需以 CO_2 作为必不可少的原料之一。有氧氧化过程中的多种中间产物可以使糖、脂类、蛋白质及其他许多物质发生广泛的代谢联系和互变。例如有氧氧化第一阶段生成的磷酸丙糖可转变成3-磷酸甘油;第二阶段生成的乙酰CoA可以合成脂肪酸,二者可进一步合成脂肪。有氧氧化反应过程中生成的丙酮酸、脂酰CoA、仅一酮戊二酸、草酰乙酸,通过氨基酸的转氨基作用或联合脱氨基的逆行,可分别生成丙氨酸、谷氨酸及天冬氨酸,这些氨酸又可转变成为其他多种非必需氨基酸,合成各种蛋白质。

2. 无氧酵解

(1) 糖酵解过程:由于葡萄糖降解到丙酮酸阶段的反应过程对于有氧氧化和糖酵解是共同的,因此把葡萄糖降解成丙酮酸阶段的具体反应过程单独地称为糖酵解途径。整个过程可分为两个阶段。第一阶段由 1 分子葡萄糖转变为 2 分子磷酸丙糖,第二阶段由磷酸丙糖生成丙酮酸。第一阶段反应是一个耗能过程,消耗 2 分子 ATP;第二阶段反应是产能过程,一分子葡萄糖可生成 4 分子的 ATP,整个过程净生成 2 分子 ATP。

(2) 糖酵解作用的生理意义:糖酵解产生的可利用能量虽然有限,但在某些特殊情况下具有重要的生理意义。例如重体力劳动或剧烈运动时,肌肉可因氧供应不足处于严重相对缺氧状态,这时需要通过糖酵解作用补充急需的能量。

(六) 糖原的合成与分解

消化吸收的葡萄糖或体内其他物质转变而来的葡萄糖进入肝脏和肌肉后,可分别合成肝糖原和肌糖原,此种过程称为糖原的合成作用。肝糖原可在肝脏分解为葡萄糖,此种过程称为糖原的分解作用。糖原的合成和分解作用在维持血糖相对恒定方面具有重要作用。例如当机体处于暂时饥饿时,血糖趋于低下,这时肝糖原分解加速,及时使血糖升高恢复正常;反之,当机体饱餐后,消化吸收的葡萄糖大量进入血循环,血糖趋于升高,这时可通过糖原合成酶的活化及磷酸化酶的活性降低,使血糖水平下降而恢复正常。

(七) 糖异生

由非碳水化合物转变为葡萄糖或糖原的过程称为糖异生。非碳水化合物主要是乳酸、丙酮酸、甘油、丙酸盐及生糖氨基酸。糖异生的主要场所是肝脏。糖异生具有重要生理意义:

1. 保持饥饿时血糖相对稳定   饥饿时,血糖趋于下降,此时除了肝糖原大量分解外,糖异生作用开始加强。当肝糖原耗尽时,机体组织蛋白质分解而来的大量氨基酸以及由体脂分解而来的甘油等非糖物质加速转变成葡萄糖使血糖保持相对稳定,这对于主要依赖葡萄糖供能的组织维持其生理功能十分重要。如人体大脑、肾髓质、血细胞、视网膜等。

2. 促进肌乳酸的充分利用   当人体剧烈运动时,肌肉经糖酵解作用生成大量的乳酸,通过骨骼肌细胞扩散至血液,并被运送到肝脏。通过肝中强大的糖异生能力,乳酸转变为葡萄糖,又返回肌肉供肌肉糖酵解产生能量。如果糖异生途径障碍,则乳酸利用受限,可使得人体运动能力明显下降。

四、食物来源和膳食参考摄入量

碳水化合物在自然界广泛存在,食物中的来源主要包括:①淀粉类主要来自谷物和薯类等,谷类中碳水化合物含量一般在 60%~80%,薯类中碳水化合物含量为 15%~30%,豆类中碳水化合物含量为 40%~60%。②坚果类食物淀粉含量大都较高,如板栗含淀粉约为 70%。单糖和双糖主要来自水果、甜食、含糖饮料和蜂蜜等。

我国居民的每日碳水化合物摄入量较多,占总能量的 60%~70%,中国营养学会根据各种营养调查数据逐步调整,《中国居民膳食指南(2016)》建议将碳水化合物每日摄入量调整为占总热量的 50% 以上,推荐每日摄入谷薯类食物在 250~400g,其中谷类和杂豆类为50~150g,薯类为 50~100g。

(张广吾)

第四节　脂　　类

脂类（lipids）是人体需要的重要营养素之一，它与蛋白质、碳水化合物是产能的三大营养素，每克脂肪可产生 9kcal 的能量，在供给人体能量方面起着重要作用。脂类也是人体细胞组织的组成成分，如细胞膜、神经髓鞘都必须有脂类参与。它们不溶于水，但都能溶于乙醚、氯仿、苯等非极性有机溶剂。脂类主要由碳和氢两种元素以非极性的共价键组成。由于这些分子是非极性的，所以和水不能相容。其中氧与碳和氢的比率低得多，一般为 1∶7~1∶30；此外少数脂类中还含有磷、氮等元素。

一、脂类的分类

营养学上的脂类主要包括油脂（甘油三酯）和类脂（磷脂、糖脂和固醇类）。油脂是油和脂肪的统称。一般将常温下呈液态的油脂称为油，而将其呈固态时称为脂肪。食物中的脂类 95% 是甘油三酯，5% 是其他脂类。人体内贮存的脂类中，甘油三酯高达 99%。

1. 甘油三酯　脂肪是由甘油和脂肪酸脱水合成而形成的。脂肪酸的羧基中的—OH 与甘油羟基中的—H 结合而失去一分子水，于是甘油与脂肪酸之间形成酯键，变成了脂肪分子（结构见图 2-2）。R_1、R_2 及 R_3 分别代表三分子脂肪酸的羟基，如果其中三分子脂肪酸是相同的，构成的脂肪称为单纯甘油酯。如果是不同的，则称为混合甘油酯。人体的脂肪一般为混合甘油酯，所含的脂肪酸主要是软脂酸和油酸。

$$CH_2 — O — CO — R_1$$
$$CH — O — CO — R_2$$
$$CH_2 — O — CO — R_3$$

图 2-2　脂肪分子结构

人体内大部分脂肪存于脂肪组织中，在细胞内主要以油滴状的微粒存在于胞浆中。

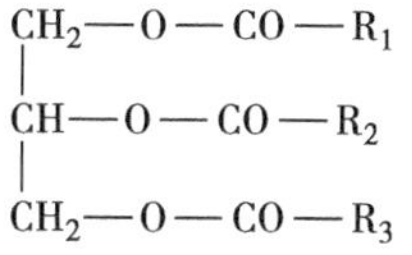

（1）脂肪酸：构成三分子脂肪酸的种类很多。目前已知存在自然界的脂肪酸有 40 多种。脂肪酸的基本结构为：$CH_3[CH_2]_nCOOH$，式中的 N 的数目一般为 4~24 个，是由偶数碳原子构成的。脂肪酸有两种分类法：一种是根据碳原子数将脂肪酸分为短链（4~6C）、中链（8~12C）及长链（12C 以上）脂肪酸。另一种是将脂肪酸分为饱和及不饱和脂肪酸：①饱和脂肪酸（saturated fatty acids），碳链中没有不饱和双键；②不饱和脂肪酸（unsaturated fatty acids），在碳链上相邻的两个碳原子间含有不饱和的双键。根据所含双键的多少可将不饱和脂肪酸分为单不饱和脂肪酸（只含有一个双键）和多不饱和脂肪酸（有两个或两个以上不饱和键），后者多为长链脂肪酸。大多数食物脂肪都包含带有 8~10 个脂肪酸的甘油酯——饱和及不饱和脂肪酸的混合物。不饱和脂肪酸与饱和脂肪酸的比率称为 P/S 比率，比率越高，脂肪中的不饱和脂肪酸就越多，这种脂肪多呈液态。动物的脂肪中，不饱和脂肪酸很少，植物油中则比较多。不饱和脂肪酸易被氧化，可形成氧化物、过氧化物等。这类过氧化物是有力的氧化剂，可以破坏油脂中的脂溶性维生素等物质。

（2）必需脂肪酸（essential fatty acids，EFA）是指人体维持机体正常代谢不可缺少而自身又不能合成、或合成速度慢无法满足机体需要，必须通过食物供给的脂肪酸，每日至少要摄入 2.2~4.4g。传统上，必需脂肪酸是指亚油酸、花生四烯酸、亚麻酸。目前已肯定的必需脂肪酸是亚油酸（linoleic acid，n-6）和 α- 亚麻酸（linolenic acid，n-3）。n-6 和 n-3 系列中许多脂肪酸如花生四烯酸（AA）、二十碳五烯酸（EPA）、二十二碳六烯酸（DHA）等都是人体不可缺少的，但人体可利用亚油酸和 α- 亚麻酸合成这些脂肪酸。所以，只能说它是部分必需脂肪酸。

亚油酸主要来源于植物种子油,花生四烯酸来源于动物性脂肪,亚麻酸来源于大豆油和紫苏子油。

2. 类脂　除以上的油脂外,生物体内还含有许多类似油脂的化合物,例如脑和神经组织含有大量的类脂。类脂又可分为磷脂、糖脂、甾醇等。

(1) 磷脂:除甘油三酯外,磷脂(phospholipids)在体内是最大的脂类,它具有多种形式,按其化学组成大体上可分为两大类。一类是分子中含甘油的称为甘油磷脂,另一类是分子中含神经氨基醇的称为神经磷脂。甘油磷脂又按性质的不同再分为中性甘油磷脂和酸性甘油磷脂两类。前者如磷脂酰胆碱(卵磷脂)、磷脂酰乙醇胺(脑磷脂、缩醛磷脂)、溶血磷脂酰胆碱等;后者如磷脂酸、磷脂酰丝氨酸、二磷脂酰甘油(心磷脂)等。

甘油磷脂存在于各种组织、血浆中,并有小量储于体脂库中。它是细胞膜的构成物质并与人体的脂肪运输有关。卵磷脂又称为磷脂酰胆碱,存在于蛋黄和血浆中。神经磷脂存在于神经鞘。

磷脂可以提供能量,更重要的是它是细胞膜的构成成分。它可以帮助脂类或脂溶性物质如脂溶性维生素、激素等顺利通过细胞膜,促进细胞内外的物质交流。磷脂作为乳化剂还可以使体液中的脂肪悬浮在体液中,有利于其吸收、转运和代谢。磷脂还能防止胆固醇在血管内沉积、降低血液的黏度、促进血液循环,同时改善脂肪的吸收和利用,因此可以预防心血管疾病。食物中的磷脂被人体消化吸收后释放出胆碱,进而合成神经递质乙酰胆碱。因此,磷脂可以促进、改善大脑组织和神经系统的健康及功能。

如果磷脂缺乏就会导致细胞膜结构受损,出现毛细血管的脆性增加和通透性增高,皮肤细胞对水的通透性增高引起水代谢紊乱,产生皮疹。磷脂缺乏还可造成脂肪代谢障碍引起脂肪肝、动脉粥样硬化等。

(2) 糖脂:糖脂(glycolipid)包括脑苷脂类和神经节苷脂。它含有神经鞘氨醇与己糖和复合碳水化合物,但不含有磷。这种脂也是构成细胞膜所必需的。

3. 胆固醇　胆固醇(cholesterol)是一种重要的甾醇化合物。它存在于所有的动物中,是形成类固醇激素、胆汁盐、细胞膜等必不可少的物质。人体90%的胆固醇存在于细胞中,与脂肪酸结合成为胆固醇脂的形式存在。胆固醇也可在7、8位上脱氢后转变为7-脱氢胆固醇,然后在皮肤中经紫外线照射可转变为维生素D_3。胆固醇可在体内合成,主要是在肝脏和小肠内合成。合成的数量取决于人体的需要量和食物中的含量。

4. 血浆脂蛋白　脂蛋白存在于血浆、线粒体、微粒体、细胞膜中,是由脂类和蛋白质结合而成。

根据血浆脂蛋白的比重或电泳速度可分为 α-脂蛋白(亦称高密度脂蛋白,英文简写HDL)、β-脂蛋白(亦称低密度脂蛋白,英文简写 LDL)、前 β-脂蛋白(亦称极低密度脂蛋白,英文简写 VLDL)和乳糜微粒(CM)四部分(表2-10)。

这些脂蛋白内的脂类有磷脂、胆固醇、胆固醇酯和甘油三酯。蛋白质有 apoA(A-Ⅰ、A-Ⅱ、A-Ⅳ)、apoB、apoC(C-Ⅰ、C-Ⅱ、C-Ⅲ)、apoD(A-Ⅲ)、apoE(E1、E2、E3、E4)、apoF 等。

二、脂类的消化、吸收和代谢

1. 脂肪的消化、吸收和代谢　食物中的肉类、乳制品的脂类及植物油等都是以混合的甘油三酯的形式进入口腔、胃和肠道。在口腔内,由于成人的唾液中没有消化脂肪的酶,对

表 2-10 脂蛋白分类与化学组成

脂蛋白种类	化学组成 /%				
	蛋白质	甘油三酯	胆固醇	胆固醇酯	磷脂
高密度脂蛋白	50	4	2	20	24
低密度脂蛋白	23	10	10	36	21
极低密度脂蛋白	10	52	5	13	20
乳糜微粒	2	87	2	4	5

脂肪的消化能力很弱,而婴儿口腔中的脂肪酶可有效分解奶中短链和中链脂肪酸;胃消化的脂肪不多,脂肪仅从食物的混合物中初步分离,只有少量的短链脂肪酸在胃脂酶的作用下被消化;大多数脂肪是在进入小肠后才开始消化。

食糜进入肠道后,主要在胆汁和胰脂肪酶的作用下进行消化。胆汁中的胆盐是强有力的乳化剂,它附着在甘油三酯的表面上,将其分解为极细的微粒使其更容易被消化分解。微粒形成后,胰脂肪酶便立即向甘油三酯分子进攻,释放出其中的脂肪酶和共脂肪酶(colipase),每释放一个脂肪酸就需要加入一个分子的水,这一过程就是水解作用。甘油单酯和脂肪酸形成后,它们会同胆酸盐结合成水溶性的络合物,通称微胶粒(micelles)。胰脂肪酶对甘油三酯的水解率和其脂肪酸链的长短有关,不饱和脂肪酸比饱和脂肪酸易于水解。还有小部分的脂肪完全不水解。微胶粒的直径大约是乳化脂肪的1%,其表面积却增大10 000倍。这些微胶粒会钻到肠壁上小突出物之间的缝隙间,与肠道表面的细胞紧贴着。脂肪酸和甘油单酯进入黏膜细胞,而胆盐则留在肠道内,同更多的脂质结合成微胶粒,并将其送到人体的各个细胞。

脂肪的水解产物游离脂肪酸和甘油一酯、甘油二酯进入肠黏膜细胞内,在滑面内质网上重新合成与体内脂肪组成成分相近的甘油三酯。这种新合成的甘油三酯可以形成两种水溶性的脂蛋白 - 乳糜微粒(chylomicrons)和低密度(low density lipoprotein,LDL)脂蛋白。它们通过逆转饮液作用离开肠细胞,然后由收集脂肪的乳糜管吸收,送入淋巴系统。

大约占肠壁细胞吸收脂质的22%的甘油因水溶性大则不需胆盐而直接透过肠壁。未重新脂化的中链和短链脂肪酸将与白蛋白结合,然后由门静脉系统输送。完全未被水解的脂肪亦能以乳胶微粒的形式直接进入肠黏膜细胞,在内质网上合成的乳糜微粒再由淋巴系统进入血液循环。

脂肪经过上述的消化吸收后通过以下四条途径代谢:①立即作为能源。脂肪酸被细胞吸收后,与乙酰辅酶 A 结合,通过 β- 氧化逐步缩短脂肪酸链,并进入三羧酸循环,产生热能;②作为能源储存在细胞中;③成为细胞本身的结构成分;④合成某些必需的化合物。

2. 胆固醇的消化、吸收和代谢 食物中所含的胆固醇,一部分是与脂肪酸结合的胆固醇酯,另一部分是游离状态的。胆固醇进入人体后,在肠道内经过胆固醇酯酶的催化进行水解,产生游离的胆固醇和脂肪酸。

游离的胆固醇为脂溶性物质,经过胆盐的乳化在肠内吸收。但是吸收的胆固醇约有三分之二在肠黏膜细胞内经酶的催化后重新酯化,形成适合体内需要的胆固醇酯。再与部分未酯化的游离胆固醇、磷脂、甘油三酯及由肠黏膜细胞合成的脱辅基蛋白一起形成乳糜微粒,经淋巴系统进入血液循环。因此,淋巴和血液中的胆固醇大部分以胆醇酯的形式存在。

胆固醇的代谢与脂肪不同,除了通过食物能提供之外,人体所有的细胞,特别是肝脏和小肠,都能从脂质和碳水化合物提供的前体合成胆固醇;另外,分泌入胆汁和小肠细胞中的胆固醇,或脱落的小肠细胞中的胆固醇,都会经过胆肠循环被重新吸收。因此血液中胆固醇的数量受这三个因素的影响。

三、脂肪的生理功能

1. 能源　脂肪是高密度的能源物质。每克脂肪完全氧化能提供 9kcal 能量,是同样重量的碳水化合物或蛋白质的 2.25 倍。它不仅是人体能量来源的主要物质,还是人体储存能量的主要形式。一般成年女性的体脂比例 20%~25%,成年男性体脂为比例 15%~20%。当人体摄入的能量大于消耗的能量时,就以脂肪的形式储存在体内,目前为止未发现脂肪细胞保存脂肪的上限,摄入越多,人也越来越胖。当机体没有足够的碳水化合物和蛋白质作为能量时,才开始消耗脂肪,这也是生酮饮食减肥的原理。但这种饮食模式维持时间太久,会对机体产生危害,因为脂肪代谢产生的是酮体,而神经细胞和血细胞不能以此作为能量来源,并且酮体生成过多,超过机体的代谢程度,会造成酮症酸中毒。

2. 增进饱腹感　脂肪在胃里停留的时间比蛋白质和糖类都长,大约是 3.5 小时。食物脂肪从胃进入十二指肠时,可刺激产生肠抑胃素,肠蠕动受到抑制,排空时间延长,增加饱腹感。近年来的研究结果证明,食物中加些脂肪,如全脂奶、炒菜多加油、面包加黄油等,都可以增强低热量饮食给人的饱腹感。

3. 构成人体组织和细胞的重要成分　脂肪是脂溶性维生素的载体,脂溶性维生素 A、维生素 D、维生素 K、维生素 E 是四种人体必需的营养成分。食物脂肪正是它们的载体。如果饮食中缺乏脂肪,这些营养素的摄入量就会减少。脂肪还可以促进这些脂溶性维生素在肠道的吸收。脂肪的水平至少要达到摄入能量的 10% 才能从非脂肪源如胡萝卜素吸收维生素 A 的前体。脂类还是合成前列腺素的原料,至少有 4 种前列腺素全部是由 20 碳脂肪酸合成的。它们具有许多重要的功能,如促进受孕、调节神经脉冲的传输、阻止脂肪的分解及胃液的分泌、调节血压等。类脂与蛋白质结合形成脂蛋白,参与构成细胞膜、线粒体膜、核膜、神经髓鞘膜以及红细胞膜等。胆固醇在体内可以转化生成多种具有重要生理功能的类固醇化合物,如胆汁酸盐、维生素 D_3、肾上腺皮质激素以及性激素等。

4. 必需脂肪酸的来源　人体内不能自行合成的必需脂肪酸,是维持人体健康必不可少的成分,如亚油酸、亚麻酸和花生四烯酸等。亚油酸能治疗皮炎和促进缺脂肪的小动物生长。只要 2% 的总热量来自亚油酸,通常便可满足必需脂肪酸的需要。植物油的亚油酸含量最高,其中玉米油、葵花子油、红花油的含量超过 50%,

5. 维持体温和保护人体器官　皮下脂肪可以起到隔热保温的作用,使体温能达到正常和恒定,防止人体因环境温度突然变化而受到损害。肾脏和心脏等重要器官周围的脂肪起着固定其位置和防止其受到物理损害的作用,如肾脏周围的脂肪太少,就容易发生肾下垂。此外,脂肪对肌肉、关节等也具有一定的保护作用。

四、食物脂类的推荐摄入量

膳食中脂肪的摄入量易受饮食习惯和季节的影响,变动范围较大。主要原因是脂肪在体内供给的热量亦可由碳水化合物来供给。为提供脂溶性维生素、必需脂肪酸以及保证脂溶性维生素的吸收所需的脂肪并不多,一般认为每日膳食中有 50g 脂肪即能满足此需要。

脂肪的供给量容易受人们的饮食习惯、生活条件、气候、季节的影响,因此世界各国对脂类的摄入量并没有一个统一的标准。建议每日膳食中由油脂供给的能量占总能量的比例,儿童和少年为 25%~30%,成年为 20%~25% 为宜,一般不超过 30%。胆固醇的每日摄入量应在 300mg 以下。一般每天摄入 50g 脂肪就能提供所需的必需脂肪酸,而且有利于脂溶性维生素的吸收。脂肪的摄入量过多会造成肥胖,而且高脂肪饮食很可能引起心血管疾病、高血压和某些癌症发病率升高。

近年来,随着我国人民生活水平不断提高,膳食中动物性食品的比重不断提高,导致脂肪的摄入量随之增加。与此同时,我国肥胖、高血压、糖尿病等代谢性疾病发病率显著上升,冠心病、脑梗等动脉硬化性疾病也随之增加,因此应减少脂肪的摄入。

每天所摄入的脂类中,应有包含一定比例的不饱和脂肪酸,一般认为必需脂肪酸的摄入量应不少于总能量的 3%。理想的脂肪酸构成量为饱和脂肪酸:单不饱和脂肪酸:多不饱和脂肪酸 =1:1:1,而多不饱和脂肪酸(n-6):(n-3)=(4~6):1 为佳。饱和脂肪酸虽然可使血中低密度脂蛋白胆固醇(LDL-C)水平升高,与心血管疾病发生有关。但由于其不易被氧化产生有害的氧化物、过氧化物等,一定量的饱和脂肪酸有助于 HDL 的形成,因此人体不应完全排除饱和脂肪酸的摄入。

食物脂类的来源是植物性食物和动物性食物。植物性食物的脂肪来源是各种植物油和坚果,如核桃、花生、芝麻、葵花子及豆类等。植物油的特点是含不饱和脂肪酸多。动物性食物来源主要有猪、羊、牛等的动物脂肪及骨髓、肥肉、乳类及蛋黄等,它们主要提供饱和脂肪酸、磷脂和胆固醇等。

五、血脂的临床意义

临床上常用的检测血脂的指标及其临床意义有:

1. 甘油三脂(TG)的正常参考值为 0.3~1.7mmol/L。临床意义:甘油三酯升高与动脉粥样硬化性疾病的发生有着重要关系。常见于原发性高脂血症、肥胖症、阻塞性黄疸、糖尿病、极度贫血、肾病综合征、胰腺炎、甲状腺功能减退、长期饥饿及高脂饮食后均可增高。饮酒后也可使甘油三酯即性升高。降低见于甲状腺功能亢进、肾上腺皮质功能减退,肝功能严重损伤等。

2. 总胆固醇(CHOL)的正常参考值为 2.33~5.69mmol/L。临床意义:胆固醇水平升高常见于动脉粥样硬化、肾病综合征、总胆固醇阻塞及黏液性水肿,降低常见于恶性贫血、溶血性贫血以及甲状腺功能亢进时。其他如感染、营养不良等情况下胆固醇总量常降低。

注意事项:最佳采样条件是固定膳食和稳定体重 3 周,取血前空腹 12 小时,禁食不禁水。

3. 高密度脂蛋白胆固醇(HDL-C)的正常参考值为 1.0~1.7mmol/L。临床意义:高密度脂蛋白降低可见于急慢性肝病,急性应急反应(心肌梗死、外科手术、损伤),糖尿病、甲状腺功能亢进或减低,慢性贫血等。

4. 低密度脂蛋白胆固醇(LDL-C)的正常参考值为 1.3~4.0mmol/L。临床意义:低密度脂蛋白胆固醇水平升高与冠心病关系非常密切。其他增高常见于家族性高脂血症、甲状腺功能减退症、肾病综合征、慢性肾功能衰竭、肝脏疾病、糖尿病等。低密度脂蛋白胆固醇降低见于营养不良、骨髓瘤、急性心肌梗死、创伤、严重肝脏疾病、高甲状腺素血症等。

（吴　妍）

第五节　维　生　素

维生素（vitamin）是一类对机体的新陈代谢、生长、发育、健康有极重要作用的低分子有机化合物。中国唐代医学家孙思邈曾经指出，用动物肝脏防治夜盲症，用谷皮汤熬粥防治脚气病。波兰生物化学家卡西米尔·芬克从米糠中找到一种能治疗脚气病的碱性胺化合物，后来也证实了该物质是维持生命所必需的，于是在 1912 年取名叫维生素。维生素的发现解决了长期以来一直困惑人们的某些问题，澄清了脚气病、坏血病、佝偻病和烟酸缺乏症（癞皮病）等疾病的发病原因，其实都是缺乏维生素的结果，而并非由有毒物质所致或传染性疾病。虽然人体对维生素的需要量很小，但维生素对于维持生物的基本功能是必不可少的。因此，维生素虽然不能产生能量，但它与蛋白质、碳水化合物、脂类一样重要，是维持人体的必需四大营养素之一，缺乏维生素会导致严重的健康问题；适量摄取维生素可以保持身体强壮健康；过量摄取维生素却会导致中毒。

一、维生素的一般特性与功能

（一）维生素的一般特性

维生素的种类众多，自然界中存在的常见维生素不下几十种。各种维生素的理化性质差别较大，但它们都有着共同的特性。

1. 维生素在食物中的存在形式是维生素原。

2. 维生素的主要作用是参与机体代谢的调节；它们不是构成机体组织和细胞的组成成分，也不会产生能量。

3. 大多数的维生素需要通过食物中获得，因为人体不能合成或合成量不足。

4. 人体对维生素的需要量很小，日需要量常以毫克或微克计算，但却是不可或缺的，一旦缺乏就会引发相应的维生素缺乏症，对人体健康造成损害。

根据其溶解特性维生素可分为脂溶性维生素（FSV）和水溶性维生素（WSV）两大类。

其中，脂溶性维生素又分为维生素 A、维生素 D、维生素 E 和维生素 K 四类。这些维生素因结构的差异又各自有两种或数种的同类物质，如维生素 A 存有 A_1 和 A_2 两种；维生素 D 有 D_2、D_3、D_4 和 D_5 四种；维生素 E 又名生育酚有 α、β、γ、δ 等数种；维生素 K 有 K_1 和 K_2 两种。

水溶性维生素有 B 族维生素和维生素 C 两大类。硫胺素（维生素 B_1）、核黄素（维生素 B_2）、尼克酸（烟酸，维生素 B5，PP）、吡哆素（维生素 B_6）、钴胺素（维生素 B_{12}）、叶酸、泛酸（维生素 B3）和生物素（维生素 H）8 种都属 B 族维生素。

维生素虽然种类繁多，但其理化及生物学反应也有各自的特性，详见表 2-11。

表 2-11　脂溶性和水溶性维生素的特点

	脂溶性维生素	水溶性维生素
所含元素	碳、氢、氧三种元素，均为异戊二烯衍生物	含碳、氢、氧，有时还含有钴、硫等其他元素
溶解特性	溶于脂肪和脂溶剂、疏水	溶于水、亲水

续表

脂溶性维生素		水溶性维生素
前体物质	有前体或前维生素	一般无前体
吸收	需脂性环境和胆盐帮助下才易吸收	易吸收
	吸收入淋巴系统	吸收入血液
储存	体内可大量储存,过量蓄积可引起中毒	体内有一定周转存留,但不储存,多余随尿排出,一般不会积蓄中毒
每日供给	不需要	需要
缺乏时症状	发展缓慢	发展明显

(二) 维生素的一般功能

一方面,人体对维生素的生理需要量虽然很少,但是功能却非常重要,因为大多数维生素必须由食物提供,体内无法合成,个别虽然能合成,却也不能满足人体的需要量。如长期摄入不足就容易引起代谢失调,引发"维生素缺乏症",出现相应的症状和临床表现。另一方面,大多数水溶性维生素作为人体利用营养素的辅酶或辅基参与物质代谢,在增进酶催化反应中起传递电子、原子或基团的作用,或者充当代谢物的载体。如当人体缺乏这些维生素时,化学变化将无法进行,而通路上的物质代谢受阻后,其中间产物则聚集于体内,或代谢作用朝向另一方向,导致其他代谢产物增加。体内中间产物的异常堆积和代谢方向的改变,导致出现缺乏某种维生素的症状,进一步发展就会产生维生素缺乏的病症。所以,从营养学角度而言,维生素是一种必需营养素,其主要生理功能就是促进和调节人体物质代谢、维护组织细胞的正常功能,故有功能性营养素之美称。

祖国医学在对脚气病、夜盲症、佝偻病等维生素缺乏病病因的阐释及饮食性防治的措施,早有精辟阐述,至今仍然有一定的指导意义和应用价值。目前临床上针对某些疾病采用一定量的相应维生素补充,作为辅助治疗也取得显著疗效。

二、维生素的来源及推荐摄入量

大多数的维生素需要从膳食中摄取,以保证人体正常的生理功能,为确保绝大多数人都能得到所需营养素,人们提出了一种质量标准,即维生素的摄入量。而这种维生素的需要量是指维持身体正常生理功能所需要的数量,低于这个量就会对人体产生不利影响。因此摄入量要大于人体需要量。一般在摄入量前面都会标上"每日"两字,但这并不表示每日必须一定要按量进食,如较长时期摄入不足,将会导致维生素缺乏症。

膳食营养素参考摄入量(dietary reference intake,DRI)是指为满足人群健康个体基础营养所需的能量和特定营养素的参考摄入量,它是在推荐的膳食营养素供给量(recommended dietary allowance,RDA)的基础上发展起来的一组每日平均膳食营养摄入量的参考值。长期以 DRI 水平量的摄入,不仅可保证人体正常的需要量,还可维持组织中有适当量的储备。

(一) 维生素 A 的推荐摄入量及其食物来源

1. 维生素 A 的计算单位　维生素 A 的计量单位有 USP 单位(united states pharmocopea)、IU 单位(international units)、RE 单位(retinol equivalents)3 种。

为了能精确反映维生素 A 或胡萝卜素的量,1967 年联合国粮农组织、世界卫生组织建议维生素 A 需要量用视黄醇当量表示,并废除 IU。把维生素 A 和胡萝卜素都折合为视黄醇当量(RE),即 1μg 维生素 A 视黄醇当量为 1μg 视黄醇,由于胡萝卜素在人体内吸收率为摄入量的 1/3,其吸收后在体内转变为维生素 A 的转换率为摄入量的 1/2。因此,1μg 维生素 A 视黄醇当量 =1μg 视黄醇 =6μg β- 胡萝卜素 =3.33IU 视黄醇。

2. 推荐摄入量及来源　2017 年 9 月中国居民膳食营养素参考摄入量(Chinese DRIs)中不同年龄和生理状况下每日推荐摄入视黄醇当量。

表 2-12　维生素 A 推荐摄入量

人群	RNI/μgRE	人群	RNI/μgRE
婴儿(初生至 6 月龄)	300	11~14 岁	670(男),630(女)
(6~12 月龄)	350	14~18 岁	820(男),630(女)
1~4 岁	310	成年	800(男),700(女)
4~7 岁	360	孕妇	初期为 700,中后期为 770
7~11 岁	500	乳母	1 300

但在某些特殊情况下或者特殊人群中,人体对维生素 A 需要量有所差别。如从事视力集中,夜间作业或弱光下工作的人,经常接触粉尘对黏膜有刺激性的工种,长期发热、腹泻或肝胆疾病者等,其维生素 A 需要量相对较大。

但为确保不产生毒副作用,初步推荐维生素 A(不包括胡萝卜素)的可耐受最高摄入量(UL 值):成人为 3 000μg,孕妇 3 000μg,儿童 2 100μg。

维生素 A 存在于动物性食物中,尤其在动物的肝脏、蛋黄、乳制品和鱼肝油中含量最高,详见表 2-13。

表 2-13　富含维生素 A 的食物含量(μg RE/100g)

食物名称	维生素 A	食物名称	维生素 A	食物名称	维生素 A
牛肝	20 220	鸭蛋黄	1 980	奶油	1 042
鸡肝	10 414	鹅蛋黄	1 977	河蟹	389
鹅肝	6 100	鸡蛋黄	525	蚌肉	283
猪肝	4 972	鹌鹑蛋	337	虹鳟鱼	206
鸭肝	1 040	牛奶	24	鲮鱼(鳕鱼)	125

注:μg RE=μg 视黄醇当量

植物性食物中,以胡萝卜、绿叶蔬菜和某些水果中含量较多,详见表 2-14。

表 2-14　富含胡萝卜素的食物含量(μg/100g)

食物名称	胡萝卜素	食物名称	胡萝卜素	食物名称	胡萝卜素
芹菜(叶)	2 930	西蓝花(绿菜花)	7 210	柑	890
胡萝卜(黄)	4 010	冬苋菜(冬寒菜)	6 950	芒果	8 050
胡萝卜(红)	4 130	油菜(脱水)	3 460	早橘	5 140
菠菜	2 920	芥蓝	3 450	哈密瓜	920

（二）维生素 B_1 的日推荐摄入量及食物来源

1. 日推荐摄入量　维生素 B_1 的需要量与碳水化合物代谢有关,由于它在体内不能大量贮存,需要每日给予适当补充,其需要量又根据年龄、体力劳动、环境的温度及身体状况等变化而定。一般认为 0.5mg 的维生素 B_1 即能满足 1 000kcal 热量的需要,详见表 2-15。

表 2-15　不同人群维生素 B_1 参考摄入量(DRIs)

人群	RNI/mg	人群	RNI/mg
婴儿(初生至 6 月龄)	0.1	11~13 岁	1.3(男),1.1(女)
(7~12 月龄)	0.3	14~17 岁	1.6(男),1.3(女)
1~3 岁	0.6	成年	1.4(男),1.2(女)
4~6 岁	0.8	孕妇	1.2(早期),1.4(中期),1.5(后期)
7~10 岁	1.0	乳母	1.5

对从事精神高度紧张或高温环境工作者,维生素 B_1 的摄入量也要相对增加。某些疾病,如炎症、发热、输注葡萄糖及甲状腺功能亢进的患者维生素 B_1 的摄入量也需增多。

2. 食物来源　多数食物均含有维生素 B_1,动物的内脏(肝、心、肾等)及猪肉含量较丰富,豆类、谷类、坚果类也是良好的来源,但这类食物易在加工或烹调过程中丢失,应尽量避免,详见表 2-16。

表 2-16　富含维生素 B_1 的食物含量(mg/100g)

食物名称	维生素 B_1	kcal/100g	食物名称	维生素 B_1	kcal/100g
橙	0.05	47	挂面	0.19	344
蒜苗	0.11	37	米饭	0.02	114
鲜蘑	0.08	20	牛奶	0.03	54
花生	0.13	589	牛心	0.26	106
板栗	0.14	185	牛肾	0.24	94
金针菇	0.15	26	牛肝	0.16	139
生松子	0.41	640	猪肝	0.21	129
芹菜叶	0.08	31	猪心	0.19	119
小叶橘	0.25	38	奶粉	0.35	510
鲜荔枝	0.10	70	猪腿肉	0.53	190
干蘑菇	0.10	252	白玉米面	0.34	340
黑木耳	0.17	205	黄玉米面	0.26	345

（三）维生素 B_2 的日推荐摄入量及食物来源

维生素 B_2 的需要量与能量代谢有密切关系。不同年龄阶段、不同的劳动强度,所需要的维生素 B_2 也不同(表 2-17)。

表 2-17　不同人群维生素 B_2 参考摄入量（DRIs）

人群	RNI/mg	人群	RNI/mg
婴儿（初生至 6 月龄）	0.4	11~13 岁	1.3（男），1.1（女）
（7~12 月龄）	0.5	14~17 岁	1.5（男），1.2（女）
1~3 岁	0.6	成年	1.4（男），1.2（女）
4~6 岁	0.7	孕妇	1.2（早期），1.4（中期），1.5（后期）
7~10 岁	1.0	乳母	1.5

　　动物的脏器（肝、肾、心）、蘑菇、鳝鱼是维生素 B_2 的丰富来源，蟹、蛋、茶叶、苜蓿等也是良好来源（表 2-18）。但维生素 B_2 可被光破坏和具有在碱性溶液中加热易破坏的性质，因此，在加工、烹饪和贮藏过程中应严加注意。

表 2-18　富含维生素 B_2 的食物含量（mg/100g）

食物名称	维生素 B_2	食物名称	维生素 B_2
猪肝	2.08	红蘑	1.16
猪肾	1.14	鸡蛋	0.32
猪心	0.48	笋干	0.41
羊肝	1.75	杞菜	0.32
鸡肝	1.10	菠菜	0.11
鸭肝	1.05	牛奶	0.14
茶叶	1.37	青蟹	0.39
蚕豆	0.10	梭子蟹	0.30
干冬菇	1.40	黄鳝丝	2.08
白芸豆	0.26	全脂羊奶粉	1.60

（四）尼克酸（烟酸、维生素 B_5）的日推荐摄入量及食物来源

　　人体虽可利用色氨酸合成尼克酸和尼克酰胺，但其摄入量不能满足需要，仍需由食物摄取，故膳食中必须含有足够的蛋白质（尤其是富含色氨酸）和 B 族维生素，后者参与色氨酸转变成尼克酸的过程。

　　尼克酸的摄入量可按热量的比例与热量成正比。在我国成人摄入量中每 1 000kcal 热量需 5mg 尼克酸（表 2-19）。

表 2-19　不同人群尼克酸参考摄入量（DRIs）

人群	RNI/mgNE	UL/mgNE
婴儿（初生至 6 月龄）	2	—
（7~12 月龄）	3	—
1~3 岁	6	10
4~6 岁	8	15

续表

人群	RNI/mgNE	UL/mgNE
7~10 岁	11（男），10（女）	20
11~13 岁	14（男），12（女）	25
14~17 岁	16（男），13（女）	30
18~49 岁	15（男），1.2（女）	35
50~64 岁	14（男），12（女）	35
65~79 岁	14（男），11（女）	35
80 岁以上	13（男），10（女）	30
孕妇及乳母	12	35

尼克酸在食物中分布较广，但多数含量不高。动物的肝、肾、瘦肉、花生、茶叶、口蘑等含量较高，奶、干酪和蛋含尼克酸不高，但其含色氨酸高，是很好的抗糙皮病的食物，详见表2-20。在体内平均 60mg 色氨酸可转变 1mg 尼克酸。

表 2-20　富含尼克酸的食物含量（mg/100g）

食物名称	尼克酸	食物名称	尼克酸
羊肝	22.1	口蘑	44.3
猪肝	15.0	干冬菇	24.4
牛肝	11.9	炒花生	18.9
土鸡	15.7	砖茶	18.5
猪肉	5.3	炒榛子	8
桂鱼	5.9	葵花子	4.8
青豆	3.0	松子	3.8
牛肉干	15.2	鱿鱼干	4.9

（五）泛酸的日推荐摄入量及食物来源

泛酸广泛存在于各种食物中，肠道细菌也可合成一部分供人利用，一般不易缺乏，但如服用水杨酸等抗酸药物，可引起缺乏。人体对泛酸的需要量尚未作明确的规定，国外一般规定成人每日推荐摄入量为 5.8mg，目前推荐的 AI 是参考美国的 FNB 资料（表2-21）。

表 2-21　不同人群泛酸适宜摄入量（AI）

人群	AI/mg	人群	AI/mg
婴儿（初生至 6 月龄）	1.7	18~49 岁	5.0
（7~12 月龄）	1.9	50~64 岁	5.0
1~3 岁	2.1	65~79 岁	5.0
4~6 岁	2.5	80 以上	5.0
7~10 岁	3.5	孕妇	6.0
11~13 岁	4.5	乳母	7.0
14~17 岁	5.0		

动物的内脏(肝、肾和心)、酵母、黄豆等食物中含量较为丰富,坚果、蛋、蘑菇,也是良好的来源,但各种植物性食物含量不一(表2-22)。

表2-22 富含泛酸的食物含量(mg/100g)

食物名称	泛酸	食物名称	泛酸
酵母	20	鳟鱼	0.66~1.0
黄豆	18	鲜豆	0.38~1.04
牛肝	4~7.6	核桃	0.8
羊肉	4.3	牛奶	0.13~0.47
牛肉	0.49~1.5	土豆	0.32~0.65
花生	2.5	甘蓝	0.3
蘑菇	1.7	香蕉	0.07~0.18
大麦	1.0	椰菜	0.18
大米	0.4	莴苣	0.11

（六）维生素 B_6 的日推荐摄入量及食物来源

维生素 B_6 参与蛋白质代谢,故其需要量直接与蛋白质摄入量相关。美国于1968年根据可靠的数据,规定每日推荐量为2mg,据一些实验结果,2mg可供100g蛋白质代谢的需要。由于肠道细菌可合成一部分供利用,故一般不会缺乏,但在怀孕、乳母、药物治疗或高温环境作业,应适当增加摄入量(表2-23)。

表2-23 不同人群维生素 B_6 参考摄入量(DRIs)

人群	AI	RNI/mgNE	UL/mgNE
婴儿(初生至6月龄)	0.2	—	—
(7~12月龄)	0.4	—	—
1~3岁	—	0.6	20
4~6岁	—	0.7	25
7~10岁	—	1.0	35
11~13岁	—	1.3	45
14~17岁	—	1.4	55
18~49岁	—	1.4	60
50~64岁	—	1.6	60
65~79岁	—	1.6	60
80岁以上	—	1.6	60
孕妇	—	2.2	60
乳母	—	1.7	60

维生素 B_6 在食物中分布较广,动物性食物含量较丰富,如葵花子、肉类、鱼、蛋黄以及谷物、种子外皮等(表2-24)。

表 2-24　富含维生素 B_6 的食物含量（mg/100g）

食物名称	维生素 B_6	食物名称	维生素 B_6
葵花子	1.25	糙米	0.55
鸡肝	0.75	黄豆	0.81
鸡肉	0.32~0.68	核桃	0.73
鱼	0.43~0.90	榛子仁	0.54
蟹	0.30	胡萝卜	0.70
鸡蛋	0.25	扁豆	0.56
牛奶	0.03~0.3	波菜	0.28
全麦粉	0.40~0.70	柿椒	0.26
鳄梨	0.42	香蕉	0.51
橘子	0.05	葡萄干	0.35

（七）维生素 B_{12} 的推荐摄入量及食物来源

自然界的维生素 B_{12} 都是由微生物产生的。动物中以反刍动物肉类中含量较多,这是由动物瘤胃中的细菌产生的,植物性食物中无维生素 B_{12};但在某些细菌污染后即可生成。人的肠道微生物虽能合成 B_{12},但合成位置太靠近结肠的下端,较难被人利用。

表 2-25　不同人群维生素 B_{12} 参考摄入量（DRIs）

人群	AI	RNI（mgNE）	人群	AI	RNI（mgNE）
婴儿（初生至 6 月龄）	0.3	—	18~49 岁	—	2.4
（7~12 月龄）	0.6	—	50~64 岁	—	2.4
1~3 岁	—	1.0	65~79 岁	—	2.4
4~6 岁	—	1.2	80 岁以上	—	2.4
7~10 岁	—	1.6	孕妇	—	2.9
11~13 岁	—	2.1	乳母	—	3.2
14~17 岁	—	2.4			

维生素 B_{12} 广泛存在于动物性食品,尤其以动物的内脏（肝、肾、心）较为丰富,奶类含量少些（表 2-26）。

表 2-26　富含维生素 B_{12} 的食物含量（mg/100g）

食物名称	维生素 B_{12}	食物名称	维生素 B_{12}
牛肝	80	鸡蛋	0.4
牛肾	30	猪肉	0.7
猪心	25	鸡肉	0.5
牡蛎	18	臭豆腐	1.88~9.80
虾	5	腿	0.6
小虾	0.9	全脂奶	0.4

(八) 维生素 C 的日推荐摄入量及食物来源

对维生素 C 的需要量各个国家的看法都不一样,每日摄入量的差异也很大,高的每日为200mg、低的为20mg。维生素 C 具有极易氧化的特性,在贮存、加工、烹调的过程中容易丢失,因此,其摄入量都应考虑可能损失的因素在内(表 2-27)。

表 2-27　不同人群维生素 C 参考摄入量(DRIs)

人群	AI	RNI/mgNE	UL/mgNE
婴儿(初生至 6 月龄)	40	—	—
(7~12 月龄)	40	—	—
1~3 岁	—	40	400
4~6 岁	—	50	600
7~10 岁	—	65	1 000
11~13 岁	—	90	1 400
14~17 岁	—	100	1 800
18~49 岁	—	100	2 000
50~64 岁	—	100	2 000
65~79 岁	—	100	2 000
80 岁以上	—	100	2 000
孕妇(1~12 周)	—	100	2 000
孕妇(13~27 周)	—	115	2 000
孕妇(>28 周)	—	115	2 000
乳母	—	150	2 000

如在高温、寒冷、缺氧条件下工作或经常接触有毒物质(铅、苯、汞)以及应急状态(施行外科手术)等,维生素 C 的摄入量也应酌情增加。维生素 C 主要来自植物性食物——新鲜的水果和蔬菜中,尤其是刺梨(我国西南部)、樱桃(西印度)、枣类含量最丰富,枣类被人体利用率也可高达86%(表 2-28)。

表 2-28　富含维生素 C 的食物含量(mg/100g)

食物名称	维生素 C	食物名称	维生素 C	食物名称	维生素 C
樱桃	1 743	柠檬	40	花椰菜	8~100
酸枣	830~1 170	草莓	35	苋菜	89
刺梨	1 000	荔枝	15~30	菜花	88
枣	300~600	菠萝	24	青蒜	74~87
沙田柚	123	枇杷	16	花菜	85
山楂	89	苹果	2~6	苦瓜	76~84
番石榴	74	辣椒	75~185	小白菜	66
龙眼	34~60	甜椒	89~15	四季豆	57
柿子	11~49	芥蓝	90~144	油菜	51
橙	37~54	香椿	115	菠菜	39
芒果	21~41	蒜苗	102	大白菜	20

(九) 维生素 D 的日推荐摄入量及食物来源

维生素 D 一般用国际单位来表示,但也有采用重量单位来表示。1IU 维生素 D_3(胆钙化醇)相当于 0.025μg 的维生素 D_3。不同人群日推荐摄入量:婴儿、儿童(1~10 岁)、孕妇、乳母、老年人为 400IU 即 10μg 维生素 D,11~18 岁与成人不分男女为 200IU 即 5μg 维生素 D。日照少的地区可适当增加到 400~800IU。如遇骨折、骨科或胃肠手术、肝胆疾病、肾病、甲状旁腺功能低下以及服用抗癫痫剂、抗惊厥剂等药物,都应适当补充维生素 D 制剂。

过量摄入维生素 D 有潜在毒性,我国儿童和成人建议的 UL 为 20μg,且不宜超过 25μg/d。

人体内维生素 D 的来源有两个途径:

(1) 光照皮肤获得:人及动物皮下的 7- 脱氢胆固醇受光解作用可合成所需要的维生素 D_3。因此,适当光照是预防维生素 D 缺乏的主要方法之一。

(2) 饮食摄入:供给维生素 D 的食物主要存在于鱼肝油、沙丁鱼、肝、蛋黄等动物性食物中。不同食物所含维生素 D 的含量详见表 2-29。

表 2-29　富含维生素 D 的食物含量(IU/100g)

食物名称	维生素 D	食物名称	维生素 D
鱼肝油	8 000~30 000	沙丁鱼(罐头)	1 150~1 570
奶油	50	鲅鱼	1 100
黄油	35	鲑鱼	154~550
蛋黄	150~400	小虾	150
鸡蛋	50~60	大比目鱼	44
牛奶	0.3~0.4	鸡肝	50~67
猪肝	44~45	牛肝	9~42

注:牛奶的维生素 D 含量为 IU/100ml;1IU 维生素 D_3(胆钙化醇)相当于 0.025μg 的维生素 D_3。

(十) 维生素 E 的日推荐摄入量及食物来源

自然界中广泛存在着多种维生素 E 的异构体,其中 α- 生育酚的生物活性最高,维生素 E 分布甚广(表 2-30、表 2-31)。

表 2-30　不同人群维生素 E 参考摄入量(DRIs)

人群	AI	UL/mgNE	人群	AI	UL/mgNE
婴儿(初生至 6 月龄)	3	—	50~64 岁	14	700
(7~12 月龄)	4	—	65~79 岁	14	700
1~3 岁	6	150	80 岁以上	14	700
4~6 岁	7	200	孕妇(1~12 周)	14	700
7~10 岁	9	350	孕妇(13~27 周)	14	700
11~13 岁	13	500	孕妇(>28 周)	14	700
14~17 岁	14	600	乳母	17	700
18~49 岁	14	700			

表 2-31　富含维生素 E 的食物含量(mg/100g)

食物名称	维生素 E	食物名称	维生素 E
胡麻油	389.9	鹅蛋黄	95.70
豆油	93.08	葵花子仁	79.09
棉子油	86.45	鲜核桃	43.21
芝麻油	68.53	油豆腐	24.70
菜籽油	60.89	生花生仁	18.09
葵花子油	54.60	赤豆	14.36
玉米油	51.94	黑木耳	7.51
花生油	42.06	板栗	4.56
茶油	27.90	石榴	4.53
色拉油	24.01	豇豆	4.39

(十一) 生物素的日推荐摄入量及食物来源

生物素几乎存在于所有的食物中,尤其以酵母、动物的内脏(如肝、肾)、大豆、米胚、牛奶和蛋黄的含量最丰富,详见表 2-32。肠道细菌也能合成一部分生物素供人利用。在正常膳食情况下一般不会发生缺乏,故不易对生物素的需要量作出规定,同时国内目前未见有关生物素代谢、需要量等研究报道。如食生鸡蛋因在蛋白中含有能与生物素结合的抗生物素故易引发生物素缺乏,服用广谱抗生素和磺胺类药物时,也应选用富含生物素的食物,以保证身体需要(表 2-33)。

表 2-32　不同人群维生素 H 参考摄入量(DRIs)

人群	AI	人群	AI
婴儿(初生至 6 月龄)	5	50~64 岁	40
(7~12 月龄)	9	65~79 岁	40
1~3 岁	17	80 岁以上	40
4~6 岁	20	孕妇(1~12 周)	40
7~10 岁	25	孕妇(13~27 周)	40
11~13 岁	35	孕妇(>28 周)	40
14~17 岁	40	乳母	50
18~49 岁	40		

表 2-33　富含生物素的食物含量(μg/100g)

食物名称	生物素	食物名称	生物素
酵母	200	牛奶	2.0~5.0
牛肝	96	面粉(全麦面)	9.0
猪肾	32	精白米	4~6
鸡蛋	22.5	豌豆(鲜)	9.4
鸡肉	10~11.3	菠菜	6.9
羊肉	5.9	胡萝卜	2.5
猪肉	5.0	香蕉	4.4
火腿	5.0	橘子	1.9

（十二）维生素 K 的日推荐摄入量及来源

维生素 K 广泛分布于食物中，尤以绿茶、绿叶的蔬菜含量较丰富，详见表 2-34。肠道细菌也能够合成维生素 K（即维生素 K_2），新生儿除外，一般情况下不易缺乏，但如果有吸收障碍、腹泻、饥饿或常用抗生素，此时应采用适当的维生素 K 补充剂（表 2-35）。

表 2-34　不同人群维生素 K 参考摄入量（DRIs）

人群	AI	人群	AI
婴儿（初生至 6 月龄）	2	50~64 岁	80
（7~12 月龄）	10	65~79 岁	80
1~3 岁	30	80 岁以上	80
4~6 岁	40	孕妇（1~12 周）	80
7~10 岁	50	孕妇（13~27 周）	80
11~13 岁	70	孕妇（>28 周）	80
14~17 岁	75	乳母	85
18~49 岁	80		

表 2-35　富含维生素 K 的食物含量（μg/100g）

食物名称	维生素 K	食物名称	维生素 K
绿茶	712	火腿	15
萝卜叶	650	蛋类	11
莴苣	129	猪里脊	11
甘蓝	125	牛肉	7
菠菜	89	咖啡	38
青豌豆	19	奶酪	35
架豆	14	燕麦	20
牛肝	92	小麦	17
咸猪肉	46	生桃	8
猪肝	25	葡萄干	6

（十三）叶酸的日推荐摄入量及食物来源

叶酸与核酸、血红蛋白的生物合成有关，其需要量受身材及其代谢速度的影响，代谢失调或怀孕期间需要量也相对增加。叶酸在动物的内脏（肝、肾）、水果及蔬菜中含量较丰富，详见表 2-36。肠道细菌也能合成叶酸，一般不会缺乏。但如有肠道吸收不良，长期使用抗生素或抗惊厥药物可引起继发性缺乏（表 2-37）。

表 2-36　不同人群叶酸参考摄入量（DRIs）

人群	AI	RNI/mgNE	UL/mgNE
婴儿（初生至 6 月龄）	65	—	—
（7~12 月龄）	100	—	—

续表

人群	AI	RNI/mgNE	UL/mgNE
1~3 岁	—	160	300
4~6 岁	—	190	400
7~10 岁	—	250	600
11~13 岁	—	350	800
14~17 岁	—	400	900
18~49 岁	—	400	1 000
50~64 岁	—	400	1 000
65~79 岁	—	400	1 000
80 岁以上	—	400	1 000
孕妇(1~12 周)	—	600	1 000
孕妇(13~27 周)	—	600	1 000
孕妇(>28 周)	—	600	1 000
乳母	—	550	1 000

表 2-37　富含叶酸的食物含量(μg/100g)

食物名称	生物素	食物名称	生物素
牛肝	30~150	火腿	3.0
蛋	30	干酪	6.0
牛奶	8.5	橘子	4.5
鸡肉	7.0	香蕉	27
白面包	17.0	菠菜	29
猪肉	3.0	豌豆	8.0
牛肉	3.0	胡萝卜	3.0

三、常见水溶性维生素的特性与功能

水溶性维生素(water soluble vitamins,WSV)主要有维生素 C 和 B 族维生素,后者包括维生素 B_1、维生素 B_2、烟酸、泛酸、叶酸、维生素 B_6、维生素 B_{12}、生物素和胆碱 9 种,主要以辅酶的形式参与体内多种合成和分解代谢,与能量与蛋白质代谢密切相关;维生素 C 在体内有特殊作用,但与能量与蛋白质代谢无关。WSV 的共同特点是易溶于水,不溶于脂肪;摄入过量时可从尿中排出体外;绝大多数是以辅酶或酶基的形式参与各种酶系统的活动,在能量和物质代谢过程中起着重要作用;它们的营养水平多数都可在血、尿中反映出来。

(一) 维生素 C

维生素 C(vitamin C)又称 L- 抗坏血酸(ascorbic acid),这个名字来源于它治疗坏血病的作用。坏血病主要发生于航海船员、海盗等人群,早在古希腊医学家希波克拉底就曾有描述。15 世纪开启大航海时代后这种缺乏病在西方流行,不计其数的船员死于坏血病。直至

20世纪初,人们才了解了水果和蔬菜有预防和治疗坏血病的作用,于1932年成功地分离了维生素C,并在两年后完成了维生素C的结构分析和人工合成。

1. 结构和特性　维生素C是一种由6碳构成的多羟基化合物。其分子结构中含有2个手性碳原子,因而具有旋光性,自然界存在的维生素C是L-型、D-型无生物活性。维生素C分子中2、3碳原子上的烯二醇基具有极强的还原性,易被氧化成酮基,形成脱氢维生素C,脱氢维生素C进一步水合,形成二酮古乐糖酸,失去生理活性。

维生素C是一种无色无味的结晶或结晶性粉末,具有酸味,溶于水,稍溶于丙酮与低级醇类。结晶的维生素C稳定,水溶液易被氧化破坏,微量重金属离子可加速维生素C的氧化过程。

2. 吸收与代谢　维生素C由肠道黏膜上皮细胞通过被动扩散或主动运输机制而吸收入血。血清的维生素C水平可以反映摄入量。进食后血清中的维生素C水平会暂时升高,过剩的部分会很快被人体组织吸收储存起来或由尿排出体外。人体中的维生素C总量为1 500~4 000mg,其中肾上腺中的维生素C浓度高达60mg/100g,但由于体积小其总储存量不如大脑和肝脏高。维生素C主要随尿排出,少量随粪及汗液排出。随尿排出的维生素C量随摄入量而变化,大量摄入维生素C会引起随尿排出的维生素C相应增加,故不易引起中毒。当然,过大剂量会使肾脏中积累起草酸,很可能造成肾结石。

3. 生理功能　维生素C在人体中发挥许多重要的功能:①构成胶原:维生素C能促进结缔组织的成纤维细胞形成胶原。胶原蛋白中的羟脯氨酸和羟赖氨酸分别由脯氨酸和赖氨酸羟化而成。维生素C能激活羟化酶从而促进羟化作用。缺乏维生素C时,胶原合成受阻,创伤愈合延缓,使微血管变得脆弱而产生不同程度的出血,这就是坏血病的主要症状;②促进铁和钙的吸收:维生素C可促进肠道吸收更多的铁,可将Fe^{3+}还原为Fe^{2+},后者容易为人体所吸收。维生素C还能帮助铁从转铁蛋白转移到铁蛋白上并增强某些含铁酶的活性。维生素C通过在胃中形成一种酸介质,防止钙成为不溶性络合物而促进钙的吸收;③促进叶酸的利用:维生素C能促进无活性的叶酸转化为有活性的亚叶酸,这是维生素C能有效地防止婴儿患巨幼红细胞贫血的原因;④参与酪氨酸的氧化:维生素C参与酪氨酸的氧化,其作用在于激活对羟基苯丙酮酸氧化酶,使对羟基苯丙酮酸形成2,5-二羟苯乙酸,最后形成甲酸与乙酰乙酸参与三羧酸循环。坏血病患者尿中出现对羟基苯丙酮酸时,表明酪氨酸氧化不完全;⑤促进胆固醇代谢:维生素C参与肝脏内胆固醇的羟化作用,形成胆酸,降低血中胆固醇的含量;⑥提高人体免疫功能:维生素C在几个方面影响人体的免疫功能,它能刺激人体产生干扰素,增强抗病毒能力;也能激发中性粒细胞的阳性趋化和细胞增殖反应;还能激发人类胸腺因子的合成和IgG、IgM等抗体的形成;⑦抗肿瘤作用:维生素C能降低多环芳香族致癌物与DNA的结合,延缓肿瘤的发生;此外,维生素C通过影响亚硝基化反应阻断致癌性亚硝胺的形成,从而预防肿瘤的发生;流行病学研究显示维生素C对食管癌、喉癌、口腔癌、胰腺癌、胃癌、直肠癌以及乳腺癌等有预防作用;⑧抗氧化作用:维生素C起着重要的自由基清除剂作用;它也通过提高维生素E的水平发挥间接抗氧化作用,降低自由基所致的DNA等物质的损伤;⑨其他功能:应用大剂量维生素C(1g以上)有预防和治疗感冒的作用,维生素C还可能有促进伤口愈合的作用。

4. 缺乏病　人类自身不能合成维生素C,必须从食物中摄取。人体储存的维生素C可满足90天需要,如长期膳食中缺乏维生素C,则可出现相应症状。早期症状大多是非特异性的,如无精打采、疲劳、虚弱、呼吸急促、肌肉痉挛、骨关节和肌肉疼痛、食欲不振等。有时皮肤干燥、发热、粗糙及一些红蓝色的斑点。严重的维生素 C 缺乏引起坏血病,是一种以多处出血为特征的疾病。其主要表现为:牙龈肿胀、出血,毛囊角化及四周出血,重者可有皮下、肌肉、关节、黏膜部位出血(如鼻出血、月经过多、便血等)及血肿形成。婴幼儿如果长期喂养不当易造成维生素 C 缺乏,就会出现烦躁不安、厌食、发育受阻、上下肢软弱和运动时疼痛等,可有骨膜下、胸膜腔、齿龈、皮肤及黏膜出血。如及时补充维生素 C,很快能恢复正常。

维生素 C 毒性很低。但是一次口服过多时可能会出现腹泻、腹胀;患有草酸结石的患者,摄入量≥500mg/d 时可能增加尿中草酸盐的排泄,增加尿路结石的危险;患有葡萄糖 -6- 磷酸脱氢酶缺乏的患者接受大量维生素 C 静脉注射后或一次口服≥6g 时可能发生溶血。

5. 营养状况评价　维生素 C 营养状况评价指标主要有以下几种:

(1) 负荷试验:一般采用的方法为让受试者口服维生素 C500mg,收集 4 小时尿测定维生素 C 的排出总量。若 >10mg 为正常,<3mg 为缺乏。

(2) 血浆维生素 C 含量:吸收后的维生素 C 与体内储存的量迅速达到平衡,所以测定血浆或血清维生素 C 含量是评价人体营养状况的常用方法。

(3) 白细胞中维生素 C 浓度:可以反映人体贮存水平。

(二) 维生素 B_1

维生素 B_1(vitamin B_1) 又称硫胺素(thiamine),是抗脚气病维生素。《黄帝内经》中已有脚气病的记载,但直至 20 世纪初科学家才从稻壳中提取出能治疗脚气病物质。

1. 结构与特性　维生素 B_1 为白色晶体,易溶于水,略带酵母气味,很容易因受热、氧化、遇碱而遭到破坏。在常温下储存时即可逐渐被破坏,如在碱性条件下煮沸,则使其大部分甚至全部被破坏。故在煮粥、煮面或蒸馒头时加碱可造成维生素 B_1 的大量损失。在酸性溶液中比较稳定,加热 120℃仍不分解。

2. 吸收与代谢　食物中的维生素 B_1 有三种形式:即游离型、硫胺素焦磷酸酯和蛋白磷酸复合物。进食后,在焦磷酸酶和焦磷酸酯酶的作用下,食物中的硫胺素酯在肠腔内被分解释放出游离硫胺素,能在空肠及回肠中被吸收。在空肠黏膜细胞产生的焦磷酸激酶的作用下,硫胺素在小肠组织中经磷酸化后被吸收入血。

成人体内含有 30~70mg 的维生素 B_1,大约 80% 为焦磷酸硫胺素(TPP),主要分布在肌肉内。血液中的维生素 B_1 绝大部分存在于血细胞中,其中 90% 在红细胞内。维生素 B_1 在体内的生物半衰期为 9.5~18.5 天。体内过剩维生素 B_1 由尿排出。通过测定尿中的维生素 B_1 的量可知道摄入量是否足够。如果排泄量低,表明人体组织需要维生素 B_1,反之则表示饱和了。

3. 生理功能　维生素 B_1 在体内的生理功能主要是以辅酶的形式参与能量和三大营养素的代谢。此外,维生素 B_1 在神经组织中具有一种特殊的非辅酶功能,与维持正常食欲、胃肠蠕动和消化液分泌以及心脏功能和幼年动物的生长发育也有一定的关系。

(1) 辅酶功能:维生素 B_1 作为丙酮酸和 α- 酮戊二酸脱羧酶的辅酶,在人体能量和三大营养素代谢中起重要作用。如果缺少维生素 B_1,代谢过程就会变慢或完全中断。从葡萄糖、脂肪酸、支链氨基酸衍生的丙酮酸和 α- 酮戊二酸需要氧化脱羧才能生成乙酰 CoA 和琥珀酰 CoA,进入三羧酸循环,彻底氧化分解产生能量。由于乙酰 CoA 和琥珀酰 CoA 是三大营养素代谢的关键环节,所以当维生素 B_1 缺乏时会导致体内三大营养素代谢紊乱。

（2）非辅酶功能：维生素 B_1 在神经组织中可能具有特殊的非辅酶作用，机制尚未完全阐明。

4. 缺乏病　维生素 B_1 在体内的储存量极少，若饮食中缺乏，1~2 周后人体组织中维生素 B_1 含量将迅速降低，时间一长将出现缺乏症。长期摄入精加工的精白米和面粉、缺乏其他杂粮和多种副食的补充、吸收障碍以及需要量增加等都容易造成维生素 B_1 缺乏而引起脚气病。

成人的脚气病临床特征是多发性神经炎、肌肉萎缩及水肿。出现体弱疲倦，然后出现头痛、失眠、眩晕、食欲不佳以及胃肠症状和心动过速。根据主要症状可分为以下几种类型：

（1）干性脚气病：主要症状是多发性神经炎，表现为肢端麻痹或功能障碍。

（2）湿性脚气病：主要症状是由心衰引起的水肿。

（3）急性混合性水肿：其特征是既有神经炎又有心衰竭和水肿。

此外，婴儿也可发生脚气病，多发生于 2~5 月龄，由脚气病患者用母乳喂养的婴儿。主要表现为发绀、失声症、水肿、心界扩大和心动过速。婴儿脚气病病情凶险而且病程进展迅速，常于症状出现后 1~2 天内突然死于心力衰竭。

5. 营养状况评价　维生素 B_1 营养状况评价指标主要有以下几种：

（1）尿中维生素 B_1 排出量：可以反映近期膳食维生素 B_1 摄入水平，常用的方法有两种：①负荷试验：成人一次口服 5mg 硫胺素后，收集测定 4 小时尿中维生素 B_1 排出总量，以 <100μg 为缺乏，100~200μg 为不足，>200μg 为正常；②任意一次尿硫胺素与肌酐排出量的比值：由于尿肌酐具有排出速率恒定和不受尿量影响的特点，因此用含 1g 肌酐的尿中维生素 B_1 排出量的多少反映人体维生素 B_1 的营养状况。判断标准以 <27 为缺乏，27~65 为不足，≥66 为正常。

（2）红细胞转酮醇酶活力系数（erythrocyte transketolase action coefficient，ETK-AC）或 TPP 效应，血液中维生素 B_1 绝大多数以 TPP 形式存在于红细胞中，并作为转酮醇酶辅酶而发挥作用。该酶活力的大小与血液中维生素 B_1 的浓度密切相关。故可通过体外试验测定加 TPP 与不加 TPP 时红细胞中转酮醇酶活力的变化反映营养状态。

通常用两者活力之差占基础活性的百分率即 ETK-AC 或称 TPP 效应表示，ETK-AC 愈高，则说明维生素 B_1 缺乏愈严重。一般认为 TPP>16% 为不足，>25% 为缺乏。由于在维生素 B_1 缺乏的早期转酮醇酶活性就已下降，所以测定 ETK-AC 或 TPP 效应是目前评价维生素 B_1 营养状况的常用可靠方法。

（三）维生素 B_2

维生素 B_2（vitamin B_2）又称核黄素（riboflavin）。1879 年英国化学家布鲁斯在牛奶的上层乳清中发现存一种黄绿色的荧光色素，但受限于当时的技术条件，未能提取到该物质并破解它的化学本质。直到 1933 年，美国科学家哥尔倍格等从 1 000 多千克牛奶中成功提取到 18mg 这种物质，后来人们因为其分子式上有一个核糖醇，命名为核黄素。

1. 结构与特性　维生素 B_2 为针状结晶，呈棕黄色，味苦，稍溶于水。维生素 B_2 的性质比较稳定，在酸性溶液中对热稳定，但在碱性环境不稳定。游离维生素 B_2 对光很敏感，如在牛奶阳光下暴露 4 小时可使 70% 的维生素 B_2 分解破坏，改用不透明容器可避免这种损失。

2. 吸收与代谢　食物中维生素 B_2 大部分是以黄素单核苷酸（FMN）和黄素腺嘌呤二核苷酸（FAD）与蛋白质结合的复合物存在，必须先经过水解释放出游离维生素 B_2 才能被人体吸收。维生素 B_2 主要由胃肠道吸收,吸收量有一定限制,同饮食一起吃进的维生素 B_2 比单独吃入的更容易吸收。在肠道细胞中,维生素 B_2 与磷酸盐结合成辅酶黄素单核苷酸。一旦被吸收后,维生素 B_2 和黄素单核苷酸两者都会附着在白蛋白上由血液输送到人体各部分,可少量地储存于肝、脾、肾和心肌等组织中。人体组织贮存维生素 B_2 的能力很有限,多余的维生素 B_2 主要由尿排出体外,粪便和汗液也可排出一部分维生素 B_2。

3. 生理功能　维生素 B_2 是多种酶系统重要辅基的组成成分。由维生素 B_2 形成的活性辅基通常为黄素腺嘌呤二核苷酸和黄素单核苷酸。这些辅基与特定的蛋白质结合形成黄素蛋白,如 L - 及 D- 氨基酸氧化酶、细胞色素还原酶以及某些脱氢酶等。在维生素 B_2 分子中,异咯嗪环的 5 位和 1 位的两个氮原子可以被还原,故在人体的生物氧化过程中有递氢作用。这些反应是葡萄糖和脂肪酸释放能量时所必需的。

此外,维生素 B_2 能激活维生素 B_6,而维生素 B_6 又是色氨酸转化为有活性的烟酸所必需的;维生素 B_2 参与叶酸转化成各种辅酶及最后需储存于人体的过程,由于这些辅酶是合成脱氧核糖核酸所需要的,所以维生素 B_2 间接地对细胞增殖及人体的生长起作用;维生素 B_2 还具有较强的抗氧化活性,FAD 作为谷胱甘肽还原酶的辅酶,参与体内的抗氧化防御系统,维持还原性谷胱甘肽的浓度。维生素 B_2 还参与其他一些生化作用,如肾上腺皮质中产生皮质类固醇、在骨髓中形成红细胞、合成糖原、脂肪酸代谢以及甲状腺调节酶的活性等。

4. 缺乏病　如膳食中缺乏维生素 B_2,3~4 个月后就可出现明显的维生素 B_2 缺乏症,造成上皮损伤。早期表现为疲倦、乏力,口腔、唇、舌疼痛和烧灼感,畏光、眼睛出现瘙痒、烧灼感,继而出现口腔和阴囊病变,又称为"口腔 - 生殖系统综合征"。常见的临床表现有:①口角炎,嘴角湿白及裂开;②唇炎　嘴唇干裂、下唇微肿、脱色及色素沉着;③舌炎,舌头变得光滑,呈紫红色,并可出现舌乳头肥大、舌肿胀、皱褶裂纹,严重者可有舌中部萎缩、乳头消失和舌裂隙加深;④脂溢性皮炎,多见于鼻翼两侧;⑤阴囊炎,阴囊两侧出现对称性淡红色的红斑,边缘清楚,略高于正常部位,有的形成黄豆大小的丘疹;⑥眼部症状,睑缘炎、角膜血管增生、畏光与巩膜出血等。

比较严重的症状是生长受阻,生殖力下降。即使受孕,如果在胎儿形成的关键时期缺乏维生素 B_2,也会出现唇裂、白内障等先天不足现象。

5. 营养状况评价　维生素 B_2 营养状况评价指标主要有以下几种:

(1) 尿排出量:①负荷试验:原理和方法与维生素 B_1 相同。口服 5mg 维生素 B_2,测定服后 4 小时尿中排出量,以 ≤400μg 为缺乏,400~799μg 为不足,800~1 300μg 为正常;②任意一次尿维生素 B_1/ 肌酐比值(μg/g)测定:以 <27 为缺乏,27~79 为不足,80~269 为正常。

(2) 全血谷胱甘肽还原酶活力系数　红细胞谷胱甘肽还原酶(glutathione reductase,GR)属于典型的黄素酶,其活力的大小可以准确地反映组织维生素 B_2 的状态。在 CoA Ⅱ 饱和的溶血试样中,加入一定量的底物谷胱甘肽(GSSG),测定加与不加 FAD 时还原型谷胱甘肽(GSH)的生成量,以二者的比值即谷胱甘肽还原酶活力系数(GR-AC)进行评价。当 GR-AC<1.2 时判定为充裕,1.2~1.5 为正常,1.51~1.80 为不足,>1.8 为缺乏。

(四) 维生素 B_6

维生素 B_6(vitamin B_6)又名吡哆素,包括吡哆醇、吡哆醛和吡哆胺三种衍生物,三者间可以相互转化。吡哆醇是 1934 年发现的,当时发现它是一种不同于当时所知道的其他水溶性维生素,缺乏这种维生素时,大鼠可出现皮炎和肢痛症,并命名为维生素 B_6。于 1938 年分离成功,次年弄清了它的结构和合成方法。

1. 结构与特性　维生素 B_6 三种衍生物化学结构均比较简单,都是吡啶的衍生物,主要以吡哆醛及其磷酸化形式存在于动物性食物中,以吡哆醇和吡哆胺及其磷酸化形式存在于植物性食物中。维生素 B_6 溶于水和乙醇,微溶于脂肪。维生素 B_6 比较耐热,在酸性环境中很稳定,对氧和紫外线比较敏感,吡哆醛对碱不稳定。

2. 吸收与代谢　食物中的维生素 B_6 主要在空肠被动吸收。当其以磷酸盐的形式存在时吸收速度较慢。经非特异性磷酸酶水解为游离形式的维生素 B_6 后,其吸收速度较快。被人体吸收后,在男性和女性体内分别有40%~50%和22%~35%的维生素 B_6 会氧化成吡哆酸,并通过尿排出体外,排出量每日为 0.5~1.3mg。也可经粪便排出,但排泄量有限。此外,维生素 B_6 还可通过乳汁分泌。

3. 生理功能　食物中的吡哆醇、吡哆醛和吡哆胺都能在人体中形成有活性的磷酸吡哆醛,在许多反应中起辅酶作用。

(1) 参与氨基酸代谢:磷酸吡哆醛是下列各种酶的辅基:①脱羧酶:能将谷氨酸、组氨酸及某些氨基酸的衍生物等脱去羧基转变成胺类化合物,如5-羟色胺酸脱羧基后成5-羟色胺等;②转氨酶:可将氨基基团 NH_2 从一种氨基酸转移到另一种物质上,产生不同的氨基酸。如将谷氨酸的氨基转移给丙酮酸,产生 α-酮戊二酸与丙氨酸;③脱氨酶:丝氨酸、苏氨酸等含羟基氨基酸脱氨后形成 α-酮酸 NH_3;④脱硫水化酶:半胱氨酸经此酶作用后,形成丙酮酸、H_2S 和 NH_3;⑤犬尿酸氧化酶:维生素 B_6 在蛋白质代谢过程中可使色氨酸转化为烟酸。这一转化过程的一种中间产物为犬尿氨酸,后者经过一系列反应后可变成烟酸。

(2) 其他生理功能:参与脂质和糖代谢,亚油酸转化为花生四烯酸、CoA 的生物合成、肝糖原分解成葡萄糖-1-磷酸等都需要维生素 B_6;吡哆醇在中枢神经系统代谢过程中起着一定的作用,中度缺乏会使脑电图发生变化,严重缺乏则会发生惊厥;此外,人缺乏维生素 B_6 可产生小细胞性贫血;吡哆醇和激素也有关系,缺乏维生素 B_6 可导致胰岛素和生长激素水平的下降。

4. 缺乏病　引起维生素 B_6 缺乏的因素有膳食结构不合理、维生素 B_6 摄入不足、维生素 B_6 吸收障碍、酗酒及某些药物等。人体缺乏维生素 B_6 可导致眼、鼻与口腔周围皮肤脂溢性皮炎,并可扩展至面部、前额、耳后、阴囊及会阴等处。临床可见口炎、口唇干裂、舌炎、小细胞性贫血,并可伴有神经精神症状,如易激惹、抑郁等。此外,维生素 B_6 缺乏还可导致体液和细胞免疫功能受损、高半胱氨酸血症和黄尿酸尿症等。

5. 营养状况评价　维生素 B_6 营养状况评价指标主要有以下几种:

(1) 色氨酸负荷试验:按 0.1g/kg 体重口服色氨酸,测定 24 小时尿中黄尿酸排出量,计算黄尿酸指数(xanthurenic acid index,XI)即:

$$XI=24 小时尿中黄尿酸排除量(mg)/色氨酸给予量(mg)$$

维生素 B_6 营养正常者 XI 为 0~1.5,不足者可大于 12。

(2) 血浆磷酸吡哆醛(PLP)含量:正常情况下,血浆 PLP 含量在 14.6~72.9nmol/L(3.6~18.0ng/ml),若低于下限可考虑有不足的可能。由于蛋白质摄入增加、碱性磷酸酶升高、吸烟以及年龄的增长都可导致该指标降低,所以在解释测定结果时应顾及这些因素的影响。

其他指标还有红细胞转氨酶指数,如谷草酰乙酸转氨酶指数(GOTI)或谷丙酸转氨酶指数(GPTI)以及血浆高同型半胱氨酸含量等。

（五）维生素 B$_{12}$

维生素 B$_{12}$（vitamin B$_{12}$）又可称氰钴胺素、钴胺素等，是唯一含金属元素的维生素。1948年，美国学者 Rickes 和英国的 Smith 及 Parker 各自从肝脏中分离出一种具有控制恶性贫血效果的红色晶体物质，定名为维生素 B$_{12}$。1963 年维生素 B$_{12}$ 的分子晶体结构得到确定，1973 年完成人工合成。

1. 结构和特性　维生素 B$_{12}$ 的化学名为 α-(5,6- 二甲基苯并咪唑)- 钴胺酰胺 - 氰化物，是一种含有三价钴的多环系化合物，由咕啉核为中心组成，这个核由四个还原的吡咯环构成一个大环，称为咕啉。咕啉是维生素 B$_{12}$ 分子的核心部分。

维生素 B$_{12}$ 为浅红色的针状结晶，无臭、无味，易溶于水和乙醇，在 pH 4.5~5.0 弱酸条件下最稳定，而在 pH 2 以下的强酸或 9 以上的碱性溶液中分解，遇热可有一定程度的破坏，对紫外线、氧化剂及还原剂较敏感，易被破坏。

2. 吸收与代谢　维生素 B$_{12}$ 的吸收与胃壁细胞分泌的内因子有关。食物中的维生素 B$_{12}$ 是以与蛋白质结合的形式存在的。当食物通过消化道时，在胃酸、胃蛋白酶及胰蛋白酶的作用下，维生素 B$_{12}$ 与蛋白质解离，与内因子结合成复合物。在回肠黏膜的刷状缘，维生素 B$_{12}$ 在钙离子的催化和 pH> 6 的条件下从复合物中分离出来，被吸收入血，然后由血液输送到各组织。人体内维生素 B$_{12}$ 的总量为 2~4mg，其中约 60% 储存于肝脏，30% 存在于肌肉、皮肤和骨组织，少量分布于肺、肾、脾。体内维生素 B$_{12}$ 主要从尿中排出，也有部分从胆汁排出，并存在肝肠循环。维生素 B$_{12}$ 的肝肠循环对其重复利用和体内稳定十分重要，正常情况下，由肝通过胆汁排入小肠的维生素 B$_{12}$，约有一半可被重吸收。即使膳食中不含有维生素 B$_{12}$，体内的贮存量也可满足大约 6 年的需要而不出现维生素 B$_{12}$ 缺乏症状。

3. 生理功能　维生素 B$_{12}$ 在体内以两种辅酶形式存在，一是甲基 B$_{12}$，即甲基钴胺素，二是辅酶 B$_{12}$，即 5- 脱氧腺苷钴胺素。生理功能主要有两个：①参与同型半胱氨酸甲基化转变为蛋氨酸，甲基 B$_{12}$ 作为蛋氨酸合成酶的辅助因子，从 5- 甲基四氢叶酸获得甲基后转而供给同型半胱氨酸，并在蛋氨酸合成酶的作用下合成蛋氨酸；②参与甲基丙二酸 - 琥珀酸异构化过程，体内代谢过程中，由甲基丙二酰辅酶 A 转变成琥珀酰辅酶 A 的反应需要辅酶 B$_{12}$ 参与。当维生素 B$_{12}$ 缺乏时，此反应不能进行，导致血清中甲基丙二酸堆集，尿中甲基丙二酸排出量增多。

4. 缺乏病　维生素 B$_{12}$ 缺乏的主要表现有：

（1）巨幼红细胞贫血：维生素 B$_{12}$ 参与细胞的核酸代谢，为红细胞 DNA 合成过程所必需。当维生素 B$_{12}$ 缺乏时，5- 甲基四氢叶酸不能脱甲基转变成四氢叶酸，进而引起合成胸腺嘧啶所需的 5,10- 亚甲基四氢叶酸形成不足，以致红细胞中 DNA 合成障碍，诱发巨幼红细胞贫血。

（2）神经系统损害：缺乏维生素 B$_{12}$ 可引起斑状、弥漫性的神经脱髓鞘，此种进行性的神经病变起始于末梢神经，逐渐向中心发展累及脊髓和大脑，形成亚急性复合变性，出现精神抑郁、记忆力下降、四肢震颤等神经症状。其机制可能是甲基维生素 B$_{12}$ 不足导致蛋氨酸和 S-腺苷蛋氨酸合成障碍所致。

（3）引起高同型半胱氨酸血症：维生素 B$_{12}$ 缺乏与叶酸缺乏一样可引起高同型半胱氨酸血症，原因是维生素 B$_{12}$ 缺乏使同型半胱氨酸不能转变为蛋氨酸而在血中堆积。高同型半胱氨酸血症不仅是心血管疾病的危险因素，也可对脑细胞产生毒性作用而造成神经系统损害。

5. 营养状况评价　维生素 B_{12} 营养状况评价指标主要有以下几种：

（1）血清全转钴胺素Ⅱ（holo transcobalamin Ⅱ，holo TcⅡ）：是反映维生素 B_{12} 负平衡的早期指标。holo TcⅡ是一种有 DNA 合成功能的细胞内负责释放维生素 B_{12} 的循环蛋白质，约占血清维生素 B_{12} 的 20%，在血清中半衰期仅 6 分钟，因而在维生素 B_{12} 的肠道吸收停止后一周内即可降到正常水平以下。一般把 29.6pmol/L（40pg/ml）以下定为维生素 B_{12} 负平衡。

（2）血清全结合咕啉（B_{12} 结合咕啉）：结合咕啉是循环中维生素 B_{12} 的储存蛋白质，约占血清维生素 B_{12} 的 80%。血清全结合咕啉与肝脏维生素 B_{12} 的储存量相平衡，110pmol/L（150pg/ml）及以下表示肝脏维生素 B_{12} 储存缺乏，进入维生素 B_{12} 缺乏的第二期。

（3）脱氧尿嘧啶抑制试验：用于维生素 B_{12} 缺乏的第三期即生化改变的评价。当骨髓细胞或淋巴细胞的 DNA 合成降低时该试验出现异常。

（4）血清维生素 B_{12} 浓度 <1.1pmol/L 表明维生素 B_{12} 缺乏。

（5）血清同型半胱氨酸及甲基丙二酸在维生素 B_{12} 缺乏时含量增高。

（六）叶酸

叶酸（folacin，folic acid）又称蝶酰谷氨酸，是一种蝶啶的衍生物。20 世纪 30 年代，多位科学家从肝脏或酵母中发现了一种能治疗恶性贫血的物质，1941 年 Mitchell 等人从菠菜等绿叶蔬菜中提取一种因子，命名为叶酸。1945 年，Angier 等人合成了蝶酰谷氨酸并完成了结构测定，发现上述因子都是同一种物质，即我们现在熟知的叶酸。

1. 结构与特性　叶酸是一组化学结构相似、生化特征相近的化合物的统称，由蝶啶、对氨基苯甲酸与 1 个或多个谷氨酸结合而成。叶酸的生物活性形式为四氢叶酸。叶酸的蝶酰基谷氨酸结构中含有一个蝶啶，通过一个亚甲基桥与对氨基苯甲酸连接，后者以酰胺方式与谷氨酸结合。叶酸是一种暗黄色物质，微溶于水，其钠盐溶解度较大。在中性和碱性溶液中对热稳定，而在酸性溶液中温度超过 100℃ 即被分解，叶酸及其钠盐在溶液中易受光破坏。

2. 吸收与代谢　叶酸是通过主动转运或被动扩散的方式由肠道吸收的。天然食物中的叶酸含有一个或多个谷氨酸，混合膳食中大约 3/4 的叶酸是以多谷氨酸叶酸的形式存在，谷氨酰基愈多吸收率愈低，它须由小肠上部黏膜刷状缘上的 γ- 谷氨酰羧基肽酶水解成单谷氨酸叶酸的形式才能被小肠吸收。口服药剂和饮食中叶酸盐的吸收率分别为 80% 和 30%~50%。维生素 C、葡萄糖和锌以及某些抗生素能帮助叶酸的吸收。被吸收的叶酸很快由血清送入人体组织，主要储存在肝脏、肠壁、骨髓等组织中。进入细胞后，叶酸会和另外的谷氨酸分子结合成为多谷氨酸盐分子。许多在化学结构上相似的化合物，能干扰叶酸的代谢功能。

3. 生理功能　叶酸对生物体的作用主要表现在以下几个方面：

（1）作为体内生化反应中一碳单位转移酶系的辅酶，起着一碳单位传递体的作用。一碳单位是指体内代谢过程中某些化合物分解代谢生成的含一个碳原子的基团，如甲基（—CH_3）、亚甲基（—CH_2）、次甲基（$=CH—$）、甲酰基（—CHO）、亚胺甲基（—$CH=NH$）等。四氢叶酸分子式中第 5，10 两个氮原子即为一碳单位的传递体，携带这些一碳基团，形成 10-甲酰基四氢叶酸、5，10- 次甲基四氢叶酸、5，10- 亚甲基四氢叶酸、5- 甲基四氢叶酸及 5- 亚胺甲基四氢叶酸等。

（2）参与嘌呤和胸腺嘧啶的合成，进一步合成 DNA、RNA。

（3）参与氨基酸代谢，在甘氨酸与丝氨酸、组氨酸与谷氨酸、同型半胱氨酸与蛋氨酸之间的相互转化过程中充当一碳单位的载体。

（4）参与血红蛋白及甲基化合物如肾上腺素、胆碱、肌酸等的合成。

4. 缺乏病　导致叶酸缺乏的原因主要有三个方面：①摄入不足，膳食中叶酸含量不足或烹调加工方法不当造成叶酸损失；②吸收利用不良，酗酒、服用某些药物、先天性酶缺乏、维生素 B_{12} 及维生素 C 缺乏等均可影响叶酸的吸收和利用；③需要量增加，如孕妇、乳母及代谢率增加等情况下，叶酸需要量增加，造成叶酸相对不足。

叶酸缺乏的主要表现有：①巨幼红细胞贫血，叶酸缺乏时首先影响细胞增殖速度较快的组织。红细胞为体内更新速度较快的细胞，平均寿命为 120 天。叶酸缺乏时骨髓中幼红细胞分裂增殖速度减慢停留在巨幼红细胞阶段而成熟受阻，细胞体积增大，不成熟的红细胞增多，同时引起血红蛋白的合成减少，表现为巨幼红细胞贫血；②孕妇缺乏叶酸可使先兆子痫、胎盘早剥的发生率增高，患有巨幼红细胞贫血的孕妇易出现胎儿宫内发育迟缓、早产及新生儿低出生体重；③怀孕早期缺乏叶酸是引起胎儿神经管畸形的主要原因。神经管闭合是在胚胎发育的 3~4 周，叶酸缺乏可引起神经管未能闭合而导致以脊柱裂和无脑畸形为主的神经管畸形；④叶酸缺乏可引起高同型半胱氨酸血症。叶酸代谢过程中，形成 5- 甲基四氢叶酸提供甲基参与同型半胱氨酸甲基化后向蛋氨酸的转换，叶酸缺乏时，5- 甲基四氢叶酸形成不足，同型半胱氨酸转换为蛋氨酸发生障碍，导致同型半胱氨酸在血中堆积，形成高同型半胱氨酸血症。高浓度同型半胱氨酸对血管内皮细胞产生损害，并可激活血小板的黏附和聚集，因而被认为可能是心血管疾病的危险因素。

叶酸虽为水溶性 B 族维生素，但大剂量服用亦可能产生毒副作用，每日叶酸摄入量安全上限值为 1mg。

5. 营养状况评价　叶酸营养状况评价指标主要有以下几种：

（1）血清叶酸含量：反映近期膳食叶酸摄入情况。血清叶酸 <6.8nmol/L（3ng/ml）表明缺乏，正常值为 11.3~36.3nmol/L（5~16ng/ml）。

（2）红细胞叶酸含量：反映体内组织叶酸的储存状况。红细胞叶酸 <318nmol/L（140ng/ml）表明缺乏。

（3）血浆同型半胱氨酸含量：当受试者维生素 B_6 及维生素 B_{12} 营养状况适宜时，血浆同型半胱氨酸可作为反映叶酸状况的敏感和特异指标。叶酸缺乏者血中叶酸水平降低，而血浆同型半胱氨酸含量增高，一般以同型半胱氨酸含量 >16μmol/L 表明高于正常。

（4）组氨酸负荷试验：口服组氨酸负荷剂量 18 小时或 24 小时尿中亚胺甲基谷氨酸排出量增加。亚胺甲基谷氨酸是组氨酸转化为谷氨酸代谢过程中的中间产物，当叶酸缺乏时，亚氨甲基谷氨酸由于缺乏一碳单位的传递而不能转化为谷氨酸，致使尿中排出量增加。

（七）尼克酸（烟酸）

尼克酸（nicotinic acid, niacin）又称烟酸、抗癞皮病因子。尼克酸是 1867 年从烟碱氧化物中获得的，最初以为它是抗脚气病物质，直到 1937 年才发现它是防癞皮病因子。现在，烟酸一词是尼克酸、尼克酰胺和其他一些有关化合物的统称。

1. 结构与特性　尼克酸及烟酰胺等都是吡啶的衍生物，本身为吡啶 -3- 羧酸，很易转变为具有活性的尼克酰胺。尼克酸是不吸湿、稳定的白色结晶，在 230℃升华而不分解，能溶于水和乙醇，尼克酸不被光、空气和热的作用而破坏，对碱也稳定，是最稳定的一种维生素，一般烹调损失极小。

2. 吸收与代谢　食物中的尼克酸主要以 NAD(辅酶Ⅰ)和 NADP(辅酶Ⅱ)的形式存在,在胃肠道内可被非特异性焦磷酸酶迅速水解为烟酰单核苷酸,再由碱性磷酸酶进一步催化释放出烟酰胺。烟酸和烟酰胺主要在肠道被快速吸收,低浓度时通过 Na^+ 依赖性主动方式吸收,高浓度时,则主要通过被动扩散方式吸收。尼克酸容易吸收,但储存量有限。多余的尼克酸经甲基化后以 N^1- 甲基烟酰胺(N^1-MN)的形式,与 N^1- 甲基 -2 吡啶酮 -5- 甲酰胺(2-吡啶酮)等代谢产物一起从尿中排出。成人代谢的尼克酸中,大约三分之二来自色氨酸。

细胞中的色氨酸能转化为烟酸,60mg 色氨酸能转化为 1mg 烟酸,其转化过程受维生素 B_2、维生素 B_6、铁的营养状况以及 Cu^{2+} 的影响,亮氨酸过量也会影响色氨酸转化为烟酸的过程。

烟酸可随乳汁分泌,也可随汗液排出,但主要是通过尿液排泄。因为所有形式的烟酸都可以在肾小球被重吸收,所以在摄入量正常时,烟酸从尿中的排出量很少。

3. 生理功能　尼克酸对生物体的作用主要表现在以下几个方面:

(1)尼克酸是一系列以 NAD 和 NADP 为辅基的脱氢酶类绝对必要的成分,如乙醇脱氢酶、乳酸脱氢酶等。尼克酸作为这些酶的辅酶参与所有细胞内呼吸链的组成,在生物氧化还原反应中起递氢体或受氢体作用。

(2)烟酸辅因子 NAD 作为聚 -ADP- 核糖聚合酶的底物,为核蛋白合成提供 ADP- 核糖。这种核蛋白的聚核糖基化作用可能有助于基因组的稳定。

(3)NADP 在维生素 B_6、泛酸和生物素存在下参与脂肪、类固醇等生物合成。药理剂量的烟酸具有降低血胆固醇、甘油三酯的作用,它可以降低低密度脂蛋白胆固醇(LDL)和极低密度脂蛋白胆固醇(VLDL),升高高密度脂蛋白胆固醇(HDL),并且可以减少非致病性心肌梗死的复发率。但烟酰胺无此作用。

(4)尼克酸还是葡萄糖耐量因子(glucose tolerance factor,GTF)的重要成分,具有增强胰岛素效能的作用。

4. 缺乏与过量　尼克酸缺乏症又称癞皮病(pellagra)或糙皮病(rough skin),最早报道于 18 世纪的西班牙,主要发生于以玉米或高粱为主食的人群。主要损害皮肤、口、舌、胃肠道黏膜以及神经系统。其典型病例可有皮炎(dermatitis)、腹泻(diarrhea)、痴呆(depression)及死亡(death),即"四 D 征"。其中皮肤症状最具特征性,主要表现为裸露皮肤及易摩擦部位出现对称性晒斑样损伤,慢性病例皮炎处皮肤变厚、脱屑、色泽逐渐转为暗红色或棕色,也可因感染而糜烂;口、舌部症状表现为杨梅舌及口腔黏膜溃疡,常伴有疼痛和烧灼感;胃肠道症状可有食欲缺乏、恶心、呕吐、腹痛、腹泻或腹泻与便秘交替出现。神经症状可表现为失眠、衰弱、乏力、抑郁、淡漠、记忆力丧失,甚至发展成木僵或痴呆症。过量摄入的副作用有皮肤发红、眼部感觉异常、高尿酸血症,偶见高血糖等。

5. 营养状况评价　在正常情况下,成人尿中烟酸的代谢产物 N^1-MN 占 20%~30%,2- 吡啶酮占 40%~60%。当烟酸摄入不足时,2- 吡啶酮在缺乏症出现之前便消失,故 2- 吡啶酮 / N^1-MN 比值可反映人体的营养状况。一般认为比值在 1.3~4.0 之间为正常,<1.3 表明有潜在性缺乏。该指标受蛋白质摄入水平的影响较大,故用此指标评价人体营养状况时应慎重。

我国多用尿负荷试验或任意一次尿 N^1-MN/ 肌酐(mg/g)比值作为评价指标。前者以口服 50mg 烟酸 4 小时尿 N^1-MN 排出量 <2.5mg 为不足;后者以比值 <0.5 为缺乏,0.5~1.59 为不足,1.6~4.2 为正常。

四、常见脂溶性维生素的性质与功能

脂溶性维生素(fat soluble vitamin,FSV)都不溶于水,溶于大部分有机溶剂,它们的吸收与脂类有着密切的关系。脂类吸收不良时,其吸收也减少,甚至发生缺乏症。

脂溶性维生素可分为四类:维生素 A、维生素 D、维生素 E 和维生素 K。它们有一共同特点,即在体内(肝脏和脂肪组织)可以大量储存。

(一) 维生素 A

维生素 A(vitamin A)是人类发现的第一个维生素,也是最易缺乏的一种维生素。据估计,每年世界各地约有 25 万 ~50 万学龄前儿童由于维生素 A 缺乏引起失明,约 1.5 亿儿童患有边缘性维生素 A 缺乏。早在 1 000 多年前,唐朝孙思邈在《千金要方》中就有记载,有关维生素 A 缺乏所致的夜盲症(nycta-lopia),并指出动物肝脏可治疗夜盲症。

1. 化学结构与特点　维生素 A 是含有 β- 白芷酮环的不饱和一元醇的二十碳化合物,是一种淡黄色的脂溶性物质。不溶于水,在油脂中较稳定。包括视黄醇(retinol)、视黄醛(retinal)和视黄酸(retinoic acid)以及 α、β 和 γ- 胡萝卜素。视黄醇和视黄基酯只存在于动物性食物中,被称为已形成的维生素 A,而来自植物性食物的类胡萝卜素,在体内可以转化为视黄醇,它被称为维生素 A 原。

天然维生素 A 有 A_1 和 A_2 两种形式,A_1(又称全 - 反 - 视黄醇)分子中含有 5 个双键,多存于哺乳动物及咸水鱼的肝脏中,A_2 的 β- 白芷酮环多一个双键(又称 3- 脱氢视黄醇),仅存于淡水鱼和吃鱼的鸟类中,其活性只有 A_1 的 40%。由于维生素 A 的侧链含有 4 个双键,因此可形成顺反异构体,其中 9- 顺 - 视黄醛与 11- 顺 - 视黄醛为最重要,后者在眼中与视蛋白结合形成视紫红质;此外还有 13- 顺 - 视黄酸,现认为其对预防癌症是一种较有前途的物质。

维生素 A 实际上是一类包括所有具有视黄醇生物活性的物质,该活性物质有视黄醇,其 A_1 即全 - 反 - 视黄醇(维生素 A 醇)是维生素 A 类物质中的最基本形式。自然界常见的酯类有视黄醇磷酸,具有代谢活性的是甘露视黄基磷酸。视黄酸是维生素 A 的代谢产物,有其独特的活性和功能。来源于植物的 α、β、γ- 胡萝卜素和 β- 隐黄质也可分解转变成维生素 A。

一般烹调和蒸煮提取不会引起维生素 A 的破坏,但却易被空气氧化或紫外线照射而失去生理功能。故维生素制剂应贮存在棕色容器内避光保存。在无氧条件下视黄醛对碱较稳定,但在酸中不稳定。烹调中,胡萝卜素比较稳定,并且食物的加工和热处理有助于提高植物细胞内胡萝卜素的释出,提高其吸收率。我国传统的烹调方式对胡萝卜素影响不大,能够保证胡萝卜素的保存率为 70%~90%。

2. 吸收与代谢　食物中的维生素 A 主要有两种形式,来源于动物性食品的视黄醇和来源于植物性食品的类胡萝卜素,主要是 β- 胡萝卜素。

维生素 A 的吸收、利用及排泄,中间要经过多次化学变化。维生素 A 酯经肠腔或绒毛膜上的水解酶水解成游离视黄醇而进入肠壁后,被肠细胞微粒体中的酯化酶酯化。吸收的同时必须要有胆汁的协同作用(乳化作用),吸收后的维生素 A 有 87% 是以视黄醇酯(主要包括棕榈酸或硬脂酸的酯)的形式存在,由低密度脂蛋白(LDL)携带,然后从肠道淋巴系统经胸导管这一途径运转到肝脏,其余分别贮存于脂肪、肺、肾等组织。在肝内视黄醇酯又经水解与酯化,以视黄醇酯的形式与极低密度脂蛋白(VLDL)结合贮存于肝脏,肾脏的贮存能力为肝脏的 1%。当人体需要时再释放入血流,从肝脏运转出来时是以游离视黄醇的形式与一种特异的运转蛋白即视黄醇结合蛋白(RBP)结合,该复合物称全 - 视黄醇结合蛋白(holo-RBP)。holo-RBP是维生素A在血浆中被运转和存在的形式,它又与血浆中前白蛋白(PA)结合,形成蛋白 - 蛋白复合体,通过血流到达靶细胞(肠黏膜、膀胱、角膜及视黄色素上皮等)。这种视黄醇 -RBP-PA三合一复合物的形式,其作用是防止低分子的RBP和维生素A从肾脏滤出。在正常情况下,维生素A都要依附在蛋白质之上才能稳定,因此,视黄醇结合蛋白(RBP)对维生素A的功能调节与代谢都具有重要作用,且通过检测血浆中RBP的浓度可以反映出人体维生素A营养状况。

人体大多数靶细胞都能将视黄醇氧化成视黄醛及视黄酸,但不能将视黄酸再还原。由于视黄醇与视黄醛不仅可以互变,而且可在体内贮存,一般情况下可以满足人体的需要。视黄酸虽具有维生素A样活性,但它不能贮存也无专一的载体,其代谢极快。因此,维生素A都以视黄酸的形式(2/3)在肝中结合葡萄糖醛酸随胆汁从肠或肠肝循环和肾中排出。

3. 生理功能

(1) 参与感光物质构成,维持夜间正常视力。维生素A在暗光下的生化作用是多项功能之一。人视网膜中的杆状细胞和锥状细胞是接受光的细胞,锥状细胞对强光敏感,而杆状细胞对暗光敏感,锥状细胞的感光物质是视青紫质,杆状细胞中含有视紫红质,这两种色素的形成和发挥生理功能都与维生素A有关。

在视网膜的杆状细胞外节里有一种对光敏感的视紫红质,该物质是由11- 顺 - 视黄醛与视蛋白结合的复合物。视蛋白是一种糖蛋白,它是由348个氨基酸残基组成一级结构,其空间有七段α- 螺旋嵌在杆状细胞外的脂质双层膜中,有两条糖链与膜内侧近N端2号和15号两个门冬酰胺(Asn)残基相接,11- 顺 - 视黄醛是与视蛋白的第七段螺旋第296位赖氨酸(lys)残基的ε- 氨基以亚胺键(—CH═NH—)连接成的视紫红质。当人处于暗光时,视紫红质的空间结构发生了构象的改变,引起一系列中间构型(由红变橙、变黄最后成无色),11-顺 - 视黄醛转变成全 - 反 - 视黄醛与视蛋白分离,视紫红质被漂白成视青紫质,这时在弱光下就看不见物体了。视紫红质这一光解作用称为"漂白"。这时杆状细胞就发生膜电位变化,激发神经冲动并传入大脑产生视觉。在视网膜内,全 - 反 - 视黄醛可被还原为全-反 - 视黄醇,后者可被异构酶异构成11- 顺 - 视黄醛,再与视蛋白结合重新合成视紫红质,恢复对弱光的敏感性,从而能在一定照度的暗处见物,此过程称"暗适应"(dark adaptation)。由肝脏释放的视黄醇与视黄醇结合蛋白(RBP)结合,在血浆中再与前白蛋白结合,运送至视网膜,参与视网膜的光化学反应,若维生素A充足,则视紫红质的再生快而完全,故暗适应恢复时间短;

(2) 维持上皮细胞正常功能:维生素A能促进表皮下细胞分化成分泌的黏液细胞,该细胞对维持上皮组织的健康起着重要的作用。近年来的研究表明,视黄醇与视黄酸经磷酸化后成为一种多聚异戊二烯衍生物,即维生素A-(P),其磷酸酯作为单糖基的载体,可促进糖蛋白或黏蛋白的生物合成。例如甘露糖(mannose, M),在合成过程中,维生素A-(P)作为M的载体,形成维生素A-(P)-M,而后将甘露糖掺入特定蛋白,该反应由糖基转移酶等催化,促进蛋白质糖基化以合成糖蛋白或黏蛋白。这一作用对上皮细胞尤其是黏液细胞更为重要,人体大多数上皮细胞都能分泌黏液,如果这些细胞的膜缺乏所需的糖蛋白,或这些细胞不分泌糖蛋白,上皮细胞就出现黏膜病变,其结果是细胞角质化。在幼年大鼠和鸡的动物中制造维生素A缺乏模型,由于味蕾角质化,引起食欲减退,早期急性表现为体重下降;但一旦给予维生素A补充,动物的体重就明显上升。其中以眼、皮肤、呼吸道、消化道、泌尿生殖器的上皮受影响较为明显。

（3）维持机体正常生长，生殖功能和骨骼生长。维生素A有助于细胞的增殖与生长，是动物生长所必需的，其对生长作用表现有两方面，一是促进上皮组织生长、分化，二是促进骨骼生长。

骨骼与牙齿的发育也有赖于维生素A。维生素A能促进骨骼生长的机制是它能使未成熟细胞转化为成骨细胞，后者使骨细胞增多，另一方面成骨细胞又能使骨细胞分解而使骨骼重新成形。从狗的动物实验提示，维生素A缺乏时，出现骨质过度增生。Hayes学者认为，正常骨的生长需要一个十分好的成骨细胞与破骨细胞之间的平衡，但维生素A缺乏时破坏了这种平衡。维生素A也有利于牙齿珐琅保护的形成。

（4）抗癌作用：维生素A有促进上皮细胞正常分化的功能。近年来研究证明，维生素A与视黄醇类物质能阻止和延缓癌变或使癌前病变消退，抑制肿瘤细胞的生长与分化而起到防癌抗癌作用。机制是维生素A能促进膜糖蛋白的合成，是维持膜受体正常代谢与稳定的重要因素。膜受体、糖蛋白分子的糖脂链对细胞的识别、通讯（包括信息传递）以及接触抑制有着密切的关系。缺乏维生素A时，膜糖链、糖脂的延伸能力下降，很可能导致细胞极度增生与分化而趋癌变。因此，体内缺乏维生素A时，易发生上皮组织的癌瘤，如胃癌、皮肤癌、乳腺癌、宫颈癌、膀胱癌等，临床上采用维生素A酸类防治癌症以避免摄入维生素A过量而引起中毒。此外，维生素A是抗氧化剂，有抗氧化作用，它能防止体内脂质过氧化产生过氧化脂质而致癌。

（5）具类固醇激素作用：近年来发现视黄醇或视黄酸能提高 β- 羟脱氢酶的活性。该酶有促进孕烯醇酮转变成黄体酮的作用，加速黄体酮生成。而黄体酮是人体内真正的孕激素，它是合成肾上腺皮质激素以及某些性激素的最初前体；另外，视黄醇有类似类固醇激素作用，即有胞内及核内受体，该受体与维生素A结合成活性复合物，后者有促进基因表达合成特异蛋白。可见，维生素A有类固醇激素作用。

（6）调节人体免疫功能：有大量的流行病学和实验观察资料证明维生素A对人体免疫系统有重要作用，维生素A缺乏可使人体特异性和非特异性免疫功能降低，对细菌、病毒及寄生虫感染的易感性增加，同时呼吸道或消化道感染又能加重维生素A缺乏。

4. 临床意义　维生素A缺乏时，表现为表皮粗糙、干燥、鳞状角化等。因为各种上皮组织的原有特性发生改变，其基底增生变厚，合成张力原纤维增多，使表面层的细胞变扁，进而变为角化细胞。在泪腺表现为腺体分泌减少或停止，导致干眼病；如果出现泪腺萎缩与角质化，最终还可引起失明，如皮脂腺分泌减少，上皮细胞结构改变，出现干燥、脱屑，在上臂外侧、肩、腿等部位的毛囊周围出现棘状血疹或毛发脱落。因此维生素A缺乏可影响上皮黏膜细胞中糖蛋白合成，从而影响黏膜的正常结构，人体各器官未能发挥其正常功能，故抵抗微生物的侵袭能力下降，易患疾病。

在生殖器官，可表现为生殖上皮细胞病变，可引起睾丸萎缩、精子发育不良，女性卵巢排卵减少，直接影响生殖功能，同时还会影响雄性动物精索上皮产生精母细胞，雌性阴道上皮周期变化，也影响胎盘上皮，使胚胎形成受阻。维生素A缺乏还引起诸如催化黄体酮前体形成所需的酶的活性降低，使肾上腺、生殖腺及胎盘中类固醇的产生减少，可能是影响生殖功能的原因。

缺乏维生素A影响牙齿的珐琅质细胞，牙齿出现裂纹及凹陷、易溃烂，也可使成牙细胞萎缩。孕妇如果缺乏维生素A时会直接影响胎儿发育，甚至发生死胎。缺乏维生素A甚至容易发生上皮组织的癌瘤,如胃癌、皮肤癌、乳腺癌、宫颈癌、膀胱癌等,临床上采用维生素 A 酸类防治癌症应避免摄入维生素 A 过量而引起中毒。

(二) β-胡萝卜素

1929 年,Moore 通过实验发现,缺乏维生素 A 的大鼠补饲 β-胡萝卜素(beta carotene)后能显著提高体内维生素 A 水平,从而证实了胡萝卜素能在体内转化为维生素 A,发挥维生素 A 的作用,所以又称其为维生素 A 原。近年来,β-胡萝卜素在日本、美国等国家开始在饮料及食品市场上出现,其独特的安全、有效和必需的营养色素被消费者青睐。

1. 结构与特性　β-胡萝卜素分子中含有两个 β-白芷酮环(β1 环、β2 环)和四个异戊二烯(CH_2=C(CH_3)—CH=CH_2),是一个两边反向对称高级饱和一元醇的化合物。其化学性质活泼,是一种黄色的脂溶性物质,作为天然与安全的食品着色剂已为人们所接受。

2. 吸收与代谢　β-胡萝卜素是维生素 A 的前体,是人类极为安全的维生素 A 来源,广泛存在于深色的蔬菜中。膳食中胡萝卜素以微胶粒溶液的形式在肠黏膜细胞吸收,这个过程需要胆汁、维生素 E 和卵磷脂的协同作用。β-胡萝卜素一旦被吸收后,一部分在肠黏膜内的 β-胡萝卜素双加氧酶催化下裂解为 2 个视黄醛分子,视黄醛被氧化为视黄酸或被还原为视黄醇。从结构上分析这一过程曾被认为是通过中心分裂,并需氧和铁的存在使酶达到最佳活性,同时也需巯基物质、抗氧化剂(维生素 E)、胆盐、脂质及锌的存在而被促进。最近几年的实验证据更倾向非中心分裂,美国 RoBert M Russell 教授认为,β-胡萝卜素经非中心分裂可形成一系列的中间产物,这些中间产物再转变为维生素 A 酸。

摄入胡萝卜素 3~7 小时的吸收率分别为 9% 及 17%,其中吸收后有 80% 以乳糜微粒的形式存在于胸导管淋巴中,绝大部分转变为视黄醇的酯(棕榈酸酯)。血浆中的 β-胡萝卜素由低密度脂蛋白运载,储存于人体脂肪中及其他器官组织内(如皮肤的表皮及真皮、血小板与红细胞)。人体内 6μg β-胡萝卜素可转变成 1μg 视黄醇。摄入的胡萝卜素类中有 25%~75% 不被吸收,从粪中排出。

β-胡萝卜素转变为维生素 A 要受多种因素的影响:①受个体维生素 A 状态所调节,随着摄入的胡萝卜素量与维生素 A 量的增加,其转变速率则降低;②受蛋白质摄入量的影响,高蛋白膳食的动物其维生素 A 的肝储也高;③甲状腺功能的影响,抗甲状腺药物可降低大鼠肝裂解 β-胡萝卜素的速率,其机制尚未阐明;④凡是影响脂肪吸收的因素同样也影响 β-胡萝卜素的吸收等。

3. 功能　近年,世界各地对 β-胡萝卜素在预防疾病、营养色素等方面的研究已进入新的领域。

(1) 体内维生素 A 的主要来源:β-胡萝卜素作为维生素 A 的前体,是维生素 A 的主要来源,它在体内转变为维生素 A 的过程是由体内维生素 A 水平控制的,只有当体内需要维生素 A 时,β-胡萝卜素才会转化。若体内维生素 A 水平正常,转化便会停止,β-胡萝卜素就直接吸收。因此即使大剂量 β-胡萝卜素的摄入不会导致维生素 A 过多症或中毒。

(2) 抗氧化作用:β-胡萝卜素是抗氧化物、是氧的清除剂,具有抗氧化的保护作用并刺激免疫系统。①预防癌症。β-胡萝卜素能增加自然杀伤 T 细胞,增加辅助 T 细胞来增强免疫刺激作用,降低肿瘤发生率;在人体内,单线态氧及自由基是细胞膜因脂质过氧化过程中遭破坏的原因,细胞中的遗传物质也会遭它们破坏,此两个过程最终都会引发肿瘤。而 β-胡萝卜素能与起始的化学基团起反应,防止脂肪过氧化的启动或与脂肪基起反应,从而起到了断链抗氧化的作用。②预防心血管疾病。血清中 β- 胡萝卜素含量与心血管病发生率存在着负相关,隔日补充 50mg β- 胡萝卜素可降低心血管疾病的发生率;可能与以下机制相关:低密度脂蛋白(LDL-C)的周边氧化是动脉粥样硬化的主要原因,这一过程会导致血管壁发生炎症与增生性病变,从而形成动脉粥样硬化斑。β- 胡萝卜素能抑制低密度脂蛋白的氧化。近年来研究还证实,β- 胡萝卜素非中心分裂形成的维生素 A 酸的异构体能激活脱辅基脂蛋白 A_1 的基因,而脱辅基脂蛋白是高密度脂蛋白(HDL-C)的主要脂蛋白成分;而 HDL 可阻止游离胆固醇沉积在动脉壁上,并将其转运到肝脏代谢。这可能是 β- 胡萝卜素预防冠心病的另一机制。③预防白内障。老年性白内障的主要病因是眼球组织内产生自由基,造成晶体结构转变,最终导致白内障。β- 胡萝卜素的抗氧化作用对老年性白内障有预防作用。因此,血中高浓度 β- 胡萝卜素可降低老年型白内障的发生率。

(3) 安全的营养色素:β- 胡萝卜素以其独特天然的营养色素已在食品工业中广泛被采用。

(三) 维生素 D

维生素 D(vitamin D)又称抗佝偻病维生素,在体内的主要作用是参与钙代谢的调节,儿童缺乏维生素 D 时容易出现佝偻病。在整个维生素类中有其独特之处:天然的食物中含量较少,仅鱼肝油、肝、蛋、奶等食物中有。但人类的皮肤在足够的紫外光照射下,可以合成体内所需的维生素 D。

1. 结构与特性　维生素 D 为类固醇衍生物,约有 10 种带有维生素 D 活性的甾体化合物,食物中以麦角钙化醇(D_2)和胆钙化醇(D_3)较为重要。D_2 比 D_3 多一个甲基和一个双链。维生素 D 为白色结晶、无气味、溶于脂肪和脂溶剂,对氧、酸和碱均较稳定,但脂肪酸可影响维生素 D 的含量。

2. 吸收与代谢　经膳食摄入的维生素 D_3(动物食物来源)和维生素 D_2(植物食物来源)主要在空肠、回肠与脂肪一起被吸收入血。膳食来源的维生素 D 与皮肤经光照形成的维生素 D_3 一起被一个特殊的载体蛋白(一种 α- 球蛋白)转运到肝脏进行第一次羟化,此过程于肝细胞内质网上完成,还需 NADPH、Mg^{2+} 和氧分子被羟化成 25- 羟维生素 D_3($25-OH-D_3$)。然后被 α- 球蛋白运载到肾脏。在肾脏线粒体内,在单加氧化酶、细胞色素 P450 的催化下,第二次被羟化成具有生物活性的 $1,25-(OH)_2-D_3$,经血流运送到靶组织(骨、肌肉、肠),对靶组织的钙、磷代谢起调节作用,

具有生物活性的 $1,25-(OH)_2-D_3$ 的生成受甲状旁腺素(PTH)、降钙素(CT)和血中钙磷浓度水平的调节。无活性的维生素 D 需经肝、肾二次羟化才能发挥其生理效能,故当肝、肾功能不全时,维生素 D 的活性也减低,影响骨的代谢。因此,临床上采用 $1,25-(OH)_2-D_3$ 的制剂来治疗肾功能不全而发生的骨病。

3. 生理功能及作用机制　维生素 D 的主要功能是提高血浆钙和磷水平。

(1) 促进小肠的钙磷吸收:具有生物活性的 $1,25-(OH)_2-D_3$ 能诱导肠黏膜细胞的基因表达,产生钙结合蛋白(CBP)的一种诱导蛋白。此物质能促进钙的转运而入血;同时 $1,25-(OH)_2-D_3$ 也能促进肠黏膜细胞的碱性磷酸酶、钙 -ATP 酶的活性,以上两过程都利于钙磷吸收。

(2) 促进骨质钙化和骨质溶解:$1,25-(OH)_2-D_3$ 能促进破骨细胞生成及原破骨细胞的活性,促使骨溶(脱钙),后者可增加血中钙磷浓度,同时 $1,25-(OH)_2-D_3$ 能促使钙磷于小肠吸收及肾重吸收,当血中钙磷浓度大于或等于 40 时,就会发生钙化作用。因此,维生素 D 有促

进钙磷周转、骨质更新和维持血中钙磷水平的作用。

（3）促进肾脏钙磷的重吸收：该作用较弱及其机制尚未阐明。

（4）调节基因转录：由于维生素 D 是脂溶性的，所以 $1,25-(OH)_2-D_3$ 的作用机制与许多小分子亲脂性物质（如甲状腺素、雌激素等）相似，通过与核受体结合后启动各种生物学效应。

近年来医学研究表明，将维生素 D 摄取量增至 1 000IU/d 可能降低结肠癌和乳腺癌的患病几率 50%。男性摄入维生素 D 400IU/d 可大幅降低患多种癌症的概率，包括胰腺癌、食道癌和非霍奇金淋巴瘤。孩子在生命的第一年期间每天摄入 2 000IU 的维生素 D，在 30 年随访期间 1 型糖尿病的风险降低 80%。

（四）维生素 E

维生素 E（vitamin E）又名生育酚，是所有具有 α- 生育酚活性的生育酚和三烯生育酚及其衍生物的总称。1922 年美国加利福尼亚大学的 Evans 和 Bishop 首次发现维生素 E，并认为是大鼠正常生育所必需的物质，故把维生素 E 称为生育酚。以往对维生素 E 的研究几乎均集中于其抗氧化作用。近年来，总结维生素 E 对信号传导以及基因表达影响的基础研究，发现维生素 E 的效应除来自其抗氧化作用，还有其他生理功能。

1. 结构与特性　　维生素 E 是一组具有 α- 生育酚活性的物质的总称，包括 8 种，生育酚和生育三烯醇，它们都含有 6- 色酮环及一个疏水侧链，侧链不含双链的称生育酚；根据环上的甲基的数量与位置，分别为 α、β、γ 和 δ- 生育酚；侧链含有双链的称生育三烯醇，也分别为 α、β、γ 和 δ 4 种。α- 生育酚在食物中分布最广，其生物学活性也最高，其他生育酚只有 α- 生育酚 1%~50% 的生物活性，因此，α- 生育酚作为维生素 E 的代表（图 2-3）。

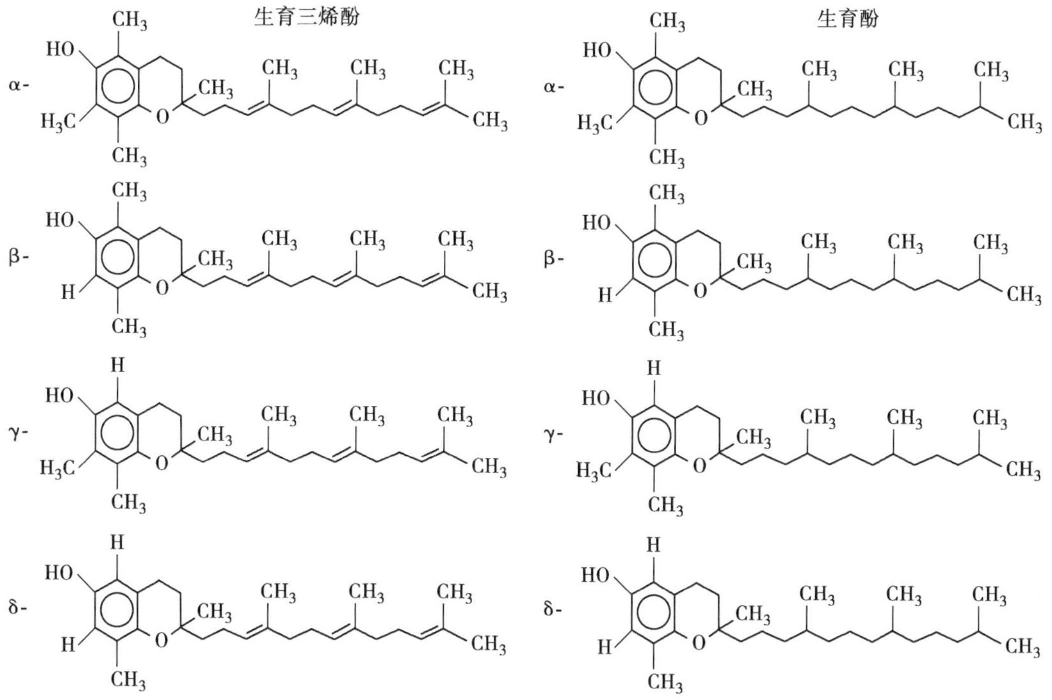

图 2-3　生育三烯酚和生育酚的化学结构式

维生素E室温下为油状液体,橙黄色或淡黄色,溶于乙醇及脂肪溶剂,对酸、热稳定,一般烹调对食物中维生素E破坏不大,但在高温油中长时间加热(油炸)及油脂酸败都会导致维生素E失去活性。维生素E对氧十分敏感,各种生育酚都可被氧化成氧化型生育酚、生育酚氢醌及生育酚醌,这种氧化受光照射、热、碱,以及一些微量元素如铁和铜的存在而加速。在无氧的条件下,维生素E对热与光以及对碱性环境相对较稳定。

　　2. 吸收与分布　　膳食中的维生素E主要由α-生育酚和δ-生育酚组成。生育酚的酯类进入肠道后被胰腺分泌的非特异性酯酶及肠黏膜细胞酯酶水解后,与脂肪一起被小肠上皮细胞吸收,以乳糜微粒的形式经淋巴入血流,在血浆中被β-脂蛋白携带分布于各组织中,以肾上腺、脑下垂体、睾丸及血小板等器官的浓度最高。维生素E主要储存于脂肪组织、肝脏以及肌肉内。由于肝有迅速更新维生素E储存的功能,所以维生素E在肝储存不多,而主要储存在脂肪组织。肝中的维生素E可组装入VLDL再次进入血液循环,因此血浆的维生素E稳态水平不完全反映膳食摄入的情况。维生素E很少穿过胎盘,故新生儿的组织中储量很低。一般情况下维生素E的吸收率平均可达40%~70%,维生素E补充剂没有和脂肪一起摄入时,吸收率很低。脂肪吸收不良综合征及其他影响脂肪吸收的因素均可导致维生素E吸收不良。如大量食入多不饱和脂肪酸则维生素E的需要量也增加。

　　3. 生理功能及缺乏病

　　(1) 维生素E有很强的抗氧化作用,是强抗氧化剂。保护多不饱和脂肪酸(PUFA),维持生物膜的正常功能。生物膜的脂质双层是由磷脂构成的,磷脂分子中有两个脂酰基,C-1位多含软脂酸、硬脂酸或油酸,C-2常含有多不饱和脂肪酸(PUFA)、花生四烯酸,该不饱和烃链能使链形成一定的弯曲。其作用是削弱链之间的相互作用,使生物膜具有流动性。由于维生素E与膜脂两者在分子结构排列上头与头、尾与尾并缔相邻。如当氧化剂或含氧游离基接近膜脂时,维生素E就发挥其抗氧化的作用,维持膜系统(如红细胞、腺体细胞及神经组织等膜)的正常功能。体内如长期缺乏维生素E,红细胞膜易遭破坏,寿命缩短而出现溶血性贫血。

　　防止维生素A(类胡萝卜素)、维生素C、含硫的酶和ATP的氧化。虽然维生素E及其衍生物、维生素A及胡萝卜素都是脂溶性抗氧化物,维生素C是水溶性抗氧化物,但维生素E的易氧化性能,可减少其他物质所获得的氧,从而保护了这些必需营养物在体内执行其特定功能。故食物中含有维生素E的脂肪不容易氧化和酸败。

　　维生素E和硒都是抗氧化剂,有共同保护细胞免遭过氧化物伤害的作用。但它们的保护途径不同,维生素E存在于细胞膜中,能防止膜磷脂上多不饱和脂肪酸不被氧化,起第一道抗氧化防线作用。硒定位在细胞质中,以谷胱甘肽过氧化物酶的形式破坏过氧化氢,减少因自由基引起的膜中结构免受过氧化物的损伤,起了第二道防线作用。

　　人体组织衰老时细胞容易出现棕色的色素颗粒(脂褐质),随着年龄增大而增多。但给予维生素E可改善皮肤的弹性及减少"脂褐质"的生成,对预防衰老有着积极的意义。

　　维生素E是脂溶性抗氧化剂,它能阻断硝酸盐和亚硝酸盐转变成亚硝酸,具有抗氧化保护作用;同时通过刺激免疫系统,增加免疫反应而起预防癌肿的作用。

　　(2) 维生素E缺乏病:人类发生维生素E缺乏比较少见,因为维生素E在自然界中分布广泛。当人体存在脂肪吸收不良或某些疾病时,可导致维生素E缺乏。最常见的疾病是囊性纤维变性、无β-脂蛋白血症、慢性胆汁淤滞性肝病、短肠综合征及慢性腹泻等。早产儿出生时血浆和组织中维生素 E 水平很低,而且消化器官不成熟,多有维生素 E 的吸收障碍,往往容易出现溶血性贫血,肌内注射维生素 E 可改善症状。

临床上孕妇出现先兆流产时,常给以维生素 E 支持,缓解症状,促进康复。

(五) 维生素 K

维生素 K(vitamin K)又叫凝血维生素,具有叶绿醌生物活性,其最早于 1929 年由丹麦化学家达姆从动物肝和麻子油中发现并提取。维生素 K 包括维生素 K_1、维生素 K_2、维生素 K_3、维生素 K_4 等几种形式,其中维生素 K_1、维生素 K_2 是天然存在的,属于脂溶性维生素;而维生素 K_3、维生素 K_4 是通过人工合成的,是水溶性的维生素。

1. 结构与性质　维生素 K 是一类含有 2- 甲基 -1,4- 萘醌基团的化合物,在它的 C-3 位有一个疏水性取代基。作为"抗出血维生素"的维生素 K 是肝脏中凝血酶原和其他凝血因子合成必不可少的物质。天然的有维生素 K_1 和维生素 K_2,其 3 位碳上有一较长的烃链;人工合成的有维生素 K_3 和维生素 K_4,含有多个异戊间二烯的同系物(图 2-4)。

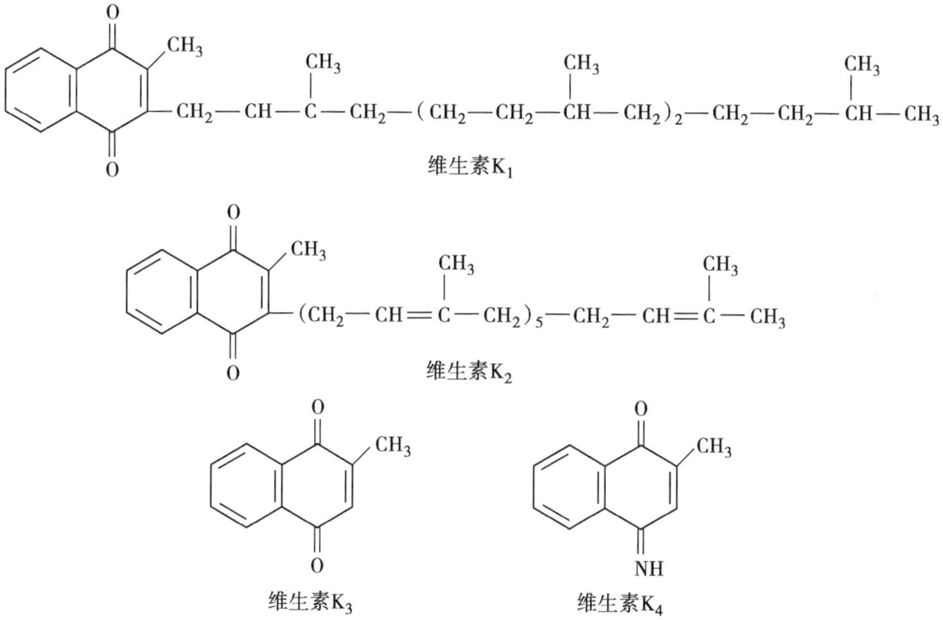

图 2-4　维生素 K 结构

天然维生素 K 为黄色油状物,人工合成是黄色结晶粉末。维生素 K 对热稳定,正常烹调很少受损。

2. 吸收与代谢　膳食中的维生素 K_1 和肠道细菌合成的维生素 K_2,有 10%~70% 能被小肠上段吸收,小肠吸收有赖于胰液和胆汁的存在,吸收后入淋巴系统经胸导管入血液循环。血液中的维生素 K 依附在 β- 脂蛋白上并转运至肝和其他组织,适量存于肝脏,多余的维生素 K 随粪便及尿排出体外。维生素 K 富集部位有肾上腺、肺脏、骨髓、肾脏和淋巴结。维生素 K 基本不经胎盘转运,即使母体血浆含量正常,脐带血也检测不到维生素 K。维生素 K_1 吸收受多种因素影响,如胰功能障碍、胆道疾病、脂肪痢等。

3. 生理功能和缺乏症　维生素 K 的主要功能是促进血液凝固,与凝血有关。血液凝固的过程是从组织受伤与血小板破坏而引起的一系列生理生化的过程。该过程的凝血酶原(即凝血因子Ⅱ)是由肝脏合成。维生素K能促进肝脏合成凝血酶,还能促使另外三种凝血因子的合成,继而促进血液凝固。当人体缺乏维生素K时,肝脏合成凝血酶减少,血中另三种凝血因子的含量也受影响,致使出血后产生血液凝固障碍。

维生素K缺乏引起低凝血酶原血症,且其他维生素K依赖凝血因子浓度下降,表现为凝血缺陷和出血。

健康成人原发性维生素K缺乏并不常见,因为维生素K广泛存在于植物性和动物性食物中,而且正常肠道内微生物菌群合成甲萘醌。新生儿是对维生素K营养需求的一个特殊群体,这与新生儿胎盘转运脂质相对不足;新生儿肝脏对凝血酶原的合成尚未成熟;母乳维生素K的含量低等有关。有相当多的婴儿产生新生儿出血症(HDN),一般见于产后1~7天,表现为皮肤、胃肠道、胸腔内出血,最严重的可见颅内出血。正常婴儿在出生时,其血浆凝血酶原浓度和其他维生素K依赖因子约为成人值的20%,如果维生素K摄入量足够,将会在3周内缓慢升高至成人水平。如果凝血酶原值低于10%以下,即出现HDN。

(吴妍　王秀景)

第六节　矿　物　质

矿物质是人体内无机物的总称。是地壳中自然存在的化合物或天然元素。矿物质和维生素一样,是人体必需的元素,矿物质是无法自身产生、合成的,每天矿物质的摄取量也是基本确定的,但随年龄、性别、身体状况、环境、工作状况等因素有所不同。人体中几乎含有自然界存在的所有元素。这些元素中,C、H、O、N主要构成有机化合物,如蛋白质、脂肪、碳水化合物;其他的则构成无机盐,无机盐约占人体重量的5%,是构成人体组织和维持正常生理功能所必需的各种元素。根据每一种元素在膳食中的需要量,矿物质可区分为宏量元素和微量元素。宏量元素就是人们所熟知的钙、磷、钠、钾、氯、镁等。

一、宏量元素

(一) 宏量元素的生理功能、吸收、代谢和排泄

1. 钙

(1) 生理功能:钙是体内最丰富的矿物质。一般情况下,成人体内的钙总量约为1 200g,为体重的2%。主要以羟磷灰石的结晶[$3Ca_3(PO_4)_2 \cdot Ca(OH)_2$]形式存在于骨骼与牙齿中;还有少许为无定形的钙,多存在于幼儿体内,随着年龄的增大而逐渐减少,二者合计约为总钙量的99%;其余约1%的一半与柠檬酸螯合或与蛋白质结合,另一半则以离子状态存在于软组织细胞外液及血液中,为混溶钙池。混溶钙池与骨骼钙间呈现动态平衡,即骨骼中的钙不断地在破骨细胞的作用下释放出来进入混溶钙池;而混溶钙池中的钙又不断地沉积于成骨细胞中,从而使骨骼得以不断更新。成人每日约有700mg的钙进行更新,幼儿骨骼每1~2年更新一次。成人的骨骼每10~12年才能更新一次。男性约18岁以后骨的长度开始稳定,女性更早一些,身高的发育速度逐渐停止,但骨密度仍继续增长数年。通常在40岁以后,骨骼中钙、磷等无机物质的含量逐渐减少,若不充分补充钙质,可能会出现骨质疏松现象,且女性重于男性。钙在体内具有两大方面的功能,一为结构功能,99%的钙是构成人体

骨骼和牙齿的主要成分;二为调节功能,1%的钙还担负着调节下列极其重要的生理功能:
①血凝固:钙为血凝固所必需,在凝血酶原转变为凝血酶时钙起催化剂作用。然后凝血酶将纤维蛋白原聚合为纤维蛋白,造成血的凝固;②肌肉的收缩和舒张:钙离子的催化作用和在心搏的收缩舒张循环中起特别重要的作用;③神经传递:钙为正常神经冲动的传递所必需;④细胞壁的渗透性:钙离子通过影响细胞壁的渗透性而调节液体透过细胞壁;⑤酶的活性:钙离子可激活几种酶,包括三磷腺苷酶、脂肪酶和某些蛋白质分解酶;⑥激素的分泌:许多激素的分泌和激素释放因子需要钙。

(2) 钙的吸收、代谢和排泄

1) 吸收:钙盐在酸性溶液中较易溶解,因此吸收作用主要在小肠的上部(小肠近端或十二指肠区),但吸收极不完全。在普通膳食中,摄入的钙通常仅 20%~30% 由小肠吸收并进入血液中,其余的排于粪便中。钙的吸收作用依赖于人体对钙的需要,食物的种类和钙的摄入量。正在生长的儿童、孕妇和乳母对钙的利用最有效,他们吸收膳食中 40% 或更多的钙。长期钙的摄入量低、人体缺钙和骨折愈合期时,人体对钙的需要量最大,并且钙的吸收也相对更有效。另外,为了提高钙的吸收和利用,可适当地调控膳食结构。下列膳食因素可影响钙的吸收利用。①维生素 D:维生素 D 是影响钙吸收最重要的因素之一,不论是来自食物供给或暴露于阳光的紫外线照射,维生素 D 或其衍生物 25- 羟胆钙化醇可以诱导体内合成一种钙结合蛋白质,这种蛋白质有利于钙通过肠壁的转运以增进钙的吸收;②蛋白质:膳食中的蛋白质可以增加由小肠吸收钙的速度,这可能是由于在蛋白质消化过程中所释放出来的氨基酸,特别是赖氨酸和精氨酸,可以与钙形成容易吸收的可溶性钙;③乳糖:乳糖可以增进小肠吸收钙的速度;④酸性介质:因酸性物质可以使钙保持溶解状态,因此,大部分的吸收作用是在十二指肠中进行的;⑤钙 - 磷比:膳食中这两个元素必须在一定的比例时才是最好的吸收,其任何一种元素过多均可以干扰这两种元素的吸收。营养学家建议钙与磷最理想的比值在婴儿是 1.5∶1,在一岁时降为 1∶1,以后一直维持 1∶1。并认为在 2∶1~1∶2 之间的比例也是可以的;⑥植酸和草酸:膳食中的植酸和草酸与钙形成不溶性的植酸钙和草酸钙,影响钙的吸收。但膳食中这两种物质不多,不足以严重干扰钙的吸收。

2) 代谢:为了维持细胞外液中钙浓度的恒定,当钙的浓度增加时,钙由肾和肠中排出,而钙浓度降低时,增加肠的吸收或由骨骼回收。这些钙的转移,受内分泌系统调节。

3) 排泄:营养状况良好时,成人钙的排出量与肠的吸收量接近相等。人体以三条途径处理其不需要的钙,即粪、尿和汗。在妊娠时约有 30g 钙是由母亲转输给胎儿,在哺乳时每天由母乳中排出高达 250mg 钙。粪钙多半是摄入的膳食中未被吸收的钙,其余的称为内源性粪钙(每天 125~180mg),来自脱落的上皮细胞和消化液(胆汁和胰液)。尿钙排出量与骨骼的大小,体内的酸碱调节作用以及与膳食蛋白质的进食量有关。个体差异较大,一般排出量为每天 100~200mg。

2. 磷　磷是矿物质中的两面派,它既能维持生命又能致命。正常人体内含磷 600~800g,每千克无脂肪组织约含磷 12g。体内磷的 85.7% 集中于骨和牙,其余散在分布于全身各组织及体液中,其中一半存在于肌肉组织中。磷存在于人体所有细胞中,是维持骨骼和牙齿的必要物质,几乎参与所有生理上的化学反应。磷还使心脏有规律地跳动,维持肾脏正常功能和传达神经刺激的重要物质。磷的正常功能需要维生素 D 和钙维持。

(1) 生理功能:磷是人体遗传物质核酸的重要组分,也是人类能量(能量食品)转换的关键物质三磷酸腺苷（ATP）的重要成分，磷还是多种酶的组分，生物膜磷脂的组分，是构成骨骼、牙齿的重要成分，对人体生命活动有十分重要的作用。人体骨骼，牙齿中的磷约为钙量的一半。成人的骨磷总量为 600~900g，是体磷总量的 80%~85%，其余约 20% 以有机结合的形式分布于软组织中，如蛋白质、核糖核酸，脱氧核糖核酸及细胞膜脂肪层均含有磷。在这里磷的数量要比钙高得多，它在能量代谢上起重要作用；与其他物质之间的相互关系又使它成为构造和修补组织以及充当缓冲剂的主要角色。每 100ml 全血含磷 35~45mg，其中1/2 是在红细胞里。每 100ml 成人血清含磷 2.5~4.5mg，儿童血清中磷含量略高于成人，约为4~7mg/100ml。在生长期内磷含量高反映了它在细胞代谢中所起的作用。全血中 4~9mg 的磷是无机磷。但无机磷可从食物中摄入，而且不断地与血液中的有机磷进行交换。此外，人体中的磷还有许多非结构性的功能：①它是乳汁的正常分泌所必需的；②它对肌肉组织的建立起着重要的作用；③它是核糖核酸（RNA）和脱氧核糖核酸（DNA）的组成部分，RNA和 DNA 是传递遗传信息和控制细胞代谢的重要物质；④调节酸碱平衡，经尿排出不同量和不同形式的磷酸盐是人体调节酸碱平衡的一种机制；⑤它参与许多重要的代谢过程：a. 贮存能量：体内生能反应中释放的能量是以高能磷酸键的形式，贮存于三磷腺苷及磷酸肌酸分子中，当人体需要时释放，以提高能量的有效利用率；b. 活化物质：磷酸化酶，糖原合成酶及蛋白激酶等都可通过磷酸化作用及脱磷酸作用改变它们的活力。葡萄糖 -6- 磷酸酯和丙糖磷酸酯是能量代谢的重要中间产物；c. 磷脂的形成：这是把脂肪酸输送到全身的主要方式之一；d. 氨基酸代谢和蛋白质的形成，磷对于氨基酸的代谢和蛋白质的形成是不可缺少的。

（2）磷的吸收、代谢和排泄

1）吸收：食物中的磷大部分是磷酸盐，除食物中 Ca^{2+}、Mg^{2+}、Fe^{2+} 等离子过多，与磷酸生成不溶性的磷酸盐外，一般是比较容易吸收的。吃进去的磷 70% 被吸收，30% 从粪便排出。磷主要是在小肠上部即十二指肠中吸收。小肠上部 pH 较低，有利于它的吸收。钙在体内利用情况可影响磷的吸收。若钙在体内利用不佳，磷在小肠下段排出增多，则容易在 pH 较高的小肠下段生成不溶解的磷酸钙，从而妨碍磷酸盐的吸收。

2）代谢：已从小肠中吸收的磷随血液在全身循环，在生长期内立即被骨和齿利用。食物中缺少磷时，骨中的磷被释放出以维持正常的血浓度。磷的血浓度（成人为 2.5~4.5mg/100ml，儿童略高）与钙一样是由甲状旁腺激素和降钙素调节的，并与钙的血浓度成反比。磷的代谢可因多种疾病而受到干扰，特别是肾和骨的疾病。

3）排泄：磷酸钙不溶于水，不能在小肠中吸收，因而随着粪便排出，可溶性磷酸盐全部自尿排出。肾是调节磷的血浓度的主要排泄途径，若血液中磷酸盐浓度低于 1mmol，尿液中磷酸盐排出量接近于零。肾小球滤液通过肾小管时，重吸收接近于 99%。若血液中磷酸盐浓度高于 1mmol，则尿中排出量成比例增加。甲状旁腺激素抑制肾小管重吸收磷酸盐，增加肾脏排泄磷酸盐。这是调节细胞外液中无机磷酸盐浓度的重要方式之一。影响肾脏排泄磷酸盐的其他因素有以下几种：细胞外液体积增加，可抑制磷酸盐的重吸收。血清钙增加，可减少磷酸盐的重吸收。改变食入量有意义的影响肾脏重吸收磷酸盐。人体酸碱平衡状况，亦影响肾脏重吸收磷酸盐。药理剂量的维生素 D，加强磷酸盐的重吸收。有人认为这是因为消除甲状旁腺激素作用的结果。按平均食量计算，成人每 24 小时排出 0.6~1.0g 磷。

（3）磷的缺乏和中毒症状

1）缺乏症：由于磷的食物来源比较广泛，因此人类缺磷是极为罕见的。而且磷的吸收一般总是高于钙的吸收,在多数情况下是完全足够的。但如有下列情况则可造成缺磷:①过量摄入不能被吸收的抗酸药物,如铝、钙、镁制剂等,可影响磷的吸收;②喂牛奶的婴儿;③素食(素食食品)者常食产自缺磷土壤的高纤维膳食。与磷有关的缺乏症还包括佝偻病,这是一种小儿病,是因缺少磷、钙或维生素 D(维生素食品),或钙磷比例失调而引起的。骨软化是成人的佝偻病,是长期缺少磷、钙或维生素 D,或钙磷比例失调而引起的。

2) 毒性:磷本身并无任何已知的毒性,但过量的磷酸盐可引起低血钙症,从而导致神经兴奋性的增强,手足搐搦和惊厥。

3. 钠和氯　钠离子主要是由氯化钠提供的,食盐的主要成分是氯化钠。人们很早就认识到盐是日常生活中不可缺少的必需营养物质。人体每公斤体重约含 58mmol/L 的钠和氯。一个体重为 70kg 的成人大约含钠和氯 4 000mmol/L。其中约有 50% 的钠存在于细胞外液中,40% 存在于骨骼中,骨中钠绝大部分是不能交换的,仅有 10% 存在于细胞内。在血液中,大部分钠是在血浆中,正常人血浆中钠的浓度为 135~142mmol/L。氯主要存在于细胞外液中。

(1) 生理功能:钠是维持细胞渗透压的必需元素,在稳定条件下可促使细胞膜随意地通过水分,使间质液与细胞内液之间的渗透压呈平衡状态。人体细胞外的钠主要以正离子的形式存在,参与调节体液的酸碱平衡,即与 Cl^- 或 HCO_3^- 结合,调节体液的 pH;钠在血浆中很稳定,对血浆的渗透压有重要作用。此外,钠对血浆与细胞间液量,体细胞的电子活性,心血管系统的反应等都不可少。因此,合理地调节钠的含量和浓度对人体的健康和功能都非常重要。

(2) 吸收、代谢和排泄

1) 吸收:钠和氯一般以氯化钠(食盐)的形式食入。人体每日由食物获得的氯化钠约为 8~15g,食入的 Na^+ 和 Cl^- 在肠道几乎全部被吸收,当低浓度食盐进入十二指肠和空肠时,NaCl 从血浆进入肠道,在回肠则从低浓度溶液中逆浓度梯度吸收氯化钠。成人每日肠道中的 NaCl 吸收总量约为 44g,是食物和消化腺分泌的总和。小肠吸收钠的容量很大,钠摄入多时吸收也多。

2) 代谢:人体中钠的浓度或含量是通过控制钠的丢失和摄入来调节的,细胞外液钠含量的恒定则通过肾小球滤过率,近肾小球细胞,醛固酮类激素,交感神经系统,儿茶酚胺浓度及血液中的钠、钾间关系等来调节。细胞膜可将钠从细胞内输送到细胞外,而将钾输送到细胞内。钾、钠两种离子是以松散结合的形式输送的,其输送量则依靠其浓度反馈进行控制。细胞膜的渗透性能改变而导致膜电位的变化,再通过扩散作用,即可维持细胞外液的容量及压力。特别是当葡萄糖透过肠黏膜时,要求钠向同一方向运动。钠一般以 Na_2O 的形式存在,量多时可使一些人的血压升高,但控制摄取量,可使其下降。

3) 排泄:多余的钠(一般占食进钠量的 90%~95%)的大部分在醛固酮的控制下,以氯化物和磷酸形式从肾脏排泄。一般钠和氯的食入量和排出量大致相等。腹泻时,食物中的消化液中的 Na^+ 和 Cl^- 可随粪便大量排出,小部分也能随汗液排出。当饮食中缺乏钠和氯时,其排出量也相应减少。体内保留钠的机制很严密,在饮食氯化钠含量低至每天 0.5g 时,仍能维持其平衡,此时尿中几乎不含钠。在炎热的夏天,很重要的是通过皮肤排出钠,因为每升汗液含有 0.5~3.0g 钠。

(3) 钠的缺乏和中毒症状

1) 缺乏症:人除了从动植物性食物中摄取钠离子外,还从调味的食盐中摄取。一个健康人每天摄入 8~15g 食盐,最少不能低于 6g。吃盐太少,影响生长,可出现骨骼软化、全身乏力、疲倦、恶心、呕吐、食欲缺乏、嗜睡、甚至昏迷,医学上称为低钠综合征。严重缺盐,会使血液中钠离子浓度过低,失去酸碱平衡而造成酸中毒,甚至死亡。夏季出汗多,尤其是重体力劳动者和高温环境工作者,随汗液而丢失大量盐分,会出现四肢及腹肌发生疼痛性痉挛、头痛、恶心及腹泻等症状。呕吐、泻痢、肾脏病、代谢性疾病、脑膜炎等病,均可造成钠离子的丢失。在这些情况下,都应及时补充盐分。

2)中毒症状:调查发现,高血压病与盐的摄入量有关,统计资料表明,每天摄入 7g 食盐者,高血压患病率为 6.9%;摄入 10g 者,为 8.6%;摄入 26g 者,则高达 39%。当肾脏发生病变时,肾功能减弱,每天排出的钠量减少,使钠在体内潴留,于是吸水增多,血液中的钠离子和水由于渗透压的改变,渗入到组织间隙中而形成水肿,并使血压升高,甚至引起心力衰竭。因此,肾炎患者在水肿期间要严格忌盐及一些含盐分较高的食物。

4. 钾　人体内的元素,除钙和磷的含量最高外,钾居第三位,较钠的含量高两倍。正常人体内含钾 140~150g,约 98% 存在于细胞内液,为细胞内液的主要阳离子,其浓度为细胞外液的 30 倍或更多。血浆的钠浓度远较钾的浓度为高,但肌肉组织与奶的钾浓度则数倍于钠。血清钾的浓度范围在 3.5~5mmol/L。

(1)钾的生理功能

1)维持碳水化合物、蛋白质代谢:当葡萄糖和氨基酸通过细胞膜进入细胞内合成糖原和蛋白质时,没有钾离子参与就不可能完成。合成 1g 糖原需钾 24mg,而合成蛋白质时每克氮(折合约 16g 蛋白质)则需钾 120mg。因此,钾缺乏将影响糖和蛋白质的代谢。三磷酸腺苷是人体内的储能物质,它的生成也需要钾离子的参与。

2)维持细胞内的正常渗透压:细胞内外渗透压必须保持平衡,否则就会影响到细胞内外水分的平衡,影响到机体的新陈代谢。钾是细胞内液中的主要阳离子,对于维持细胞内外液的渗透压平衡有重要作用。钾离子与钠离子一起激活钠,维持细胞内外液中钠、钾离子的正常生理浓度。

3)维持神经肌肉的应激性和正常功能:钾离子与钠离子共同作用激活钠泵,产生能量,维持细胞内外钾、钠离子的浓度梯度,维持细胞膜电位,使细胞膜有电信号能力,和钠离子一起,共同作用,使神经脉冲得以传递。当血钾过低时,膜电位升高,神经肌肉松弛,应激性降低;当血钾过高时,膜电位降低,应激性丧失,导致肌肉麻痹。

4)维持心肌功能:心肌细胞内外的钾离子浓度对于维持心肌的兴奋性、自律性、传导性有极其重要的作用。钾缺乏可使心肌细胞兴奋性增强,钾过少又会使心肌传导性、自律性受到抑制。二者都会导致心律失常。

5)维持细胞内外酸碱平衡和离子平衡:当细胞内液失钾时,细胞外液的氢离子向细胞内转移,导致细胞内酸中毒和细胞外碱中毒。反之,当细胞外液钾离子进入细胞内液过多时,使细胞内氢离子向细胞外转移,导致细胞内碱中毒和细胞外酸中毒。

6)降低血压:从钠泵的运转过程可知,细胞内液中的钾离子对于维持钠泵正常运转和正常血压可谓"功勋卓著"。补充钾可"激活"维修"钠泵",扩张血管,降低交感神经对去甲肾上腺素的敏感性所导致的升血压反应。减少血管紧张素分泌,改善压力感受器功能,降低血管阻力,增加肾脏舒血管素-激肽系活性,促进尿中钠的排泄,从而共同促使血压降低。因此,高钾能拮抗高钠所致的高血压。

(2) 钾的吸收、代谢和排泄:膳食钾的吸收率很高,约有 90% 的摄入钾可被吸收。食物中的钾,大多数是进入肠道后通过扩散作用而被吸收的,小部分则是通过毛细管壁逆浓度梯度的主动耗能吸收。消化液虽含有相对大量的钾,但多被重吸收,因此由粪便损失的量甚少。

钾主要分布在细胞内液,约占总钾量的 98%,细胞外液只占 2%。各种细胞组织中又以肌肉中占有 K^+ 最多,因为肌肉占了体重的大部分,而且 K^+ 与肌肉蛋白质和肌糖原代谢,也有着极密切的关系。当细胞内进行蛋白质合成或糖原合成时,血浆里的 K^+ 进入细胞。反之,当它们在分解时,K^+ 又返回血浆。

钾的排泄主要也是通过肾脏,平时汗与粪便中只有少量 K^+ 排出。但患严重腹泻的人,有大量 K^+ 从大便中丢失,造成缺钾的现象。肾排 K^+ 功能极强,达总排 K^+ 量的 80% 以上。其规律为:"多进多排,少进少排,不进也排。"可见肾脏对钾离子排泄的调控不如对 Na^+ "不进不排"的那样保留得好。饮食中完全无钾时,每日仍自尿中排出钾 1.5~3g。故进食量少,或因病不能进食的患者中,很少缺钠的,但却会出现缺钾现象。

(3) 钾的缺乏及中毒症状:低血钾是比较常见的一种情况,患者的神经肌肉应激性减退。常表现为四肢无力、精神不振、反应迟钝、心律失常、甚至心律衰竭、平滑肌兴奋性减退、消化不良、食欲缺乏、排尿困难。神经功能紊乱,常有烦躁不安、神志不清等症状出现。

低血钾产生的原因主要为:钾的摄入不足、排出增加、严重腹泻、呕吐等。连续服用利尿药等也可引起低血钾。

高血钾患者常表现出心跳迟缓、肌肉酸痛、精神疲惫、面色苍白等,严重时,可出现心搏骤停致死。产生高血钾的原因主要是输入 K^+ 过多或肾功能失常而造成排泄障碍,以及细胞内钾大量流入血浆等。

5. 镁 镁是一种占体重 0.05%(20~30g) 的必需矿物质。体内近 60% 的镁以磷酸盐和碳酸盐的形式存在于骨骼中,28% 存在于软组织中,2% 存在于体液内。肝与肌肉是镁浓度最高的软组织。血红细胞也含镁,每 100ml 血浆中含镁 1~3mg,其中多数与蛋白质结合,其余以离子形式存在。

(1) 镁的生理功能:镁与许多代谢有关,它是骨与牙齿的组成成分之一,参与人体骨骼中钙、钾的代谢;并且是细胞构成的重要离子,常作为参与磷酸化的化合物,以及 ADP 与 ATP 的高能磷酸根的转移酶的激活剂。存在于软组织中的镁主要与蛋白质形成络合物,并参与人体内的磷酸化作用。此外,它在蛋白质消化过程中还参与某些肽酶的激活。镁能缓解神经冲动和肌肉收缩,与钙的兴奋作用相拮抗。能协助抵抗抑郁症,与钙并用,可作为天然的镇静剂。镁还有一个突出的"贡献",就是提高精子的活力,增强男性生育能力。

镁作为叶绿素的中心成分,对植物利用水、二氧化碳和阳光(能源)制造葡萄糖与氧的光合作用是必不可少的。在最早出现生命和叶绿素时代的海水中,镁也是一种主要的矿物质成分(0.13%)。

(2) 镁的吸收、代谢和排泄:每日摄入的镁 30%~50% 在小肠内吸收,粪便中的镁几乎全部是未吸收的膳食镁。影响镁吸收的因素很多,包括膳食中镁的总含量、食物在肠道中停留的时间、水解吸收率及肠腔内镁浓度的影响,食物中钙、磷、乳糖的含量等。镁在肾脏内一般还要重吸收,从而使体内镁储备的损失减少到最低程度。

骨中的镁不与基质结合,而是骨晶体的一种组分。关于镁、钙、磷三者在骨骼中的代谢关系,至今仍不清楚。钙不足时,镁可代替钙,但镁太多时,骨骼的正常钙化又将受阻。

镁排泄的主要途径是尿。肾上腺皮质分泌的醛固醇调节肾脏排泄镁的速率。饮酒或服用利尿剂后镁排泄趋于增多。

（3）镁的缺乏与中毒症状：各种食物中含有足够量的镁，一般不会缺乏，但严重的肾脏疾病、急性腹泻、乙醇中毒等引起镁的过量排泄可造成镁缺乏。镁缺乏的主要表现为：肌肉痉挛（颤抖、抽搐）和过快的心率；精神错乱、幻觉、定向力障碍；缺乏食欲、倦怠和恶心呕吐。

若肾脏障碍，不能把摄入过多的镁排出，则可能发生镁中毒。其特征是呼吸变慢，昏迷，有时可引起死亡。值得注意的是妊娠妇女摄入的镁盐可能影响胎儿的发育。

（二）宏量元素的摄入量和来源

1. 人体内各种宏量元素的含量　钙1 500g、磷860g、钾120g、钠64g、镁25g。每日膳食中矿物质推荐摄入量见表2-38。

2. 来源　普通食物中宏量元素含量存在一定差别，现将富含宏量元素的食物列出，供参考。

（1）钙：干酪、小麦、大豆粉、杏仁、鱼子酱、干无花果、带可食软骨的鱼、绿叶蔬菜、冰激凌、奶、牡蛎、酸奶、虾类、蛋类等。

表 2-38　每日膳食中矿物质推荐摄入量

年龄/岁	钙 Ca AI/mg	磷 P AI/mg	钾 K AI/mg	钠 Na AI/mg	镁 Mg AI/mg
0~	300	150	500	200	30
0.5~	400	300	700	500	70
1~	600	450	1 000	650	100
4~	800	500	1 500	900	150
7~	800	700	1 500	1 000	250
11~	1 000	1 000	1 500	1 200	350
14~	1 000	1 000	2 000	1 800	350
18~	800	700	2 000	2 200	350
50~	1 000	700	2 000	2 200	350
孕妇					
早期	800	700	2 500	2 200	400
中期	1 000	700	2 500	2 200	400
晚期	1 200	700	2 500	2 200	400
乳母	1 200	700	2 500	2 200	400

（2）磷：可可粉、棉子粉、鱼粉、花生粉、南瓜、米糠、黄豆粉、葵花子、麦麸、牛肉、干酪、鱼、海产品、羊肉、肝、坚果、猪肉、禽类、全谷粉、蛋类、冰激凌、肾、奶、多数蔬菜等。

（3）镁：速溶咖啡、可可粉、棉子粉、花生粉、芝麻、大豆粉、麦麸、麦芽、坚果、花生酱、全谷粒、酵母、鳄梨、香蕉、牛肉、鸡、玉米、海枣、鱼、海产品、羊肉、肝、猪肉、稻米和多数绿叶蔬菜等。

（4）钾：脱水水果、糖蜜、马铃薯粉、米糠、海藻、大豆粉、葵花子、麦麸、鳄梨、牛肉、海枣、番石榴、多数生菜、油桃、坚果、猪肉、禽类、沙丁鱼和小牛肉等。

二、微量元素

微量元素是指占人体总重量万分之一以下或日需要量(摄入量)在 100mg 以下的元素。已知必需的微量元素有 14 种即 Fe、Zn、Cu、Mn、Ni、Co、Mo、Se、Cr、I、F、Sn、Si 和 V。它们具有高度的生物活性,是维持正常生命活动所必需,但不提供能量。微量元素在生物体内须保持一定的浓度范围才能有益于健康,缺乏将引起人体生化紊乱,生理异常,结构改变,导致疾病,而过量则可能导致不同程度的毒性反应以致中毒,甚至死亡。微量元素的营养、生理作用是多种多样的,主要有以下几个方面。

(一) 微量元素的生理功能

1. 某些酶、维生素和激素的活性因子　锌、硒、铜等微量元素分别是碳酸酐酶、谷胱甘肽过氧化物酶、超氧化物歧化酶的活性中心,一旦去除这些元素,酶的活力几乎全部丧失。钴则是维生素 B_{12} 的活性组成成分。碘和铬是甲状腺激素和葡萄糖耐量因子的必需成分,发挥调节基础代谢和碳水化合物代谢,如缺碘将会导致地方性甲状腺肿、地方性克汀病、早产及智力低下等,而铬的缺乏则可成为老年性糖尿病的诱因。

2. 参与氧的贮存和电子传递　铁是血红蛋白和肌红蛋白的重要成分,起着运输、释放和贮存氧的作用。铁、铜等作为细胞色素 C、细胞色素 B 等电子传递活性基因的重要成分在体内发挥重要作用。

3. 参与遗传和自由基的调节　锰、铬、锌、钴等元素在维持核酸和脱氧核糖核酸的正常功能中起着重要作用。现许多实验均已证明,不少疾病与体内自由基产生过多有关。而清除体内自由基的酶,如超氧化物歧化酶、过氧化物歧化酶和谷胱甘肽过氧化物酶的功能则与其含 Zn、Mn、Se 直接有关。可见微量元素在自由基的调节中起着重要作用。

微量元素在维持视功能、味觉、性发育、智力、衰老等方面均具有一定的作用。

(二) 必需微量元素

1. 铁

(1) 分布、吸收及代谢:正常成人体内含铁量为 3~5g。其中 60%~70% 存在于血红蛋白中,3% 在肌红蛋白中,细胞色素酶中仅含 1% 的铁,其余 26%~36% 以铁蛋白或含铁血黄素形式贮存于肝、脾、骨髓等组织中。胎儿体内含铁量约为 400mg,可供出生后半年内的消耗。

膳食铁的吸收可在整个胃肠道进行,但主要在小肠上部、十二指肠。铁的吸收一般分成三个阶段:①肠道内阶段:食物中铁首先受胃酸作用,形成可溶性混合物。亦可在胃蛋白酶的作用下,使蛋白质水解释放出可利用的铁(如血红蛋白释放血红素铁)并随食糜进入肠腔;②黏膜阶段:进入肠腔后的血红素铁通过肠壁绒毛缘受体直接进入肠黏膜。在黏膜内,血红素在血红素氧化酶作用下释放出 Fe^{2+},非血红素铁则先转化为转铁蛋白,然后通过黏膜细胞的转铁蛋白受体吸收;③体内阶段:黏膜内的铁一部分以主动运转的方式进入血浆运送到各组织。另一部分则形成铁蛋白贮存在黏膜细胞中,铁的吸收受小肠黏膜上皮细胞控制和调节,而吸收的程度与铁存在的状态有关。血红素铁及 Fe^{2+} 易被人体肠黏膜上皮细胞吸收。膳食中铁的吸收率约为 10%。

人体吸收的铁相当于人体丢失的铁。铁主要通过肠黏膜及皮肤细胞脱落而丢失,其次是随尿和汗液排出。铁在体内的代谢过程中,可反复地被利用或贮存,一般情况下铁的绝对丢失量很少。男性每天平均铁丢失量约为 1mg,女性约 1.5mg。妊娠期由于胎儿生长、发育的需要,其每天需要量可高达 4mg。

食物中的铁主要以非血红素铁和血红素铁的形式存在。它们的吸收受诸多因素的影响。非血红素铁必须在胃酸作用下,分解为亚铁离子后,才能被吸收。食物中的柠檬酸,维生素C、维生素 A、动物蛋白质、半胱氨酸、铜、果糖、山梨醇都能促进铁的吸收,而食物中的植酸、草酸、鞣质及高磷低钙膳食则抑制铁的吸收。胃酸缺乏患者或大量服用抗酸药物时,亦不利于铁的吸收。血红素铁则不受上述因素影响,它以卟啉铁的形式直接被肠黏膜上皮细胞吸收。

总的来说:动物性食物中铁的吸收率比植物食物中铁的吸收率要高。如鱼为 11%,动物肉、肝脏为 22%,血红蛋白为 25%;大米为 1%,玉米、黑豆为 3%,小麦为 5%。蛋类铁的吸收率只有 3%。混合膳食中铁的吸收率通常以 10% 计。

(2) 生理功能及缺乏症:铁是人体许多正常生理过程中不可缺少的物质,它参加与合成血红蛋白及肌红蛋白,构成细胞色素氧化酶、过氧化物酶、琥珀酸脱氢酶等许多酶的成分,在组织呼吸、生物氧化过程中起着重要作用。铁还与免疫功能、消化功能以及神经行为等有关。

铁缺乏可引起缺铁性贫血。临床表现为面色苍白、食欲减退、乏力、心悸、头晕、耳鸣、烦躁、毛发干燥无光泽易脱落、指甲变薄(脆)、反甲。儿童、青春期女青年、孕妇及乳母易发生缺铁性贫血。缺铁性贫血是世界性医学和公共卫生学的一个重要问题之一。

(3) 摄入量及食物来源:每日铁的摄入量与诸多因素有关:①生长发育所需的铁;②补偿丢失的铁;③不同生理条件下额外补偿的铁。以膳食中铁的平均吸收率为 10%,再根据以上因素制订日摄入量。铁的日推荐量,详见表 2-39。

表 2-39　铁的日参考摄入量(mg/d)

类别		我国 AI/mg	世界卫生组织规定的铁摄入量				美国
			需要吸收的铁	动物性食物所占总热量的比重			
				<10%	10%~25%	>25%	
婴儿	<3 月龄	0.3	0.5	母乳喂养者量足	同左	同左	10
	3 月龄~1 岁	10	1.0	10	7	5	15
儿童	1~7 岁	12	1.0	10	7	5	10
	1~10 岁	12	1.0	10	7	5	18
少年	男　11~13 岁	16	1.8	18	12	9	18
	女　11~13 岁	18	2.4	24	18	12	18
成年男子		15	0.9	9	6	5	10
成年女子	育龄期	18	2.8	28	19	14	18
	妊娠期早期	20	—	—	—	—	30~60
	妊娠期中期	25					
	妊娠期晚期	35					
	乳母	25					

铁含量丰富的食物有：菌藻类、红蘑、发菜、口蘑、黑木耳、动物肝脏、动物全血、动物瘦肉、鱼类、花生、核桃、麦糠、麦胚、绿叶蔬菜等，奶和乳制品不是铁的良好来源。铁的优质来源详见表 2-40。

表 2-40　铁的优质来源（mg/100g）

食物名称	铁	食物名称	铁
红蘑	235.1	牛肉	3.0
珍珠白蘑	189.8	丁香鱼	4.3
发菜	99.3	黄鳝	2.5
黑木耳	97.4	花生仁	6.9
猪肝	22.6	松子	5.9
猪血	8.7	胡桃	2.7
火鸡肝	20.7	麸皮	9.9
鸭血	30.5		

2. 锌

（1）分布、吸收及代谢：正常人体含锌量为 1.4~2.3g。除铁以外，比任何其他微量元素都多。锌主要存在于肌肉、骨骼、皮肤、头发、视网膜、前列腺、精子等组织器官。血液中的锌主要以含锌金属酶形式存在，而血浆中的锌则主要与白蛋白及 α 球蛋白结合。锌的吸收主要在小肠。胃和大肠几乎不吸收锌。肠道中锌的吸收依赖于一种低分子量的金属运载蛋白、摄入的锌由人体内稳态的适应性来调节它的吸收量。一部分吸收的锌很快通过肠黏膜细胞转运，而另一部分则保留在黏膜细胞内，数小时内释放。锌主要通过粪便、尿、汗、头发排泄。每日粪便中锌排出量为 5~6mg，尿中锌排出量为 300~600μg。严重缺锌可引起尿锌量下降。毛发排锌量可反映人体锌水平。

影响膳食中锌吸收的因素：植酸、半纤维素、木质素影响锌的吸收；亚铁、铜、钙、镉抑制锌的吸收；蛋白质、组氨酸、半胱氨酸、柠檬酸盐、还原性谷胱甘肽、维生素 D_3 促进锌的吸收。

（2）生理功能及缺乏症：锌是许多金属酶的结构成分或激活剂，至今已知 80 余种酶的活性与锌有关，如碳酸酐酶醇脱氢酶、碱性磷酸酶、羧肽酶、天冬氨酸转氨甲酰酶、氨基肽酶等。蛋白质核酸的合成和代谢、骨骼的正常骨化、生殖器官的发育和功能都需要锌。锌能维护正常的味觉功能和皮肤的健康，另外对视觉、听觉、嗅觉的功能也是必需的。

缺锌的临床表现为食欲减退，儿童生长发育停滞，性发育及功能受阻，味、嗅觉下降，毛发色素变淡，伤口愈合不良，嗜睡，皮疹及肝脾肿大等。孕妇缺锌，胎儿可发生中枢神经系统先天性畸形。锌缺乏食物、偏食、酗酒、早产儿，严重肝肾疾病、脂肪痢、烧伤、糖尿病等均可导致锌缺乏。

（3）摄入量及食物来源　研究表明，成人每天从膳食中获得 12.5mg 锌就能保证平衡。建议锌的日摄入量为：初生至 6 月龄为 3mg，7~12 月龄为 5mg，1~8 岁为 10mg，9 岁至成人为 15mg，孕妇为 20mg。

动物性食物锌的生物利用率大于植物性食物、前者为 35%~40%，后者为 1%~20%。一般来说高蛋白食物锌含量 > 海产品 > 奶及蛋 > 蔬菜、水果。锌的优质来源见表 2-41。

表 2-41 锌的优质来源（mg/100g）

优质来源	锌	优质来源	锌
牡蛎	148.6	山核桃	12.59
烤小麦芽	15.4	鲜赤贝	11.58
牛肉	4.05	茶叶	5.4

3. 铜

（1）铜的分布、吸收及代谢：人体内铜含量为 100~150mg，以肝、脑、肾及心含量最高，其次为肺、肠及脾；肌肉骨骼最低。铜主要以金属-蛋白质复合物的形式贮存于肝脏。肝铜含量为 14.7mg ± 3.9mg。

铜的吸收部位取决于动物的种类。人体铜的吸收主要在胃和小肠上部。吸收率约为30%。其吸收机制与铁、锌相类似，即借助肠黏膜细胞中的载体蛋白，使铜进入体内。吸收进入血液后的铜大部分（90% 左右）与球蛋白结合形成铜蓝蛋白，其余的铜则与白蛋白结合且被输送到各个组织中去。正常人每日排泄的铜为 1~3.6mg，大部分的铜经胆道排泄、少量由尿及汗液中排出。

（2）功能及缺乏症：铜参与铁的代谢，促使 Fe^{2+} 氧化成 Fe^{3+}，从而有利于体内储存铁的动用和食物铁的吸收。缺铜时，肠道吸收铁量减少，贮存铁的动用和骨髓铁利用发生困难，血红蛋白合成减少，导致低血色素小细胞性贫血。铜是体内氧化还原体系中的催化剂，如细胞色素氧化酶、超氧化物歧化酶等。铜具有维护神经系统完整性的重要作用。人体缺铜时，可引起脑组织萎缩、神经元减少、神经发育受阻、嗜睡等。铜是弹性组织和结缔组织的必需成分，缺铜时，影响胶原的正常结构，导致骨骼生成障碍、骨质疏松、心血管受损等，流行病学研究表明饮食中的锌铜比与心血管疾病发病率呈正相关。铜还具有抗生育作用，使精子活力下降。

（3）摄入量与食物来源：成人每日铜摄入量为 2~3mg，婴儿和儿童的日推荐量为每公斤体重 0.08mg，早产儿铜储量低，故其推荐量建议为每日每公斤体重 100μg。牛奶含铜量比人奶低得多。应提倡母乳喂养。含铜丰富的食物有肝、牡蛎、龙虾、坚果、种子、黄豆粉、麦麸和小麦胚芽等。

4. 硒

（1）分布、吸收与代谢：人体内硒含量约 13mg，存在于所有的细胞与组织中，肝、肾中最高，肌肉、骨骼和血中次之，脂肪组织最低。血硒水平与膳食中硒摄入量相关。硒主要在十二指肠吸收，吸收后的硒与蛋白质结合并在血液中运输到组织，以硒代胱氨酸和硒代蛋氨酸的形式结合到组织蛋白中去。硒酸盐、硒代蛋氨酸的吸收率分别为 92%~94% 和75%~97%。食物中硒的营养价值不仅与食物中硒含量有关，而且与其生物利用率有关。一般来说，植物中的硒生物利用率高于动物性食物。硒的生物利用率与它的存在形成及其他因素有关，蛋氨酸、维生素 A、维生素 E、维生素 C 和维生素 B_2 可增加硒的利用，汞、铅、锌、铜、镉、砷、铁等可干扰硒的吸收利用。人类不存在限制硒吸收的平衡机制，安全范围较窄。硒主要从尿液和粪便排出。少量从汗或肺部排出。

（2）生理功能与缺乏症：硒是维持人体正常生理的必需微量元素，是谷胱甘肽过氧化物酶（GPX）的重要组分。具有清除自由基和过氧化氢的作用，它与维生素 E 的抗氧化作用具有协同作用。维生素 E 主要是阻止不饱和脂肪酸被氧化成氢过氧化物,而 GPX 则是将产生的氢过氧化物分解为醇和水,以起到共同保护细胞膜完整性的作用。硒参与辅酶 A 和辅酶 Q 的合成,在人体代谢、电子传递中起重要作用。硒还与非特异性免疫、体液免疫、细胞免疫有关。缺硒时,各种免疫功能下降,但过量硒则可抑制免疫功能。克山病、大骨节病、儿童恶性营养不良等均与缺硒有直接的关系。精子的正常生成需要硒。

癌症死亡率和血硒水平或特定地理地区饮食硒水平呈负相关。补硒后对肝癌有预防效果。另外,心血管疾病发病可能与低硒有关。

(3) 摄入量与食物来源:中国各类人群每日硒的推荐摄入量如下:1~3 岁为 20μg;4~6 岁为 25μg;7~10 岁为 35μg;11~13 岁为 45μg;14 岁至成人为 50μg。硒的日推荐摄入量和中毒量间的安全范围比较窄,临床应用时应慎重。

动物肝、肾、海产品、大蒜及肉类等为硒的良好来源,蔬菜、水果含量较低,谷类则随土壤含硒量而异。

5. 碘

(1) 分布、吸收与代谢:正常成人体内碘含量约为 20~50mg,甲状腺内含碘最多,占 40%~60%,各种含碘成分的百分比:碘化物中,一碘酪氨酸、二碘酪氨酸、三碘甲状腺原氨酸、四碘甲状腺原氨酸分别为 16.1%、32.7%、33.4% 和 7.6%。甲状腺内贮存的碘可供 2~3 个月内分泌甲状腺激素之用。其余的碘分布在皮肤、骨骼、中枢神经系统及其他内分泌腺。食物中的碘化物须先被还原成碘离子后才能被吸收。与氨基酸结合的有机碘可直接被吸收,但甲状腺素和其他有机碘化物在肠道内吸收不完全。胃肠内的钙、铬、氟可阻碍碘的吸收,特别是在碘缺乏的情况下,作用尤为明显。食物中的碘,经肠上皮细胞吸收进入血浆后一部分被甲状腺摄取供合成甲状腺激素之用,一部分由肾脏排出。在人体稳定条件下,人体排出的碘等于摄入的碘。碘主要从尿液中排出,尿碘来自于血中的无机碘,其排出量多在 80% 以上。

(2) 生理功能与缺乏症:碘是合成甲状腺激素的主要原料,故甲状腺激素的生理功能也即碘的生理功能。其主要的作用是维持人体的正常代谢,促进生长发育,促进三羧酸循环中的生物氧化过程,维持脑正常发育及骨骼生长以及影响各种营养素的代谢。人体碘缺乏可导致一系列生化紊乱及生理功能异常。碘缺乏的典型特征是地方性甲状腺肿(大脖子病)。青春期、妊娠期和哺乳期最易发生。发生在胎儿、初生儿及婴幼儿期,可引起生长发育受阻、智力低下、身材矮小,以致痴呆、聋哑,形成呆小病。成人也可出现类似的甲状腺病,即为黏液性水肿。

地方性甲状腺肿是世界上流行最广泛的一种地方性疾病。我国病区人口达 4.25 亿,占全世界病区人口总数的 40% 以上。其中地方性甲状腺肿患者 660 多万、地方性克汀病 25 万、1 017 万智力残疾人中有 800 万是缺碘造成。我国政府对碘缺乏病防治非常重视。1993 年国务院组织召开了《中国 2000 年消除碘缺乏病规划纲要》和《食盐加碘消除碘缺乏病危害管理条例》。要求在 1996—2000 年间缺碘区合格碘盐覆盖人群达 95%,95% 的病区县达到消除碘缺乏病标准,1996 年起全国食盐普遍加碘。长期摄入过量碘亦可造成甲状腺肿。

(3) 摄入量和食物来源:中国各类人群每日碘的推荐摄入量:婴幼儿为 50μg,4~10 岁为 90μg,11~13 岁为 120μg,11 岁至成人为 150μg,孕妇、乳母均为 200μg。

含碘丰富的食物有海藻类、海产品,如海带、紫菜、海鱼,以及生长在富含碘土壤中的蔬菜。目前,我国用碘盐补碘的方法来防治碘缺乏病。合格加碘盐的碘浓度应不低于 20mg/kg。

6. 铬

(1) 分布、吸收与代谢:人体内铬含量极微,总量约为 6mg。它分布在体内的各个组织器官和体液中,血清铬含量随饮食、不同生理状态而有所变化。头发中铬的含量比血清铬高,约为 150μg/kg。值得注意的是,糖尿病患者头发和肝里的铬只有正常健康人的 2/3。铬的吸收主要在肠道。膳食中的无机铬吸收较少,约为 1%,而葡萄糖耐量因子(GTF)中的铬吸收可高达 10%~25%。吸收进入血液后,即与血清铁蛋白和清蛋白结合。食物中的草酸盐与铬形成螯合物,有利于无机铬的吸收;植酸、肌醇六酸则阻碍铬的吸收,在体内,无机铬需转化为有机铬才能起作用。铬排泄的主要途径是尿,24 小时排出量为 5~10μg。发铬、尿铬的水平可反映人体铬的营养水平。

(2) 生理功能及缺乏症:三价铬是葡萄糖耐量因子(GTF)的活性成分,GTF 能增强胰岛素作用,降低血糖,改善糖耐量。铬对核酸的代谢有一定的作用,铬还能激活某些酶,如激活琥珀酸—细胞色素脱氢酶系统和葡萄糖磷酸变位酶,影响脂肪和碳水化合物代谢。老年人缺铬易患糖尿病和动脉粥样硬化。大量实验证明:铬对改善、预防及治疗动脉粥样硬化,降低血内胆固醇及血糖均有较好的作用。

六价铬的毒性比三价铬高 100 倍,长期食入可引起肾脏、肝脏、神经系统的病变,较长时间接触可致皮肤过敏,溃疡及支气管哮喘等。

(3) 摄入量和食物来源:根据成人日尿铬排出为 5μg 和膳食铬的平均利用率为 10~25g,每天需要量达到 20~35μg 即可,估计成人安全和足够的每日饮食铬的摄取量为 50~200μg。

含铬丰富的食物:啤酒酵母、干酪、蛋类、肝、牡蛎、肉类。

7. 钴

(1) 分布、吸收与代谢:钴分布于人体的各个部位,成人含量平均为 1.1~1.5mg,以肝、肾、骨骼中含量为高。钴的吸收主要在小肠。吸收的钴盐与转钴蛋白结合并运送到身体各部,而以维生素 B_{12} 吸收的钴则与内因子(一种糖蛋白)分离,随后至门静脉与转钴蛋白结合再转运到全身。钴排出方式及时间与剂量大小和摄入方式有关,经口摄入,主要从肠道排出,其他途径主要经肾。

(2) 生理功能与缺乏症:钴是维生素 B_{12} 的重要组成成分,而维生素 B_{12} 是血红细胞形成的必需因子,它能促进铁的吸收,加速红细胞再生和合成血红蛋白。钴可与氨基酸、蛋白质、辅酶或辅助因子起作用影响碳水化合物和蛋白质的代谢。对酶的作用是引起酶损伤而导致组织呼吸的抑制。钴缺乏,引起维生素 B_{12} 的缺乏,产生恶性贫血、生长不良和偶然性的神经错乱。

(3) 摄入量和食物来源:钴的营养学作用主要是通过维生素 B_{12} 实现的。故钴的日摄入量常用维生素 B_{12} 来表示:即婴儿 0.3μg。青少年及成人 2μg,妊娠末期 3μg,乳母 2.5μg。钴存在于各种植物,但它必须以维生素 B_{12} 的形式摄入才有价值,因此,单独列出食物中钴的含量意义似乎不大,维生素 B_{12} 的丰富来源:肝、肾、鱼、禽类、蛋、发酵大豆等。

8. 锰

(1) 吸收与代谢:成人体内锰含量为 10~30mg,在人的一生中基本保持恒定,以肝、骨和脑下垂体中为高。锰的吸收主要在小肠,吸收后与血浆球蛋白结合,并以转锰蛋白的形式运输到全身各组织。食物中高钙、磷、植酸均可影响锰的吸收。锰主要作为胆汁的成分由粪排出体外,亦可通过汗液、胎盘排出。

（2）生理功能与缺乏症：锰是人体内一些酶的重要组成部分如精氨酸酶、丙酮酸羧化酶，超氧化物歧化酶等，亦是许多酶系统的激活剂（水解酶、脱羧酶、转移酶等）。锰能促进生长发育，骨骼的形成，性激素的合成，参与蛋白质的合成，遗传信息的传递，结缔组织生长，凝血，胰岛素作用，胆固醇合成等。缺锰时，表现为生长停滞，骨骼畸形，生殖功能受损，体重减轻。此外，还发生脂质代谢受阻及氮平衡障碍等。人类很少出现锰缺乏症。

（3）摄入量与食物来源：婴儿为 0.5~1.0mg，儿童和青少年为 1.0~5.0mg，成人为 2.5~5.0mg，粗米、麦麸、茶叶含锰丰富；其次为莴苣、花生、马铃薯、豆类、水果和蔬菜；肉、鱼、奶等含量较微。

9. 钼

（1）分布、吸收与代谢：成人钼含量约为 9mg，以骨、肝、肾、皮肤含量较高。食物中的钼易从肠道吸收，影响钼吸收的因素较多，食物中的硫酸盐及过量的锌、铜、锰等均能抑制或干扰钼的吸收。摄入过多的蛋白质也能减少胃肠对钼的吸收。钼排泄迅速，在体内贮备很少。

（2）生理功能与缺乏症：钼的生理作用主要是通过各种酶的活性表现出来的，它是固定酶、黄嘌呤氧化酶、醛氧化酶、亚硫酸氧化酶的组成成分。钼催化嘌呤化合物的氧化过程及肝内铁蛋白中铁的释放，有利于组织的利用，患蛋白质热能营养不良者通常伴有钼缺乏。体内黄嘌呤氧化酶的活性降低、高尿酸症和痛风症可能与缺钼有关。钼能保护心肌细胞膜的完整性，能有效地预防克山病。钼还与人体免疫力、智力发育、视觉及龋齿均有密切关系。

（3）摄入量与食物来源：成人每天摄入量为 150~500μg/d。婴儿为 30~80μg，1~7 岁为 50~300μg。含钼比较丰富的食物有黄豆、扁豆、动物肝脏和肾脏。水果、肉、乳等含量较低。

10. 氟

（1）分布、吸收及代谢：人体氟含量与摄取的水、食物及年龄等因素有关，一般成人含氟量为 2.6g，以骨骼、牙齿、指甲中含量为高。氟吸收主要在胃肠道，无机氟以离子氟形式，而有机氟则以完形或经分解后被吸收。吸收后的氟由血液送往全身。食物中的氟一般吸收 50%~80%。饮水中的氟可被完全吸收，膳食中钙、镁、铝和脂肪阻碍氟的吸收，磷酸、硫酸等则促进氟的吸收。未被吸收利用的氟主要由尿中排出。血浆中氟化物的水平相当恒定。

（2）生理功能与缺乏症：氟的主要生理功能是参与骨代谢和预防龋齿，老年人缺氟影响钙磷代谢，引起骨质疏松症，但是氟过量比缺乏的影响更大。此外，氟还与神经兴奋性、铁吸收、人体的生长发育和生殖能力有关。

人体氟的来源主要来自饮用水。不同地区水氟含量差别较大，其最佳浓度为 0.7~1.0mg/L，低于 0.5mg/L 可能发生龋齿，而长期饮用 1.2mg/L 的水，则可引起氟中毒，出现斑牙症。若日氟摄入量超过 4mg 时，可能发展为氟骨症，其临床表现为肢体僵曲、弯腰、驼背等。

（3）摄入量和食物：氟的摄入量：婴儿为 0.1~1.0mg，1~3 岁为 0.5~1.5mg，4~6 岁为 10~2.5mg，7~10 岁为 1.5~2.5mg，11 岁以上为 1.5~2.5mg，成人为 1.5~4.0mg。

茶叶、海产动植物、鱼富含氟，谷类、蔬菜、水果较低。由于茶叶含有丰富的氟，我国学者建议饮茶补氟防龋。

三、膳食中微量元素的评价

（一）微量元素的生物学效应及其化学形式

微量元素可因化学形式的不同而产生不同的生物效应，甚至发生相反的作用。三价铬是葡萄糖耐量因子的活性成分,而六价铬却对人体有毒害作用,它可干扰酶活性,损害肝脏、肾脏、诱发肺癌。化学形式的不同,也可出现生物效应程度上的差异。如铬必须以维生素 B_{12} 的形式供给人体,才能更有效地发挥作用。有机铬(啤酒酵母中的铬)易被人体吸收,其效力比无机铬大 100 倍。二价铁比三价铁更易为人体所吸收,治疗缺铁性效果明显高于后者。

(二) 微量元素的摄入量与食物加工

食物微量元素含量可因食物品种,部位及生长环境而异,并且与加工处理方法有关,谷类中的微量元素多集中在谷粒的糊粉层和胚组织中,碾磨加工过程将会造成不同程度的损失。加工越精细,损失度越高,如小麦的出粉率从 95% 降到 50% 时,铁的含量仅为 0.9mg,仅保留原来的 33%。家庭膳食制作过程可造成微量元素损失,水果、蔬菜在烹调前常常丢弃大量的果皮、菜叶等,而实际上被丢弃的部分所含的一些元素往往高于可食部分,如结球甘蓝外部绿叶中铁的含量是内层浅色绿叶的 1.5~3 倍等。烹饪加热对一些挥发性元素有影响,如碘盐可因烹饪而损失 15%~50% 的碘。加工处理亦产生有利于一些元素的吸收和利用,如将蔬菜制成菜泥,打破纤维的细胞壁对元素的包围,有益于铁的吸收,豆类发芽可除植酸有利于锌元素的吸收,面包发酵过程中可使植酸含量下降 15%~25% 增加锌的吸收。炊具、餐具对微量元素的食入量亦有影响,如铁锅炒菜可释放出铁 52.27μg/g 等。

(三) 微量元素的相互影响

微量元素之间的相互作用可影响它们的吸收、代谢及生物学效应、如摄入过量锌干扰铜、铁的吸收和利用;饮食中镉、铁、钼和锌过量会减少钙的利用;鸡蛋中的铁与磷结合形成不溶性的复合磷酸铁难被人体吸收,而铜则能促进铁的吸收、运输和利用,起到生血的协同作用。食物某些成分也会干扰微量元素的作用,如植酸和膳食纤维影响铁、铜、锌、铬的吸收利用,其原因是它们之间形成了不溶性的盐。富含碳水化合物的膳食可引起 GTF 中的铬供应减少等。

微量元素间的相互作用亦受其他多种因素的影响,诸如饮酒过度,食物中天然存在的拮抗物等。

(王秀景　李向荣)

第七节 水

水是一切生物必不可少的物质。从最简单的植物、单细胞生物到最复杂的人类,水都是生命所必需、所依存的物质,是人类生活和发展生产的必备条件。它同时以固体、液体和气体三种形式存在于自然界中。

一、水的结构

水分子(化学式: H_2O)是由两个氢原子分别以共价键与一个氧原子结合,呈非线性,且共用电子偏向于氧的一边,形成一种极性共价化合物。有极分子间正极与负极以氢键结合在一起。氢键是一种弱静电键,如水被加热,分子的热能增加,分子运动增强,促使氢键破裂,水呈蒸汽状态时,水以单分子存在,无氢键形成。相反,如液态的水被冷却,水分子热能丧失,则有利于氢键形成。氢键广泛存在于冰中。水分子间氢键的存在,便赋予水以一些特殊的物理性质,比如高的沸点(100℃)、高的比热[1cal/(g·℃)]、极高的汽化热(540cal/g)等。

二、水的生理功能

(一) 构成细胞和体液的重要组成成分

水是人体含量最多的成分。人体内的液体称为体液,约占体重的65%,其中2/3的体液分布在细胞内(称为细胞内液);1/3的体液分布在细胞外(称为细胞外液),包括血液、淋巴液、脑脊液和细胞周围、细胞之间的组织液(即细胞间液)等。血液含水量占80%以上。人体细胞都浸浴在细胞外液中,细胞外液构成人体内的内环境。维持内环境的相对恒定状态是保证机体正常生命活动的必要条件。

人体的含水量即指体液的含量,会因年龄、性别、形体等方面的不同存在个体差异。胚胎含水量约为98%,新生儿约为80%,年龄越大,含水量越低,老年人体内水分含量仅占体重的50%;男性含水量比女性高,运动员高于普通人,主要代谢活跃的肌肉,水的含量较高(表2-42)。

表 2-42　各组织器官的含水量

组织器官	含水量 /%	组织器官	含水量 /%
血液	83.0	脑	74.8
肾脏	82.7	肠	74.5
心脏	79.2	皮肤	72.0
肺	79.0	肝脏	68.3
脾	75.8	骨髓	22.0
肌肉	75.6	脂肪组织	10.0

(二) 参与体内的新陈代谢

水具有很强的溶解能力和较大的电解力,人体内的有机或无机的营养物质吸收和转运、代谢产物的排出都需要溶解于水才能进行;水的流动性,协助加速营养物质的运送和废物的排出,使消化、吸收、代谢、分泌与排泄等新陈代谢和生理化学反应顺利进行。

(三) 调节体温

水的比热比其他物质高,它能吸收体内分解代谢产生的大量热能而使体温变化不大。血液循环和体液的持续交换,使代谢产生的热迅速通往全身,在体温37℃下,蒸发1g水可带走2.4kJ的能量,在高温下,可以通过皮肤水分的蒸发和汗液的挥发散热,保持体温的恒定。

(四) 润滑作用

水具有润滑作用,可以减少体内脏器的摩擦、防止损伤,并可以使器官运动灵活。如唾液、消化液有利于咽部的湿润和吞咽以及胃肠道的消化;泪液可以防止眼球干燥,关节滑液、胸膜和腹膜的浆液、呼吸道黏液都有良好的润滑作用。

三、水的分类

根据水中所含的不同物质区分为不同类别的水,人类对不同类别的水应该有正确的认识。人体要保持健康和防止衰老,对于处在不同年龄、不同性别、不同生理状态下的人群,都要根据自身的条件和需求,选择有利于促进健康的水的种类、温度和摄入量。

(一) 饮用水

地球表面近乎 3/4 的地方被水覆盖,但是,只有约 2.53% 的水是"淡水",可适用饮用。原始人生活在泉水,河流和湖泊附近,他们只有用粗陋的容器来装水和贮水饮用。以后从井水发展到现代普遍运用的自来水。自来水是来自河流、湖畔、水库等地表水或地下水源的水,经过"混凝 - 沉淀 - 过滤 - 消毒"工艺,符合水标准后通过管道输送到户的生活饮用水。符合饮用水标准的白开水是最好的饮用水。

(二) 硬水与软水

饮用水根据水的硬度大小可分为硬水与软水,水的硬度是指水中溶解的无机盐含量,主要是二价金属的含量,尤其是 Ca^{2+} 和 Mg^{2+}。含碳酸氢钙或碳酸氢镁的硬水为暂时性硬水,如石灰石山脉地区的地下水,煮沸后形成碳酸钙或碳酸镁沉淀出,钙、镁离子浓度降低变成软水;而钙、镁离子以氯化物或硫酸盐形式存在的硬水,如做豆腐的卤水,加热煮沸都不会沉淀出来,就是永久性硬水。轻中度硬水甘冽可口,软水则淡而无味。经常饮用适度的硬水能有效降低心血管疾病和脑血管疾病的发病率与死亡率;最近对众多先进的流行病学研究的元数据进行分析表明,这个健康功效来自镁,而不是钙。水的硬度并非越高越好,高度硬水会有苦涩味,偶尔饮用可引起腹胀、腹痛或腹泻等胃肠功能紊乱症状,长期水饮用硬度过高的水可引发结石类疾病。硬水中的矿物质还会造成锅炉、洗衣机和蒸汽电熨斗等电器生垢,水垢影响洗涤质量。而软水非常适合用于烹调用水、日常用水及工业用水,但长期饮用软水,可能增加心脑血管疾病的发病率。

(三) 纯净水

纯净水是以江、河、湖水或自来水等为水源,采用蒸馏法、电渗析法、离子交换法、反渗透法等水处理工艺,使水达到纯净、卫生。正常人适当饮用纯净水,有助于人体的微循环,但长期饮用会影响体内电解质酸碱平衡,影响神经、肌肉和多种酶的活动。

(四) 蒸馏水

蒸馏水是用蒸馏方法制备的不含任何物质的中性水。蒸馏次数越多,蒸馏水的纯度越高。蒸馏水属于纯净水的范畴,纯度达 99.9%,水中的矿物成分已微不足道。长期饮用这种水,不利于健康,故不宜作为常规饮用水。一般用于实验室做生化实验。

(五) 矿泉水

天然矿泉水是从地下深处自然涌出的或经钻井采集的,含有一定量的矿物盐、微量元素或其他成分,在一定区域未受污染并采用预措施避免污染的水;其化学成分、流量、水温等动态指标在天然周期波动范围内相对稳定。饮用的矿泉水必须符合国家标准。

中国 2008 年出台了新的饮用天然矿泉水标准,与 GB 8537—1995 比较,去掉溴化物 1 项界限指标,限量指标中新增了溴酸盐、锑、锰、镍 4 项,修改了镉、砷、硼、氟化物 4 项标准,删除了锂、锶、碘化物和锌 4 项;污染物指标中,增加了阴离子合成洗涤剂和矿物油 2 项指标,修改了亚硝酸盐指标,增加了 3 项微生物指标,删除了菌落总数指标,具体的理化指标如下:

1. 界限指标 必须有一项或一项以上指标符合表 2-43 的规定。

表 2-43　矿泉水的界限指标

项目	指标
锂 /mg·L^{-1}	≥0.2
锶 /mg·L^{-1}	≥0.2（含量在 0.20~0.40mg/L 时,水源水温应在 25℃以上）
锌 /mg·L^{-1}	≥0.2
碘化物 /mg·L^{-1}	≥0.2
偏硅酸 /mg·L^{-1}	≥25.0（含量在 25.0~30.0mg/L 时,水源水温应在 25℃以上）
硒 /mg·L^{-1}	≥0.01
游离二氧化碳 /mg·L^{-1}	≥250
溶解性总固体	≥1 000

2. 限量指标　各项限量指标均必须符合表 2-44 的规定。

表 2-44　矿泉水的限量指标

项目	指标	项目	指标
硒 /mg·L^{-1}	<0.05	锰 /mg·L^{-1}	<0.4
锑 /mg·L^{-1}	<0.005	镍 /mg·L^{-1}	<0.02
砷 /mg·L^{-1}	<0.01	银 /mg·L^{-1}	<0.05
铜 /mg·L^{-1}	<1.0	溴酸盐 /mg·L^{-1}	<0.01
钡 /mg·L^{-1}	<0.7	硼酸盐（以 B$_3$ 计）/mg·L^{-1}	<5
镉 /mg·L^{-1}	<0.003	硝酸盐（以 NO$_3^-$ 计）/mg·L^{-1}	<45
铬（Cr^{6+}）/mg·L^{-1}	<0.05	氟化物（以 F$^-$ 计）/mg·L^{-1}	<1.5
铅 /mg·L^{-1}	<0.01	耗氧量（以 O$_2$ 计）/mg·L^{-1}	<3.0
汞 /mg·L^{-1}	<0.001	^{226}镭放射性 /Bq·L^{-1}	<1.1

3. 污染物指标　各项污染物指标必须符合表 2-45 的规定。

表 2-45　矿泉水的污染物指标

项目	指标	项目	指标
挥发性酚（以苯酚计）/mg·L^{-1}	<0.002	矿物油 /mg·L^{-1}	<0.05
氰化物（以 CN$^-$ 计）/mg·L^{-1}	<0.01	亚硝酸盐（以 NO$_2^-$ 计）/mg·L^{-1}	<0.1
阴离子合成洗涤剂 /mg·L^{-1}	<0.3	总 β 放射性 /Bq·L^{-1}	<1.5

4. 微生物指标　各项微生物指标均必须符合表 2-46 的规定。

表 2-46　矿泉水的微生物指标

项目	指标	项目	指标
大肠菌群 /（MPN/100ml）	0	铜绿假单胞菌 /（CFU/250ml）	0
粪链球菌 /（CFU/250ml）	0	产气荚膜梭菌 /（CFU/250ml）	0

注:表 2-43~ 表 2-46 引自中华人民共和国国家标准 GB 8537—2008,于 2009-10-01 实施。

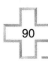

天然地下水流经人为的矿石层或通过加入食用级的元素化合物,使其达到天然矿泉水饮用标准的,称为人工矿化水或人工矿泉水。

（六）离子水

通过前置过滤器净化后的自来水,再通过输入直流电的电解槽,电解生成正、负两种离子水。负离子水是阴极流出来的碱性离子水,亦称饮用离子水,由于该种水分子团比一般水小,渗透力强,含氧量高,溶解能力比自来水高出一倍,更容易被细胞、组织、器官吸收,利于人体健康。正离子水是阳极流出的酸性离子水,亦称美容(消炎)离子水,符合皮肤的酸碱度,用于洗脸,可收敛、美白皮肤,还可消炎防感染。电解水生成器价格比较昂贵,目前难于普及千家万户。

（七）其他种类水

加氯水:氯化消毒是沿用多年并普遍采用的自来水消毒技术,生活饮用水卫生标准 GB 5749—2006 规定执行余氯浓度,确保防御饮用水中微生物引起肠道传染病。近年许多氯化物消毒副产物具有潜在健康危害,已引起公众的关注。我国饮用水卫生标准 GB 5749—2006 增加了一氯胺、臭氧、二氧化氯消毒剂指标。

氟化水:某些地区的氟化物浓度相对高,特别地下水,可能产生对健康影响。氟化物主要对骨组织产生影响(骨骼和牙)。低浓度的氟化物可保护牙齿免患龋齿,特别是儿童。起到防止龋齿饮用水中氟化物的最低浓度为 0.5mg/L,然而饮用水中氟化物浓度高于 1.5mg/L 时,易发生氟斑牙,甚至氟骨症。

海水:海水中有 3.5% 左右的盐,其中 90% 是氯化钠,另外还有氯化镁、硫酸钾、碳酸镁以及含钾、碘、溴等各种元素的其他盐类。所以海水又苦又涩,难以入口,人体一旦饮用海水,肾脏不能处理过量的钠和氯,将会对人体产生不良后果。

四、水的平衡

人体内的水分含量对维持体内的 pH、渗透压、体温以及电解质的平衡具有重要意义。人体在正常情况下,每天经皮肤、呼吸道及尿和粪的形式排除一定量的水分,就应当补充相当数量的水,才能维持动态平衡,称为"水平衡"。

（一）水的摄入和来源

1. 饮用水和其他饮料　在饮水量方面,各人常因自己的生活习惯而有很大差别。对于同一个人,又因气候条件,劳动强度及生理状况的不同而异。《中国居民膳食指南(2016)》推荐每人每日饮水 1 500~1 700ml。

2. 食物中的水　成人每日估计,从食物中摄取水 800~1 000ml。

3. 内生水　主要来源于蛋白质、脂肪和碳水化合物代谢时产生的水。每克蛋白质代谢产生 0.42ml 水,脂肪为 1.07ml,碳水化合物为 0.6ml。每人每日产生代谢水约为 300ml。

（二）水的排出

1. 尿液　体内水主要经肾脏以尿液的形式排出,尿量与人体摄入的水量及饮水方法等都密切相关,正常成人 24 小时尿量 1.5~2.5L 之间,超过 2.5L 为多尿,少于 400ml 为少尿,如果 24 小时尿量不足 100ml,则称为无尿。少尿和无尿都是肾功能衰竭的重要表现。

2. 皮肤蒸发　有两种形式:一种是不感蒸发,是指体内水分从皮肤表面不断渗出并被汽化的过程,因不被人所察觉,且与汗腺活动无关,故得此名。在环境温度低于 30℃时,人体通过不感蒸发丢失的水分相当恒定,为 $12\sim15g/(h\cdot m^2)$,24 小时蒸发 600~800ml。在肌肉活动或发热时,不感蒸发可增加。婴幼儿不感蒸发的速率比成人大,因此在缺少时,婴幼儿更容易发生严重脱水。在临床上患者补液时,应注意补充不感蒸发丢失的这部分液体量;另一种形式是出汗,是指汗腺主动分泌汗液的活动。通过汗液蒸发有效地带走大量体热。

3. 肺呼吸 呼吸时会带出一部分水分,浅快的呼吸丢失水分少,深而慢的呼吸所丧失的水分较多,正常人每日由呼吸丧失的水分 200~400ml。

4. 粪便 虽然人每日分泌入消化道的各种消化液量可达 6~8L,每日还饮水 1~2L,但这些水分几乎全部在回肠和结肠近端回收,每日粪便中排除的水仅约 150ml(表 2-47)。

表 2-47 正常成人体内的水平衡

来源	摄入量 /ml	排出器官	排出量 /ml
饮水或饮料	1 500	肾脏(尿液)	1 500
食物	900	皮肤(蒸发)	700
内生水	300	肺(呼气)	350
		大肠(粪便)	150
合计	2 700	合计	2 700

体内水平衡受神经系统的口渴中枢、垂体后叶分泌的抗利尿激素及肾脏调节。当机体水摄入不足,血浆渗透压过高时,兴奋口渴中枢,激发饮水行为。从表 2-47 可以看出,消化道吸收的水是人体体液的重要来源,而通过消化道仅排除少量水分。肾脏则是水分排出的主要器官,通过肾小球滤过、肾小管和集合管的重吸收和排泄生成尿液,排出体外。垂体分泌的抗利尿激素在调节肾脏水重吸收中所起的作用最重要。血浆渗透压升高和血容量减少,抗利尿激素释放增加,肾脏集合管管腔膜对水通透性增加,水的重吸收增加,尿液浓缩,尿量减少。水摄入不足,或丢失超出机体调节,可引起一系列急性或慢性健康问题,其严重程度取决于脱水的程度。脱水急性症状包括头痛、疲劳、体能下降、注意力不集中、运动性气喘、中暑甚至休克危及生命。长期轻微脱水可能导致疲劳、便秘及增加尿结石、尿路感染、静脉血栓等疾病,由于口渴并不是轻微脱水的最初征兆,所以这类脱水很容易被忽视。正常人极少出现水中毒。但在短时间大量饮低渗液,超过肾脏的排泄能力时,过剩的水分使细胞肿胀,可发生水中毒。脑组织水肿、颅内压增高而引起头痛、恶心、呕吐、记忆减退,甚至昏迷、惊厥等,甚至引起死亡。

(三) 水的需要量

水需要量与个人紧密相关,取决于一系列内在和外在因素,包括年龄、体重、性别、环境温度及劳动强度等。不同人需要的水分不一样(波动范围 1~5L/d),同一人在不同时期对水分的需要量也不一样。每个人都需要不断寻找自己的最佳水分摄入量。正常情况下,每公斤体重计算,婴幼儿和儿童每日需要量比成人需要更多的水。《中国居民膳食指南(2016)》推荐成人每日水的摄入量是 1 500~1 700ml。

(徐旭军)

第八节　膳　食　纤　维

膳食纤维是碳水化合物中的一类非淀粉多糖。它不能被人体胃肠道消化吸收,也不产生能量,有降低血浆胆固醇、改善大肠功能、防治癌症、降低血糖、清除自由基和治疗肥胖等功能,与人体健康密切相关。被营养学家称为水、蛋白质、糖类、脂类、维生素、矿物质六大营养素之外的"第七营养素"。

一、膳食纤维的定义与种类

(一) 膳食纤维的定义

膳食纤维的名词于 1953 年 Hipsley 最先提出。1976 年,Trowell 定义膳食纤维是"食物中来自植物的那些不能被人体消化吸收的多糖类碳水化合物及木质素"。随着膳食纤维研究的深入,膳食纤维的定义逐渐扩大至包括植物细胞壁的蜡质、角质和不被消化的细胞壁蛋白。后又将不被胃肠道消化的抗性淀粉和动物来源的氨基多糖也包括进膳食纤维。2010年 WHO/FAO 膳食纤维工作组发布了膳食纤维的新定义:指 10 个和 10 个以上聚合度(DP)的碳水化合物聚合物,且不能被人体小肠内的消化酶水解,并对人体具有健康效益。我国食品标准 GB/Z 21922—2008 膳食纤维的定义还包括 3~9 个 DP 的低聚糖。

(二) 膳食纤维的分类

膳食纤维包括一大类具有相似生理功能的物质。按溶解性,分为可溶性膳食纤维和不溶性膳食纤维两大类。可溶性膳食纤维主要有植物细胞壁内的储存物质和分泌物、部分微生物多糖和合成多糖,如果胶、海藻酸盐、羧甲基纤维素等,而不溶性膳食纤维主要是细胞壁的组成部分,包括纤维素、半纤维素、木质素及抗性淀粉、壳聚糖等(表 2-48)。

表 2-48　膳食纤维分类

起源			分类	成分
不溶性膳食纤维	细胞壁构成物	植物类	纤维素	葡聚糖
			不溶性半纤维素	脱水糖、葡萄甘露糖、脱水半乳聚糖
			不溶性果胶	半乳糖、半乳聚糖
			木质素	苯基内醛的缩合物
		动物类	甲壳质	葡聚糖
	非细胞壁构成物	动物类	软骨类	黏性多糖
可溶性膳食纤维	非细胞壁构成物	植物类	植物黏质物(果实)果胶	半乳糖
			种子黏质物胍胶	
			罗望子胶	半乳甘露聚糖
			海藻提取物	半乳甘露聚糖
			琼脂	半乳聚糖

续表

起源	分类		成分
非细胞壁构成物	植物类	藻酸 类似树脂类黏质物 阿拉伯树胶	葡萄糖阿拉伯半乳聚糖
	微生物类	咕吨酸	葡萄酸醛内酯酸、甘露糖
天然高分子诱导体	海藻酸类	海藻酸 PC 酯	
	纤维素类	羧甲基纤维素（CMC）	

（三）常见的膳食纤维

所有植物性食品均含有可溶性和不溶性两类膳食纤维,但不同食物来源的膳食纤维其组成及组分的比例有很大差异。谷物中不溶性膳食纤维(半纤维素)含量高,而水果中可溶性膳食纤维(果胶)含量较高,豆类、燕麦中可溶性和不溶性膳食纤维比例比较均衡。常见的膳食纤维是如下几类。

1. 纤维素　纤维素是大多数植物细胞壁的主要成分,每年通过光合作用产生的有机物,其中一半是纤维素。纤维素是葡萄糖经 β-1,4- 糖苷键连接而成的直链线性多糖,聚合度大约数千,结构上纤维素不溶于水,但具有吸水性,不能被人类肠道淀粉酶分解。而反刍动物(如牛、绵羊、山羊等)因有 β- 纤维素酶可有效地消化纤维素。

2. 半纤维素　半纤维素也是蔬菜、水果、豆类和坚果植物细胞壁的主要组成成分,由于总是与纤维素共同存在于植物细胞壁中而得名。但半纤维素并不是纤维素的衍生物,而是六碳糖(葡萄聚糖、甘露聚糖、半乳聚糖、半乳糖甘露聚糖)和五碳糖(木聚糖和阿拉伯木聚糖)连接起来的支链淀粉,即多聚糖。一般含单体 50~200 个,经 β-1,4- 糖苷键形成主链。因单体的种类、分子结构和支链的变化较大,不同种类的半纤维素其水溶性也不同,有的可溶于水,但绝大多数都不溶于水,但溶于碱。因此,在含有培烤粉(小苏打)水中煮蔬菜会产生粥样状结构,因为碱溶液浸出细胞壁中的半纤维素,结果使之失去硬度。

3. 果胶和树胶　果胶是存在蔬菜和植物果实软组织中的无定形物质。果胶是 D- 半乳糖醛酸经 α-1,4- 糖苷键构成主链。连有半乳糖和阿拉伯糖等侧链。

树胶存在于海藻、植物渗出液和种子中。主要成分是葡萄糖醛酸、半乳糖、阿拉伯糖及甘露糖组成的多糖。

果胶或树胶可在热溶液中溶解,冷却后形成凝胶,在酸性溶液中遇热也形成凝胶。果胶在谷物纤维中含量少,在豆类及果蔬纤维中含量较高。苹果中的果胶在一定程度上使苹果生脆,苹果摘下后,果胶减少,脆度降低。果胶和树胶在食物加工中常作为增稠剂使用。

4. 木质素　木质素不是碳水化合物,是由苯丙烷单体构成的复杂三维网状结构,与纤维素、半纤维素共同构成植物细胞壁,且紧密结合,很难将之分离开,亦不能被人体消化酶消化,故将它包含在膳食纤维中。木质素没有生理活性。

5. 抗性淀粉　抗性淀粉(resistant starch, RS)是人类小肠内不能吸收、在肠道被发酵的淀粉及其分解产物。目前根据淀粉来源和抗酶解性的不同,抗性淀粉分为四类:

（1）物理性包埋淀粉 RS_1:这类淀粉颗粒被一些食物的成分包裹着,难与消化酶的直接接触,影响消化吸收,如全谷类、部分碾碎的谷粒、种子、豆粒。

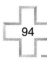

（2）抗性淀粉 RS$_2$：即生淀粉粒，是具有抗性的淀粉颗粒及未糊化的有一定粒度的淀粉颗粒，只有糊化后才被 α- 淀粉酶消化。如马铃薯、青香蕉所含的淀粉。

（3）老化淀粉 RS$_3$：广泛存在食物中，是凝沉的淀粉聚合物，主要是糊化后经冷却或储存过程中引起结构变化的淀粉，难以被淀粉酶分解，如冷米饭、放置时间长的面包、绿豆粉丝、麦片、干炸土豆片。

（4）变性淀粉 RS$_4$：是根据需要对原淀粉进行变性处理后的淀粉，如乙酰基淀粉、羟丙基淀粉、热变性淀粉及磷酸化淀粉。

6. 不可消化寡糖　不可消化寡糖存在于蔬菜、谷物和水果中，由 3~9 个单糖聚合而成的短链多糖，如低聚果糖、低聚木糖、低聚异麦芽糖及大豆低聚糖等。不可消化寡糖大多溶于水，且不会形成黏滞的溶液。能被结肠益生菌作用，具有益生元的特性。

二、膳食纤维的功能

（一）增加饱腹感，利于减肥

膳食纤维有很强的吸水膨胀的能力，尤其是可溶性膳食纤维吸水后，重量能增加到 30 倍，并能形成溶胶和凝胶，增强胃肠内容物的黏度，延缓胃排空，增加饱腹感，从而减少摄入的食物量。同时，膳食纤维本身不被人体所利用，避免了摄入过多的热量导致的脂肪积累。对糖尿病和肥胖症患者减少进食，体重控制有利。

（二）调节血糖，防治糖尿病

膳食纤维除可减少食物摄入量，还可束缚吸附葡萄糖，降低肠液葡萄糖的有效浓度；增加肠内容物黏度，可以阻碍淀粉和蛋白质等物质的消化吸收，抑制淀粉酶作用于淀粉，降低葡萄糖的释放速率，从而控制餐后血糖的升高；膳食纤维发酵产生的短链脂肪酸可以增强胰岛素敏感性，激活肠促胰素分泌。所以增加膳食纤维的摄入，可降低糖尿病患者的血糖和糖化血红蛋白水平，从而预防和改善 2 型糖尿病。大多数研究者认为，可溶性膳食纤维在降低葡萄糖耐量试验和餐后血糖是有效的，而对不溶性膳食纤维在降低血糖方面的结果不甚一致。

（三）调节血脂，防治心血管疾病

膳食纤维可黏附肠腔内的胆汁酸，减少胆汁酸的重吸收，阻断胆固醇的肠肝循环，降低血浆胆固醇水平、改善肝脏脂质代谢，还可以降低食盐的吸收，促进 Na$^+$/K$^+$ 排出，从而降低血压。膳食纤维的降脂、降压作用，降低了冠心病和心血管疾病的发病风险。

（四）调节肠道菌群，抑制有毒发酵产物，防治结直肠癌等

食物经消化吸收后所剩的食物残渣到达结肠后，在被微生物发酵过程中，可产生许多有毒的代谢产物，如氨（肝毒素）、胺（肝毒素）、亚硝胺（致癌物）、苯酚与甲（苯）酚（促癌物）、吲哚与 3- 甲基吲哚（致癌物）、次级胆汁酸（致癌物或结肠癌促进物）、糖苷配基（诱变剂）等，膳食纤维可被结肠内细菌不同程度地降解为乙酸、丙酸、丁酸等短链脂肪酸，可促进肠道有益菌的生长和增殖，抑制肠道内有毒腐败菌的生长并减少有毒发酵产物的形成。丁酸还可通过抑制肿瘤细胞分化并诱导其凋亡、抑制肿瘤细胞增殖、诱导谷胱甘肽转化酶合成抑制诱变物潜在毒性而发挥抗癌作用。此外，膳食纤维增加粪便容量，稀释了肠内毒素，增加肠蠕动，而且膳食纤维具有吸附螯合作用，也加快毒素的排出。Reynolds A 等系统回顾分析了近 40 年共 4 635 名成人参与的 185 项观察性研究和 58 项临床试验，显示每日至少吃 25~29g 或更

多的膳食纤维可降低结直肠癌、乳腺癌、子宫内膜癌、食管癌及前列腺癌的发生,结直肠癌发病率降低了 16%~24%。研究还显示日膳食纤维摄入量每增加 8g,癌症的发生率可下降5%~27%。但不同来源的膳食纤维对癌的作用不一。Singh V Yeoh BS 研究发现 7.5% 菊粉干预高脂饮食的小鼠半年,40% 鼠发生肝癌,果胶和低聚果糖等可溶性膳食纤维类似结果,不溶性膳食纤维未出现致癌结果;只有在用高脂饮食打破原有的菌群微生态情况下,食用超剂量可溶性膳食纤维野生鼠才会发生肝癌。

(五) 防止便秘,痔疮和憩室病

膳食纤维具有加快结肠传输、正向调整肠道菌群、保护肠黏膜屏障等功能,可有效地预防、治疗便秘,减少痔疮的生成。膳食纤维可改善结肠转运功能正常的患者的便秘,但增加膳食纤维摄入不能使结肠运输正常。甚至由于纤维代谢产生的气体加剧其症状,不溶性膳食纤维尤其如此。

膳食纤维吸水膨胀,使结肠内径变大后,结肠分段情况变少,有助于防止因结肠的小部分蠕动收缩过强而导致大肠壁憩室炎或小囊炎的发生。

(六) 对矿物质、微量元素和其他方面的影响

膳食纤维可与钙、锌、镁、铁等阳离子结合,吸附出矿物质,使矿物质排出增多。膳食纤维发酵后,离子结合能力就消失了,反而促进矿物质的吸收。可溶性膳食纤维比不溶性膳食纤维更易被发酵,对矿物质的促进作用证据更多。麦麸不利于钙的吸收,而绿叶蔬菜如甘蓝、花椰菜和苋菜则不损害钙的吸收。可溶性大豆纤维可防止卵巢切除大鼠的骨质减少。

膳食纤维可影响胡萝卜素、维生素 E、维生素 B_6 吸收利用。膳食纤维减少胡萝卜素的生物利用度,可溶性膳食纤维比不溶性膳食纤维对其影响更大。膳食添加半纤维素后,显著降低血浆维生素 E 浓度,而果胶、胍胶等可溶性膳食纤维对其没有影响。不发酵纤维对维生素 B_{12} 没有影响,但高度可发酵膳食纤维加速维生素 B_{12} 代谢。膳食纤维对叶酸基本没影响。

三、膳食纤维的食物来源及推荐摄入量

谷物是膳食纤维的主要来源,全麦、麸糠和全粒谷物中不溶膳食纤维居多(主要是纤维素和半纤维素),燕麦和大麦中含有丰富的可溶膳食纤维(B- 葡聚糖)。蔬菜、水果、豆类食物也是膳食纤维重要的来源,蔬菜、水果和可食用的种子中含有难溶的纤维素、木质素,豆类还含有易溶的树胶和果胶类物质,水果果肉中含有易溶的果胶。

目前世界范围内膳食纤维推荐量各有不同。WHO 报告(2006 年)的人群膳食营养目标中推荐:每日至少要在包括水果、蔬菜和全谷物的膳食中摄入 25g 的膳食纤维。我国居民膳食营养素参考摄入量(2013 版)建议:我国成人(18~50 岁)膳食纤维的适宜摄入为 25~30g/d,并鼓励全天谷物至少 1/3 为全谷物食物,蔬菜水果摄入至少达到 500g 以上。14 岁以下儿童膳食纤维摄入量应适当减少,按照 10g/1 000kcal(2.4mg/MJ)能量计算。婴幼儿伴随辅食添加,膳食纤维的摄入量应从 6~12 月龄开始逐步增加,到 12 月龄以后,达到 10g/1 000kcal(2.4mg/MJ)。日本成人根据大便每日排出量 140~150g 可降低肠癌风险为依据,估计膳食纤维最低摄入量 10g/1 000kcal。

在安排膳食结构时,要做好粗细杂粮合理搭配,多选蔬菜、水果类,以满足生理需求。膳

食纤维摄入过多的会引起腹部不适,增加肠道蠕动和产气量,影响人体对蛋白质、脂溶性维生素及微量元素的吸收。所以食欲较差的儿童和老人要适当控制膳食纤维的摄入量。有胃肠道疾病患者,如食管静脉或胃底静脉曲张、伤寒、痢疾、溃疡性结肠炎、克罗恩病或消化道手术的则应根据病情和病期,限制膳食纤维,防止加重病情,影响治疗与康复。

(徐旭军)

第三章

食物的营养价值

人体所需要的能量和营养素主要靠食物获得。自然界供人类食用的食物种类繁多,根据其来源可分两大类:一是动物性食物,如畜禽肉类及内脏、奶、蛋和水产品等;二是植物性食物,如粮谷、油料、蔬菜、水果、菌藻类等。根据人体对营养素的需要,了解食物所含营养素的种类和数量以及人体对它的利用情况,对保障人体健康具有十分重要的意义。

食物的营养价值是指食物中所含能量和营养素的种类和数量能满足人体营养需要的程度。食物的营养价值是相对的,各类食物有着不同的营养价值,例如:米、面类及油脂食品,其碳水化合物、脂肪营养价值较高,热能也较高,而其蛋白质营养价值却较低;奶、蛋类蛋白质营养价值较高,而铁的营养价值则较低;蔬菜、水果能提供营养价值较高的维生素、无机盐和纤维素,但其蛋白质、脂肪的营养价值较低。即使同一类食品由于品系、部位、产地、成熟程度等因素不同其营养价值也有所不同。因此进行食物营养价值评定时要考虑到这些因素。

另外,还应注意到某些食物的内部天然存在的一些抗营养因素或毒性物质。如生大豆中的抗胰蛋白酶因子,菠菜中较多的草酸,高粱的单宁等。这些物质有的会影响某些营养素的吸收和利用,有的直接对食物营养价值产生影响,有的甚至对人体健康带来不良作用,故应采取适当的加工烹调等方法予以破坏或消除。

第一节 谷类的营养价值和利用

谷类是人类长时间驯化了的草本植物的种子,包括小麦、大米、玉米、高粱、小米等,其中以小麦和大米为主。在我国居民的膳食结构中,50%~70% 的能量、55% 的蛋白质、部分 B 族维生素和矿物质是由谷类提供的,因此,谷物在我国居民的膳食构成中占重要地位。

一、谷类的结构和营养素分布

谷类种子除形态大小不一样外,其基本结构是相似的,都是由谷皮、糊粉层、胚乳和谷胚四部分组成。谷皮为谷粒的最外层,主要由纤维素、半纤维素等组成,含有一定量的蛋白质、脂肪和维生素,含较多的矿物质。糊粉层位于谷皮与胚乳之间,由厚壁细胞组成,纤维素含量较多,并含有较多的蛋白质、脂肪、维生素和矿物质,有较高的营养价值。如谷类加工碾磨过细,可损失大部分营养素。胚乳是谷类的主要部分,含有大量的淀粉和较多的蛋白质、少量的脂肪和矿物质。谷胚位于谷粒的一端,富含蛋白质、脂肪、矿物质、B 族维生素和维生素E。谷胚在谷类加工时很容易损失。

二、谷类的营养价值

(一) 碳水化合物

谷类碳水化合物主要是淀粉,多集中在胚乳内,含量在 70% 左右。淀粉经烹调后容易被人体消化吸收,利用率在 90% 以上,是人类最理想、最经济的能量来源。淀粉包括直链淀粉和支链淀粉两种。直链淀粉溶于水,能被 β- 淀粉酶水解,支链淀粉则相反,只有 54% 被 β-淀粉酶水解,故难以消化。糯米 90% 以上是支链淀粉,相比粳米较难消化。目前可以通过基因工程改变谷类淀粉的结构,培育直链淀粉含量高的品种,以增加抗性淀粉或膳食纤维成分含量。

(二) 蛋白质

谷类蛋白质含量为 7%~15%,以燕麦的含量为高,约为 15%,小麦的含量约为 10%,大米和玉米则为 8%。谷类蛋白质主要由谷蛋白、醇溶蛋白、白蛋白和球蛋白组成,以前两者为主。由于谷类食物在膳食中所占比例较大,所以仍作为供给蛋白质的重要来源。在谷类食物的必需氨基酸中,赖氨酸、苯丙氨酸和蛋氨酸的含量偏低,而且比例也不合适,因此,谷类蛋白质的营养价值低于一般动物性食物。为了提高谷类蛋白质的生物价值,提倡谷类与豆类混食,多种谷类混食,可以起到蛋白质的互补作用,并用动物性蛋白质补充,以达到必需氨基酸的平衡,从而提高蛋白质的营养价值。

(三) 维生素

谷类是膳食中 B 族维生素,特别是维生素 B_1 和烟酸的重要来源,主要分布在糊粉层和谷胚中。谷类加工的精度越高,维生素损失就越多。谷类食物中不含维生素 A、维生素 D 和维生素 C,只有黄玉米、小米含有少量胡萝卜素。玉米含烟酸较多,但主要为结合型,不易被人体吸收利用,但经过适当的烹调加工后,使之变为游离型可被人体吸收利用。

(四) 脂肪

谷类的脂肪含量很低,约为 2%,玉米和小米可达 3%,荞麦高达 7%。谷类中脂肪主要集中在糊粉层和谷胚中。谷类脂肪主要含不饱和脂肪酸,质量较好。从玉米和小麦胚芽中提取的胚芽油,80% 为不饱和脂肪酸,其中亚油酸为 60%,具有降低血清胆固醇,防止动脉粥样硬化的作用。谷类还含有少量植物固醇(麦角固醇)和卵磷脂。精米、白面中脂肪含量更少,所以很少出现脂肪酸败。

(五) 矿物质

谷类中矿物质含量为 1.5%~3.0%,主要分布于谷皮和糊粉层中,其中主要是磷和钙,由于多以植酸盐的形式存在,大部分不能被人体吸收利用。铁的含量较少,一般在 1.5~3mg/100g,且吸收利用率也很低。

(六) 水分

谷类的含水量在 11%~14%。水分含量过高,可提高酶类的活性,导致营养成分的分解及产热,并引起微生物的大量繁殖。

三、谷类的合理利用

(一) 合理加工

谷类加工的目的主要是经过适当的碾磨以去除杂质和大量谷皮,使呈粉状或粒状,便于烹饪,增进感官性质,有利于消化吸收。但是,由于谷粒构造的特点,其营养素的分布不均匀,如维生素、无机盐和含赖氨酸较高的蛋白质多集中在谷粒表层和谷胚中,而胚乳内部的含量逐渐降低,故加工方法和加工精密度与这些营养素的存留程度密切相关。

小麦碾磨加工中,随着出粉率的降低,营养素含量逐渐降低,其中变化最大的是维生素和无机盐。过分提高米、面的加工精密度,会使谷胚、谷皮连同胚乳周围的糊粉层和吸收层大部或全部转入副产品中;反之,如果出粉(米)率太高,虽然保留了较多的营养素,但产品中带有大量谷皮而使纤维素和植酸增高,也会对蛋白质及无机盐的消化吸收和利用产生不利影响。因而在谷类加工过程中,要注意既保持产品的良好感官性质,又最大限度地保留各种营养成分。小麦经加工后,不同出粉率面粉中营养素含量详见表3-1。

表 3-1　不同出粉率面粉营养素含量(每100g)

营养素	出粉率 /%					
	50	72	75	80	85	95~100
蛋白质 /g	10.0	11.0	11.2	11.4	11.6	12.0
铁 /mg	0.90	1.00	1.10	1.80	2.20	2.70
钙 /mg	15.0	18.0	22.0	27.0	50	—
维生素 B_1 /mg	0.08	0.11	0.15	0.26	0.31	0.40
维生素 B_2 /mg	0.03	0.035	0.04	0.05	0.07	0.12
烟酸 /mg	0.70	0.72	0.77	1.20	1.6	6.0
泛酸 /mg	0.40	0.60	0.75	0.90	1.10	1.5
维生素 C /mg	0.10	0.15	0.20	0.25	0.30	0.5

建国初期我国曾先后把米面精度分为"九二米"和"八一粉",后又将精度降低改为"九五米""八五粉",与精白米、面比较,目前的标准保留了米面中较多的维生素、纤维素和矿物质,对预防营养缺乏病起到良好的效果。近三十年来,人民生活水平不断提高,对精白米、面的需求日益增长,为保障人民的健康,应及时采取营养强化措施,改良加工方法,提倡粗细粮混食等方法来克服精白米、面营养的缺陷。

(二) 合理烹调

烹调过程可使一些营养素损失。如在大米的淘洗过程中,维生素 B_1 可损失 30%~60%,维生素 B_2 和烟酸可损失 20%~50%,矿物质损失 70%。淘洗时用水量越多,搓洗越多,浸泡时间越长,水温越高,各种营养素的损失就越大。米和面在蒸煮过程中由于加热而损失的营养素主要是 B 族维生素。各种面食可因烹饪方法的不同而致营养素不同程度的损失。制作一般面食时,蛋白质和无机盐含量的变化很少,煮面条时有部分营养素转入汤内,如 B 族维生素有 30%~40% 溶于汤中。制作油条时因加碱和高温油炸,会导致 50% 左右的维生素

B_2 和烟酸破坏,而维生素 B_1 则损失殆尽。

（三）合理贮存

谷类在一定条件下可以贮存很长时间,质量一般不会发生变化。但当环境条件改变,如水分含量增高、环境湿度增大、温度升高时,谷粒内的酶活性增大,呼吸作用加强,使谷粒发热,促进霉菌生长,导致蛋白质、脂肪分解产物积聚,酸度升高,最后霉烂变质,失去食用价值。因此,谷类食物应贮存于避光、通风、干燥和阴凉的环境。

（四）合理搭配

谷类食物的蛋白质中赖氨酸含量普遍较低,宜与含赖氨酸多的豆类和动物性食物混合食用,以提高谷类蛋白质的营养价值。

第二节　豆类及其制品的营养价值和利用

豆类可分为大豆类和其他类。大豆类按种皮的颜色可分为黄、青、黑、褐和双色大豆五种。其他豆类包括蚕豆、豌豆、绿豆、小豆等。豆制品是由大豆或绿豆等原料制作的半成品食物,如豆浆、豆腐、豆腐干等。豆类及其制品富含蛋白质、脂肪、淀粉、矿物质等各类营养素,是我国居民重要的优质蛋白质的来源。

一、豆类及其制品的营养价值

（一）大豆的营养价值

1. 蛋白质　大豆的蛋白质含量为 35%~40%,含量之高胜过肉、蛋类。由于大豆中含有一些抗营养因子,其蛋白质消化率只有 65%,但通过水泡、磨浆、加热、发酵、发芽等方法,制成豆制品,其消化率可明显提高。如豆浆的消化率为 85%,豆腐的消化率为 92%~96%。大豆蛋白质的氨基酸组成接近人体需要,故属优质蛋白质。大豆富含赖氨酸,但其蛋氨酸含量略少,是与谷类蛋白质互补的理想的天然食品。

2. 脂肪　大豆的脂肪含量为 15%~20%,其中不饱和脂肪酸占 85%（亚油酸达 50% 以上）,大豆油中还含有磷脂和维生素 E,故豆油是我国居民经常食用的植物油之一。由于大豆富含不饱和脂肪酸,所以是高血压、动脉粥样硬化等疾病患者的理想食物。

3. 碳水化合物　大豆的碳水化合物含量为 25%~30%,包括淀粉、蔗糖及人体不能利用、易引起腹胀的棉子糖和水苏糖,对大豆进行加工制成豆制品后,棉子糖和水苏糖等胀气因子可被去除。

4. 其他　大豆还含有丰富的钙和维生素 B_1、维生素 B_2,如 100g 大豆中含 191mg 钙、0.41mg 维生素 B_1 和 0.20mg 维生素 B_2。

大豆中存在一些抗营养因素,影响人体对某些营养素的消化吸收,采取一定的措施,可消除这些因素的影响,保持大豆的营养价值。如抗胰蛋白酶因子,用常压蒸汽加热 30 分钟,即可破坏;植酸可与锌、钙、镁、铁等螯合,影响人体对这些矿物质的吸收,在 pH 4.5~5.5 的条件下,植酸易被清除;植物红细胞凝血素,经加热即被破坏。

大豆中还含有很多生物活性物质,如大豆低聚糖、大豆多肽、低聚肽、植物固醇、大豆磷脂、大豆皂苷和大豆异黄酮等,它们具有抗氧化、降低血脂、抗溶血、抗真菌、抗细菌、抑制肿瘤和雌激素样作用。目前,这些非营养素生物活性物质引起极大关注,并广泛用于功能食品开发中。

（二）其他豆类的营养价值

红豆、绿豆、豌豆、蚕豆、豇豆、芸豆等其他豆类，蛋白质含量约20%左右，含脂肪量极少，但碳水化合物含量较高，可达50%~60%，因此在糖尿病的饮食治疗中，要将这些豆的重量兑换成相等量的主食。

（三）豆制品的营养价值

我国的大豆制品很多，如豆腐、豆浆、腐竹、豆芽以及豆豉、腐乳、豆瓣酱等。豆制品中，大豆中的有害成分已被去除，且加工使大豆蛋白质的结构变得疏松，可提高消化率，从而提高了大豆的营养价值。豆腐有丰富的蛋白质，且极易消化吸收（92%以上）。豆浆中蛋白质和铁的含量均较高，是一种老少皆宜的营养饮料。如将豆浆去除豆腥味，再加一定比例的鲜奶，则可成为一种很好的代乳品，适用于某些婴儿和患者。用大豆和绿豆发制成的豆芽，除含原有的营养成分外，还可产生大量维生素C，如每100g绿豆芽含6mg维生素C，每100g黄豆芽含8mg维生素C，故应多选食豆芽。

二、豆类及其制品的合理利用

不同加工和烹调方法，对大豆蛋白质的消化率有明显的影响。整粒的熟大豆的蛋白质消化率仅为65.3%，但加工成豆浆后可达84.9%，豆腐可提高到92%~96%。大豆中含有抗胰蛋白酶的因子，它能抑制胰蛋白酶的消化作用，使大豆难以分解为人体可吸收利用的各种氨基酸。经过加热煮熟后，这种因子即被破坏，消化率随之提高，所以大豆及其制品须经充分加热煮熟后再食用。

豆类蛋白质含有较多的赖氨酸，与谷类食物混合食用，可较好地发挥蛋白质的互补作用，提高谷类食物蛋白质的利用率，因此豆类食物宜与谷类食物搭配食用。

豆类中膳食纤维含量较高，特别是豆皮，因此可将豆皮经过处理后磨成粉，作为高纤维原料用于烘焙食品。据报道，食用含纤维的豆类食品可以明显降低血清胆固醇，对冠心病、糖尿病及肠癌也有一定的预防及治疗作用。将提取的豆类纤维加到缺少纤维的食品中，不仅可改善食品的松软性，还有保健作用。

第三节　蔬菜类的营养价值和利用

蔬菜按其结构及可食部分不同，可分为叶菜类、根茎类、瓜茄类、鲜豆类和菌藻类，所含的营养成分因其种类不同，差异较大。

新鲜蔬菜的特点都是含有大量的水分，含水量在90%以上，碳水化合物含量不高，蛋白质含量少，脂肪含量更低，因此不能作为热能和蛋白质的来源。蔬菜是维生素和矿物质的主要来源，此外还含有较多的纤维素、果胶和有机酸，能刺激胃肠蠕动和消化液的分泌，因此它们还有促进食欲和帮助消化的作用。

一、蔬菜的营养价值

（一）热量

部分蔬菜的含水量很高，故可供热量较少，平均每100g仅产热10~40kcal。含淀粉较多的根茎类蔬菜如土豆、芋头、山药等产热较多,每 100g 可供热量 80kcal 左右。

(二) 蛋白质

含量较低,一般在 1%~3% 之间,必需氨基酸中赖氨酸和蛋氨酸的含量低。

(三) 无机盐

蔬菜是无机盐的重要来源,含钙、磷、钾、镁和微量元素铁、铜、碘、钴、钼、锰、氯等。在各种蔬菜中,以叶菜类含无机盐为多,尤以绿叶蔬菜更为丰富,非绿叶蔬菜如茄子、冬瓜、萝卜等含量不及叶菜类多。蔬菜是供给钙的重要来源之一。许多绿叶蔬菜,如油菜、小白菜、芹菜、雪里蕻、荠菜等都是钙的良好来源,不但含钙丰富,其利用也较好。有些蔬菜,如菠菜、空心菜、苋菜、茭白、葱头、笋、韭菜等含钙虽多,但由于其含有较多的草酸,容易与钙结合形成不溶性的草酸钙,影响钙的吸收和利用。

一般绿色蔬菜含铁量较多,每 500g 可达 5~10mg。虽然蔬菜中的铁吸收率低于 10%,但其在膳食供给量中仍占有一定的分量。

(四) 维生素

新鲜蔬菜是供给维生素 C、胡萝卜素、维生素 B_2 和叶酸的重要来源。

1. 维生素 C　各种新鲜蔬菜都含有维生素 C。蔬菜中维生素 C 的分布,以代谢比较旺盛的组织器官(叶、菜及花)内含量最为丰富,同时与叶绿素的分布也是平行的,即绿色越深处维生素 C 含量越丰富。深绿色蔬菜每 100g 中维生素 C 含量一般在 30mg 以上。其次是根茎类(各种萝卜)。瓜类蔬菜(如冬瓜、西葫芦、黄瓜)中的含量相对较少,唯独苦瓜含量较高,每 100g 可供 84mg 维生素 C。蔬菜中的辣椒,无论大小、品种,均含有较多的维生素 C 和 PP。

2. 胡萝卜素　胡萝卜素呈橙黄颜色,一般来讲,绿色和橙黄色蔬菜都含有较多的胡萝卜素,如南瓜、黄色甜薯、金针菜等。习惯上丢弃的菜叶,如莴苣叶、芹菜叶、萝卜缨、茼蒿叶等,胡萝卜素含量都较丰富,建议食用。

3. 维生素 B_2　绿叶蔬菜中含有维生素 B_2,每 500g 约含 0.5mg,如雪里蕻、油菜、菠菜、苋菜、毛豆、四季豆等。虽然蔬菜中维生素 B_2 的含量不算丰富,但在我国居民的膳食结构中,绿叶蔬菜是维生素 B_2 的重要来源。营养调查发现,维生素 B_2 缺乏症的发病率常与绿叶蔬菜摄入缺乏有关。

(五) 膳食纤维

各种蔬菜都含有膳食纤维,因其不能为人体消化酶所水解,故可在消化道中促进肠道蠕动,加快粪便的形成与排出,缩短肠内有害物质与肠黏膜接触的时间,有预防便秘、痔疮、阑尾炎、结肠癌等作用。膳食纤维还能阻止或减少胆固醇的吸收以及改善糖代谢,对预防动脉粥样硬化和防治糖尿病有一定作用。

二、蔬菜的合理利用

(一) 合理选择

蔬菜含丰富的维生素,一般叶部含量比根茎部高,嫩叶比老叶高,深色菜叶比浅色菜叶高。在选用时,应注意选择新鲜的和色泽深的蔬菜。

(二) 合理加工与烹调

蔬菜中虽然含有丰富的维生素及无机盐,但是应该注意加工、烹调方法,特别要注意避免水溶性维生素及无机盐类的损失和破坏。一般应注意以下几点:

1. 尽量选用各种新鲜蔬菜、水果,不宜久存,勿在阳光下曝晒。

2. 各种蔬菜应先洗后切,保持在较完整的状态下清洗。

3. 避免将切碎的蔬菜用水浸泡和存放过久,尽量减少弃掉汤汁及挤去菜汁的做法。

4. 烹调加热时间不宜过长,应采用急火快炒,做汤时宜先煮汤后放菜。烹制后的蔬菜不宜放置时间过长。团体食堂以分批炒菜为宜。

5. 烹调蔬菜或其他食品时,可加少量淀粉以减少维生素的损失。加醋烹调也可减少B族维生素、维生素C的损失。

第四节　水果类的营养价值和利用

水果根据其加工状态不同可分为鲜果和干果,根据形态和特征分类则可分为仁果、核果、和浆果。仁果类多指果芯含有小型种子的水果,如苹果、梨、山楂等。核果类多指内果含有木质化的硬核,核中有仁,如桃、李、梅、杏、樱桃等。浆果类多汁、种子小而多,子散布在果肉中,如葡萄、草莓、桑葚、石榴、无花果等。水果与蔬菜一样,是低能量的食物,主要提供维生素和矿物质。

一、水果的营养价值

(一) 水分

新鲜水果组织中含有大量的水分,一般水果的含水量为70%~90%。水果中的水分可以分为游离水、胶体结合水和化合水三种类型。游离水存在于水果组织的细胞间隙和液泡中,占水分总量的70%~80%。胶体结合水是与水果组织中的蛋白质、多糖类等结合在一起,不能自由流动的水分。化合水是存在于水果化学物质中的水分,一般不会因干燥作用而损失。

(二) 碳水化合物

碳水化合物是水果的主要成分,包括葡萄糖、果糖及蔗糖、淀粉、膳食纤维、果胶和低聚、多聚糖等。

仁果类、浆果类食物主要含果糖和葡萄糖,核果类食物主要含蔗糖。以淀粉多糖为主的有香蕉、苹果、西洋梨等。淀粉在淀粉酶或酸的作用下,会逐步分解后变成葡萄糖,所以含淀粉多的果实经过储藏后其口味会变甜。

水果纤维素和果胶是水果的骨架物质,是细胞壁的主要构成成分。膳食纤维在水果皮层含量最多。水果种类不同,果胶的含量和性质亦有差异,水果中的山楂、柑橘、苹果等含有较多的果胶。纤维素和果胶不能被人体消化吸收,但可促进肠壁蠕动并有助于食物消化及粪便的排出。

(三) 维生素

水果含丰富的维生素,是人体所需维生素的重要来源。水果中的维生素类别和含量因水果种类而异。

黄色、红色的水果通常含有较多的类胡萝卜素,如芒果、杏、枇杷中胡萝卜素的含量分别为3.8mg/100g、1.3mg/100g、1.5mg/100g。鲜枣、橘子中维生素C的含量特别高,可达到300~600mg/100g,其他水果,如山楂和柑橘中含量也比较高,分别为90mg/100g和

40mg/100g；但仁果类水果中维生素 C 的含量并不高，苹果、梨、桃、李、杏等水果中的含量一般不超过 5~6mg/100g。

（四）矿物质

水果中含有各种矿物质，如钙、磷、铁、钾、钠、碘、硫、镁、铜等。它们大多以硫酸盐、磷酸盐、碳酸盐、有机酸盐和与有机物相结合的状态存在于植物体内，是人们获得矿物质的重要来源。

（五）有机酸

水果因含有多种有机酸而具有酸味，其中以柠檬酸、苹果酸、酒石酸的含量为多，此外还有少量的苯甲酸、水杨酸、琥珀酸和草酸等。在同一种果实内，往往有多种有机酸同时存在，如苹果中主要含苹果酸，也含有少量的柠檬酸和草酸等。

（六）其他成分

水果除含有丰富的维生素和矿物质外，还含有许多其他生物活性物质，如单宁和多酚类化合物，它不仅影响到食品风味，还是引起食品变色的一个重要原因。一般果实未成熟时单宁含量较多，涩味较强。随着果实成熟度的提高，单宁发生一系列变化，使果实的涩味逐渐减少直至消失。水果中存在着各种糖苷，大多数都具有苦味，有些具有水果的独特风味。水果中较重要的糖苷有苦杏仁苷、橘皮苷、柚皮苷等。其中苦杏仁苷普遍存在于果实的种子中，以核果类的杏核、扁桃核、李核等含量为多。生物活性物质还包括色素物质，主要有叶绿素、类胡萝卜素、花青素以及抗坏血酸氧化酶、葡萄糖氧化酶、过氧化氢酶、淀粉酶、果胶酶、蛋白质分解酶等。

二、水果的合理利用

鲜果类水分含量高，易于腐烂，宜冷藏。水果可制成干果、罐头、果汁、果粉和其他加工制品。干果是新鲜水果经过加工晒干制成，如葡萄干、杏干、蜜枣和柿饼等。由于加工的影响，维生素损失较多，尤其是维生素 C。但干果便于储存，具有特殊风味，有较好的食用价值。水果中的碳水化合物主要以双糖或单糖形式存在，所以食之甘甜。矿物质含量除个别水果外，相差不大。果汁、罐头也是常见的加工制品。

水果除含有丰富的维生素和矿物质外，还含有大量的生物活性物质，可以防病治病，也可致病，食用时应予注意。如梨有清热降火、润肺去燥等功能，对于肺结核、急性或慢性气管炎和上呼吸道感染患者出现的咽干、喉疼、痰多等症状有辅助疗效，但不适于产妇、胃寒及脾虚泄泻者过多食用。又如红枣，可增加机体抵抗力，适于体虚乏力和贫血者食用，但龋齿疼痛、下腹胀满、大便秘结者不宜食用。此外，杏仁中含有杏仁苷，柿子中含有柿胶酚，食用不当，可引起溶血性贫血、消化性贫血、消化不良、柿结石等疾病。

第五节　坚果类的营养价值和利用

坚果以种仁为食用部分，因其外覆木质或革质的硬壳，故称坚果。按照其植物学来源的不同，又可以分为木本坚果和草本坚果两类，前者包括核桃、榛子、杏仁、松子、香榧、腰果、银杏和栗子等，后者包括花生、葵花子、西瓜子、南瓜子和莲子等。坚果多富含脂肪和淀粉，是高能量食物。

一、坚果的营养价值

(一) 脂肪

坚果脂肪含量较高,多在 40% 左右,其中松子、杏仁、榛子、葵花子等达 50% 以上,坚果脂肪多为不饱和脂肪酸,富含必需脂肪酸,是优质的植物性脂肪。

(二) 碳水化合物

淀粉类坚果的淀粉含量高而脂肪少,包括栗子、芡实、银杏、莲子等,碳水化合物含量在 70% 左右。而油类坚果含碳水化合物 20% 左右,如松子、腰果、花生、葵花子等。

(三) 蛋白质

新鲜坚果的蛋白质含量一般为 12%~22%,有些坚果的蛋白质含量较高,如西瓜子和南瓜子中的蛋白质含量达 30% 以上。

(四) 维生素和矿物质

坚果类是 B 族维生素和维生素 E 的良好来源,如维生素 B_1、维生素 B_2、烟酸和叶酸。黑芝麻中维生素 E 含量多达 50.4mg/100g,而维生素 C 的含量很低。坚果含钾、镁、磷、钙、铁、锌、硒、铜等多种矿物质,锌的含量普遍较高,另外黑芝麻中铁的含量最高,腰果中硒的含量最高,榛子中锰的含量丰富。

二、坚果的合理利用

坚果仁经常被制成煎炸、烘焙食品,作为日常零食,也是制造糖果和糕点的原料,用于各种烹调食品的制作。植物油多来自芝麻、葵花子、花生、胡麻等坚果。多数坚果水分含量低而较耐储藏,但含油坚果的不饱和程度高,易受氧化或滋生霉菌而变质,应当保存于干燥阴凉处,并尽量隔绝空气。

第六节　畜禽肉类的营养价值和利用

畜禽肉包括畜肉和禽肉,前者指猪、牛、羊等的肉、内脏及其制品,后者包括鸡、鸭、鹅等的肉及其制品。畜禽肉的营养价值较高,能供给人体必需氨基酸、脂肪酸、无机盐和维生素,饱腹作用强,滋味鲜美,含有多种风味物质,可加工烹制成各种美味佳肴,是营养价值很高的食物。

一、畜禽肉的营养价值

(一) 蛋白质

畜禽肉中的蛋白质含量一般为 10%~20%,因动物的种类、年龄、肥瘦程度以及部位而异。在畜肉中,猪肉的蛋白质含量平均在 13.2% 左右;牛肉、羊肉、兔肉、马肉、鹿肉和骆驼肉可达 20% 左右;狗肉约为 17%。在禽肉中,鸡肉、鹌鹑肉的蛋白质含量较高,约为 20%;鸭肉约为 16%;鹅肉约为 18%。一般来说,心、肝、肾等内脏器官的蛋白质含量较高,而脂肪含量较少。

此外,畜禽肉中还含有能溶于水的含氮物质,包括肌肽、肌酸、肌酐、嘌呤碱等非蛋白含氮物质,这些物质是畜禽肉类鲜味的主要来源。

（二）脂肪

脂肪含量也因动物的品种、年龄、肥瘦程度、部位等不同有较大差异,低者为 2%,高者可达 89% 以上。在畜肉中,猪肉的脂肪含量最高,羊肉次之,牛肉很低,兔肉仅为 2.2%。在禽肉中,火鸡肉和鹌鹑肉的脂肪含量较低,约 3%;鸡肉和鸽子肉为 9%~14%;鸭肉和鹅肉约 20%。

畜禽肉内脏脂肪的含量为 2%~10%,其中脑最高,约 10%,猪肾、鸭肝、羊心和猪心居中,为 5%~8%,其他在 4% 以下。

动物脂肪所含的必需脂肪酸明显低于植物油脂,因此其营养价值低于植物油脂。在动物脂肪中,禽类脂肪所含必需脂肪酸的量高于畜类脂肪;畜类脂肪中,猪肉脂肪的必需脂肪酸含量又高于牛、羊等反刍动物的脂肪。总的来说,禽类脂肪的营养价值高于畜类脂肪。

畜禽肉类脂肪的主要成分为甘油三酯及少量胆固醇、卵磷脂、游离脂肪酸和脂溶性色素,以饱和脂肪酸为主。胆固醇主要存在于内脏中,以脑的含量最高,磷脂有加速肉类酸败的作用,加热过的肉再冷藏则附着脂质的氧化,味道变差。

（三）碳水化合物

畜禽肉碳水化合物含量为 0~9%,多数在 1.5%,主要以糖原的形式存在于肌肉和肝脏中。动物在宰杀前过度消耗可致糖原含量下降,宰杀后放置时间过长,可在酶的作用下使糖原含量降低,而乳酸相应增高,pH 下降。

（四）维生素

畜禽肉可提供多种维生素,主要以 B 族维生素和维生素 A 为主。猪肉中的维生素比牛肉中要多。肝脏是各种维生素最集中的器官,其中维生素 B_2、维生素 A 和维生素 D 的含量很高。鸡肝中的维生素含量最高,其中维生素 A 的含量比猪肝和羊肝高 1~6 倍。红肉中维生素 B_1、维生素 B_2 含量高于白肉。禽肉中还含有较多的具有抗脂肪氧化作用的维生素 E,所以禽肉比畜肉不容易腐败。

（五）矿物质

畜禽肉矿物质的含量一般为 0.8%~1.2%,矿物质在瘦肉的含量高于肥肉,且多集中于内脏器官中。铁含量以猪肝和鸭肝为最高,23mg/100g 左右。畜禽肉中的铁主要以血红素的形式存在,消化吸收率很高。在内脏中还含有丰富的锌和硒,牛肾和猪肾的硒含量是其他食品的数十倍。此外,畜禽肉还含有较多的磷、硫、钾、钠、铜等。钙的含量虽然不高,但吸收利用率很高。

二、畜禽肉的合理利用

畜禽肉蛋白质营养价值较高,含有较多的赖氨酸,宜与谷类食物搭配食用,以发挥蛋白质的互补作用。为了充分发挥畜禽肉营养作用,还应注意将畜禽肉分散到每餐膳食中,不应集中食用。

因畜肉的脂肪和胆固醇含量较高,且脂肪主要由饱和脂肪酸组成,食用过多易引起肥胖和高脂血症等疾病,建议在膳食中的比例不宜过多。但是禽肉的脂肪含不饱和脂肪酸较多,故老年人及心血管疾病患者宜选用禽肉。内脏含有较多的维生素、铁、锌、硒、钙,特别是肝脏的维生素 B_2 和维生素 A 含量丰富,因此宜适当食用。

第七节 乳类及其制品的营养价值和利用

乳类食物是指动物的乳汁,我国居民经常食用的是牛奶和羊奶。乳类经浓缩、发酵等工艺可制成奶制品,如奶粉、酸奶、乳酪等。乳类及其制品含有丰富的优质蛋白质、B 族维生素以及矿物质等,具有很高的营养价值。

一、乳类及其制品的营养价值

乳类及其制品几乎含有人体需要的所有营养素,除维生素 C 含量较低外,其他营养素含量都比较丰富。乳制品加工时往往除去了大量水分,故其营养素含量比鲜乳要高,但某些营养素受加工的影响,相对含量有所下降。

(一) 乳类

1. 蛋白质　牛奶的蛋白质含量为 3.0%,人乳中蛋白质含量为 1.3%,传统上将牛奶蛋白质划分为酪蛋白和乳清蛋白两类。酪蛋白约占牛奶蛋白质的 80%,乳清蛋白约占 20%。酪蛋白是在 20℃下于 pH4.6 沉淀的牛奶蛋白,含有大量的磷酸基,能与钙离子发生相互作用,并具有特定的三级和四级结构。乳清蛋白是指乳清中的蛋白质,主要包括 β- 球蛋白和 α-白蛋白,此外还有少量血清蛋白和免疫球蛋白等。乳类蛋白质为优质蛋白质,生物价为 85,容易被人体消化吸收。

2. 脂类　牛奶中脂肪含量为 2.8%~4.0%。乳中磷脂含量为 20~50mg/100ml,胆固醇含量约为 13mg/100ml。随饲料的不同和季节的变化,乳中脂类成分略有变化。

3. 碳水化合物　乳类碳水化合物主要是乳糖,其含量为 3.4%~7.4%,人乳的乳糖含量最高,羊奶居中,牛奶最少。乳糖可促进钙等矿物质吸收,也为婴儿肠道内双歧杆菌的生长所必需,对于幼小动物的生长发育具有特殊的意义。但对于部分不经常喝奶的成人来说,体内乳糖酶活性过低,大量食用乳类及其制品可能引起乳糖不耐受的发生。用乳糖酶将乳糖水解为半乳糖和葡萄糖可以解决乳糖不耐受问题,同时可提高产品的甜度。

4. 维生素　牛奶中含有几乎所有种类的维生素,包括维生素 A、维生素 D、维生素 E、维生素 K、B 族维生素和微量的维生素 C,但其含量与奶牛的饲养条件、季节和加工方式有关,如在有青饲料放牧期,维生素 A、胡萝卜素和维生素 C 的含量就高。夏季日照多,维生素 D 的含量亦增加,维生素 B_2 也比较多。但瓶装奶在日光照射下存放,会使维生素 B_2 和维生素 C 受到破坏。

5. 矿物质　牛奶中的矿物质主要包括钠、钾、钙、镁、氯、磷、硫、铜、铁等,大部分与有机酸结合形成盐类,少部分与蛋白质结合或吸附在脂肪球膜上。乳中的矿物质含量因品种、饲料、泌乳期等因素而有所差异,初乳中含量最高,常乳中含量略有下降。发酵乳中钙含量高并具有较高的生物利用率,为膳食中最好的天然钙来源。牛奶中钠、钾和氯离子基本上完全存在于溶液中,而钙和磷分布在溶液和胶体两相中。

(二) 乳制品

乳制品是指根据不同需要,用特殊的加工方法将鲜奶加工成系列产品,如浓缩奶、奶粉、调制奶、酸奶、奶酪、奶油等。因加工工艺不同,乳制品营养成分有很大差异。

1. 酸奶　酸奶是在消毒鲜奶中接种乳酸杆菌并使其在控制条件下发酵而制成的。经乳酸菌发酵后的酸奶营养价值很高,酸度增高有利于一些维生素的保存,乳酸菌进入肠道可抑制一些腐败菌的生长,调整肠道菌群,对于缺乏胃酸者和老年人更有益,也适用于喝鲜牛奶易致腹泻的人群。

2. 炼乳　炼乳为浓缩奶的一种,分为淡炼乳和甜炼乳两类。淡炼乳是无糖炼乳,就是将消毒奶在蒸发器中加热、蒸发,使奶浓缩到一半,经罐装密封,再经灭菌而成的蒸发乳。此乳制品经水稀释后其营养成分与原来成分相似。甜炼乳是在巴氏消毒奶中加 15%~16% 的蔗糖并浓缩到原体积的 40%,其中糖含量达 45% 左右,利用其渗透压的作用抑制奶中微生物的繁殖,但不能消灭奶中细菌。甜炼乳因糖分过高,需加大量水冲淡,营养成分相对下降,不宜供婴儿食用。

3. 奶粉　奶粉由液态奶经消毒、脱水、干燥制成,可分为全脂奶粉、脱脂奶粉、配方奶粉等。

全脂奶粉是先将消毒后的鲜奶浓缩,除去 70%~80% 的水分,再进行脱水干燥制成。一般全脂奶粉的营养成分约为鲜奶的 8 倍。脱脂奶粉则由去掉了奶油的牛奶制成。脱脂奶粉一般供腹泻的婴儿及要求低脂膳食的患者食用。脱脂过程可造成脂溶性维生素的损失,但其钙和 B 族维生素的含量仍然较高。配方奶粉是以牛奶为基础,参照人乳的组成模式和特点,进行营养素的调整和改良后制成的奶粉,更适合婴儿的生理特点和需要。

二、乳类及其制品的合理利用

由于鲜奶水分含量高,营养素种类齐全,十分适合微生物的生长繁殖,因此须经严格消毒灭菌后方可食用。消毒方法常用煮沸法和巴氏消毒法。煮沸法是将奶直接煮沸,设备要求简单,可达消毒目的,但对奶的理化性质影响较大,营养成分有一定损失,多在家庭使用。大规模生产时多采用巴氏消毒法。

研究发现,鲜牛奶只要经日光照射 1 分钟,B 族维生素就会有损失,而在微弱的阳光下照射 6 小时后,B 族维生素仅剩一半。因此,乳类及其制品应避光保存,以保护维生素并延长其保质期。

第八节　蛋类及其制品的营养价值和利用

蛋类包括鸡蛋、鸭蛋、鹅蛋、鹌鹑蛋、鸽蛋、鸵鸟蛋、火鸡蛋及其加工制成的咸蛋、松花蛋等。蛋类是一种蛋白质、脂肪以及各种微量营养素含量丰富、营养价值较高的食品。各种蛋类的结构、成分、营养价值大致相似。现以鸡蛋为例介绍。

一、蛋类结构

蛋主要由蛋壳、蛋清、蛋黄(卵黄)构成。

(一) 蛋壳

一般呈椭圆形,约占整个蛋的 11%,是由含石灰质的硬壳构成,钙质含量丰富。蛋壳厚 $300\sim340\mu m$,布满直径为 $15\sim65\mu m$ 的细孔。蛋的大头端壳较薄而气孔多,小头端壳较厚而气孔较少。壳下有二层薄膜,称为壳下膜(角质膜),空气能从此膜自由通过。在蛋的大头端,角质膜分离成气室,由于储存过程中蛋内水分减少,气室会不断增大,故气室大小与蛋的新鲜程度有关。蛋壳的颜色由白到棕色,深度根据鸡的品种而异。颜色是由于卟啉的存在,与蛋的营养价值无关。

(二) 蛋清与蛋黄

蛋清约占 57%,分为外稀薄蛋白、内浓厚蛋白。其中浓厚蛋白在新鲜蛋中占一半以上。

蛋黄约占 32%,表面包有一层膜(卵黄膜)。卵黄两极有韧带,称为蛋白带,由浓厚蛋白组成,蛋白带两端分别与卵黄膜和卵膜相连,使卵黄固定于蛋的中央位置。

二、蛋类的营养价值

蛋的微量营养成分受到禽类品种、饲料、季节等多方面因素的影响,但蛋中宏量营养素含量总体上基本稳定,各种蛋的营养成分有共同之处。

(一) 蛋白质

鸡蛋的蛋白质含量为 12% 左右,蛋清中略低,蛋黄中较高,加工成咸蛋或松花蛋后略有提高。鸭蛋、鹅蛋和鹌鹑蛋的蛋白质含量与鸡蛋近似。

蛋类的氨基酸组成与人体需要最接近,因此生物价很高,达 94。蛋类的赖氨酸和蛋氨酸含量较高,与谷类食物混合食用可弥补后者赖氨酸或蛋氨酸不足。蛋类蛋白质中还富含半胱氨酸,过度加热可使部分半胱氨酸分解产生硫化氢,与蛋黄中的铁结合形成黑色的硫化铁,煮蛋中蛋黄表面的青黑色和鹌鹑蛋罐头的黑色物质就来源于此。

(二) 脂类

蛋清含脂肪极少,98% 的脂肪存在于蛋黄中。蛋黄中的脂肪几乎全部与蛋白质结合从而以乳化形式存在,因而消化吸收率高。

鸡蛋黄中的脂肪含量为 28%~33%,其中中性脂肪含量占 62%~65%,磷脂占 30%~33%,固醇占 4%~5%,还有微量脑苷脂类。蛋黄的脂肪酸中以油酸含量最为丰富,约占 50%,亚油酸约占 10%,其余主要是硬脂酸、棕榈酸和棕榈油酸,含微量的花生四烯酸。

蛋中胆固醇含量极高,主要集中在蛋黄,其中鹅蛋黄含量最高,每 100g 达 1 696mg,其次是鸭蛋黄,鸡蛋黄略低,但每 100g 也达 1 510mg;全蛋胆固醇含量为 500~700mg/100g,其中鹌鹑蛋最低;加工成咸蛋或松花蛋后,胆固醇含量无明显变化;蛋清中不含胆固醇。

(三) 碳水化合物

蛋中碳水化合物含量较低,为 1%~3%,蛋黄略高于蛋清,加工成咸蛋或松花蛋后有所提高。

(四) 维生素

蛋中维生素含量十分丰富,且品种较为完全,包括所有的 B 族维生素、维生素 A、维生素 D、维生素 E、维生素 K 和微量的维生素 C。其中绝大部分的维生素 A、维生素 D、维生素 E 和大部分维生素 B_1 都存在于蛋黄中。鸭蛋和鹅蛋的维生素含量总体而言高于鸡蛋,每 100g 鸭蛋黄和鹅蛋黄中的维生素 A 含量高达 1 500μg。此外,蛋中的维生素含量受到禽类品种、季节和饲料中维生素含量的影响。

(五) 矿物质

蛋中的矿物质主要存在于蛋黄部分,蛋清部分含量较低。蛋黄中含矿物质为 1.0%~1.5%,其中钙、磷、铁、锌、硒等含量丰富。蛋中铁的含量较高,但由于与蛋黄中的卵黄磷蛋白结合而对铁的吸收具有干扰作用,故蛋黄中铁的生物利用率较低,仅为 3% 左右。蛋黄中还含有丰富的卵磷脂、叶黄素,对婴幼儿脑发育及老年人黄斑性病变有保护作用。

三、蛋类的合理利用

一般的加工条件如炒、炸、蒸、煮等对蛋的营养价值影响很小,但维生素含量略有损失。维生素 B_2 由于耐高温,较稳定,基本不受损失。蛋类食品通过烹调、加热,不仅可以杀灭细菌,而且还可使一些抗营养因素失去活性,从而提高消化吸收。

在生鸡蛋的蛋清中含有抗生物素蛋白和抗胰蛋白酶。抗生物素蛋白能与生物素在肠道内结合,影响生物素的吸收,食用后可引起食欲不振、全身无力,毛发脱落、皮肤发黄、肌肉疼痛等生物素缺乏的症状;抗胰蛋白酶则抑制胰蛋白酶的活力,妨碍蛋白质消化吸收,故不可生食蛋清。烹调加热可破坏这两种物质,消除它们的不良影响。但是蛋不宜过度加热,否则会使蛋白质变硬变韧,形成硬块,反而影响消化吸收。

蛋黄中的胆固醇含量很高。大量食用能引起高脂血症,是动脉粥样硬化、冠心病等疾病的危险因素,但蛋黄中还含有大量的卵磷脂,对心血管疾病有防治作用。因此,吃鸡蛋要适量,对一般人群而言,每天一个整鸡蛋是较好的选择。

第九节   水产类的营养价值和利用

水产类一般包括鱼类及其他,是营养价值较高的一类优质食物。

一、鱼类的营养价值

我国拥有广阔的海岸、江、河、湖泊,资源丰富,所产鱼类达 2 000 种以上,其中海水鱼类 1 500 多种,淡水鱼类 500 多种,鱼类食品在我国居民的膳食结构中历来占有相当重要的地位。

鱼类可食部分一般占整个鱼体的 50%~70%,可因鱼的种类、大小、鱼龄、季节的不同而有差别,如一般成龄鱼的肌肉量比幼龄鱼多。鱼肉可食部分的成分除水分外还有蛋白质、脂肪、矿物质、维生素和碳水化合物等。

(一)蛋白质

鱼肉是蛋白质的良好来源,其含量不低于家禽肉,一般在 15%~20%,且变化幅度不大。鱼肉蛋白质主要分布在肌浆中,主要含肌凝蛋白、肌溶蛋白、可溶性肌溶纤维蛋白、肌结合蛋白等,这类蛋白的含糖较多,是鱼肉易变质的原因之一。鱼肉的肌纤维比较细短,间质蛋白较少,所以组织软弱嫩细,比禽类更容易消化。鱼的结缔组织与软骨组织中的含氮物主要为胶原和黏蛋白,所以水煮沸冷却后即成凝胶。鱼肉蛋白质的氨基酸的组成和含量则与禽肉类相似,但缺少甘氨酸。生物价在 85% 以上,也属于营养价值很高的蛋白质。

(二)脂肪

鱼类的脂肪含量一般在 1%~10% 之间,鳕鱼等少脂鱼类脂肪含量不到 1%,而河鳗等多脂鱼类则高达 10.8%。鱼肉脂肪不均衡地分布于全身,肌肉内含量很低。鱼肉脂肪由多长碳不饱和脂肪酸组成,含量为脂肪的 60% 以上,熔点较低,人体消化吸收率在 95% 左右。海水鱼中不饱和脂肪酸高达 70%~80%。鱼类的多不饱和脂肪酸在防治动脉粥样硬化和冠心病方面有一定效果。

（三）矿物质

鱼肉中矿物质含量为 1%~2%，含有镁、钙、磷、铁、锌、铜、碘等，其中钙、碘含量比禽肉类要高，海水鱼的含量又比淡水鱼要高。虾皮中钙含量可达 2%。牡蛎中锌含量特别丰富，而且其吸收率比植物性食物高。

（四）维生素

鱼肉中含有维生素 A、维生素 D、维生素 B_1、维生素 B_2、维生素 B_{12}、维生素 PP 等。鱼类肝脏中含有丰富的维生素 A 和维生素 D 等脂溶性维生素，可作为平时膳食补充及药用鱼肝油的主要来源。鳝鱼的维生素 B_2 特别丰富。生鱼肉内含有硫胺素酶，能分解维生素 B_1。因此，鱼死后最好尽快加工烹调，及时破坏硫胺素酶，以防止维生素 B_1 的损失。

二、其他水产类的营养价值

（一）海带

海带为一种褐色海藻，含有多种营养成分。其中钙、铁含量丰富，每 100g 分别为 1 177mg 和 150mg；碘含量高，每 100g 为 24mg，而一般成人每日 150μm 已满足需求。此外，海带还含有相当数量的维生素 A、维生素 B_1、维生素 B_2、维生素 PP 以及一定数量的维生素 B_6、维生素 B_{12}、维生素 C、维生素 E、泛酸、叶酸等。海带几乎不含脂肪，但含大量纤维素，研究发现 3~5g 海带的纤维素含量可抵 150~200g 普通蔬菜的含量。

（二）紫菜

紫菜的蛋白质含量为 14%~28%，碳水化合物含量为 31%~49%，脂肪含量仅为 0.2%~1.2%，无机盐、维生素的含量与海带相仿，含碘亦很丰富，仅次于海带。

（三）干贝

干贝为扇贝等贝类闭壳肌的干制品。干贝蛋白质含量为 63.7%，脂肪含量为 3%，含有丰富的微量元素，无机盐含量可高达 5%。

（四）虾米（虾仁干）

其蛋白质含量 47.6%，脂肪仅 0.5%。钙、铁含量丰富，分别达 88% 和 6.7%。

（五）海参

海参可分为刺参和光参。每 100g 海参（干）的蛋白质含量高达 76.5g。海参不仅是名菜，而且具有滋补作用。研究发现海参对高血压、冠心病、肝炎患者及老年人都有较好的保健功效。

三、水产类的合理利用

（一）防止腐败变质

鱼类因水分和蛋白质含量高，结缔组织少，较畜禽肉更易腐败变质。特别是青皮红肉鱼，如鲐鱼和金枪鱼，其组氨酸含量相当高，一旦变质，可产生大量组胺，进食后可导致食物中毒。鱼类的多不饱和脂肪酸含量较高，所含的不饱和双键极易被氧化破坏，能产生脂质过氧化物，对人体有害。因此打捞的鱼类需及时低温保存或加工处理，防止腐败变质。一般采用低温或食盐保存处理，来抑制组织蛋白酶的作用和微生物的生长繁殖。低温处理有冷却和冻结两种方式。冷却是用冰冷却鱼体使温度降到 −1℃ 左右，一般可保存 5~15 天。冻结是使鱼体在 −25~40℃ 的环境中冷冻，此时各组织酶和微生物均处于休眠状态，保藏期可达半年以上。以食盐保藏的海鱼,用盐量不应低于 15%。

(二) 防止食物中毒

有些鱼含有极强的毒素,如河豚,虽其肉质细嫩,味道鲜美,但其卵、卵巢、肝脏和血液中含有毒性很大的河豚毒素,若加工处理方法不当,进食后可引起急性中毒,严重者甚至导致死亡。

第十节　菌菇类的营养价值和利用

菌菇是大部分食用菌类的总称,一般指可供人类食用的大型真菌。我国的食用菌资源十分丰富,品种多达 625 种、127 属、41 科。我国常见的食用菌主要有:蘑菇、香菇、草菇、银耳、木耳、猴头及金针菇等。食用菌不仅味道鲜美,而且营养丰富,常被人们称作健康食品。

一、食用菌的营养价值

(一) 蛋白质

食用菌的蛋白质含量达 37% 左右,高出蔬菜类好几倍,有的甚至超过肉类和乳制品,如 1kg 干蘑菇所含蛋白质相当于 2kg 瘦肉、3kg 鸡蛋或 12kg 牛奶的蛋白量。食用菌的蛋白质含有人体不能合成的 8 种必需氨基酸,其中赖氨酸和亮氨酸含量较多,消化吸收率达 80% 以上。

(二) 脂肪

食用菌的脂肪含量约 2%,且多为不饱和脂肪酸,是患有肥胖症、高血脂、高血压、动脉硬化、脑血管等慢性疾病的患者较为理想的食品。

(三) 维生素

食用菌富含维生素,不同品种的菌菇所含维生素的类型略有不同,如鲜蘑菇中的 B 族维生素的含量很高,超过肉类和鱼类;木耳含有较多的维生素 B_1;香菇富含维生素 B_2;草菇中维生素 C 含量高于西红柿。

此外,食用菌还含有活性多糖,具有抗菌、抗病毒、抑制肿瘤、降低血糖、保护心血管、提高机体免疫力等多种功效。因此从营养和保健的观点看,部分食用菌具有一定的药用价值,可被视为保健滋补品。

二、常见食用菌菇的营养价值

(一) 香菇

香菇又名香蕈、冬菇等,是我国居民最常食用的菌菇之一。香菇中含有一种特异的芳香物质——腺嘌呤,所以用香菇烹制的菜肴带有独特的香味,深得人们喜爱。经烤制后的香菇,其香味更是超过鲜品,因此干菇往往比鲜菇更香。香菇不仅味道鲜美,香气沁人,而且营养丰富。此外,香菇对缺铁性贫血、小儿佝偻病、高脂血症都有一定功效。

1. 香菇中含有麦角甾醇,在紫外线的照射下可合成维生素 D_2,促进儿童的牙齿、骨骼发育,可预防儿童佝偻病的发病。

2. 香菇中含有一种能够降低血脂的物质。研究发现,高血压、动脉硬化、糖尿病患者连续食用 3 个月香菇后,其血液中总血脂、磷脂、甘油三酯含量明显下降。可见其具有调血脂的作用。近年还发现香菇能激活人体特定组织产生干扰素,抑制癌细胞生长,因而具有一定的抑癌作用。

(二) 金针菇

金针菇又名金菇、冬菇、朴菇,也是最常见的食用菌之一。其肉质鲜嫩,味道清香,且营养丰富。每100g干菇含蛋白质26.81g、脂肪1.56g、总碳水化合物58.43g,此外还含有钙、铁、磷及18种氨基酸。其中赖氨酸和精氨酸具有促进记忆、开发智力的作用,特别适合儿童和青少年食用。

金针菇不但食用价值高,还具有一定的药用价值。中老年人长期食用金针菇可预防和治疗肝炎及消化道溃疡等疾病,并有降低胆固醇的功效。

三、菌菇类的合理利用

新鲜菌菇水分含量较高,易腐烂,宜冷藏。为长期保存,一般建议制成干菇、罐头及加工制品。干菇是经过晒干、烘干、冻干等脱水工艺制成,可保留其香味,但经过加工后维生素有一定程度损失。干菇便于储存,具有特殊香味,仍具一定的食用价值。

有些野生菌菇含有极强的毒素,虽然味道鲜美,但可引起急性中毒导致死亡。故在选用野生菌的时候一定要注意,不要购买和食用不认识的菌菇。

(茅小燕)

第四章

食物营养成分与保健功效成分的检测

食物营养价值的高低取决于食物中所含营养素的种类是否齐全、含量及比例是否适宜、是否容易被机体消化吸收和利用。不同食物所含营养成分的种类和含量均相同。在天然食物中能同时提供所有营养成分的品种较少,故必须对各种食物的营养成分进行检测,以评价其营养价值,为合理调理饮食和设计食谱提供依据。同时,食物新资源、新产品的开发、新技术和新工艺的探索都需要对食物营养成分进行检测。

食物营养成分与保健功效成分检测的方法很多,有化学分析法、微生物法、光谱分析法、色谱分析法、酶分析法以及感官检验法等。选用何种方法分析食物营养成分与保健功效成分,一般要根据营养素及功效成分的存在形式、理化性质、结构特征、浓度大小、干扰成分多少、预处理方法以及实验室条件等因素结合起来进行考虑。

食物营养成分与保健功效成分检测的步骤有试样的采集、制备和预处理,成分分析及结果数据处理等。

第一节　试样的采集、制备和预处理

一、试样的采集与制备和预处理

采集是指从一大批物品中抽取一部分以代表全部的样品。制备是指对采取的样品进行粉碎、混匀、缩分等过程。食品种类繁多,且受品种、产地、气候、加工、储藏等因素的影响,往往同一种类的食物,其成分有相当大的变化。另外,即使是同一样品,不同部位(如叶、茎、根等)的营养成分含量也有显著差异,故供分析的样品必须是能代表食物整体的。若采样时不考虑到这些问题,即使后来的样品处理和检测等一系列环节非常精确、准确,所得的结果也往往毫无价值,甚至会得出错误的结论,所以采集必须具有代表性。而样品的制备则要保证样品十分均匀,在分析时取任何部分都能代表全部被检物的成分。

（一）谷类及固体食品

从每批食物的上、中、下三层中的不同部位分别采取部分样品，混匀，然后按四分法取样，依次缩小样品至所需要的重量，然后磨成粉状，待测。

（二）肉类及其他动物性食品

1. 肉类 根据不同的分析项目要求而定：如分析某一部位的元素时，可由多只动物的同一部位取样，或从不同部位取样，混合后代表该只动物。又如研究烹调对营养素的影响时，则要从一块肌肉的中心切下相邻的两片横断面，一片作处理前分析，一片作处理后检测。鲜肉、冻肉及腌肉可用以上方法取样。

2. 罐头肉 将整个罐头里的肉全部磨碎、混合，再从中取出一部分样品作分析。

3. 鱼类 按鱼的大小，每份鱼样取 3~10 条不等，去除鱼鳞、头、尾、内脏，洗净，纵剖，取每条的一半去骨刺后绞成泥状，充分混匀。

4. 蛋类 从一筐蛋里按放置部位不同抽取 10~15 个，称重，去壳，混匀。

（三）水果及蔬菜

先去除各种食物的不可食部分，然后按以下方法制备样品。

1. 新鲜样品 小型蔬果如豆、山楂、枣、葡萄等取样时，将整批样品混匀，但要避免损伤，用四分法取样，直至所需样品的数量。大型蔬果如西红柿、西瓜、苹果、茄子等，按成熟度及个体大小的组成比例，取 6~20 个，将每个样品纵剖成 4 份或 8 份，取对角二份，切碎混匀。散叶型蔬菜如菠菜、韭菜、小白菜等，应从每一筐或一捆中抽取一定数量混合、捣碎、分取，缩减到所需数量。

2. 罐头 分析水果或蔬菜罐头时，制样方法比较简单。小型、散叶型等代表性样品可用 6 个罐头样品（每罐 500~1 000g）。大型的代表性样品可用 12 个罐头样品。制备样品时，可先将固体与汁液分开，将罐头内容物置于不锈钢筛子上过滤，将各罐固体物混合并称重，另将汁液混匀、称重，然后按比例抽取固体与汁液，打碎，混匀，供分析用。

采样数量应考虑分析项目和分析方法的要求及被检物的均匀程度，样品应一式三份，供检验、复验及备查用，每份不少于 500g。采样时应注意，一切采样工具应清洁，不应将任何有害物质带入样品中。尽量保护样品在检测前不发生化学变化，采集完毕后要认真填写采样记录，注明样品名称、生产日期、批号、采样地点、采样方法、数量、分析项目及采样人等信息。采取的样品一般要求在短时间内进行分析，如不能立即分析，必须加以妥善保存。保存的原则应是净、密、冷、快，以防止水分或挥发组分散失和其他待测成分含量发生变化。

二、试样预处理

食品本身成分如蛋白质、脂肪、碳水化合物等往往以复杂的结合态或络合态形式存在，当使用某种方法对其中某种组分的含量进行测定时，其他组分的存在常常给测定带来干扰，故在分析以前必须进行样品的预处理。预处理的目的是既要排除干扰因素，又不至于使被测物质受到损失，而且能使被测物达到浓缩的目的，它是食物分析过程中一个重要环节。

应根据被测物质的理化性质以及食品的类型、特点选用不同的预处理方法。常用的预处理方法及适用对象如下：

1. 有机物破坏法 适用于食物中无机元素的测定，其基本原理是采用在高温或强氧化条件下，使有机物质分解，并在加热过程中呈气态散逸，而被测的组分残留下来，常用的有干法灰化和湿法消化二大类。干法灰化是把样品置于马福炉中(一般为550℃)充分灼烧、灰化,无机元素留在残渣里,供测定用。此处理法不适合于易挥发的物质如硒和汞等。湿法消化是在样品中加入强氧化剂(如硝酸、硫酸、高氯酸等)使样品消化,而被测物质呈离子状态保存在溶液中。

2. 蒸馏法　利用液体混合物中各组分的不同挥发度将混合物分离为纯组分的方法。常压蒸馏法适用于被蒸馏的物质受热后不发生分解或沸点不高的物质。减压蒸馏法适用于常压蒸馏时易分解或沸点太高的物质。此外,还有水蒸气蒸馏法。

3. 溶剂提取法　利用样品各组分在某一溶剂中溶解度的不同,将各组分分离的方法。此法常用于维生素、重金属等的测定。

4. 化学分离法　①磺化法和皂化法:这是处理油脂或含脂肪样品时经常用的方法;②沉淀分离法:在样品中加入适当的沉淀剂,使被测组分沉淀,或将干扰物质沉淀,然后将沉淀物与母液分开,达到分离的目的;③掩蔽法:此法常用于无机元素的分离,如在pH4~5.5条件下用双硫腙比色法测定食物中锌时,二价铜、镉等离子会对结果产生干扰,这时可加硫代硫酸钠掩蔽,去除干扰物。

5. 色谱分离法　色谱分离法是一种物理或物理化学的分离方法,主要是利用物质在流动相与固定相两相中的分配系数差异而被分离。根据分离原理的不同,可将色谱分离法分为吸附色谱分离、分配色谱分离、离子交换色谱及亲和色谱分离等,色谱分离具有分离效果好,速度快等优点,在食物分析中应用很广。如纸层析法用于分离多糖类,柱层析法用于分离维生素类,薄层层析法适合于分离氨基酸等。

样品预处理方法很多,在实际操作中,往往是把两种或两种以上的方法结合起来使用,主要根据被处理物质的性质及分析方法灵敏度、使用范围等来决定。

第二节　营养素检测

一、水分的测定

水是构成人体的主要组成成分,也是维持人体正常生理活动的重要物质。食物中水分主要以两种形式存在,即自由水(指组织细胞中容易结冰,且能溶解溶质的水)和结合水(以氢键结合的水)。测定食物中水分的方法有干燥法、蒸馏法、卡尔费休法、气相色谱法、微波法及红外吸收光谱法等,选用何种方法则往往根据食物的性质和检验的目的而定。

(一) 干燥法

1. 直接干燥法　利用水分受热以后,产生的蒸汽压高于空气在烘箱中的分压,使食物中的水分蒸发出来,通过不断加热和排出,达到干燥目的。该法适用于105℃热稳定的各种食物。水果和含糖量较高的食物,不宜在105℃烘干,因为糖,特别是果糖,在高温下(>70℃)易氧化分解。另外对含挥发性成分及含双键的食物也不宜用此法。不同样品的处理、制备方法不同:①固体样品:固体样品先粉碎,过20~40目筛,混匀;②液体样品:液体样品宜先低温浓缩,再高温干燥;③浓稠样品:在测定前,往往加入精制海砂或无水硫酸钠,搅拌均匀,以增大表面积,使测定准确;④水果、蔬菜样品:先洗去泥沙等杂物,再用蒸馏水冲洗一次,最后用纱布和风扇去除附着在菜上的水分,切碎,混匀。

水分测定操作条件的选择要考虑称样重量、称量皿规格、干燥条件等。样品重量一般控制在其干燥的残留物为 1.5~3g。玻璃称量皿适用于干燥法，称量皿的规格以样品置于其中平铺后的高度不超过皿高的 1/3 为宜。干燥温度通常控制在 95~105℃。对热较稳定的谷类等，可采用 120~130℃。干燥时间的确定有两种方法，一是干燥至恒重，即一样品干燥残留物连续二次干燥放冷称重后，其重量差不大于 1~3mg；二是规定干燥时间，指在这个时间内样品中的大部分水分已被除去，以后的干燥处理对结果改变很少。

2. 减压干燥法　利用水在低压下沸点降低的原理进行的一种测定方法。它适用于果糖、糖浆、麦乳精、高脂肪食品等。一般来说，减压干燥所需时间长，操作较复杂，所以在一定条件下，直接干燥如能取得与减压干燥相同的测定结果，多数情况下可以不采用减压干燥法。

3. 红外线干燥法　利用红外线的辐射热与直射热加热样品，使水分快速蒸发达到干燥，它是一种快速测定方法，一个样品只需 10~30 分钟，精确度可达到 0.1%。

（二）蒸馏法

利用有机溶剂与水产生共沸混合物，然后经过蒸馏，分层，计算食物中水分含量的一种方法。该法设备简便、操作方便、结果准确。适用于谷类、油类、果蔬、香料等食品，特别是香料。蒸馏法是唯一的、公认的测定水分含量的标准方法。常用的有机溶剂为苯或甲苯。

（三）卡尔·费休法

基本原理是利用 I_2 氧化 SO_2 时，需要有定量水的参加。卡尔·费休法除能与水反应外，还能与维生素 C、肼衍生物、活性醛、活性酮、过氧化物、金属氧化物等起反应，造成正误差。但是，这些化合物可以在适当的处理条件下进行滴定，消除影响。该法已应用于面粉、砂糖、可可粉、糖蜜、茶叶、炼乳等食品中水分的测定，食品含水量范围可从 1ppm 到接近 100% 的样品，结果的准确度优于干燥法。用该法可测定糖果样品中的游离水和结合水。

（四）其他方法

除上述方法外，还有化学干燥法和红外吸收光谱法等，前者适合于对热不稳定及含有易挥发组分的样品如茶叶、香料等，后者可用于谷类、咖啡、花生、腊肉、火腿、牛奶、马铃薯、脱脂乳粉及面包等样品中水分的测定。

（五）水分活度值的测定

水分活度值是表示食品中水分存在的状态，以热力学来表示水的自由度。水分活度（AW）是指在同一条件（温度和压力等）下，食品水分的蒸汽压与纯水蒸气压之比。水分含量与水分活度是两种不同的概念。前者是指食物中水的总含量，而后者则表示食品中水分存在的状态，即水分与食品的结合程度或游离程度。AW 值与食品的贮藏性能密切相关。故应用食品水分活度值的大小，作为判断食品易腐败或耐藏的指标。水分活度值的测定方法有 AW 测定仪法、扩散法和溶剂提取法。

二、脂类的测定

脂肪和类脂总称为脂类，脂肪主要指甘油三酸酯，类脂包括脂肪酸、糖脂、磷脂、甾醇固醇等。食物中脂类往往以两种形式存在，即游离脂类和结合脂类。动物性脂肪及植物性油脂属于游离态，天然存在的磷脂、糖脂、脂蛋白等属于结合脂类。脂类不溶于水，易溶于乙醚、石油醚、氯仿、甲醇等有机溶剂。乙醚溶解脂肪能力比石油醚强，但乙醚可饱和约 2% 的水分,含水乙醚可抽提出糖分等非脂成分,故实际应用时,必须采用无水乙醚作提取剂,被测样品必须事先干燥。使用石油醚作为提取剂时允许样品含有微量水分。乙醚、石油醚这两种溶剂只能直接提取游离脂肪,不能提取结合脂类。对于结合脂类,则须先用酸或碱进行样品处理,使脂类和非脂成分分离,然后用乙醚或石油醚提取。氯仿-甲醇是另一种有效的提取剂,它对于脂蛋白、磷脂的提取效率较高,特别适用于鱼、肉和家禽的脂肪提取。脂类样品预处理方法决定于样品本身的性质,在样品预处理中,有时需将样品粉碎,有时需将样品烘干,有时需加海砂及无水硫酸钠,其目的是更有效地把脂类提取出来。

食物中脂肪的测定方法有索氏提取法、魏氏酸水解法、罗斯-哥特里法、巴布科克氏法、盖勃氏法和氯仿-甲醇提取法等,选用何种方法要根据食物的种类、脂肪的含量以及存在形式进行选择。

（一）索氏提取法

它是以乙醚或石油醚作为提取剂,用索氏提取器抽提出样品中的脂肪,回收溶剂后所得到的残留物,即为粗脂肪。该法提取出来的脂类主要是游离脂肪,但还含有游离脂肪酸、蜡、色素、磷脂、固醇等脂溶性物质。它适用于脂类含量高、结合脂类含量少,且能烘干磨细,不易吸湿结块的样品。此法为经典方法,结果可靠,但费时,在整个提取过程中应注意防火,切忌用明火加热。

（二）酸水解法

用盐酸水解样品,使其中的结合脂类转变为游离脂类。然后用乙醚和石油醚提取,回收溶剂,干燥、称重,提取物的重量即为脂肪含量。该法适用于各类食物中脂肪的测定,特别是对于易吸湿、结块、难以干燥的样品,应用本法效果较好。但对含有较多磷脂的样品如鱼类、贝类、蛋类,由于盐酸水解时,磷脂几乎完全分解为脂肪酸和碱,致使结果偏低,故对这些样品不宜使用该法。此外对糖含量高的食品,因糖类遇强酸易碳化而影响结果,也不宜用此法。

（三）罗斯-哥特里法

本法适用于各种乳及乳制品的脂肪含量测定,如生乳、牛奶、脱脂乳、炼乳、奶粉、冰激凌等,也适用于豆乳或加水呈乳状的食品,是测定乳类脂肪含量的国际标准法。该法的基本原理是将样品先用氨-乙醇处理,以破坏乳的胶体性状及脂肪球膜,使非脂成分和脂肪分离,然后用乙醚-石油醚提取,去除溶剂后,残留物即为乳脂。

（四）巴布科克法和盖勃氏法

利用硫酸溶解乳中的乳糖和蛋白质等非脂成分,使脂肪球膜破坏,脂肪游离,然后加热、离心、分离脂肪,直接读取脂肪层,计算出被测乳的含脂率。适用于鲜乳和乳制品。不宜用于含糖量高的甜炼乳,因硫酸处理时糖易焦化,结果误差较大。由巴布科克法和盖勃氏法所测得的脂肪中,不包含有磷脂,故对高含量磷脂的乳样品(如酪乳、磷脂含量可高达24%),不宜用此法。操作过程中,硫酸的浓度及用量应严格遵守方法中规定的要求。

（五）氯仿-甲醇提取法

当存在一定水分时,氯仿-甲醇混合液能有效地提取结合脂类。特别适合于含磷脂量高的样品,如鱼、肉、禽、蛋等。该法对于高水分样品脂类的测定更为有效。对于干燥样品,可先在样品中加入一定量水分,使组织膨润,再进行提取。

脂肪含量测定除以上介绍的几种方法以外,还有比重法、折光法、磁共振法、红外分光光度法及自动乳成分综合测定仪法等。

（六）气相色谱法

食物中脂肪酸的测定方法现多使用气相色谱法。样品经甲醇和氯仿提取后，用甲醇-浓硫酸加热回流酯化，生成脂肪酸甲酯，利用各气体组分在载气和固定液膜的气液两相中的分配系数不同，以达到各种脂肪酸的分离，然后进行分别测定。如动物肝脂的分析，目前多采用填充柱分离多种饱和及非饱和脂肪酸，但毛细管色谱柱分离效果更佳。

（七）比色法

食物中胆固醇的测定仍采用比色法，利用胆固醇与酸作用，经脱水、聚合反应，生成绿色物质（双胆甾二烯单磺酸）或紫色物质（双胆甾二烯磺酸），再进行比色测定。样品预处理：肉类洗涤后，用净布擦干，绞肉机绞细；鱼类洗净后，擦干称重，去除鳞、头部、内脏蒸熟，去鱼刺，最后将去刺的熟鱼肉和汤水一起搅匀备用；蛋类洗净后，蒸熟，去壳，将蛋黄和蛋白分开，备用。食物脂肪的提取，一般用研磨浸提法或匀浆器法提取，乳类则用罗斯-哥特里法提取。本法测定食物胆固醇的平均偏差为 0.29%，回收率为 95%~106%。

三、碳水化合物分析

碳水化合物是由碳、氢、氧组成的有机化合物，广泛分布于谷类食物、水果、蔬菜及作为各种食品的原辅料，是许多食品的主要成分之一。在食物成分表中，食物中碳水化合物的含量是通过减差法计算而来的，即碳水化合物 =100-（水分 + 粗蛋白质 + 粗脂肪 + 膳食纤维 + 灰分）。碳水化合物在食品中存在形式和含量不一，它包括单糖、低聚糖和多糖。单糖是指用水解法不能加以分解的碳水化合物，是糖类的最基本组成单位，主要有葡萄糖、果糖和半乳糖，它们均含有 6 个碳原子的多羟基醛（葡萄糖、半乳糖）或多羟基酮（果糖）。低聚糖包括双糖和三糖，双糖主要有蔗糖、乳糖和麦芽糖，三糖有棉子糖等。凡具有光合作用的植物都含蔗糖，而乳糖只存在于哺乳动物的乳汁中。多糖是由许多单糖缩合而成的高分子化合物，主要有淀粉、糖原、纤维素、果胶。

测定食物中碳水化合物的方法很多，有物理法、化学法、色谱法和酶法。在常规分析中，食物中还原糖、蔗糖、总糖的测定以化学法应用最广，但用化学法只能测出糖的总量，不能确定糖的种类和每种糖的含量。对于食物中各种糖的分离和定量可用纸色谱法、薄层色谱法、气相色谱法及高效液相色谱法。多糖、淀粉的测定通常采用先水解，使之成为单糖，然后用测定单糖的方法加以分析。

（一）单糖和低聚糖提取液的制备

1. 对于脂肪含量比较高的物品，如巧克力、乳酪等，须先脱脂，然后用水提取。

2. 对于含淀粉和糊精高的样品，如粮谷及其制品、调味品等，一般用 70%~75% 乙醇溶液提取，使淀粉、糊精及蛋白质沉淀析出，防止干扰。

3. 对于固体样品，用水提取，温度一般在 40~50℃，最高不超过 80℃。

4. 提取液的糖含量一般控制在 0.5~3.5mg/ml。

（二）提取液的澄清

以上提取液中，除含有待测物质之外，还含有一些干扰物质，如色素、蛋白质、有机酸、氨基酸、可溶性淀粉等。这些干扰物质的存在常给分析结果带来影响，因此必须除去，其去除方法是加入澄清剂。常用澄清剂有：

1. 中性醋酸铅 能去除提取液中蛋白质、有机酸、单宁、果胶等，且不沉淀还原糖，但脱

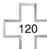

色效果较差。

2. 醋酸锌和亚铁氰化钾溶液　去除蛋白质能力较强,但脱色效果差,适用于乳制品等蛋白质含量较高,色浅的样品。

3. 活性炭　脱色效果较好,但在脱色过程中,伴随着糖的较大损失。澄清剂的用量必须适当。过量的澄清剂要去除,如以中性醋酸铅作澄清剂时,过量的铅能与果糖生成铅糖化合物,使结果偏低。常用的除铅剂为草酸钠、硫酸钠等。

（三）还原性糖测定

还原性糖是指分子结构中具有游离醛基、游离酮基和游离半缩醛羟基的单糖和双糖,如葡萄糖、果糖、乳糖和麦芽糖。蔗糖、糊精、淀粉等为非还原性糖,经水解后生成还原性糖,然后测其含量。还原性糖的测定方法有直接滴定法、高锰酸钾法、萨氏法、兰 - 埃农法和碘量法等。前两个方法是国家标准分析方法,适用于各类食品中还原性糖的测定。

1. 直接滴定法　直接滴定法是在加热条件下,以亚甲基蓝为指示剂,使还原糖与酒石酸钾钠铜反应生成氧化亚铜沉淀,过量的还原糖把亚甲基蓝还原,指示终点。该法快速、简单,适合于各类食品中还原糖的测定,不宜用于深色食品如酱油、深色果汁等检测,以免终点难以确定,影响准确性。要注意的是,在滴定过程中必须在沸腾条件下进行。

2. 高锰酸钾法　高锰酸钾法是将样品试液与过量的碱性酒石酸铜溶液反应,还原糖把二价铜还原为氧化亚铜,然后于氧化亚铜沉淀中,加入过量的酸性硫酸铁,三价铁被定量地还原为二价铁,然后用高锰酸钾滴定亚铁,最后从检索表中查出还原糖量。该法准确度高,重现性好,且不受颜色影响,但操作比较麻烦。样品处理时,不可使用醋酸锌和亚铁氰化钾作为澄清剂,以免二价铁掺入。样品中含有麦芽糖、乳糖时,测定结果将偏低。

3. 萨氏法　萨氏法是将样品试液与碱性铜盐溶液加热,使产生的氧化亚铜溶于酸,然后用碘化物 - 硫代硫酸钠滴定法测定铜量,从而计算出样品中还原糖的含量。该法用于生物材料或经层析处理后的微量样品,检出量为 0.015~3mg,结果可靠。

4. 兰 - 埃农法　兰 - 埃农法的分析原理同直接滴定法,许多国家把此法作为还原糖测定的标准分析方法。适用于测定转化糖含量在 0.3%~30% 的上等白糖、中等白糖及糖蜜等,蜂蜜、饴糖、果子酱、糖浆、饼干等焙烧点心,以及加糖的馅、羊羹等糕点。

5. 碘量法　碘量法的基本原理是碘在氢氧化钠溶液中生成次碘酸钠,次碘酸钠把醛糖氧化为醛糖酸钠,酸化后,析出的碘用硫代硫酸钠滴定即可求得醛糖含量。本法适用于硬糖、异构糖、果汁等样品中葡萄糖的测定,亦可用于醛糖和酮糖同时存在时单独测定醛糖。

（四）非还原性糖测定

蔗糖是由葡萄糖和果糖组成的非还原性糖,不能直接用以上方法测定,但在一定条件下,蔗糖经酸或酶水解生成具有还原性的葡萄糖和果糖混合物(转化糖),然后测定转化糖,即可定量蔗糖。常用 6mmol/L 盐酸水解蔗糖,使之转化为还原糖,然后测定,所得结果乘以0.95,即为蔗糖含量。

（五）总糖的测定

总糖是指食物中含有还原性糖和在测定条件下能水解为还原性糖的总糖量。方法有直接滴定法、苯酚 - 硫酸法、蒽酮比色法等。

（六）各种糖测定

除以上介绍测定食品中的糖的总量外,往往还要同时对各种糖进行分别定量。糖类的分离定量及其组成的分析一般采用色谱法。

1. 纸层析法和薄层层析法　可分离不同类型的糖如己糖、戊糖等,但对结构类似的糖分离效果不好且费时。一般来说,糖类的 Rf 值为单糖>二糖>三糖,戊糖>己糖,酮糖>醛糖。

2. 气相色谱法　把糖制成三氯硅烷衍生物和三氟乙酰衍生物能获得较满意的分离效果,且能分离异构体。此法适用于水果、蔬菜及其制品,不宜用于含乳糖的乳制品。对于脂肪含量高的样品,先用正己烷脱脂,而对于淀粉含量较高的样品,宜用 80% 乙醇提取。

3. 高效液相色谱法　使用 μBondapak 液相色谱柱,以乙腈和水作为流动相,由差示折射检测器定量测定。适用于水果、蔬菜、乳及乳制品、谷类及其他富含淀粉样品的糖测定,但对各类食物的样品预处理均不同。该法已广泛地用于多种食品中糖的测定。

（七）多糖的测定

淀粉、纤维素和果胶均为多糖。淀粉和纤维素的基本单位为葡萄糖,前者是由葡萄糖残基通过 α-1,4 或 α-1,6- 糖苷键结合构成,后者则是通过 β-1,4- 糖苷键结合而成,果胶的基本结构是半乳糖醛酸,以 α-1,4 糖苷键结合形成的聚半乳糖醛酸。

1. 淀粉测定　根据葡萄糖单位结合形式的不同、淀粉分为直链淀粉和支链淀粉。直链淀粉不溶于冷水,能溶于热水,与碘生成稳定的络合物;支链淀粉只在加热并加压的条件下才能溶解于水,与碘形成的络合物,不稳定。淀粉的水溶液呈右旋性,可被酸水解为葡萄糖,也可被酶水解生成麦芽糖和糊精,再经酸水解为葡萄糖。淀粉的检测方法均是根据它的理化性质而建立的。

（1）酸水解法:样品经处理,用酸水解淀粉使之转化为葡萄糖,按照测定还原性糖的方法定量,再折算为淀粉。酸水解法适用于淀粉含量较高的食品如粮食、糕点、饼干、代乳糖等,不宜用于富含半纤维素、果胶的试样,以免测定结果偏高。还原糖换算为淀粉含量时要乘上换算系数 0.9。

（2）酶水解法:淀粉经糊化后,在淀粉酶的作用下,水解为麦芽糖和糊精,再用酸水解为葡萄糖,按测定还原性糖方法定量,所得结果乘上 0.9,即为淀粉含量。由于淀粉酶具有专一性,只水解淀粉,故特别适用于含半纤维素、果胶等非淀粉的多糖类,结果准确性高于酸水解法,但费时。高脂肪会妨碍酶对淀粉的作用,因此样品应先脱脂。

（3）肉类制品中淀粉含量的测定:用氢氧化钾醇溶液处理样品,使脂肪和蛋白质溶解,而淀粉则生成醇不溶性络合物,分离淀粉,然后用重量法测定。该法适用于富含脂肪和蛋白质的样品如午餐肉、香肠等食品,但不宜用于其他多糖含量较多的植物样品。对于蔬菜、水果等淀粉含量较少的样品,一般是在高压下,用硫酸水解,使淀粉水解为葡萄糖,然后测定水解液的糖量。

2. 膳食纤维测定　粗纤维是指食物中不能被稀酸、稀碱溶解,不被人体所消化和吸收的物质,主要成分为纤维素和木质素,粗纤维不能代表食品中纤维的全部内容。膳食纤维是指不被人体消化酶所消化、分解、吸收的物质,包括纤维素、半纤维素、木质素、角质、二氧化硅、果胶等。

（1）粗纤维测定:脱脂试样经用煮沸的酸及碱溶液处理后,除去糖、淀粉、果胶及蛋白质,所得的残渣称为粗纤维。该法为经典法,适用于各类食品,但结果比较粗糙,测得值与实际含量差别较大。影响结果准确性的主要因素:①样品的细度影响结果,颗粒越粗,结果越高,颗粒越细,结果越低,一般控制在 1mm 左右;②加酸加碱处理的时间要严格掌握。

(2) 中性洗涤纤维的测定:样品经中性洗涤剂煮沸消化后,剩余的残渣加入 α- 淀粉酶溶液,以水解除去淀粉。然后用水及丙酮洗涤残渣,去除脂肪、色素等,残渣经烘干,称重即为中性洗涤纤维。结果包括纤维素、半纤维素、木质素和角质等,最接近于食物中膳食纤维的真实含量。用本法测出的膳食纤维含有部分灰分,但不包括水溶性多糖。我国食物成分表中的膳食纤维即用此法测定。该法适用于谷类、果蔬等植物性样品,测定结果高于粗纤维测定值。缺点是对蛋白质、淀粉含量高的试样,易起泡或过滤困难,这使该法使用受到一定限制。

(3) 酸性洗涤纤维测定:酸性洗涤纤维包括样品中全部纤维素、木质素及部分无机盐,测得结果高于粗纤维测定值,但低于中性洗涤剂方法测定值,也比较接近食品中膳食纤维的含量。其基本原理是用十六烷基三甲基溴化铵的硫酸溶液煮沸处理,经过滤、洗涤、烘干,所得残留物即为酸性洗涤纤维,适用于各类食物中膳食纤维的测定。

(4) 果胶物质的测定:果胶物质是复杂的高分子聚合物,其基本结构是半乳糖醛酸以 α-1,4- 糖苷键聚合形成的聚半乳糖醛酸。测定方法有重量法和比色法等,重量法是将样品先用 70% 乙醇处理,析出果胶沉淀后,用乙醇、乙醚洗涤,除去杂质,再用酸或水提取总果胶物质或水溶性果胶物质。提取出来的果胶经皂化、酸化、加钙,使之生成果胶酸钙沉淀,然后烘干沉淀,称重,即可算出试样中果胶的含量。比色法是基于果胶水解后生成半乳糖醛酸,而生成的半乳糖醛酸在强酸性溶液中与卡唑发生缩合反应,生成紫红色化合物,从而比色定量。实验中糖分的存在对卡唑呈色反应影响较大,使测定结果偏高,故样品处理时应尽量洗涤除去糖分。以上两种方法均适合于各类食品中果胶物质的测定。

四、蛋白质分析

蛋白质是复杂的高分子化合物,由氨基酸以肽键形式相互连接而成,分子量大,可高达数百万甚至数千万。所含的主要元素为碳、氢、氧、氮和硫。有些蛋白质还含有微量的磷、铜、铁、碘等。蛋白质经酶、酸或碱水解,其水解的中间产物为胨和肽,最终产物为氨基酸。蛋白质的分离和纯化是根据蛋白质溶解度不同、分子大小不同、带电性及配体特异性等性质进行的。而蛋白质的分析方法则是基于它的共性(含氮量、肽键、折射率等)及特定氨基酸残基、酸性、碱性基团和芳香基团而设计的。常用的方法有凯氏定氮法、双缩脲法、紫外分光光度法、染料结合法及酚试剂法等。

(一) 常量凯氏定氮法

凯氏定氮法于 1833 年由 Kieldahl 提出后,经不断改良,一直沿用至今,是测定食物中蛋白质含量的标准分析方法,它以蛋白质氮平均含量为 16% 作为依据(即 1g 氮 ≈ 6.25g 蛋白质,此数值称为蛋白质换算系数),通过测定样品中的总氮量再乘以蛋白质的换算系数,进而求出蛋白质含量。由于食物样品还含有一些非蛋白氮、如酰胺氮、嘌呤氮等,故测得的蛋白质称为粗蛋白质。该法的基本原理是用强酸加催化剂消化样品,使蛋白质分解,其中碳和氢被氧化为二氧化碳和水逸出,氮转化为氨与硫酸结合成硫酸铵,留在溶液中,然后加碱蒸馏,用硼酸吸收蒸馏出来的氨,最后用盐酸滴定,从而计算出蛋白质含量。此法适用于各类食物中蛋白质含量测定。凯氏定氮法中的催化剂有硫酸铜、氧化汞和汞、硒粉等,其中以硫酸铜为最常用。硫酸铜在实验中除作为催化剂外,还可用作指示剂。在整个实验操作中要注意以下几个问题:对含脂肪和糖较多的样品,消化时易起泡,为防止泡沫溢出,在开始消化时应用小火加热,或加入辛醇或硅油消泡剂。当样品中含赖氨酸、组氨酸、酪氨酸等较多时,应适当延长时间,使有机物完全分解,否则结果偏低。加碱后,瓶内溶液不变成深蓝色、棕色或黑色沉淀,应补加氢氧化钠量。蒸馏过程中要注意接头无松漏现象。蒸馏完毕后,应先将吸收瓶离开冷凝管,再继续蒸馏 1 分钟,后关掉热源,以免造成吸收液倒吸。如样品消化液不易澄清,可将凯氏瓶冷却,然后加入 30% 过氧化氢 2~3ml,再继续加热消化。

(二)微量凯氏定氮法

此法消化原理和操作步骤与常量凯氏定氮法基本一致,只是取样量、试剂用量减少,另需一套微量凯氏定氮蒸馏装置。

(三)双缩脲法

蛋白质分子中含有肽键,与双缩脲结构类似,故也能在碱性条件下,与硫酸铜作用生成红紫色络合物,从而进行定量。该法的特点是:不同种类的蛋白质,发色程度影响不大;当脯氨酸与多量糖类共存时,呈色反应不好,结果偏低。高脂肪样品应先脱脂。此法适用于豆类、油料及肉类等样品的蛋白质的测定。本法缺点是灵敏度较低,但优点是操作简单快速。

(四)紫外分光光度法

利用芳香族氨基酸在 280nm 处对紫外线有最大吸收的原理而进行测定的方法。线性范围:蛋白质浓度 3~8mg/ml。该法操作简单、快速,所需样品量少,缺点是许多非蛋白质均会干扰,此法适用于牛奶、小麦面粉、糕点、豆类、蛋黄及肉制品中的蛋白质含量。

(五)染料结合法

染料测定法分为测定结合染料或剩余染料,食物分析中常使用测定剩余染料,该方法的基本原理是在一定条件下,加入过量的染料,使其和蛋白质结合生成沉淀,然后用分光法测定未反应的染料,进而算出蛋白质含量,不同染料用于不同的样品,如酸性橙红 12 可用于牛奶、冰激凌、巧克力、脱脂乳粉。橙黄 G 用于谷类、牛奶、鱼粉、大豆及花生;胺黑 10B 用于乳制品;溴酚蓝用于蜂蜜等。该法需要一定的经验,故操作方法必须规范化。

五、氨基酸的分析

食物中氨基酸主要以构成蛋白质的氨基酸和游离氨基酸的形式存在。由于食物中氨基酸成分的复杂性,在常规检验中一般用化学法测定样品中的氨基酸总量。对于各种氨基酸的分离分析,过去采用微生物法和纸层析法,现多采用氨基酸自动分析法、高效液相色谱法、气相色谱法等。

(一)氨基酸总量测定

1. 双指示剂甲醛滴定法　氨基酸既含有酸性的—COOH 基,也含有碱性的—NH$_2$ 基,它们互相作用使氨基酸成为中性的内盐。当加入甲醛溶液时, —NH$_2$ 基与甲醛结合,使碱性消失,接下来可用碱来滴定—COOH,测出氨基酸的总量。该法简单、快速,适用于食品中游离氨基酸的测定。液体试样不需处理,可直接测定,固体试样应先粉碎,用水萃取,再行测定。对颜色较深的样品,应加活性炭脱色后再分析,所用的指示剂为百里酚酞和中性红。

2. 茚三酮比色法　氨基酸在一定的 pH 条件下,与茚三酮反应,生成蓝紫色化合物,于 570nm 处比色定量。茚三酮受阳光、湿度、空气、温度等影响易被氧化而呈淡红色或深红色,使用前往往需要进行纯化。

(二)氨基酸的分离与测定

1. 薄层层析法　将经水解后的样液滴加在薄板上,在溶剂系统中用双向上行法展开,由于各种氨基酸的吸附能力和 Rf 值不同而达到彼此分离的目的。然后用茚三酮溶液显色，与标准氨基酸的位置比较可鉴定样液中各种氨基酸的种类，从斑点颜色的深浅可大致确定含量。盐酸水解液的浓度为 5.7N，碱向展开剂为叔丁醇 - 甲乙酮 - 氢氧化铵 - 水(5：3：1：1，V/V)，酸向展开剂为异丙醇 - 甲酸 - 水溶液(20：1：5，V/V)。

2. 气相色谱法　将氨基酸转变为适合于气相色谱分析的衍生物三氟乙酰基正丁酯，包括正丁醇的酯化和三氟醋酸酐的酰化。然后将氨基酸衍生物进行气相分析。根据它们的保留时间与标样比较后加以定性，氨基酸出峰顺序为丙氨酸、缬氨酸、甘氨酸、异亮氨酸、亮氨酸、苏氨酸、脯氨酸、丝氨酸、蛋氨酸、羟脯氨酸、苯丙氨酸、天冬氨酸、谷氨酸、赖氨酸、组氨酸、精氨酸、色氨酸和胱氨酸。

3. 氨基酸自动分析仪法　食物蛋白质经盐酸作用，水解为游离氨基酸，然后用氨基酸自动分析仪分析。分离原理是利用各种氨基酸的酸碱性、极性和分子量大小不同等性质，使用阳离子交换树脂在层析柱上进行层析，应用不同 pH 和离子浓度的缓冲液洗脱样品时，各种氨基酸将被依次洗脱分离。出峰次序为酸性氨基酸和极性较大的氨基酸，其次为非极性和芳香族氨基酸，最后为碱性氨基酸。被洗脱下来的氨基酸与茚三酮反应，从而进行定性、定量。测定游离氨基酸时，需将样品去蛋白质后，再进行分析。分析组成蛋白质的各种氨基酸时，需将样品水解，使蛋白质完全变为游离氨基酸后才能上机分析。酸处理方法：称取样品(蛋白含量在 10~20mg)，用 6N HCl 于 110℃水解 24 小时，然后除去盐酸，加缓冲液稀释并定容到一定体积，上机。当样品中含脂肪、核酸、无机盐等杂质时，必须先去除杂质后再进行酸水解。必须指出的是，用盐酸水解蛋白质的过程中，色氨酸极易被分解，胱氨酸、半胱氨酸也易被破坏。测定此类物质时，应改用碱水解法或过甲酸氧化法处理。氨基酸的分离及测定亦可用气相色谱及反相高效液相色谱法。

4. 色氨酸的测定　用氢氧化钠水解蛋白质，直接测定色氨酸的天然荧光，在水解液中只有色氨酸和酪氨酸可被检测到荧光。在 4mol 尿素溶液中(pH11)，色氨酸的荧光强度比酪氨酸大 100 倍，且二者荧光峰相差 40nm 多。利用此特点，可在大量酪氨酸存在时，直接测定色氨酸含量。该方法适用于各类食物中色氨酸的测定。

六、维生素的测定

食物中含有的维生素、种类很多，功能多种多样，化学结构差异很大，有的属于醇类(如维生素 A)，有的属于醛类(如维生素 B₆)，有的属于胺类(如维生素 B₁)，还有的属于酚或醌类。目前均根据其溶解度把它们分为脂溶性维生素和水溶性维生素。前者包括维生素 A、维生素 D、维生素 E、维生素 K 等，后者包括维生素 B₁、维生素 B₂、维生素 B₆、维生素 B₁₂、维生素 C、尼克酸、叶酸、胆碱等。

维生素的分析方法有紫外分光法、荧光法、动物学法及微生物法等。紫外分光法、荧光法是多种维生素的标准分析方法，各种色谱法在维生素分析中占有很重要的地位，特别是高压液相色谱法，可同时进行多种维生素及其异构体的分离检测。选用何种方法应根据样品的种类、待检维生素的性质、含量，以及干扰物多少等因素来决定，其分析的一般程序是：①用酸、碱或酶分解样品，使维生素游离；②用适当溶剂提取；③分离干扰物质，对样液进行分离提纯；④用适当方法定量。

（一）脂溶性维生素的测定

1. 维生素 A 的测定　维生素 A 是一个带有两个异戊二烯单位的 β- 紫罗酮环。溶于脂肪、乙醚、氯仿等有机溶剂，不溶于水。对酸不稳定，而对碱稳定，易氧化，光和热促使其氧化。维生素 A 的测量方法有比色法、紫外分光光度法、荧光法及高效液相色谱法。比色法适用于维生素 A 含量高的样品，紫外法、荧光法或高效液相色谱法用于低含量的维生素 A 样品，如每克样品中含 5~10μg 维生素 A。

（1）三氯化锑比色法：将一定量的试样，在乙醇中用氢氧化钾皂化，用苯或乙醚将维生素 A 与其他不皂化物同时提取出来，然后根据维生素 A 在氯仿溶液中与三氯化锑形成蓝色物质，在 620nm 处测定。此法适用于维生素 A 含量较高的各种食品。结果准确，为国家标准分析方法，缺点是显色后很快褪色，比色必须在 6 秒钟内完成。整个操作过程应避光进行。三氯化锑腐蚀性很强，不能沾在手上。三氯化锑能与水生成白色沉淀，所以不能碰到水，用过的仪器须先用稀盐酸浸泡后再洗涤。

（2）紫外分光光度法：维生素 A 的异丙醇溶液在 328nm 波长下，对光有一最大吸收，其吸收度与维生素 A 的量成正比，适用于透明的鱼油和其他含有维生素 A 的浓缩物。对于一般样品，则必须要先将样品皂化，再经柱层析去除干扰物，然后测定。

（3）高效液相色谱法：本法能分离分析视黄醇和它的同分异构体、酯及其衍生物，高效液相色谱法同时测定维生素 A 和维生素 E，已被列入国家标准，其相对偏差为 ≤10%。

2. β- 胡萝卜素的测定　胡萝卜素溶于有机溶剂，对热、酸及碱比较稳定，但紫外线和空气中的氧可促使其氧化破坏，植物体内胡萝卜素常与叶黄素、叶绿素等共存。测定 β- 胡萝卜素的国家标准方法是纸层析法，即样品先用丙酮和石油醚提取，以石油醚为展开剂进行纸层析分离，然后于 450nm 处比色。此法适用于粮食、蔬菜与其他植物性食物，最小检出限为 0.11μg。

3. 维生素 D 的测定　维生素 D 不溶于水，易溶于有机溶剂，比维生素 A 稳定。食物中维生素 D 的含量很少，主要存在于动物性食品中。三氯化锑比色法和高效液相色谱法是测定维生素 D 的较好方法。用三氯化锑比色法测定维生素 D 时，维生素 A、维生素 E 和固醇类均有干扰，故在测定前必须经层析去除。操作中加入乙酰氯可消除温度、湿度等干扰因素。一般使用二级高效液相色谱法分离分析维生素 D。

4. 维生素 E 的测定　维生素 E 不溶于水，溶于有机溶剂，不会被酸碱氢化过程及高温破坏，但易氧化，是一种抗氧化剂。食品中维生素 E 的测定方法有比色法、荧光法和高效液相色谱法。比色法测定维生素 E 的基本原理是维生素 E 能将三价铁离子还原为二价铁离子，利用二价铁离子与 2,2- 联氮苯的颜色反应来定量，结果为维生素 E 总量。整个实验应避光。荧光法测定维生素 E（激发光 295nm、发射 324nm）特异性较强，且简单快速，对 α- 维生素 E 含量高的样品（如动物组织、脏器等），用本法测得值与样品中总维生素 E 的真实含量比较接近。高效液相色谱法能分离维生素 E 异构体，分辨率高。

（二）水溶性维生素测定

水溶性维生素在酸性溶液中稳定，即使加热也不破坏，但在碱性溶液中不稳定，易分解。空气、热、光、金属离子等均影响维生素的稳定性。维生素 B_2、维生素 B_6 对光敏感，易被分解破坏；维生素 C 易被氧化，特别是在碱性溶液中和铜离子存在的情况下；而尼克酸是最稳定的维生素。水溶性维生素的样品预处理，一般在酸性溶液中进行，根据样品情况用淀粉酶和蛋白酶进行酶解,使结合态维生素游离出来,再进行提取、去杂质等,最后定量。

1. 维生素 B_1 测定 维生素 B_1 以游离态或以焦磷酸酯形式存在于食物中,以米糠、酵母、麦胚中含量为高,维生素 B_1 的测定常用荧光法。该法的基本原理是在碱性铁氰化钾溶液中,维生素 B_1 能被氧化成硫色素,在紫外光下,发生蓝色荧光,在不存在其他荧光物质时,荧光强度与硫色素浓度成正比。实验中要注意以下几点:①谷类食物不需酶解,样品经粉碎后可直接用 25% 酸性氯化钾提取。淀粉和蛋白质含量高的食物则采用酸和酶处理;②硫色素在酸性氯化钾,正丁醇溶液中稳定。但对紫外线敏感,易被破坏;③样品中所含杂质较多时,应经过层析处理,再行测定。

2. 维生素 B_2 测定 维生素 B_2 以游离形式或磷酸酯等形式存在于食物中。在肝、肾、心、蛋、奶、新鲜绿叶蔬菜中含量较高。常用荧光法和微生物法测定食物中维生素 B_2 含量。荧光法即样品先用酸和酶解处理,使维生素 B_2 游离,用高锰酸钾和过氧化氢氧化去除杂质和色素,再经硅镁吸附剂层析,被吸附的维生素 B_2,用丙酮、冰乙酸、水洗脱,然后于 440nm 激发光和 525nm 发射光下测定,适用于各类食物中维生素 B_2 的测定。但用本法测定维生素 B_2 含量低的样品时,其结果与微生物法比较有偏高或偏低的现象。微生物法测定维生素 B_2 是基于酪乳酸杆菌在一定的培养基及生长条件下,其代谢产物乳酸的生成量与培养基中的维生素 B_2 浓度成正比的原理而设计的一种方法。样品经酸和酶水解释放出游离的维生素 B_2。将一定浓度的待测溶液与培养基共同高压灭菌后,接种酪乳酸杆菌菌种,于 37℃ 培养数小时,然后用 0.1N 氢氧化钠溶液滴定乳酸的含量,由标准曲线计算维生素 B_2 的含量,此法准确,但费时。

3. 尼克酸测定 尼克酸在动物组织中一般以烟酰胺形式存在,而在植物组织中以尼克酸形式存在,肝、肾、瘦肉、禽肉、玉米、花生等含量较丰富。它是 B 族维生素中最稳定的维生素,不被光、热、碱、酸或氧所破坏。测定方法为微生物法和化学法。微生物法利用阿拉伯乳酸杆菌在生长过程中必须有尼克酸存在的原理,根据它的生长代谢产物乳酸的产量来测定检测样品中尼克酸及尼克酰胺的含量。样品用 1 当量硫酸处理,使尼克酸游离,然后按微生物常规操作进行测定。化学方法是利用尼克酸与溴化氰结合后可与芳香族胺类化合物产生黄色物质的现象,根据黄色深浅可定量样品中尼克酸的含量。另外,高效液相色谱法也可用于测定尼克酸及尼克酰胺的含量。

4. 维生素 C 的测定 维生素 C 是一种己糖醛酸,广泛存在于植物组织中,在鲜枣、猕猴桃、辣椒、柑橘中含量丰富。食物中维生素 C 以抗坏血酸、脱氢抗坏血酸和 2,3- 二酮古乐糖酸形式存在,前两种形式具有生理活性,而后者无生理效应。分析方法有 2,6- 二氯靛酚滴定法、苯肼比色法、荧光法及高效液相色谱法。

(1) 2,6- 二氯靛酚滴定法:该法基本原理是还原型抗坏血酸能还原染料 2,6- 二氯酚靛酚。该染料在酸性条件下呈红色,被还原后颜色消失。还原型抗坏血酸还原 2,6- 二氯酚靛酚后,本身被氧化为脱氢抗坏血酸。在没有其他杂质干扰下,一定量的试样提取液还原标准染料溶液的量与样品中所含抗坏血酸的量成正比。操作时应注意取样后应浸泡在已知量的 2% 草酸溶液中,以防氧化损失。该方法简单易操作,但特异性差,干扰物多,结果往往偏高。此外,它测定的是还原型的抗坏血酸。

(2) 2,4- 二硝基苯肼比色法:样品中还原型抗坏血酸经活性炭氧化为脱氢抗坏血酸,然后与 2,4- 二硝基苯肼作用生成红色脎,根据脎在硫酸溶液中的含量与总抗坏血酸量成正比,进行比色定量。该法测得的是总抗坏血酸的含量,即包括抗坏血酸、脱氢抗坏血酸和二酮古乐糖酸。适合于蔬菜、水果及其制品总抗坏血酸含量的测定。

(3) 荧光法:用活性炭将样品中还原型抗坏血酸氧化为脱氢抗坏血酸,再与邻苯二胺反应生成有荧光的喹喔啉。在一定条件下,其荧光强度与脱氢抗坏血酸浓度成正比,从而进行比色定量。本法测得结果包括抗坏血酸和脱氢抗坏血酸。如果样品中存在丙酮酸时,也与邻苯二胺作用生成一种引起干扰的荧光物质,这时可加入硼酸处理。由于脱氢抗坏酸与硼酸结合形成复合物,此复合物不再与邻苯二胺产生荧光物质。而丙酮酸则不能与硼酸结合。利用此特点可排除样品中荧光杂质产生的干扰。该法最低检出为 $0.02\mu g/ml$,结果准确度较高,重复性好,但操作较麻烦,适合于蔬菜、水果及其制品中总抗坏血酸含量的测定。

此外,高效液相色谱法可同时分别测定抗坏血酸和脱氢抗坏血酸,具有准确度高、重现性好、灵敏等优点,是目前最先进、最可靠的测定方法。食物中维生素 C 的提取常用草酸、偏磷酸、偏磷酸 - 乙酸或三氯醋酸等试剂。

5. 维生素 B_6 的测定　维生素 B_6 包括吡哆醇、吡哆醛及吡哆胺。吡哆醇大量存在于蔬菜产品中,而吡哆醛和吡哆胺则主要存在于动物产品内,在酸碱性溶液中对热稳定,但易受氧化剂(如 HNO_3、$KMnO_4$、H_2O_2 等)破坏,测定方法有荧光法、气相色谱法及高效液相色谱法。荧光法是样品经硫酸加压水解,用 CGS 树脂的柱层析分离,以氯化钾的磷酸缓冲溶液洗脱,在二氧化锰和乙醛酸钠存在下,使吡哆醇和吡哆胺全部转化为吡哆醛,然后与氰化钾作用生成荧光物质吡哆醛氰醇衍生物,测定其荧光强度,计算出维生素 B_6 的总量。本法测定浓度范围为 $0.03\sim0.15\mu g/ml$,气相色谱法和高效液相色谱法可分别测定吡哆醇、吡哆醛和吡哆胺。

6. 叶酸测定　食物中叶酸绝大部分是以蝶酰多谷氨酸形式存在。在中性或碱性溶液中对热稳定,测定方法有荧光法及微生物法等,荧光法是利用叶酸中吡嗪 - 嘧啶环,在紫外光照射下产生蓝色荧光这一性质定量的,常用偏磷酸热提样品中的叶酸。

七、无机元素测定

食物中的无机元素,通常与有机物质结合存在于食物中。在分析前,必须先使有机物质分解,释放出被测成分,然后进一步通过分离、浓缩,去除干扰元素和富集被测元素,再根据待测元素在食物中的大概含量和客观条件选择分析方法。无机元素的分解方法常用干法灰化和湿法消化,分离和富集的方法一般用离子交换法和螯合溶剂萃取法,测定方法主要有比色法、原子吸收分光光度法、荧光法及离子选择性电极法等。比色法由于简单、灵敏,尽管操作较麻烦,但一直被广泛使用。原子吸收分光光度法的应用,使无机元素的分析进入一个新的阶段,该法因灵敏度高,精密度高,选择性好,操作简便,测样品多以及快速等特点,已被广泛应用于食品中无机元素的测定。

(一) 钙测定

1. 高锰酸钾法　样品灰化后在氨性或中性溶液中使钙与草酸作用,生成草酸钙沉淀,然后用硫酸溶解,高锰酸钾标准液滴定,根据高锰酸钾标准液的消耗量,即可算出钙的含量,该法可测定钙含量在几个 mg/100g 以上的食品。

2. EDTA 滴定法　这是根据 Ca^{2+} 与 EDTA 在 pH12~14 条件下生成稳定的 $EDTA-Ca^{2+}$ 络合物的原理而设计的一种测定方法。溶液中的锌、铜、镍和钴会产生干扰,可加入 KCN 加以掩蔽,铁可用枸橼酸钠掩蔽。本方法的检测范围为 5~50μg。适用于各类食物中钙的测定。

（二）铁测定

食物中铁的测定常用硫氰酸盐比色法、邻菲罗啉比色法和原子吸收分光光度法。

1. 硫氰酸钾比色法　反应的基本原理是在酸性条件下,铁离子与硫氰酸钾作用生成血红色的硫氰酸铁络合物,该溶液颜色的深浅与铁离子的浓度成正比,从而进行比色定量。实验中加入的过硫酸钾是为了防止三价铁转变为二价铁。由于生成的硫氰酸铁有色络合物稳定性比较差,因此应在规定时间内完成比色。

2. 邻菲罗啉比色法　样品经灰化、溶解,在酸性条件下把三价铁离子转变成二价铁离子,然后与邻菲罗啉作用生成红色络合物于 510nm 处比色。本法选择性高,显色稳定,灵敏度和精密度较高。

（三）锌的测定

常用方法有双硫腙比色法和原子吸收分光光度法。双硫腙比色法是样品经消化后,在 pH4.5~5.5 时,锌离子与双硫腙生成红色络合物。溶于四氯化碳,加入硫代硫酸钠、盐酸羟胺溶液,防止其他金属离子的干扰,从而进行定量。反应中加入硫代硫酸钠可去除铜、汞、铅镉和铋等的干扰,柠檬酸则可掩蔽铁与铅,是公认的最灵敏的方法之一。

（四）铜的测定

测铜方法有二乙胺基二硫代甲酸钠比色法和原子吸收法,前者反应的基本原理为,样品经消化后,在氨碱性溶液中,铜离子与二乙胺基二硫代甲酸钠作用,生成棕黄色络合物,溶于四氯化碳,于 440nm 处测定。食物中铁含量超过铜的 50 倍时会产生干扰,这时可加入 EDTA 或柠檬酸铵试剂予以掩蔽,测铜最适宜浓度为 1μg/ml。

（五）铬测定

微量铬的测定一般用二苯碳酰二肼比色法和原子吸收分光光度法。二苯碳酰二肼比色法的基本原理是样品经消化后,用高锰酸钾氧化铬使其全部生成六价铬,在酸性条件下与二苯基碳酰二肼作用生成紫红色络合物,颜色的深浅与铬含量成正比。实验中所用玻璃器皿不能用重铬酸钾洗液浸泡,铬与二苯基碳酰二肼作用的最适 pH 是硫酸酸度为 0.2N。含铁高的样品溶液会使铬的测定结果偏低,此法线性范围为 0.2~10μg。原子吸收分光光度法见后。

（六）锰的测定

一般用过硫酸铵比色法定量,该法的基本原理是在硝酸银存在下,过硫酸铵把可溶性的锰化合物氧化成高锰酸盐而呈紫红色,颜色的深浅与样品中锰含量成正比,再进行比色定量。实验中锰试剂不能在煮沸时加入,以防作用剧烈而溢出。含氯化钠的食品在测定锰前应先加硝酸银,使之生成氯化银沉淀,去除沉淀,然后再行锰含量的测定。

原子吸收分光光度法由于灵敏度高,精密度高,选择性好,干扰少以及快速等特点,已被广泛应用于食品中无机元素的测定。

1. 样品预处理　根据元素性质及样品来源选用湿消化法或干法灰化法,如用该法测定铜、锌、锰、铁等可选用下列两种方法:①HNO_3-H_2O_2 消化法（适用于高脂样品）,取均匀样品,加 HNO_3-H_2O_2 消化液进行消化,直至液体澄清为止,过滤并用水稀释到一定体积,上机;②混合酸消化法,取一定样品加硝酸:高氯酸（4:1）混合酸消化,直至无色透明,加水煮沸除去多余硝酸,最后用水定容到一定体积,上机。

2. 操作条件　根据待测元素及仪器选择最佳条件,如 PE403 型原子吸收分光光度计测定无机元素,可参考表 4-1。

表 4-1　测定微量元素工作条件

元素	波长 /nm	狭缝 /nm	光源	标准浓度范围
Cu	324.7	4	紫外	0.1~2.0
Zn	213.9	4	紫外	0.1~1.0
Fe	248.3	3	紫外	0.2~4.0
Mn	279.5	3	紫外	0.1~1.0

实验中所用试剂均需优级纯,所用玻璃器皿均必须用稀硝酸浸泡 24 小时以上,用水冲洗,最后用去离子水冲洗晾干后使用。

(七) 硒的测定

食物中硒的测定常选用荧光分光光度法,其基本原理是样品用混合酸消化,使硒化合物氧化为四价无机硒,在酸性条件下,与 2,3- 二氨基萘(DAN)反应生成 4,5- 苯并苤硒脑,用环己烷萃取,测其荧光强度。本法适用于各类食物中硒的测定,为国家标准法,检出限为 3ng,结果相对偏差≤10%。粮食,蔬菜及其他植物性食物在进行样品处理时,要用不锈钢刀具,干燥温度控制在 60℃以下,以防止硒的挥发。

(八) 磷的测定

食物中磷的测定可采用喹钼柠酮重量法和钼蓝比色法。前者是将样品经消化后,在酸性条件下,磷与喹钼柠酮试剂生成磷钼酸喹啉沉淀,然后经洗涤、烘干、称重即可算出磷的含量。后者是样品经有机破坏后,在酸性条件下,磷酸盐与钼酸铵作用,产生淡黄色的磷钼酸铵,遇氯化亚锡产生亮蓝色络合物 - 钼蓝,蓝色强度与磷含量成正比,进行比色定量。适用于各类食物中总磷的测定。

(九) 碘的测定

碘的测定有重铬酸钾氧化比色法、硫酸铈接触法、溴氧化碘滴定法等。

重铬酸钾氧化法是样品在碱性条件下灰化,碘被有机物还原并与碱金属结合成碘化物。碘化物在酸性溶液中,与重铬酸钾作用,析出碘溶于氯仿后呈粉红色。当碘浓度低时,颜色的深浅与碘含量成正比,可进行比色测定。样品灰化过程中,加入氢氧化钾的目的是使碘生成难挥发的碘化钾,防止碘的损失。本法显色稳定,重复性好。

第三节　保健功效成分的检测

食物功效成分是保健食品保健功能的关键所在,也是产品质量的主要指标。功效成分主要有低聚糖类、多糖类、多肽类、功能性油脂、抗氧化类、维生素类、矿物元素及活性菌类。我国现有保健食品中检测的功效成分主要有:黄酮类化合物、DHA、EPA、茶多酚、总皂苷、粗多糖、低聚糖、叶酸、维生素(A、C、E、D、B_1、B_2、B_{12})烟酰胺、钙、铁、锌,硒、铬、β- 胡萝卜素等。这里主要介绍黄酮类化合物、DHA、EPA、茶多酚、总皂苷等的分析。

一、保健食品中总黄酮的测定

保健食品中黄酮类化合物的分析,常用比色法测定总黄酮的含量,用反相高效液相色谱法分离测定各种黄酮类化合物。

黄酮类化合物是具有苯并吡喃环结构的一类天然化合物的总称。广泛分布于植物中,大多数以苷的形式存在。一般都具有 4 位羰基,且呈黄色。黄酮类化合物中的羟基、羰基或酚羟基,与硝酸铝进行结合反应,在碱性条件下生成红色的络合物。并以此定量。

样品用 70% 乙醇溶液,在 80℃水浴下回流,提取固体样品中黄酮类化合物,减压抽滤,以氯仿脱脂,收集下层水溶液并定容。吸取上述脱脂后的水溶液,沿聚酰胺树脂层析柱慢慢滴入柱内,放置一定时间,待测液被充分吸附后,用 70% 乙醇或甲醇洗脱,至流出液基本无色。然后用分光光度法于 510nm 波长下测定其吸光度,与芦丁标准品比较,进行待测物中总黄酮的定量测定。

本方法适用于各类食品中总黄酮的测定。方法最低检出限为 3.5μg/ml。对于含葡萄、山楂等有色水果为原料的样品,可用未加铝盐试剂的样液为空白,以避免样液颜色对测定干扰而引起结果偏高。方法精密度、方法回收率符合分析要求,对同一样品在相同条件下,其相对标准偏差 RSD 在 5% 以内。

二、保健食品中芦丁的测定

芦丁为黄酮类化合物的一种单一成分,为槲皮素 -3-O- 芸香糖,植物类样品经石油醚脱脂,甲醇提取芦丁,微孔滤膜(0.45μm)过滤后,以反相高效液相色谱法分离,在 350nm 条件下,以其标准溶液峰的保留时间定性,以其峰面积计算出样液中被测物质的含量。

色谱条件:

色谱柱为 Shim-paCl CLC-ODS,150mm × 6mm,5μm。

流动相:甲醇 - 水 (55:45),以磷酸调 pH 至 3.5,临用前用超声波除气。

流速:0.8ml/min。

柱温:40℃。

检测波长:350nm。

灵敏度:0.016AUFS。

进样量:10μl。

本方法适用于植物样品中芦丁含量的测定,最低检出限为 20ng。芦丁浓度为 2~10μg/ml 范围内呈直线关系。方法精密度和回收率符合分析要求。对同一样品在上述条件下重复测定 6 次,其 RSD 为 3%。

三、保健食品中槲皮素、山奈素、异鼠李素的测定

试样经甲醇提取、1.5mol/L 盐酸水解处理后,使用反相高效液相色谱法进行分离,紫外检测器检测,根据标准溶液色谱峰的保留时间定性,用峰面积以外标法定量计算试样中槲皮素、山奈素、异鼠李素的含量。

色谱条件:

色谱柱:反相 C18 柱,150mm × 3.9mm;5μm。

紫外检测器:检测波长 360nm。

流速:1.0ml/min。

柱温:室温。

流动相:甲醇 - 水(50∶50)(以磷酸调节 pH2.5)。

四、保健食品中原花青素的测定

原花青素(proantho cyanidins,PC)是广泛存在植物中的一类黄烷 -3- 醇衍生物的总称,因聚合度的不同以及单体的构象或键合位置的不同可形成多种化合物。原花青素的测定有比色法,色谱法等。通常用铁盐催化比色法测定总量,利用硫酸高铁铵的催化作用,以盐酸水解,将其转变为红色的花青素,于 550nm 处,测定花青素的吸光度,与原花青素对照品比较,计算出样品中原花青素的含量。原花青素浓度在 26.0~416.0μg 之间呈线性关系,最低检出限为 4μg。方法精密度和准确性符合分析要求。本法干扰物质较少,常见的芦丁、类胡萝卜素、维生素、食品氧化剂未见明显干扰,多糖、蛋白质不会干扰测定。

五、保健食品中二十碳五烯酸和二十二碳六烯酸的测定

常用气相色谱法测定保健食品中二十碳五烯酸和二十二碳六烯酸的含量。样品经皂化处理后生成游离脂肪酸,其中的长链不饱和脂肪酸(EPA 和 DHA)经甲酯化后挥发性提高。可以用色谱柱有效分离,用氢火焰离子化检测器检测,以经甲酯化处理后标准溶液峰的保留时间定性,以测得的峰高响应值与标准曲线比较定量。

色谱条件:色谱柱为 1m × 4mm 玻璃柱,填充涂有 10%DEGS/ChromosorB W DMCS 80~100 目的载体。气体及气体流速为氮气 50ml/min;氢气 0ml/min;空气 100ml/min。系统温度为色谱柱 185℃;进样 210℃,检测器 210℃。

本方法适用于鱼油食品、海鱼类食品和添加二十碳五烯酸(EPA)和二十二碳六烯酸(DHA)的食品中二十碳五烯酸和二十二碳六烯酸含量的测定。本法检出限为 0.1mg/kg。

六、保健食品中茶多酚类的测定

常用高锰酸钾直接测定法、酒石酸铁比色法测定保健食品中茶多酚类的含量。

1. 高锰酸钾直接测定法　用热水溶解茶叶茶多酚,以靛红作指示剂,根据消耗 1ml 0.318g/100ml 的高锰酸钾相当于 5.82mg 茶多酚的换算常数,计算出茶多酚的含量。在滴定过程中要注意:其溶液颜色的变化先由蓝变绿,然后由绿逐渐变黄,以亮黄色为终点。红茶的终点颜色稍深(土黄色),绿茶的终点颜色稍浅(浅黄色)。另外制备好的样液不宜久放,以免引起茶多酚自动氧化,导致测定数值偏低。

2. 酒石酸铁比色法　该法是基于酒石酸铁能与茶多酚生成紫褐色络合物,而该络合物溶液颜色的深浅与茶多酚的含量成正比而进行比色测定。值得一提的是,酒石酸铁与茶多酚反应时,因联苯酚比邻苯酚显色强,所以没食子酸酯类儿茶素显色深,凡是此类儿茶素含量比例大的试样,显色就较深。因此酒石酸铁比色法与高锰酸钾滴定法两者的测定结果有时会有不一样。

七、保健食品中总皂苷的测定

人参为五加科植物 Panax ginseng C A Meyer 的根,含有多种人参皂苷(ginsenoside),如人参皂苷 Ra$_1$、Ra$_2$、RB$_1$、RB$_2$、RB$_3$、Re、Rd 等。除人参外,五加科的西洋参、三七、刺五加和葫芦科的绞股蓝中亦含有与人参皂苷类似的化合物,可用比色法测定其总皂苷的含量。样品中总皂苷经提取和 PT- 大孔吸附树脂柱预分离纯化后,在酸性条件下,人参皂苷与香草醛生成有色化合物,以人参皂苷 Re 为对照品,于 560nm 处比色测定。

人参总皂苷浓度在 20~200μg/ml 之间呈线性关系,人参皂苷 Re 的最低检出量为 2μg/ml,回收率为 90%~105%。测定的人参总皂苷以人参皂苷 Re 计。本方法适用于保健食品中总皂苷的测定。

第四节　检测方法的选择及实验质量控制

样品中待测成分的分析方法往往很多,但方法选择的正确与否,直接关系到分析速度、成本费用以及分析结果的准确性,因此在选择分析方法时应考虑以下几个因素。

一、误差来源

误差通常分为系统误差和偶然误差。系统误差具有一定的方向性,即测定值总是偏高或偏低,它来源于分析方法误差、仪器或试剂误差和操作误差。偶然误差是由于偶然原因所引起的误差,其大小、正负都不固定,如气压、温度的偶然波动、仪器的性能或样品处理不一致等。

误差的大小直接关系到测试结果的精密度和准确度。

二、精密度和准确度

精密度是指平行测量的各测定值之间互相接近的程度,在食物分析中常用变异系数表示。变异系数(CV)= 标准差 / 平均值 ×100%。它代表测定方法的稳定性和重现性,是由偶然误差造成的。准确度是指分析结果与真实值接近的程度,它与系统误差有关,也与偶然误差有关,它反映测定结果的可靠性。

常用回收率表示。即在相同条件下用同种方法,对加标准样品和待测样品进行处理和测定,然后计算加入标准物的回收率。

在选择分析方法时,要根据分析结果的要求,考虑准确度和精密度。通常以变异系数在 10% 以内,回收率在 95%~105% 之间。

三、灵敏度

灵敏度是指分析方法所能检测到的最低限量。在选择分析方法时,要根据待测组分的含量高低,选择何种方法,如测定蔬菜中水分含量,可选用灵敏度低的重量法,分析食物中维生素 D 时,则宜选用高灵敏度的高效液相色谱法等。

在选择分析时,除考虑以上方法的精密度、准确度、灵敏度之外,还应考虑方法的分析速度,成本费用,实验室的设备条件等,以便选择的方法是可靠的、简单的和行之有效的。

四、实验质量控制

食品理化分析的本身不是目的,而是一种提供信息的手段,通过分析得到的数据来说明试样的某些情况,进而用它去解决某一问题,如食品质量监督部门根据这些数据,对被检食品的品质和质量作出正确地、客观地判断和评定,防止质量低劣食品危害人们的健康。然而,分析质量受诸多因素的影响,要获得准确、可靠的分析数据,除需要正确采样、合理制备样品及选择正确的方法外,还必须对实验室工作条件质量、实验室内质量及分析后的质量进行控制。实验室工作条件质量包括蒸馏水、化学试剂的纯度,化学试剂的保管、贮存、有效期,玻璃仪器的洗涤、使用、校准,常用分析仪器的检修调试等,都应按规定要求进行。实验室内质量控制是检验人员对分析质量自我控制的过程,主要通过控制样和控制图来实现。应选购标准物质作为控制样,如没有标准物质时,也可自行制备控制样。质量控制图可通过准确度控制图,精密度控制图,空白值控制图来监视分析质量的动态变化。分析后的数据处理与解释也应予以足够的注意。

在整个分析过程中,只有全面严格地把握好每一关,才能使得出的数据具有准确性、可靠性和可比性。数据的准确性和可靠性对评价食物营养价值、保证食品质量、指导合理营养、开发新食品资源以及寻找营养素的内在联系和规律都具有十分重要的科学价值和意义。

(李向荣)

第五章

平衡膳食合理营养

第一节　中国居民平衡膳食指南的历史与应用

一、中国居民膳食指南的制定与发展

中国传统饮食文化历史悠久,早在《黄帝内经》中就已记载了十六个字"五谷为养,五果为助,五畜为益,五菜为充"的饮食养生基本原则。在新中国成立后的第一个40年,即1949—1989年,中国居民逐步实现了从饥饿到半饥饿,直至解决基本的温饱问题的目标。随着国家的发展,中国居民的收入逐步提高,生活质量不断改善,其疾病谱发生了变化。为了提高中国居民的健康素养,拥有科学的饮食营养好习惯,减少亚健康状态,预防慢性病的发生与发展,在1989年首次发布了《中国居民膳食指南》,并分别在1997年、2007年、2016年结合中国居民的疾病谱变化,中国营养学会组织专家对指南的内容进行了修订。一般情况下,根据中国居民疾病谱的变化,约每隔十年将颁发新的中国居民膳食指南,指导我国居民做好平衡膳食、合理营养,逐步建立良好的饮食习惯,保持健康、促进健康、提高生命质量,做到成功衰老。

2016版中国居民膳食指南,分为一般人群膳食指南和特殊人群膳食指南,后者包括中国孕妇和乳母膳食指南、中国婴幼儿喂养指南、中国儿童青少年膳食指南、中国老年人膳食指南和素食人群膳食指南。同步发布的中国居民平衡膳食宝塔把平衡膳食原则用各类食物的不同需求来表达,采取宝塔的不同层次、不同面积表示,便于居民熟悉与掌握。2016版中国居民平衡膳食内容结构与份额,首次以餐盘形式展示,让中国居民更好地认识、理解与应用。首次对儿童平衡膳食以"算盘子"的个数表达,让儿童有趣味性地学习理解和应用。

二、中国居民膳食指南(2016)主要内容

(一) 中国居民膳食指南(2016)核心推荐

1. 食物多样,谷类为主。
2. 吃动平衡,健康体重。

3. 多吃蔬果、奶类、大豆。

4. 适量吃鱼、禽、蛋、瘦肉。

5. 少盐少油,控糖限酒。

6. 杜绝浪费,兴新食尚。

（二）中国居民膳食指南（2016）核心内容重点解读

该版的指南内容共 6 条 48 个字,方便于中国居民学习与应用。

1. 食物多样,谷类为主　核心内容建议每人每天至少摄入 12 种食物,每周摄入 25 种食物以上。每天摄入谷类薯类食物 250~400g,并指出以全谷物,即粗加工的粮食和杂豆类 50~150g,薯类 50~100g。每天膳食中的碳水化合物能量应占总能量中的 50% 以上。

2. 吃动平衡,健康体重　强调体重指数是评价人体营养状态和健康的重要指标,体重超标和体重不足都是有可能成为发生慢性病的风险之一,力求保持"吃"和"动"的平衡。中国居民要坚持每天运动,每周保持有 5 天中等强度的活动,累计 150 分钟以上,每天主动身体活动保持 6 000 步。尽可能减少长时间的静坐,养成每小时起来动一动走一走的好习惯。

3. 多吃蔬果、奶类、大豆　这是中国居民饮食习惯中重要的组成部分,蔬菜和水果的品种多样、颜色多种是人体维生素、矿物质、膳食纤维和植物化学物的重要来源,这对预防慢性病、增强免疫功能有很大的作用。每个人尽量做到吃新鲜的、多色彩的、当地当季的蔬菜水果,每餐配菜做到三餐不重样。每天每人保持 300~500g 蔬菜,其中深色蔬菜占 1/2。养成每天吃水果约 200~350g 的习惯,保持水果的摄入,尽量不要把水果打汁,果汁不能代替水果。奶类、大豆类含有丰富的优质蛋白质和钙,对预防慢性病促进健康有益。奶类中可选牛奶、酸奶、奶粉等。推荐每天液态奶 300g,可以增加蛋白质和钙的摄入。可多选豆制品,约相当于 25g 大豆的量。坚果类品种多,可适量选用,但不宜单次过量。

4. 适量吃鱼、禽、蛋、瘦肉　动物类食物提供人体所需的优质蛋白质、维生素 A 与 B 族维生素及矿物质等。畜类含有的饱和脂肪量与禽类有一定差异,后者相对低。鱼虾类含有较多的不饱和脂肪酸。少吃或不吃腌熏、腌制与油炸的食物,以减少慢性疾病的风险。每人每周选用畜禽肉和水产类 280~525g,蛋类 280~350g,日平均选用鱼、禽、蛋和瘦肉总量 120~200g。

5. 少盐少油,控糖限酒　中国居民长期选用盐和油的量超标,已成为导致当前的超重与肥胖症、高血压等慢性病高发的主要原因。开展健康教育,提高健商是促进健康的重要方法之一。每天成人用盐不要过量,要求控制在 6g 以内,包括隐形盐,如味精、酱油等。每天成人烹调油控制在 25~30g。每天摄入糖推荐不超过 50g,尽量控制在 25g 以内,不喝或少喝含糖饮料。成人一天饮酒计酒精量,男性控制在 25g,女性控制在 15g。

6. 杜绝浪费,兴新食尚　中国传统饮食文化历来是珍惜食物,勤俭节约,按需选购,按人数备餐。中国居民要学会分餐且不浪费,保障食品卫生宜选择新鲜的卫生食物。学会正确阅读食品的标签。多回家吃饭,提倡公筷或分餐制,享受亲情。积极创造良好的饮食环境,传承中国饮食文化,创造健康饮食氛围。

三、中国居民平衡膳食宝塔

中国居民膳食指南（2016）覆盖了 2 岁以上的健康人群,为了帮助中国居民更好地理解中国居民膳食指南和平衡膳食的概念,增加了中国居民平衡膳食餐盘和中国儿童平衡膳食算盘。

（一）中国居民平衡膳食宝塔内容

中国居民平衡膳食宝塔用不同的颜色代表5层不同面积的5类食物及其食物量的克数,十分直观与科学。宝塔旁边分别注释文字,提示成人每天每人各类食物摄入量的平均范围参考。详见图5-1。

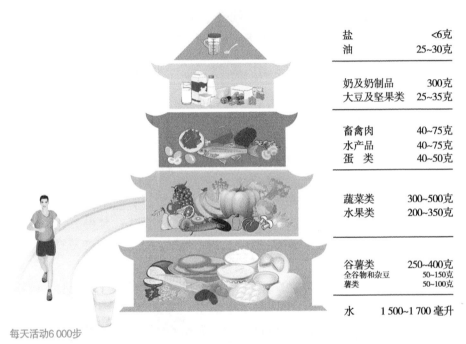

图5-1　中国居民平衡膳食宝塔(2016)

(引自:中国营养学会.中国居民膳食指南(2016).北京:人民卫生出版社,2016.)

第一层谷薯类。

谷薯类是每个人膳食能量的主要来源,1g碳水化合物产生4kcal的能量,碳水化合物可提供每人每天的50%~60%的能量。成人每天谷薯杂豆类需在250~400g,要求全谷物和杂豆类50~150g,新鲜薯类50~100g。不同的体力活动提供的热量不同,摄入谷薯杂豆类的克数不尽相同。提醒中国居民都应该重视全谷物的摄入量,以获得更多营养素有利于健康。

第二层蔬菜水果类。

鼓励蔬菜水果类多摄入,当人体需保持日能量在1 600~2 400kcal需求时,推荐每天每人蔬菜摄入量300~500g。蔬菜要求不同品种不同颜色且要保持深色蔬菜占有1/2的摄入量,以提供多种维生素、矿物质、膳食纤维等,满足人体健康的需求。

水果要求每天每人200~350g,保持新鲜的不同颜色。蔬菜与水果不能相互替代,干果不能代替水果。

第三层鱼禽肉蛋类。

鱼、禽、肉和蛋类每人在能量日需求 1 600~2 400kcal 水平下,宜供给 120~200g,其中畜禽肉的摄入量 40~75g;水产品如鱼、虾、蟹、贝类 40~75g;如有条件可多选水产品以替代畜肉类。蛋类包括鸡蛋、鸭蛋、鸽蛋、鹅蛋、鹌鹑蛋及其制品,推荐每天摄入蛋类 50g 左右(约一个鸡蛋的量)。这类动物食物富含优质蛋白质、脂肪和脂溶性维生素等。蛋黄含有胆碱、卵磷脂、胆固醇、维生素 A、叶黄素、B 族维生素与锌等,对每个年龄段的人群均有益。

第四层乳类、大豆和坚果类。

乳类、大豆和坚果类是人体优质蛋白质、钙及必需脂肪酸和必需氨基酸的来源。推荐成人每天每人摄入 300g 的奶类及其奶制品。中国居民摄入奶量偏低,多鼓励多选各种奶制品,有利于补充蛋白质和钙。大豆包括黄豆、黑豆、红豆及其制品豆腐、豆腐干、豆浆等。推荐大豆和坚果类为 25~35g。坚果类包括花生、核桃、葵花子、杏仁等,其富含必需脂肪酸。

第五层油、盐。

油和盐是烹饪的常用调料,宜尽量少用。每天每人烹调油,控制在 25~30g,将为每人提供的能量约占总能量的 10%。烹调油品种多样,有动物油,如猪油,牛油等;植物油品种繁多,常用有花生油,菜子油,豆油,芝麻油等。建议平时选择以植物油为主,可以多种植物油轮着互换选用。宜选小瓶包装,避免大瓶包装导致存放时间过久,发生氧化从而有损于人体健康。每天每人食盐控制在 6g 以内,盐的过量摄入与高血压发病直接有关。提醒注意要控制高盐食品的摄入,如味精、鸡精、咸鱼、咸肉、榨菜及各种调料等,属隐性盐食品。

(二) 中国居民平衡膳食餐盘

中国的居民平衡膳食餐盘,按照平衡膳食原则,展示一个人份的食物餐盘膳食搭配的合理组成,共分为四份。其中,谷薯类和蔬菜类占最大的面积,水果类和鱼、肉、蛋豆类所占面积相同,说明鱼、肉、蛋、豆类的摄入约占水果类的四分之一,十分直观且易于掌握(图 5-2)。

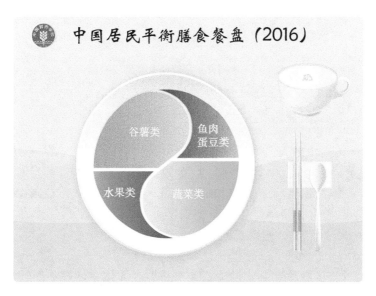

图 5-2　中国居民平衡膳食餐盘(2016)

(引自:中国营养学会. 中国居民膳食指南(2016). 北京:人民卫生出版社,2016.)

(三) 中国儿童平衡膳食算盘

中国儿童平衡膳食算盘是根据平衡膳食原则,把各类食物的量用算盘子的个数显示,并以六层不同颜色表示,让儿童一目了然,容易理解与掌握使用。其以 8~11 岁儿童中等活动强度计算,便于认知、熟悉与掌握。儿童身上背一个水壶,让他们从小培养喝水的良好习惯,鼓励儿童从小养成每天在户外活动 1 小时,以便接受阳光沐浴,有利于满足儿童对维生素 D 的需求,预防维生素 D 缺乏症而确保儿童的正常身高曲线(图 5-3)。

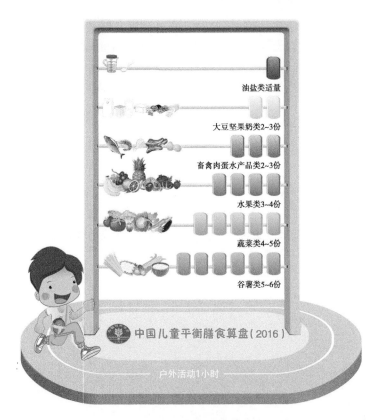

图 5-3　中国儿童平衡膳食算盘(2016)
(引自:中国营养学会. 中国居民膳食指南(2016). 北京:人民卫生出版社,2016.)

(四) 饮水

水是人体不可缺乏的基础营养素,是生命的必需物质。不同年龄,不同工作量,对水的需求有一定的差异。成人每天饮水推荐在 1 500~1 700ml。如 200ml 容量的杯子,为 7~8 杯。重体力劳动或者强体育活动者,酌情增加摄入水量。儿童、老年人酌情减少摄入水量。在饮水量不足的情况下,将会使身体产生不适感或有损于健康。饮水宜选择 30~40℃的温开水或茶水等,不宜过多选择甜饮料、奶茶等。

(五) 运动

运动对保持健康的身体和适宜的体重十分重要。人体在做好平衡膳食和合理营养的基础上,通过运动和活动,可以增强心肺的功能,增加肌肉量,促进新陈代谢与保持最佳的精神状态。推荐成人每天保持行走 6 000 步的活动量,每周保持 150 分钟中等强度的运动,如骑车,跑步,田间劳动等。每个人都要不断探索适合于个人的活动强度、活动量和活动形式。努力保持健康的体重和体质,预防和减少慢性病。

第二节　中国全民营养周的教育与健康促进

中国全民营养周

(一)历年中国全民营养周

2015年我国第一次设立中国全民营养周,旨在以科学界为主导,集中力量对全社会进行营养知识宣传与传播,让广大民众及时了解和知晓关于食物的最新营养知识,逐步提高健康素养,养成科学的生活方式,预防慢性疾病,提升生活品质,提高生命质量。我国把每年五月份的第三周定为全民营养周,希望通过每年5月份定期的营养知识传播和营养与健康教育,突出营养周的主题普及与普惠,为建设健康中国和实现中国梦而努力。全民营养周已被列入《国民营养计划(2017—2030年)》,提升为国家倡导的全民科普活动,目前已成为当今时代的建设健康中国的重要内容之一。

从2015年设立中国全民营养周以来,每年有不同的营养与健康主题,便于中国居民学习、掌握与应用。每年的主题如下:

2015年5月17~23日,"天天好营养,一生享健康";

2016年的5月15~21日,"平衡膳食,营养健康";

2017年的5月14~20日,"好谷物营养";

2018年5月13~19日,"吃动平衡,健康体重";

2019年5月12~18日,"合理营养,天天蔬果,健康你我"。

(二)2020年中国全民营养周

2020年5月17~23日是中国全民营养周,其主体是"合理膳食 免疫为基"。言下之意是"坚持合理营养,提高免疫功能"。2020年是一个特殊的年份,中国人的传统春节遇上了新型冠状病毒肺炎(简称新冠肺炎)的疫情。多数老年人及患有基础病,如高血压、糖尿病、肥胖症、慢性阻塞性肺疾病、冠心病等患者,由于存在免疫功能低下或免疫力不佳,患上新冠肺炎,在患病后容易出现多种的并发症或合并症,从而导致病情较重或病情危重,其中少部分患者最终经抢救无效而死亡。

第三节　坚持合理营养提高免疫功能

营养素与免疫功能

"合理膳食,免疫为基"是2020年中国全民营养周的活动主题。合理膳食的解读参照2016版中国居民膳食指南原则和中国居民平衡膳食宝塔内容。免疫为基指做好营养膳食很重要,这是稳定人体免疫功能与提高免疫力的基础。

(一)蛋白质与免疫功能

蛋白质是人体维持免疫功能的基础,其参与人体的皮肤、黏膜、肝脾、抗体与补体等构成,且直接会影响免疫功能。蛋白质的数量与质量直接影响到人体的免疫功能。2020年中国营养学会全民营养周专家明确指出,蛋白质的数量即蛋白质含量,具体指100g食物中蛋白质的含量。蛋白质的质量,即蛋白质的氨基酸评分,其评分越高蛋白质的质量越好,且两者是处在不同的水平。如鸡蛋的蛋白质是13.1g/100g,氨基酸评分值是106,且与人体的需要十分接近,还含有丰富的多种营养素。牛奶和鱼肉的氨基酸评分值是98,但蛋白质含量分别是3.3g/100g和18g/100g,前者是液体状,含水量高,含蛋白质量相对低,但其必需氨基酸的比例较符合人体需要,且属优质蛋白,选用方便。常选动物肉类是补充蛋白质的重要途径;豆类富含植物蛋白,其蛋白质含量高达35g/100g,氨基酸评分是63,也是优质蛋白,平时可以选用。中国居民定要养成每天摄入优质蛋白质食物的习惯,以增强免疫功能。在烹饪的时候要避免使用炸、烤、煎与腌等方法。

(二) 脂肪酸与免疫功能

膳食脂肪对调节人体的免疫功能有一定的作用。其含有的脂肪量及脂肪酸的不同种类都是构成生物膜的重要部分。膳食中缺乏必需脂肪酸,会致人体免疫力下降。相反,膳食中高比例的多不饱和脂肪酸可促进前列腺素的合成而影响免疫功能。

(三) 维生素与免疫功能

1. 维生素A　维生素A能直接参与抗体的合成,能提高人体抗感染、抗肿瘤的能力。人体一旦维生素A缺乏,血清的抗体含量就会降低。维生素A对基因的表达有一定的影响,其作用的靶标是细胞核。一旦维生素A提供不足,核酸和蛋白质合成不够,将对细胞的分裂分化与免疫球蛋白合成产生影响。同时还会影响抗原的处理,抑制B细胞功能,并影响淋巴细胞膜的通透性。

类胡萝卜广泛存在红色、黄色、橙色与深绿色的果蔬中,有很强的抗氧化作用;β-胡萝卜素多存在于西红柿的番茄红素,有增强免疫系统的潜在作用。

2. 维生素E　维生素E是一种强抗氧化剂,由于在人体内能保护生物膜上的多不饱和脂肪酸,可以耐受自由基的损害,清除自由基,保证细胞膜的完整性。在抗癌方面,可改善免疫功能。老年人由于维生素E减少致脂褐素逐步形成、皮肤弹性变差,维生素E可以提高人体免疫力,预防与延缓衰老,老年人可酌情选用。

3. 维生素C　维生素C是一种强抗氧化剂,其对胸腺、脾与淋巴结等生成淋巴细胞有明显的促进作用,能提高其他抗氧化剂的水平,增强免疫功能。每天膳食坚持蔬果类补充,重视深绿色蔬菜的合理搭配,可以保证维生素C的摄入。在上呼吸道感染预防与治疗中可酌情选用维生素C口服。

(四) 微量元素与免疫功能

1. 铁　铁是人体不可缺少的元素,是重要的营养素之一,但缺铁的人群较多。人体缺铁不仅会出现缺铁性贫血,还会降低核糖核酸酶的含量,影响肝、脾与胸腺蛋白质的合成,出现免疫功能的异常。通常做好膳食中的铁元素补充非常重要。铁可在人体内参与免疫功能的正常维持。

2. 锌　锌是人体内一种重要的必需微量元素,其与免疫系统有重要的关系。一旦人体缺锌可致免疫系统的组织器官萎缩,同时含锌的免疫系统酶的活力受到影响,继而细胞免疫和体液免疫出现异常。值得注意的是,补锌过多同样会抑制免疫功能。

3. 硒　硒是人体必需的微量元素之一,它有明显的增强免疫作用。硒除了具有清除自由基及过氧化氢的作用之外,还与体液免疫、细胞免疫与非特异性免疫有一定的相关性。硒一旦缺乏,各种免疫功能下降,但硒一旦超量会抑制免疫功能。在临床上要注意,硒在人体中发挥作用的剂量与其中毒量比较接近。

免疫功能与众多营养素息息相关,坚持合理膳食是根本,只有增强免疫功能,才能促进健康长寿。免疫功能要长时间维持正常,要增加免疫力,要增强抗病能力,每天必须摄入多种食物,从中吸收多种的营养素,这是最基础最重要的养体和养生。通过每天合理的食物搭配,可以保证人体需要的碳水化合物、蛋白质、脂肪、矿物质、维生素与水六大营养素。具有增强人体免疫功能的常见营养素有优质蛋白质、维生素 A、胡萝卜素、维生素 C、维生素 E、叶酸、硒、锌等,这些营养素广泛存在于每天三餐的食物中。因此,我们首先要重视合理营养,“合理”意味着我们每天选择食物要有数量和结构的认知能力,每天要选择 12 种食物以上,每周要选择 25 种食物以上,这些食物不仅有一定数量的要求,而且有结构合理的要求,同时要有六种颜色以上的合理搭配。认真做好主食和副食的合理搭配能够直接提升每个人的免疫力和抗病能力。通过人体免疫预防、免疫稳定与免疫监视,三者相互之间的密切配合,人体可以抵抗和清除体内病原微生物,清理衰老细胞与损伤,增强免疫力。

《中国居民膳食指南(2016)》的核心文字只有六条,48 个字;中国居民平衡膳食宝塔内容通俗易懂。中国居民掌握了平衡膳食和合理营养的知识及烹饪技巧,就可以增强免疫力,促进健康体质,预防疾病与成功衰老。同时一个人每天要喝 1 500~1 700ml 的水,可以选白开水、茶水等。根据自己的生活与工作状态做到每天不缺水。提倡每天合理运动,坚持走6 000 步。可以选各种适合自己的运动。一个人只要能够坚持合理营养,科学运动,最终能够提高免疫功能,减少疾病或预防疾病。拥有健康素质,健康体重,享受美好的品质生活,享有健康人生。

第四节　传播营养知识加强慢病预防

一、临床营养科传播营养知识

我国医院的临床营养科已经把全民营养周活动列入每年五月份的常规工作内容之一,其间开展营养咨询义诊和营养健康教育系列活动。营养科医生和营养师会到学校、企业与社区做营养周的主题宣讲活动,同时会在电视台和电台做营养周专题节目,组织营养学专家团队充分运用互联网全方位做营养健康知识的推广与传播,充分利用实物模具的展台,直观地让患者学习和掌握食品选择的科学性与合理性,帮助人们建立科学的良好饮食习惯。今后我国每年 5 月份开展全民营养周活动,势在必行,且已成为常态工作,尚需加大力度与广度宣传,有计划有步骤开展营养教育人才培养,重点培养全科医师具有营养教育的一技之长,促进社区的健康教育、营养教育、家庭教育、健康促进,将有利于慢性病的预防。

二、重点人群的营养健康行动

我国《国民营养计划(2017—2030 年)》,全面覆盖中国全人群,生命全周期,其中对不同人群的营养健康突出问题重点指出的具体内容如下:生命周期 1 000 天营养健康行动,提高孕产妇、婴幼儿的营养健康水平;学生营养改善行动,包括指导学生营养就餐,超重、肥胖干预等内容；老年人群营养改善行动，采取多种措施满足老年人群营养改善需求，促进"健康老龄化"；临床营养行动，加强患者营养诊断和治疗，提高患者营养状况；我国贫困地区营养干预行动，争取干预、防控、指导等措施切实改善贫困地区人群营养现状；吃动平衡行动，推广健康生活方式，提高运动人群营养支持能力和效果。

我国《国民营养计划（2017—2030 年）》明确指出：营养是人类维持生命、生长发育和健康的重要物质基础，国民营养事关国民素质提高和经济社会发展。健康中国、营养先行。中国居民要不断地学习营养学知识，逐步提高营养与健康的素养，追求良好的生活方式，积极做好慢性病的预防，主动做好健康促进。

营养学知识的学习与应用，是做好健康促进的基础，民以食为天，食以养为先。世界卫生组织早在 1992 年提出了"健康四大基石"的理念，"合理膳食、适量运动、戒烟限酒、心理平衡"。合理膳食居首是基础，合理膳食实质上指平衡膳食营养，中国居民只有做好平衡膳食合理营养，才能保持健康，做好疾病的预防，可以达到健康老龄化的目标，真正做到成功衰老，保持高质量的生活品质。

（张爱珍）

第六章

营养调查及其评价

为了提高中华民族的国民身体素质,适应不断改变的生活方式和疾病谱变化,我国于1959年、1982年、1992年及2002年先后进行了四次大规模的全国性营养调查,并于2010—2013年开展了中国居民营养与健康状况的常规性监测,这些活动不仅掌握了每个时代的国民营养与健康状况,而且为制定卫生政策、膳食指导与生活指南提供了科学依据。

第一节 营养调查概述

营养调查工作要求比较严格,因此在调查开始前应做好周密的组织工作。大致分成三步:首先应明确调查目的、设计调查类型、确定对象及规模、制订调查计划;然后确定调查内容和方法,设计并打印有关调查表格;最后确定调查人员并作分工和培训。

一、营养调查的目的

营养调查的目的一是掌握各种人群(包括不同生理状况、不同生活环境以及特殊劳动条件下人群)的营养状况,明确营养量及组成是否合理,即膳食中营养素摄取情况与营养素供给量标准的符合程度;二是发现存在的营养与国民健康问题,以及营养相关的疾病危险因素,制定改善国民营养与健康状况的政策和指导意见;三是发现营养不平衡人群(包括营养缺乏及营养过剩如肥胖等),及时施加干预措施,以确保国民的健康,提高中华民族的身体素质。此外,通过营养调查可以积累资料和经验,为今后进一步完善营养监测及实施有关营养政策提供科学依据。

二、营养调查的设计类型

营养调查是一项比较复杂的工作,不仅要有科学的态度而且要有正确的方法,在整个调查过程中,一定要在流行病学方法的指导下进行。一般来说,营养调查有以下几种设计类型。

（一）横断面调查（现况调查）

横断面调查也称现况调查，即在比较短的时期内，对所要调查的对象进行一次较全面的营养调查，通过调查得到较大量的数据，以便发现可能存在的问题。比如一定区域内全民的抽样调查，或者一定范围内小学生的营养调查等。其特点是：调查对象相对较多，调查时间较短。调查时应注意的是调查方法要一致，且尽量在最短时间内完成。

（二）前瞻性调查（前瞻性队列研究）

根据调查目的，确定调查对象，在将来一段较长的时期内对调查对象进行多次重复的调查，以观察某些指标的变化趋势或干预的效果。当然，观察时间长短因调查目的不同而有所区别，例如要研究某营养素与生长发育的关系，一般要选择正处在生长发育期的儿童，而且观察时间往往较长，几年甚至几十年。如果研究肥胖儿童的干预效果，调查时间可以相对较短，可以几个月或几年。这种调查的特点是：研究因素明确，对象相对较少，观察时间较长，一般要设立对照，进行分组观察。

（三）回顾性调查（回顾性队列研究）

当发现社会上某个群体的某种营养因素与某种疾病有关或者有益于身体健康，由此选择具有该种特征的人群作为调查对象，追溯他们的营养信息，检查身体健康状况，以明确其中可能的因果联系。比如发现患脚气病的人常吃精白米、少杂粮，就可以选择患和不患脚气病的人分组作为调查对象，了解进食精白米与患脚气病的关联性。这种调查的特点是：要假设"病因"，严格选择特征人群，并设立不具该特征的同类人群作对照，相较于前瞻性调查的耗时要短，其中病因假设是关键。

以上是营养调查研究中常用的几种设计类型，当然在实际工作中有时不仅仅只涉及其中的一种，这主要以研究目的而定。

三、营养调查的内容

营养调查的内容主要包括三个部分，一是膳食调查，二是体格检查，三是实验室检查。膳食调查主要了解调查对象的营养素和能量摄入量与机体需求间的符合程度。体格检查了解调查对象的生长发育、健康状况和有无营养缺乏性疾病等。实验室检查包括对血、尿、毛发等的生化检测和利用生理学仪器如骨密度检测仪、体脂分析仪等了解被调查对象的营养及代谢情况。

第二节　膳　食　调　查

膳食调查是通过询问及收集资料的方式了解被调查对象每人每天主副食摄入量，利用食物成分表（或特定的计算机软件）计算出每人每天所摄入的能量和各种营养素，然后与参考摄入量标准进行比较，以此来评定被调查对象摄入的能量和营养素满足机体需要的程度。膳食调查是营养调查的一个最基本的组成部分，同时它也具有相对的独立性。

一、膳食调查方法

膳食调查通常有三种方法，即询问法、记账法和称重法。这些方法可单独进行，也可联合应用。

(一) 询问法

询问法又称 24 小时回顾法,即通过询问并记录被调查对象在过去的 24 小时内各种主副食的摄入情况,一般连续调查 4~7 天,然后计算平均每天的营养素和能量摄入量,与参考摄入量标准进行比较,衡量被调查对象的供需是否平衡。这种方法简便易行,但对调查员的要求较高,资料相对也比较粗糙。如果调查员没有经验,结果会不准确,并且在量上估计也很粗糙,有时会由于被调查对象记忆上的误差而遗漏某些摄入的食物种类,或因厌烦而不愿告诉真实情况。因此询问时要选择合适的时间和地点,调查人员态度要和蔼,必要的话要交代一下目的、意义,对调查对象提出的问题要耐心加以解释,以尽量取得他们的充分合作。为了减少摄入食物量的估计误差,询问时可携带一定规格的常用盛器,同时对常见食品烹饪后的容积比应做到心中有数。如果可能的话最好去现场实际了解用膳情况以确保准确性。

询问法既适用于群体调查,了解某种人群的营养状况并及时发现所存在的普遍问题,如表 6-1 就是针对某地区学生的膳食调查表;又可用于个体调查,如针对某产科门诊患者,医院营养师可逐一了解其过去 24 小时内的膳食种类和数量,也可了解其饮食习惯、有无偏食和忌食、有无食物过敏、有无食入特殊食品等。

询问法可根据调查对象而设计相应的表格,表 6-1 是对被调查者的年龄、劳动强度等相似的学生群体设计的一天膳食调查表格,可用此表格连续调查 4~7 天获得更全面的数据。

表 6-1 膳食记录表

姓名_____ 性别_____ 出生年月_____ 调查日期_____
身高 /m____ 体重 /kg____ 住址_____ 电话_____

	调查第 天(年 月 日)					
	食物名称	重量 /g	食物名称	重量 /g	食物名称	重量 /g
早餐						
午餐						
晚餐						
点心						

(二) 记账法

记账法适用于有详细伙食账目的集体食堂。通过查阅过去一定时期内各种食物消耗的种类和数量,并根据同一时期的就餐人日数,计算出平均每人每日各种食物的消耗量,再按食物成分表推算出每人每日所摄取的能量和各种营养素的量。记账法的特点是容易掌握、手续简便、节省人力。但必须要有详细账目的记录,而且足够精确。为了减少误差,查账时应尽量延长查阅期限(如半个月甚至一个月)。具体步骤如下:

1. 登记调查期间的食物消耗量 逐日查阅发票和账目记录调查期间所消耗食物的种

类和数量,把相同的食物累加,计算出一定时期内各种食物的总消耗量。库存食品加上调查期间所购入食品种类数量,减去调查结束时食物的剩余量,以及每日就餐后的废弃食物量即为该调查期间食物的消耗量。如果无废弃食物量的记录,最好在调查期间能到就餐现场观察废弃食物情况,以便在计算食物消耗量时加以扣除,更精确计算实际的食物消耗量,见表6-2。这里要注意的是,同类食物不同制品均要折算成原材料再相加计算,如豆浆和豆腐都要统一折算成生黄豆再相加。

表 6-2　食物消耗量记录表

单位:＿＿＿＿＿＿＿＿＿＿＿　　调查时间:＿＿＿年＿＿月＿＿日到＿＿＿年＿＿月＿＿日

食物量		食物名称			
		大米	面粉	……	菜子油
库存量 /kg					
购入量 /kg	月　日				
	月　日				
	……				
	月　日				
剩余量 /kg					
每日废弃量 × 调查天数					
实际总消耗量 /kg					
备注					

2. 总人日数的统计　某日的总人日数指该日三餐均在此用餐的人数。调查时首先应准确登记每日各餐的就餐人数,然后再根据某食物在各餐的消耗量或比例来折算总标准人日数。以某单位食堂大米消耗为例,根据该食堂大米消耗量在三餐中的大致比例:1∶2∶2,再结合某日该食堂早、中、晚的就餐人数分别是 200 人、260 人、240 人,那么该日的总人日数应为:$200 \times 1/5 + 260 \times 2/5 + 240 \times 2/5 = 240$。更准确的计算方法是根据各餐的就餐人数和各餐的实际食物消耗量来计算。仍以上述食堂为例,假设这一日的大米用量分别是早餐20kg、中餐55kg、晚餐45kg,那么该日大米的总标准人日数(可保留一位小数)应为:$200 \times 20/(20+55+45) + 260 \times 55/(20+55+45) + 240 \times 45/(20+55+45) = 242.5$。如果该日面粉用量分别是早餐 40kg、中餐 20kg、晚餐 20kg,那么该日面粉的总标准人日数应为:$200 \times 40/(40+20+20) + 260 \times 20/(40+20+20) + 240 \times 20/(40+20+20) = 225$。

3. 计算平均每人每日食物消耗量　调查期间实际消耗的某食物总量除以调查期间某食物的总人日数即得平均每人每日食物消耗量。

如果被调查单位的人员年龄、性别和劳动强度比较均一或者对营养素的需求没有因这些因素而有差异,则两者相除即可计算平均每人每日某食物的消耗量。但如果就餐人员的年龄、性别和劳动强度参差不齐,根据中国居民膳食指南对不同年龄、性别和劳动强度的人员每日所需能量不同的要求,当评价能量需求和供给是否平衡时,就要按不同的人员类别分别统计才能较合理、准确的评价。由于很难区分同一食堂不同类人群各自消耗的大米量,所以引进了折合系数的概念,折合系数指以该单位年龄、性别和劳动强度相似的最多数人为主要人群,其每日能量参考摄入标准作为系数1,其他某人群每日能量摄入标准除以该单位主要人群每日能量摄入标准即为某人群的折合系数。表6-3为不同年龄、性别和劳动强度者消耗大米的总人日数登记表,先统计出该单位的主要人群,以该人群能量摄入标准为基准,其他人群的能量摄入标准与其比值即得折合系数,同类人群每餐实际人数乘以相应的折合系数为折合人数,当计算能量总人日数时,以折合人数计算总人日数,当计算无年龄、性别和劳动强度差别的某营养素总人日数时,以实际人数计算总人日数。

表6-3　大米消耗总人日数登记表

单位:_____　　调查时间:_____年___月___日

年龄/岁	性别	劳动强度	折合系数*	早餐			中餐			晚餐		
				实际人数	折合人数	消耗/kg	实际人数	折合人数	消耗/kg	实际人数	折合人数	消耗/kg
18~49	男	轻										
		中										
		重										
	女	轻										
		中										
		重										
50~65	男	轻										
		中										
		重										
	女	轻										
		中										
		重										

*折合系数 = 某人群每日能量摄入标准 ÷ 该单位主要人群的每日能量摄入标准。

4. 根据食物成分表进一步计算出平均每人每日能量和各种营养素的摄入量　根据食物成分表,某种食物的某营养素含量乘以平均每人每日该食物的消耗量即得平均每人每日该营养素的摄入量,通过与中国居民膳食营养素参考摄入量比较,即可衡量某营养素是否满足机体的需要。

(三) 称重法

称重法是指将被调查单位在调查期间(4~7天)每日每餐各种食物的消耗量,包括生重,烹调后熟重和每餐剩余食物的量作准确称重,详细记录(表6-4)。并统计每餐的用餐人数,从而计算出一餐平均每人所摄入的生食物重量。将一日三餐的结果相加即可求出每人每日总进食量。这种调查方法细致、准确,可观察倒掉的剩菜、剩饭量,然后折合成生重加以扣除,结果比较符合实际,非常适合于对营养素缺乏较敏感人群所在的集体单位如全托幼儿园、敬老院等的营养调查;但缺点是耗费人力和物力较大,且需要有关单位密切配合才能顺利进行。本法的具体调查步骤如下：

1. 称重　称出每餐所用食物的生重,烹调后的熟重,用餐结束后剩余食物的熟重,计算出该种食物的实际消耗量(熟重)。

$$实际消耗量(熟重) = 烹调后熟食重量 - 剩余熟食量$$

2. 根据生熟比计算实际消耗的生重　根据烹调前后食物的重量计算生熟比(生熟折合率),然后根据生熟比计算出每种食物熟食重相当于生食的重量。

$$生熟比 = 食物熟重 ÷ 食物生重。$$

$$实际消耗食物生重 = 实际消耗食物熟重 ÷ 生熟比 = (熟食重 - 剩余熟食重) ÷ 生熟比$$

例如 5kg 大米(粳米)烧熟后重量为 9kg 熟饭,那么其生熟比是 9÷5=1.8,如果该食堂实际消耗了 8.6kg 熟饭相当于消耗了 4.78kg 大米(8.6÷1.8=4.78)。

3. 统计每餐就餐人数计算总人日数　根据记账法中描述的方法计算总人日数,如果就餐人员的年龄,性别和劳动强度相差较大,在衡量能量需求时,也应像上述提及的,各类别人员分别登记再计算总人日数。

4. 计算平均每人每日某食物的消耗量(表 6-4)

$$平均每人每日某食物的消耗量 = 某食物实际消耗量(生重) ÷ 该食物的总人日数$$

表 6-4　某食物消耗重量记录表

单位:_____　　　　　调查时间:_____年___月___日

日期	餐别	食物名称	生重/kg	熟重/kg	生熟比	熟食剩余/kg	实际消耗量/kg 熟重	实际消耗量/kg 生重	就餐人数	总人日数
月　日	早餐									
	中餐									
	晚餐									
…	早餐									
	中餐									
	晚餐									
月　日	早餐									
	中餐									
	晚餐									

二、膳食调查注意事项

1. 调查期间所有主副食(包括零食)的名称,数量需详细记录。如要写出何种米,面粉要注明等级,最好还能注明产地。

2. 在称重法中剩余量应包括厨房里剩余的量及所有用膳者所剩余的量。

3. 调味品及食用油等不必每餐前后均称量,只要早餐前称一次,晚餐结束后再称一次,二者之差即为全日食用数量。

4. 调查时间不应少于 4 天,一般为 4~7 天,其中记账法应尽量延长至 15~30 天。调查时间不应包括节假日,因节日时主副食均比平时丰盛,不具代表性。

三、膳食调查结果整理及评价

(一) 调查结果的整理

无论采用哪种调查方法,其所得到的资料都要进行以下几个方面的整理和统计。

1. 计算平均每人每日消耗各种主副食品的名称及重量。

2. 根据食物成分表查出每种食物的能量和各种营养素的含量并记录。

3. 计算平均每人每日能量和各种营养素的摄入量,并与摄入量标准进行比较。如果被调查单位的人员年龄、性别和劳动强度比较均一或者对营养素的需求没有因上述因素而有差异,则平均每人每日消耗某食物的量乘以单位重量该食物营养素的含量即为该食物平均每人每日营养素的摄入量,把各种食物的平均每人每日营养素摄入量相加即得平均每人每日营养素的摄入总量,与该人群各种营养素摄入量标准进行比较,并计算某种营养素摄入量占参考标准的百分率,衡量该种营养素摄入是否满足需求,详见表6-5。

表 6-5　营养素摄入量计算表

单位:＿＿＿＿＿＿＿＿＿＿＿＿＿　调查时间:＿＿＿＿年＿＿月＿＿日到＿＿＿＿年＿＿月＿＿日

食物名称	平均每人每日消耗食物量/g	平均每人每日能量或营养素摄入量								
		蛋白/g	脂肪/g	碳水化合物/g	能量/kcal	钙/mg	磷/mg	铁/mg	维生素D/μg	……
……										
平均每日每人摄入总量										
人群参考摄入量标准										
％参考摄入量标准										

如果被调查单位的人员由不同年龄、性别和劳动强度的人群组成,则先在《中国居民膳食营养素参考摄入量》中查出各组不同类人群的能量标准,乘以该组人群的总人日数,则得出各组的能量摄入总和。将各组能量摄入总和相加除以总人日数,则得出被调查者的平均摄入量标准。如以某单位的能量摄入为例,调查结果的总人日数为240,调查对象年龄、性别、劳动强度以及计算平均能量摄入量标准方法详见表6-6,最后得到该单位平均能量参考摄入量标准 =543 000÷240=2 262.5kcal,根据表6-5计算得到的各种食物消耗所提供的每人每日能量摄入总量与之相比较,从而衡量能量是否满足需求。

4. 计算平均每人每日能量和各营养素摄入量占平均摄入量标准的百分比(表6-6)。如平均能量摄入量标准为 2 262.5kcal,实际每人每日摄入各种食物的能量为 2 150kcal,那么平均每人每日能量摄入量占摄入量标准的百分比 =(2 150÷2 262.5)×100%=95%

5. 分析能量的主要食物来源

(1) 能量食物来源:根据表6-5按粮谷类、豆类、薯类等进行食物分类,分别计算该类食物提供的能量占总能量的百分比。如计算谷类能量提供的能量百分比 =(平均每人每日消

表 6-6　不同类人群的平均能量参考摄入量标准计算表

年龄 / 岁	性别	劳动强度	该人群总人日数		参考摄入量标准 /kcal		合计 /kcal
18~49	男	轻	20	×	2 250	=	45 000
		中	100	×	2 600	=	260 000
	女	轻	70	×	1 800	=	126 000
50~60	男	轻	10	×	2 100	=	21 000
		中	30	×	2 450	=	73 500
	女	轻	10	×	1 750	=	17 500
	汇总		240			=	543 000

耗的谷类所提供的能量 ÷ 平均每人每日消耗食物的总能量)×100%,见表 6-7。

表 6-7　能量的食物来源分布表

	谷类	薯类	豆类	食糖	油脂类	动物类	植物类	其他
平均每人每日能量摄入量 /kcal								
占总摄入量 /%								

　　(2) 计算蛋白质、脂肪和碳水化合物各自供能的百分比:根据表 6-5 分别统计平均每人每日各种食物提供的蛋白质、脂肪和碳水化合物总量,再根据各自的能量系数:每克蛋白质在体内代谢约供能 4kcal,每克脂肪在体内代谢约供能 9kcal,每克碳水化合物在体内代谢约供能 4kcal,计算出各自所提供的能量。考虑到成人体重恒定,摄入的三大营养物质都会被代谢,所以,蛋白质供能 Cp= 平均每人每日蛋白质摄入量(g)×4kcal/g,脂肪供能 Cf= 平均每人每日脂肪摄入量(g)×9kcal/g,碳水化合物供能 CC= 平均每人每日碳水化合物摄入量(g)×4kcal/g,最后计算各自的供能百分比。

　　　　蛋白质供能百分比(%)=Cp÷(Cp+Cf+CC)×100%

　　　　脂肪供能百分比(%)=Cf÷(Cp+Cf+CC)×100%

　　　　碳水化合物供能百分比(%)=CC÷(Cp+Cf+CC)×100%

　　(3) 计算一日三餐各自占每日总能量的百分比:分别计算早、中、晚餐各自摄入的蛋白质、脂肪和碳水化合物量,根据各自的能量系数计算得早、中、晚餐各自摄入的能量,最后计算出三餐各自占每日供能的百分比。

　　　　早餐能量(%)= 早餐摄入能量 ÷ 每日摄入总能量 ×100%

　　　　中餐能量(%)= 中餐摄入能量 ÷ 每日摄入总能量 ×100%

　　　　晚餐能量(%)= 晚餐摄入能量 ÷ 每日摄入总能量 ×100%

　　6. 分析蛋白质的来源分布　根据表 6-5,对平均每人每日从粮食类、豆类、动物类和其他食物中所摄入的蛋白质分别汇总,计算该来源的蛋白质占每人每日蛋白质总量的百分比。

　　　　动物类来源的蛋白质(%)= 动物类来源的蛋白量(g)÷ 每日摄入蛋白总量(g)×100%

　　7. 分析脂肪的来源分布　根据表 6-5,对平均每人每日从家畜、家禽、蛋、奶来源的脂肪、鱼类来源的脂肪与植物类来源的脂肪分别汇总,计算该来源的脂肪占每人每日脂肪总量的百分比。

植物类来源的脂肪(%)=植物类来源的脂肪量(g)÷每日摄入脂肪总量(g)×100%

(二)膳食调查结果的营养学评价

膳食调查结果的评价主要从膳食的质和量两方面来评定。膳食量评定的依据主要看实际摄入的能量及各种营养素是否能满足被调查者的机体需要,即是否达到规定人群的参考摄入量标准;膳食质的评定主要考虑食物(能量和营养素)的构成及烹调加工方法的合理性。具体方法就是将膳食调查结果与膳食营养素参考摄入量规定的摄入标准进行比较再做出合理的评价。当然,调查结果是群体的,当对个体进行评价时,还需结合其他资料,如体格检查、生化检测等再进行综合评价。膳食调查结果的评价项目主要有:

1. 食物构成　根据我国膳食结构模式即以粮谷类食物为主,以蔬菜、动物性食物、豆类及其制品和乳类为副,做到种类多样,比例合适,荤素合理搭配,能满足于不同生理状况及劳动条件的需要。

2. 评价能量及各种营养素占摄入量标准的百分比　一般认为能量及各种营养素的摄入量占参考摄入量标准的90%以上可视为合格;低于摄入量标准的80%为供给不足,长期供给不足会导致营养不良;如果低于摄入量标准的60%则认为缺乏,对身体会造成严重的影响。能量是三大生热营养素的综合体现,也是三大营养素发挥各项功能的基础和保障。所以,在膳食营养评价中首先要对能量进行评价。对能量的评价不仅看其总量,还要看其来源,一般认为,从4岁起到老年,能量来源于蛋白质、脂肪、碳水化合物的比例分别为10%~15%(儿童12%~15%),20%~30%、50%~65%。三餐的能量分配比例分别为早餐30%,中餐40%,晚餐30%。

3. 蛋白质的质和量评价　对蛋白质的摄入进行营养学评价时,不仅要看其摄入总量是否满足标准,还要对其质进行分析评价。一般说来,合理的膳食应在总蛋白量满足参考摄入量标准的基础上,保证优质蛋白质(来源于动物性及豆类食物)占总蛋白质的1/3以上。蛋白质的供给方面是很有学问的,如果能充分理解氨基酸的互补作用原理,使几种食物合理搭配混合使用,就能提高蛋白质的生物价,最大限度的满足机体代谢和生长发育的需要。

4. 脂类的质和量评价　脂类不仅能提供机体能量的需求,也是很多器官和组织的组成成分,并参与机体的正常功能。一般来说,脂类摄入量应占每日食物供能的20%~30%,在婴儿期更要达到40%~48%,幼儿期要达到35%。其中,饱和脂肪酸、单不饱和脂肪酸和多不饱和脂肪酸的比例约为<1:1:1,而属于多不饱和脂肪酸的n-6系亚油酸和n-3系α-亚麻酸属于必需脂肪酸,不能相互转化,又是机体必需的,所以摄入量标准推荐亚油酸和α-亚麻酸的比例为(4~6):1。

5. 针对维生素和矿物质的评价　主要评价被调查者的实际摄入量是否达到摄入量标准的80%~90%以上。其中有几个注意点:①维生素A又名视黄醇,β-胡萝卜素是维生素A的前体,可以转化为维生素A,但转化效率仅为50%左右,而且β-胡萝卜素的吸收率约为维生素A的1/6,所以计算维生素A的摄入量时,需把来源于植物性食物的β-胡萝卜素转化为视黄醇活性当量(RAE)来计算,RAE=全反式视黄醇+1/2×补充剂全反β-胡萝卜素+1/12×膳食全反β-胡萝卜素+1/24×其他类胡萝卜素,另外,有些食物成分表中的维生素A以国际单位(IU)表示,需要换算成RAE,1IU维生素A=0.3μgRAE;②维生素D在一般食物中的含量很少,但日光中的紫外线能把皮肤内的7-脱氢胆固醇转化为维生素D,所以对维生素 D 要综合多因素评价；③维生素 E 有多种不同的形式，α- 生育酚活性最强，所以食物中不同形式的维生素 E 均需换算成 α- 生育酚来评价，α- 生育酚当量（α-TE）=α- 生育酚 + 0.5×β- 生育酚 +0.1×γ- 生育酚 +0.02×δ- 生育酚 +0.3×α- 三烯生育酚；④叶酸以叶酸当量评价，叶酸当量（DFE）= 天然食物来源叶酸 +1.7× 合成叶酸；⑤烟酸可部分由色氨酸在机体内合成，烟酸当量（NE）= 烟酸 +1/60 色氨酸；⑥钙的吸收率既依赖于维生素 D，又依赖于食物中的钙磷比例、食物来源等，一般在维生素 D 足量的前提下，不同食物中钙的吸收率在 20%~50%，奶制品中的钙摄入率高，计算摄入量时，要考虑钙的食物来源；⑦不同食物中铁的吸收率在 3%~20%，植物性食物的铁吸收率低，计算摄入量时，要考虑铁的食物来源。

总之，在进行膳食调查时，首先要得到全面和准确的数据和资料，再进行分析统计，最后对结果进行营养学评价。目前，利用营养学专用计算机软件对收集的数据进行分析、统计和评价方便快速，受到大家的欢迎。另外，在实际调查过程中，还要善于发现问题，如食物的贮存、加工烹调方法、饮食习惯、食物选购和搭配及就餐环境等，针对存在的问题提出切实可行的建议，同时可开展一些营养知识的普及工作，使全民族做到科学合理用膳，保证身体健康。

第三节　营养状况体格检查

在开展营养调查工作时，应对被调查者进行营养状况体格检查，这不仅是检查有无营养缺乏病的体征，同时也要观察被调查者身体发育状况及与营养过剩有关的肥胖症等问题。当然营养过剩的同时也可伴随着某些营养素摄入不足所引起的营养缺乏病的症状和体征。营养状况体格检查主要包括两个方面：身体测量、营养缺乏病症状和体征检查。

一、身体测量

身体测量主要是测量身高、体重、头围、胸围、腰围、上臂围和皮下脂肪厚度等反映体型和生长发育状况的指标。虽然测量项目较多，但具体可根据调查对象及研究目的增减指标，其中身高和体重是最基本的必做项目。另外，测量项目时，必须做到：①使用科学准确的测量工具，并在测量前进行校正；②严格遵守测量操作规范；③测量者应进行充分的训练，只有积累足够的经验，才能得到准确的结果。否则，会影响数据的准确性甚至得出错误的结论。

（一）测量项目和方法

1. 体重　测量体重时应尽量除去衣裤、鞋袜和饰品，仅着短裤和背心，如衣裤不方便脱去，也可在称重后除去衣裤重量再计算，同时要排空大小便，保持空腹或禁食 1 小时以上。婴儿常用载重 10~15kg 的体重计称量，精确到 10g；学龄前儿童常用载重 50kg 的体重计称量，精确到 50g；7 岁以上常用载重 100kg 的体重计称量，精确到 100g。称重时身体不可接触其他物体或摇动，且应站立于秤盘中央。

体重（特别是成人）在一年中常有季节性波动，一般春冬季体重增长，夏季体重下降。在一天中体重也会随着饮食、排泄、出汗的变化而变化。一般清晨空腹排便后体重较稳定，因此，此时是测量体重的最佳时间。不过大规模调查时往往不容易做到，但应相对固定称重时间，比如可在每天上午 10 点左右或下午 4 点左右进行。

2. 身高　身高或者身长指头、颈、躯干及下肢的总长度。一般指双脚跟并拢直立位时从头顶点到双脚站立地面的垂直距离。3 岁以上能直立者测身高,3 岁以下婴幼儿和卧床患者等不能直立者测量平卧位的身长。测量身高用身高计或者用固定于垂直墙壁上的立尺或软尺测量,测量时令被测者赤足,挺胸立正于水平面上,头端正,眼睛平视前方,肩放松,上肢自然下垂,左右足跟并拢,足尖分开呈约 60° 角,体重均匀分布于两足,足跟、臀部、两肩胛角几个点同时接触立柱或垂直墙面。测量者手扶滑板平行于水平立面慢慢向下移动,当板底与颅顶点接触,进行读数并记录。测量卧位身长时用标准量床,让被测者赤足仰卧于量床上,摆正固定头部使其头顶接触床板,两耳连线与脊柱保持垂直,测试者左手按握住两膝,使双下肢互相接触并紧贴床底板,右手移动足板,使其接触两侧足跟,读数并记录。

身高在一天中会有变化,变动范围大致为 1~2cm,正常情况下清晨的身高要比下午的结果大,因此测量身高应固定时间,上午 10 点左右较佳,因为此时的身高基本上是一天的平均值。身高读数时,以厘米为单位,记录到小数点后一位。

3. 坐高 指端坐时颅顶至椅平面的垂直距离,反映躯干生长情况。测量时要求被测者坐于坐高计的坐盘或与其身高相符的凳子上,先屈身使其骶骨靠墙或量板,再挺身坐直,大腿与凳面完全接触并相互靠拢,膝关节屈曲成直角,足尖向前,两脚平放在地面上,头肩位置与测身高时要求相同,以厘米为单位,记录到小数点后一位。3 岁以下婴幼儿用标准量床测仰卧位顶—臀长,先按测量身长的要求躺好,然后一手握住小儿小腿使膝关节屈曲 90° 角,同时使骶骨紧贴底板,使大腿与底板垂直,最后是移动足板使其靠紧臀部,记录读数。

4. 头围 取立位、坐位或仰卧位,将无伸缩性软尺的 0 点固定于头部一侧眉弓上缘,将软尺绕经枕骨结节最高点及另一侧眉弓上缘至 0 点,以厘米为单位读数,并保留小数点后一位,反映了颅腔容积或者脑的大小。测量时软尺应紧贴头皮,左右对称,头发过多者应将头发置于软尺圈之外以减少误差。

5. 胸围 对于男性或者乳房未发育的女童,胸围指经两乳头点水平绕胸部一圈的周长。测量时要求被测者处于平静呼吸状态,按测量身高的要求直立、两眼平视。测量者一手将软尺 0 点固定于一侧乳头上,另一手让软尺紧贴皮肤,经两侧肩胛骨下缘和另一侧乳头回到 0 点读数,以厘米为单位保留到小数点后一位。对乳房已经发育的女性,以胸骨中线第四肋间为 0 点,绕经两侧肩胛骨下缘和胸骨另一侧的第四肋间回到 0 点读数。3 岁以下婴幼儿取卧位,在呼吸平顺时测量。

6. 腰围 是指经脐点水平绕腰部一圈的周长。测量时要求被测者处于平静呼吸状态,按测量身高的要求直立,自然放松,不收腹。由于腰围受饮食影响较大,所以测量时间应同体重测量要求相一致。

7. 上臂围 是指绕上臂中点一圈的周长。测量时可取立位,坐位或仰卧位,要求两手自然平放或下垂。一般测左上臂,将软尺 0 点固定于上臂外侧肩峰至鹰嘴连线中点,沿该点将软尺轻轻绕上臂一周,注意皮尺始终要与上臂垂直,以厘米为单位读数,保留小数点后一位。

8. 皮褶厚度 测量时用拇指和食指将皮肤连同皮下脂肪轻轻捏起,然后用皮脂计(压力要符合规定标准 $10g/cm^2$)测量距离拇指捏起部位约 1cm 处的皮褶厚度,读数精确至毫米。测量时应注意皮脂计与被测部位保持垂直,不要用力加压,一般要求在同一个部位测 3 次取平均值。

测量皮褶厚度的常用部位有:①肱三头肌部:左上臂背侧中点(即左肩峰至尺骨鹰嘴的

中点)上方约 2cm 处;②肩胛下角部:左肩胛下角下方约 2cm 处;③腹部:距肚脐左方 1cm 处,将皮肤连同皮下组织平行与腹正中线捏起进行测量。这三个部位可分别反映四肢、躯干和腰腹部的皮下脂肪堆积情况。

(二) 评价

每个测量指标或根据测量值进行公式运算后的参数与相应正常参考值进行比较,然后根据比较结果进行评价。如果要评价孩子的生长发育,应该定期做检查并评价,婴儿最好是每 1~2 个月做一次,幼儿每 2~3 个月做一次,学龄前儿童每 3~6 个月做一次,学龄儿童每年做一次,检查项目至少应包括体重和身高(身长)。

1. **体重** 体重能较好地反映远期及近期的营养状况,且较灵敏,它不仅可用来评定个体的营养状况及短期内的变动情况,也常作为群体调查的指标。对婴幼儿、儿童和青少年来说,这个指标尤为敏感,还能反映发育程度。

根据体重评价营养状态,既可以按年龄的标准体重评价,也可以按身高的标准体重进行评价。前者主要应用于处于生长发育期的婴幼儿、儿童和青少年,如按年龄查出相应的标准体重,或者根据年龄计算标准体重;后者应用范围较广,按身高计算标准体重。最后以实际测量的体重与标准体重相比较进行评价。

(1) 按年龄计算标准体重

1~6 月龄婴儿的标准体重(kg) = 出生体重(kg) + 月龄 × 0.6(kg)

6~12 月龄婴儿的标准体重(kg) = 出生体重(kg) + 3.6(kg) + (月龄 −6) × 0.5(kg)

1 岁至青春期前的标准体重(kg) = 年龄 × 2+8(kg)

(2) 按身高计算标准体重

国外通常用 BroCa 公式:标准体重(kg) = 身高(cm) −100

中国通常用 BroCa 改良公式:标准体重(kg) = 身高(cm) −105

有时也用平田公式:标准体重(kg) = [身高(cm) −100] × 0.9

(3) 体重的评价标准如下

测量体重 < 标准体重的 60%	严重营养不良
测量体重 = 标准体重的 60%~80%	中度营养不良
测量体重 = 标准体重的 80%~90%	轻度营养不良
测量体重 = 标准体重的 90%~110%	营养正常
测量体重 > 标准体重的 120%	肥胖

2. **身高** 身高与遗传关系密切,当然在一定程度上也受营养状况的影响,因此对于儿童青少年来说,身高是一个反映远期营养状况的指标,而且往往作为评价生长发育和营养状况的基础。身高增长是有规律的,一般新生儿身长平均 50cm,第一年平均增加 25cm,第二年平均增加 10cm,到 2 周岁时身长约为 85cm。2 岁后到青春期前的身高增长较平稳,平均每年增加 4~7.5cm。所以,对于 2~12 岁孩子,可用以下公式来计算身高标准并进行评价。

$$身高(cm) = (年龄 −2) × 5+85 = 年龄 × 5+75$$

3. **体脂** 皮下脂肪大约占全身脂肪的一半左右,并且与脂肪的消耗和储存成正相关,所以测量皮褶厚度可以估算体内的脂肪量及体脂变化,可间接反映能量的摄入情况。

(1) 肱三头肌皮褶厚度:主要反映四肢的体脂堆积情况。亚洲青年男性的平均标准值约为 8.5mm，青年女性约为 16.5mm。

（2）肩胛下角部皮褶厚度：主要反映躯干的体脂堆积情况。亚洲青年男性的平均标准值约为 12.5mm，青年女性约为 16.5mm。

（3）评价标准：如果测量值为正常标准值的 120% 以上认为肥胖；如果测量值为正常标准值的 90%~120% 认为正常；如果测量值为正常标准值的 80%~90% 认为轻度营养不良；如果测量值为正常标准值的 60%~80% 认为中度营养不良；如果测量值为正常标准值的 60% 以下认为重度营养不良。但由于不同年龄及不同人种间的标准值差异较大，需要结合本国国民的数据进行校正。

4. 上臂肌围　上臂肌围指上臂骨与肱三头肌的大小，由于骨骼在同性别和同年龄组的差异较小，所以主要反映骨骼肌的强壮程度，虽然与锻炼强度有关，但与蛋白质的摄入量以及血清白蛋白的浓度密切相关，可反映机体对蛋白质的满足程度。

$$上臂肌围 = 上臂围(cm) - 3.14 \times 肱三头肌皮褶厚度(cm)$$

成年男性的标准值约为 25.3cm，成年女性的标准值约为 23.2cm。

评价标准：如果测量值为正常标准值的 90% 以上认为正常；如果测量值为正常标准值的 80%~90% 之间认为轻度蛋白质营养不良；如果测量值为正常标准值的 60%~80% 认为中度蛋白质营养不良；如果测量值为正常标准值的 60% 以下认为重度蛋白质营养不良。

5. 体格营养指数　包括 KAUP 指数、ROHRER 指数、VERVAECK 指数、OEDER 指数和体质指数（body mass index，BMI）等。

（1）KAUP 指数主要适用于评价学龄前儿童的营养状况。

$$KAUP 指数 = 体重(kg) \div [身长(cm)]^2 \times 10^4$$

其评价标准如下：

<10	消耗性疾病（严重营养不良）
10~13	营养不良（中度营养不良）
13~15	消瘦（轻度营养不良）
15~19	正常
19~22	优良
>22	肥胖

（2）ROHRER 指数主要适用于评价学龄期以上各年龄段人的营养状况。

$$ROHRER 指数 = 体重(kg) \div [身高(cm)]^3 \times 10^7$$

其评价标准如下：

<92	过度瘦弱
92~109	瘦弱
110~139	中等
140~156	肥胖
>156	过度肥胖

（3）VERVAECK 指数主要适用于评价青年的体格发育和营养状态。

$$VERVAECK 指数 = [体重(kg) + 胸围(cm)] \div 身高(cm) \times 100$$

其评价标准详见表 6-8。

表 6-8　中国青年人 VERVAECK 指数营养评价标准

营养状况	性别	年龄				
	男	17 岁	18 岁	19 岁	20 岁	21 岁以上
	女		17 岁	18 岁	19 岁	20 岁以上
优		>85.5	>87.5	>89.0	>89.5	>90.0
良		>80.5	>82.5	>84.0	>84.5	>85.0
一般		>75.5	>77.5	>79.0	>79.0	>80.0
不良		>70.5	>72.5	>74.0	>74.0	>75.0
差		<70.5	<72.5	<74.0	<74.0	<75.0

(4) OEDER 指数反映机体的皮下脂肪厚度,主要适用于学龄期儿童以上的各年龄段。

OEDER 指数 = 肱三头肌皮褶厚度(mm)+ 肩胛下角部皮褶厚度(mm)

其评价标准详见表 6-9。

表 6-9　OEDER 指数评价标准(mm)

营养状况	6~8 岁		9~11 岁		12~14 岁		15 岁以上	
	男	女	男	女	男	女	男	女
瘦弱	<10	<10	<10	<10	<10	<20	<10	<20
中等	10~20	10~30	10~25	10~40	10~30	20~50	10~40	20~50
肥胖	>20	>30	>25	>40	>30	>50	>40	>50

(5) BMI 是目前评价 18 周岁以上成人营养状况和肥胖程度最常用的方法。但由于人种之间的差异,WHO 的评价标准与我国的标准略有出入。

$$BMI= 体重(kg)÷ [身高(m)]^2$$

WHO 的评价标准:

<18.5　　　　低体重(营养不良)

18.5~24.9　　正常

25~29.9　　　肥胖前期

30~34.9　　　轻度肥胖(一级肥胖)

35~39.9　　　中度肥胖(二级肥胖)

≥40　　　　　重度肥胖(三级肥胖)

中国的评价标准:

<18.5　　　　低体重(营养不良)

18.5~23.9　　正常

24~27.9　　　超重

≥28　　　　　肥胖

由于儿童青少年(7~18 岁)的 BMI 评价标准与成人不同,WHO 推荐的儿童青少年 BMI 标准详见下一章的表 7-9。

二、症状和体征检查

膳食中某营养素长期摄入不足可以导致该营养缺乏病,并且会表现出该营养素缺乏的特征性症状和体征。由于营养缺乏病是一个渐进的发展过程,其症状和体征会随着发展阶段的不同而有所差异,或者同时存在多种营养素缺乏引起混合性症状和体征改变,这些都会影响正确的诊断。所以,要结合多方面的资料,如病史、身体测量和实验室检查等,帮助确诊。

营养缺乏病依据病因可分为原发性和继发性两种。前者是因食物缺乏或者过于单一引起膳食中某种或多种营养素长期摄入不足所导致的营养缺乏病;后者是由于其他疾病引起消化吸收不良或消耗排出过多所引起的营养缺乏病。不管哪种类型的营养缺乏病,其都有一个逐渐发展的过程。根据病情的发展变化来看,营养缺乏病又可细分为临界营养缺乏和营养缺乏病。所谓临界营养缺乏是指体内营养素尤其是某些微量营养素逐渐耗竭,引起体内生物化学和生理功能方面的某些指标改变,但还没有出现典型的该营养素缺乏病的临床表现,因此,这阶段需要借助实验室检查方能作出诊断。如果临界营养缺乏进一步恶化,使体内该营养素继续消耗而得不到补充就会出现组织细胞形态学的改变即病理改变,则为营养缺乏病,出现相应的临床症状和体征,下面介绍几种常见的营养缺乏病的临床表现。

（一）蛋白质 - 能量营养不良

蛋白质 - 能量营养不良(protein energy malnutrition,PEM)可分为原发性和继发性,原发性主要发生于断奶前后的婴幼儿及学龄前儿童,成人少见,常因食物严重缺乏引起,在落后的发展中国家和饥荒地区较为常见;继发性多为其他疾病引起,各年龄发生。PEM 在临床上可分为三个类型:干瘦型、水肿型和混合型,根据缺乏程度可分为轻、中、重三度。

1. 干瘦型(marasmus)　以能量长期严重摄入不足为主要的表现特征,机体利用脂肪供能使皮下脂肪减少或消失表现为极度消瘦。往往是患者家庭生活水平极度低下,膳食摄入全面不足,除了能量摄入不足使身材矮小、体重过轻、皮脂减少外,像蛋白质等营养素也常缺乏,因此也常伴有其他一系列异常如蛋白质不足引起肌肉萎缩,维生素和矿物质不足引起皮肤干燥、皮炎、头发稀疏变色,骨骼发育受阻出现方颅、鸡胸等改变,患者神志淡漠、萎靡不振、反应迟钝。这种患者不仅外表看起来皮包骨头、干瘦如柴,而且他们的内脏也是萎缩的,因此死亡率较高。

2. 水肿型　水肿型又称恶性营养不良(kwashiorkor 病),特点是膳食中能量的摄入基本能得到满足,而蛋白质的供给长期严重缺乏。多见于以木薯和芭蕉等为主食的国家和地区,患儿主要表现为外观虚胖、腹胀及全身水肿、体重不减或偏低、但肌肉萎缩无力、肝脾肿大、表情淡漠、伴有皮炎及癞皮病等体征。

3. 混合型　能量和蛋白质均缺乏,但能量缺乏没有如干瘦型这么严重。混合型兼具以上两种类型的某些体征,如脸部和四肢干瘦,腹部水肿等,这种类型在临床上最为多见。

（二）维生素 A 缺乏病

维生素 A 缺乏的主要体征是眼和皮肤的改变。表现为:①眼结膜干燥、皱褶;②角膜干燥、软化甚至穿孔致盲;③出现毕脱斑;④暗适应时间延长;⑤夜盲症;⑥皮肤干燥、鳞皮样改变,毛囊角化。皮肤改变好发于上臂外侧、大腿外侧、肩部、臀部、背部和后颈部。

（三）维生素 D 缺乏病

维生素 D 缺乏病又名佝偻病,由于维生素 D 与钙的吸收密切相关,所以维生素 D 缺或者钙缺乏均会引起此病。临界钙缺乏的症状和体征表现为因血钙浓度降低引起的神经兴奋性增高,如好哭多汗、夜惊、烦躁不安、抽搐等,体检时发现头枕部毛发落脱。钙缺乏病可导致骨骼发育异常,体征为:①小儿囟门闭合延迟、方颅;②鸡胸、肋骨串珠、赫氏沟;③腕部关节膨大(佝偻病性手镯);④下肢弯曲,形成 X 形或 O 形腿;⑤脊柱弯曲;⑥牙齿发育障碍。

(四) 维生素 B_1 缺乏病

维生素 B_1 缺乏病又名脚气病,由维生素 B_1 长期摄入不足引起,主要发生在以精白米面为主食的地区。因维生素 B_1 参与细胞的糖和能量代谢,并能抑制胆碱酯酶活性,缺乏时的临床体征为:①食欲减退、倦怠无力、容易疲劳;②双脚灼痛、腓肠肌压痛性痉挛;③多发性周围神经炎,四肢末端感觉异常,出现蚁走感、痛觉过敏等;④严重时会累及心脏,出现心悸、气短、心动过速,可发展到心脏扩大而出现水肿。

(五) 维生素 B_2 缺乏病

维生素 B_2 缺乏病又名核黄素缺乏病,是我国较常见的一种营养素缺乏病,会引起口腔 - 生殖综合征。主要临床体征为:①角膜周围血管增生导致视力模糊、畏光、睑结膜充血甚至渗出(眼结膜炎、睑缘炎);②舌炎:出现舌紫红、肿胀、裂纹,进一步发展可导致舌萎缩或地图舌;③唇炎:表现为唇红肿,进一步发展引起唇萎缩、唇裂开;④口角炎:口角糜烂、开裂、湿白斑;⑤阴部炎症:男性表现为阴囊皮炎,女性为会阴部瘙痒、阴唇炎等。⑥脂溢性皮炎:主要出现在鼻唇沟、耳后、乳房下等部位。

(六) 烟酸缺乏病

烟酸缺乏病又名癞皮病,是由于缺乏烟酸(维生素 PP,尼克酸)而引起的,主要发生在以玉米为主食的国家或地区。临床上有三个典型症状(三 D 症):①皮炎(dermatitis):皮肤暴露部位对称性红斑、有烧灼和瘙痒感,可伴大疱和结痂;②腹泻(diarrhea);③痴呆(dementia),并有精神神经异常如烦躁、焦虑、抑郁、失眠、精神错乱及感觉异常等。如有光滑和猩红色舌炎也有助于诊断。

(七) 维生素 C 缺乏病

维生素 C 缺乏病又名坏血病,常因缺乏新鲜蔬菜和水果的摄取引起。主要体征:①牙龈炎:齿龈红肿,压痛明显,容易出血;②因毛细血管脆弱引起皮下点状和片状出血。

(八) 缺铁性贫血

由于机体缺铁引起血红蛋白合成减少出现小细胞性贫血,主要发生在儿童、孕妇、乳母及育龄妇女。临床体征主要为:①疲乏无力、头晕眼花,甚至一过性晕倒;②心悸、气短;③面色苍白,以口唇、眼结膜苍白最为明显;④指甲易碎,匙状指;⑤有的患者有异食癖,如食泥土、烟灰、纸屑等。

(九) 锌缺乏病

锌是机体内 100 多种酶的必要成分,而这些酶参与了各方面的功能,所以缺锌会引起生长发育迟缓、味觉迟钝、免疫力下降、影响青少年性器官的发育和精子的活力等。锌缺乏症多见于儿童和青少年,主要体征有:①味觉减退,食欲差,甚至有异食癖现象;②长期缺锌可造成生长发育迟缓;③青少年可出现性器官发育不良、第二性征发育不全;④抵抗力低下,易感冒,伤口愈合迟缓,严重者可出现缺锌性溃疡。

(十) 碘缺乏病

碘缺乏病又名单纯性甲状腺肿,碘缺乏病有较明显的地区性分布,主要分别在远离海洋的内陆和高原等地区。由于我国推广加碘盐,目前这一疾病已大幅度减少。其临床体征主要有:①粗脖子,甲状腺肿大,光滑质软,随吞咽上下移动;②肿大严重者伴有声音嘶哑、喘鸣、呼吸困难等压迫症状。

三、体格检查注意事项

1. 病史　对营养缺乏病的诊断,要重视病史,明确进食情况和排泄情况,了解每天的进食量、品种、活动量、排尿和排便情况等。

2. 某营养缺乏病往往有多种营养素的缺乏,当表现某营养素缺乏病的体征时,要考虑是否还有其他营养素的缺乏,应全面考虑。

3. 某些营养缺乏病呈散发特点,某些则呈聚集性或地区性分布。营养缺乏病确诊后,还要了解其患病的原因,判断与地区差异、风俗习惯、气候、主食等是否有关,查出患者背后可能更大的患者群,及早干预。

4. 体格检查应结合实验室检查做出诊断　虽然有些营养缺乏病根据体征即可给出诊断,但结合实验室检查可以在疾病早期和更加准确地做出诊断,并能把握其严重程度和预后。

5. 体格检查前要有充分的准备　要统一检查方法、器械,培训相关人员,体检场所要安静、隐秘,但又要光线充足、温湿度合适,让人心情放松。

第四节　实验室检查

营养状态的实验室检查是指借助生化检测和生理学仪器比较客观地反映机体的营养状态,并有助于早期诊断临界营养缺乏和鉴别诊断营养缺乏病,也有助于评价干预的效果。膳食调查只能了解营养素的摄入情况,而体内的实际营养状态需要借助实验室检查。评价营养状况的实验室检查手段有很多,经典的就是各种生化指标的检测,包括血液、尿液及毛发等体液与组织中的营养素或相应代谢产物的含量、排出量以及与某些营养素相关酶的活性等;随着科技进步,越来越多的生理学仪器被应用于评价人体的营养状态,如骨密度检测仪、身体成分分析仪等,做营养调查时可结合实际情况引进这些检查手段。由于生理学仪器检查目前尚缺乏被认可的大样本人群数据,所以本章节主要介绍实验室的生化检测。

一、生化检测概述

营养素在人体内的含量从饱和到最后出现营养素缺乏病大致要经历4个阶段:①营养素正常饱和状态;②营养素不饱和但不影响功能;③已开始影响功能的临界营养缺乏;④营养缺乏病。生化检测能够帮助确定被调查者的营养状态处于哪个阶段。

生化检测要采集一定量的组织或体液,所以一定要注意以下几点:①取样要有代表性和可行性。其中代表性是指所取样本能反映受检者的营养素摄入水平;可行性是指样品容易获得,并易被受检者接受。例如,评价体内水溶性维生素的常用检测方法是尿负荷试验,在收集尿样时可以采取24小时尿、负荷4小时尿或单次的空腹尿等。理论上讲24小时尿最能反映体内维生素的水平,但由于收集时间长,不易被人接受,往往会造成漏集等人为误差而影响到结果的准确性,而单次的空腹尿又不能准确地反映当天食物提供的维生素量,因此,通常采用收集 4 小时负荷尿来进行检测。②在进行生化检测时要注意取样过程、样品的保存及检测过程等可能带来的差错。如取样前要把有关注意事项及其重要性向受检者交代清楚才不会出现取样时的差错,如取中段尿的具体要求等。再如,收集的样品不能马上检测时,应做好保存工作。一般情况下,血清样品在 4℃冰箱中可保存数天,在 -30℃以下的低温冰箱中可保存数周甚至几个月,但必须严密封口。尿样收集后应先准确量出体积,取其中部分留作分析,由于尿是一种良好的细菌培养基,因此在不能马上检测时,特别是大规模调查时,应注意做好冷藏防腐工作,通常在留作检测的尿样中加入一些甲苯(使之在尿液表面形成一薄层与空气隔绝,防止微生物进入并繁殖),并在 4℃冰箱中保存,要求在一周内完成测定。另外,操作检测设备时,要严格遵循操作规程,需做标准参照和校正等。

二、常用的生化检测指标

(一) 蛋白质营养状况评价

1. 血清总蛋白浓度的测定(双缩脲法)

原理:含有两个或两个以上肽键的化合物在碱性环境中可与铜离子反应,产生蓝紫色的络合物(称双缩脲反应)。因肽键与蛋白质的量成正比,故可利用颜色的深浅测定血清中蛋白质的含量。

意义:血清总蛋白浓度是反映机体蛋白质营养状况的一个常用指标。当蛋白质摄入不足时,占血清总蛋白主要部分的白蛋白合成会减少,或者当蛋白质消耗过多,或者当白蛋白丢失等,都会引起血清总蛋白减少。

评价标准:见表 6-10。

表 6-10　血清总蛋白评价标准

年龄	正常 /$g \cdot L^{-1}$	减少 /$g \cdot L^{-1}$	缺乏 /$g \cdot L^{-1}$
0~12 月龄	≥50	<50	
1~5 岁	≥55	<55	
6~17 岁	≥60	<60	
18 岁以上	≥65	60~65	<60

2. 血清白蛋白浓度的测定(溴甲酚绿比色法)

原理:白蛋白能与阴离子染料溴甲酚绿结合,并在 pH 4 的酸性环境下呈绿色,绿色的深浅与白蛋白的浓度成正比,故可用比色法测定。

意义:血清白蛋白是血清蛋白质的主要组成成分,由肝脏合成,是反映机体蛋白质营养状况的重要指标。

评价标准:见表 6-11。

表 6-11　血清白蛋白评价标准

正常 /$g \cdot L^{-1}$	轻度缺乏 /$g \cdot L^{-1}$	中度缺乏 /$g \cdot L^{-1}$	严重缺乏 /$g \cdot L^{-1}$
35~55	30~35	25~30	<25

3. 血红蛋白浓度的测定(氰化高铁法)

原理:血红蛋白在铁氰化钾和氰化钾共同作用下,生成比较稳定的红色氰化高铁血红蛋白,红色的深浅与血红蛋白的浓度成正比,可在 540nm 投射光下用比色法测定。

意义:血红蛋白是红细胞的主要蛋白质,依赖蛋白质和铁合成,无论是缺铁还是蛋白摄入减少都会影响其合成,是诊断缺铁性贫血的重要指标。

评价标准:见表 6-12。

表 6-12　血红蛋白浓度的评价标准

	正常 $/g \cdot L^{-1}$	缺乏 $/g \cdot L^{-1}$
6 月龄至 6 岁	≥110	<110
6~14 岁	≥120	<120
成年男性	≥130	<130
成年女性	≥120	<120

4. 血和尿肌酐的测定

原理:肌酐在碱性条件下与苦味酸反应,生成红色的苦味酸肌酐互变异构体,红色的深浅与肌酐浓度成正比,可用比色法测定。

意义:肌酐可分为内源性肌酐和外源性肌酐,其中内源性肌酐占主体,是机体肌肉组织的代谢产物,肌肉的活动和代谢水平影响了血肌酐水平;外源性肌酐可来自对肉类食物的代谢。由于内源性肌酐的产生量一般较为恒定,并主要通过肾小球滤过排出体外,所以临床上常用血肌酐浓度的升高来反映肾功能的减弱。当检测到血和尿肌酐均减小时,则可能提示蛋白质能量不足,骨骼肌量减少等。

评价标准:男性的 4 小时负荷尿肌酐 >0.15g,女性的 4 小时负荷尿肌酐 >0.13g。

(二) 脂类营养状况评价

1. 血清甘油三酯的测定

乙酰丙酮显色法测定原理:血清中的甘油三酯经正庚烷 / 异丙醇混合剂抽提后与氢氧化钾发生皂化反应水解成甘油,甘油可被过碘酸钠氧化为二分子甲醛和一分子甲酸,其中甲醛与乙酰丙酮试剂反应可生成黄色的 3,5- 二乙酰 -1,4- 二氢二甲基吡啶,通过比色法即可测出血清中甘油三酯的含量。

酶法测定原理:血清中的甘油三酯经正庚烷 / 异丙醇混合剂抽提后,经脂肪酶或脂蛋白酯酶水解成甘油和脂肪酸,甘油经甘油激酶催化生成 3- 磷酸甘油,进一步在甘油磷酸氧化酶的催化下生成过氧化氢,最后利用 Trinder 反应生成红色的醌亚胺,可用比色法测定。

意义:甘油三酯是人体内含量最多的脂类,也是膳食中摄入的主要脂类,血清甘油三酯水平反映了脂肪和能量的摄入水平,降低意味着能量和脂肪摄入不足;但是过高与动脉粥样硬化密切相关,所以在中老年人及肥胖患者的体检和营养调查中是非常重要的检查项目。

评价标准:见表 6-13。

表 6-13　血清甘油三酯和胆固醇的评价标准

血脂成分	正常	过高	过低
甘油三酯 /mmol·L^{-1}	0.35~1.7	>1.7	<0.35
胆固醇 /mmol·L^{-1}	2.5~5.7	>5.7	<2.5

2. 血清总胆固醇的测定(高铁 - 硫酸显色法)

原理:血清总胆固醇经异丙醇试剂提纯后,利用胆固醇能与浓硫酸和高价铁离子发生反应,生成紫红色的胆固醇二烯二磺酸,通过比色法测定胆固醇浓度。

意义:血清总胆固醇约有 30% 来源于膳食中的胆固醇,70% 来源于肝脏合成。胆固醇既是细胞膜的组成成分之一,也是合成很多固醇类激素的原料,过低反映了脂肪和能量的摄入不足;但血清总胆固醇过高与动脉粥样硬化等密切相关,它的升高反映了摄入过量或脂肪代谢的异常,该指标也是中老年人及肥胖症患者体检中的常测项目。

评价标准:见表 6-13。

(三) 脂溶性维生素营养状况评价

1. 血清维生素 A 的测定

比色法原理:维生素 A 能与三氯化锑或三氟醋酸的氯仿溶液发生反应生成蓝色的化合物,在 620nm 投射光下利用比色法测定维生素 A 的含量。

紫外分光光度法原理:利用维生素 A 在紫外光 325nm 波长下有最大吸收来定量检测。

意义:维生素 A 是合成视紫红质的原料,也参与机体的免疫功能和生长发育等。但是过量会引起肝脏损伤和致畸等,所以,检测血清维生素 A 水平很重要。β- 胡萝卜素能转化为维生素 A,过量基本无毒。维生素 A 为脂溶性,膳食脂类有助于其吸收,并且可在肝脏储存。一般来说,血清维生素 A 水平反映了体内维生素 A 的水平。但当低蛋白血症时,会影响其进入血液循环,使血清维生素 A 的测定结果偏低。

评价标准:见表 6-14。

表 6-14　血清维生素 A 的评价标准

	缺乏 /μg·L^{-1}	不足 /μg·L^{-1}	正常 /μg·L^{-1}	过多 /μg·L^{-1}
成人	<100	100~200	200~900	>900
儿童	<200	200~300	300~700	>700

2. 血清维生素 E 的测定(荧光光度法)

原理:由于维生素 E 在紫外光下能发出荧光,因此,可将维生素 E 先从血清中萃取,然后在 295nm 波长激发光下测定 324nm 波长的荧光强度,浓度与荧光强度成正比。

意义:脂溶性维生素 E 具有抗氧化活性,能防止细胞膜上多不饱和脂肪酸的氧化,维持细胞膜稳定,缺乏时容易引起溶血。测定血清中维生素 E 的浓度可直接反映机体维生素 E 的营养状况。

评价标准:成人正常范围为 5~20mg/L,如果 <5mg/L 即表示不足。

由于血清维生素 E 浓度与血清的脂类含量密切相关,因此有人推荐以每克血清总脂中含的维生素 E 来评价。正常情况下,成人每克血清总脂中维生素 E 应 >0.8mg,儿童每克血清总脂中维生素 E 应 >0.6mg。

(四) 水溶性维生素的营养状况评价

对于水溶性的 B 族维生素和维生素 C 等进行营养状态评价时,常用尿负荷试验检测。由于水溶性维生素不能在体内储存,摄入过多时,多余的维生素会随尿排出;摄入不足则排出量就减少。给予被检测者空腹口服 5mg 维生素 B_1,5mg 维生素 B_2,50mg 烟酸和 500mg 维生素 C 药丸(儿童减半),收集随后 4 小时的尿液,测定尿中各维生素的含量,如果膳食提供了足量的水溶性维生素,排出量就高,反之则低。

1. 维生素 B_1 的测定原理　维生素 B_1 在碱性铁氰化钾溶液中被氧化成噻嘧色素,噻嘧色素在紫外光下能发出荧光,荧光强度与噻嘧色素量成正比。

2. 维生素 B_2 的测定原理　维生素 B_2 在 440nm 波长的光照下,能发出 520nm 波长的荧光,荧光强度与维生素 B_2 的浓度成正比。

3. 维生素 B_3(烟酸)的测定原理　烟酸在碱性条件下能与丙酮缩合,在酸性溶液中加热可形成稳定并具有蓝色荧光的萘啶化合物,荧光强度与烟酸的浓度成正比。

4. 总维生素 C(抗坏血酸)的测定(2,4- 二硝基苯肼法)

原理:总维生素 C 既包括还原型的维生素 C,也包括氧化型的维生素 C。首先将尿液中的还原型维生素 C 均氧化成氧化型的维生素 C,然后与 2,4- 二硝基苯肼反应生成红色的脎,将脎溶于硫酸后进行比色求出总的氧化型维生素 C 含量即总维生素 C。

5. 还原型维生素 C 的测定(2,6- 二氯酚靛酚滴定法)

原理:利用还原型维生素 C 的还原性,把染料 2,6- 二氯酚靛酚由红色氧化态还原成无色的还原态,用滴定法可检测出所含的还原型维生素 C 含量。

意义:尿负荷试验是检测水溶性维生素的一种常用方法,通过检测,可反映机体相应维生素的营养状况。

评价标准:见表 6-15。

表 6-15　尿负荷试验水溶性维生素的评价标准

	缺乏	不足	正常	充裕
维生素 B_1/μg	<100	100~200	200~400	>400
维生素 B_2/μg	<400	400~800	800~1 300	>1 300
烟酸 /mg	<2	2~3	3~4	>4
总维生素 C/mg	<5	5~13	>13	
还原型维生素 C/mg	<2	2~3	3~10	>10

(五) 钙的营养状况评价

1. 血清碱性磷酸酶活性的测定(磷酸苯钠法)

原理:碱性磷酸酶在碱性环境中能水解磷酸苯二钠释出游离酚,酚与 4- 氨基安替比林反应,经铁氰化钾氧化而生成红色的醌,用比色法测量可反映碱性磷酸酶的活性。

意义:碱性磷酸酶广泛存在于机体各组织中,但在骨与牙齿中活性最高。它主要由成骨细胞产生,在骨形成时为羟基磷灰石提供磷酸,其血清浓度在儿童期要高于成年期;另一小部分可来自肝脏并随胆汁排出。因此,除了某些肝胆疾病等可引起升高外,在营养学上,血清碱性磷酸酶与成骨关系密切,钙缺乏时酶活性会增强,因此具有一定的检测意义。

评价标准：成人正常值为 30~130 金氏单位 /L，儿童正常值为 50~300 金氏单位 /L。

2. 血清钙浓度的测定（甲基麝香草酚蓝比色法）

原理：钙离子在碱性条件下能与甲基麝香草酚蓝结合生成蓝紫色的复合物，通过比色法可测定钙离子浓度。

意义：钙离子在血清中的浓度相对恒定，它受甲状旁腺素、降钙素和活性维生素 D_3 的调节，一般不受营养条件的影响，因为摄入不足时会动员骨钙入血维持浓度。所以血清钙改变往往是其他原因造成的。只有钙严重缺乏时才会有所偏低，血清碱性磷酸酶的活性能更早反映机体的钙营养状况。

评价标准：正常值为 2.2~2.7mmol/L。

第五节　营养调查的综合评价

根据营养调查的三方面结果，就可对被调查对象的营养状况作出比较切合实际的综合评价。通常，最后得到的营养状态综合评价会有以下几种情况：

（一）三个方面的调查结果相一致

如膳食调查发现铁摄入明显不足，实验室检查测得血红蛋白低下，体格检查发现缺铁性贫血的临床表现，那么就可诊断为营养性缺铁性贫血。随之，就可以采取相应措施，根据病情轻重实施相应的膳食纠正或医学治疗等。

（二）三个方面的调查结果不一致

1. 膳食调查发现各种营养素供给充裕，但实验室检查和 / 或体格检查提示某种营养素缺乏，原因可能是：

（1）因消化道疾病或肾脏疾病使该营养素吸收障碍或排出过多。

（2）调查前已有长时期的该营养素缺乏，而调查时的膳食已有改善。

（3）烹调方法不恰当，使该营养素遭到较大破坏，使实际摄入体内的营养素偏低。通过查找出相关的原因，尽早纠正。

2. 膳食调查中发现某种营养素供给不足，实验室检查提示营养素缺乏，但无临床缺乏症状，或者后两者均正常，这是由于膳食刚有改变，营养素供给不足的时间较短，机体处于临界营养缺乏甚至更早期的储备营养素消耗阶段。此种情况应立即进行膳食调整，及时加以纠正进行早期干预。

3. 膳食调查中发现某种营养素供给正常，实验室检查也测定正常，但有该营养素缺乏病的典型体征。这种情况不能评定为该种营养素摄入不足，出现体征的可能原因是：

（1）处于营养素缺乏的恢复期，营养素缺乏病的症状体征消失需要较长时间。

（2）由于其他疾病引起类似该营养素缺乏病的症状和体征，这时应注意加以鉴别诊断。

（3）由于其他疾病引起营养素利用异常导致营养素缺乏病体征，应及早治疗原发性疾病。

（张　雄）

第七章

不同生理状况人群的营养

第一节　孕妇的营养

从卵子受精,到其在母体子宫内生长发育为成熟的胎儿娩出为止,这段时期称为妊娠期。妊娠期一般为 40 周(10 个月),其中孕 1~12 周为妊娠早期,孕 13~24 周为妊娠中期,孕 25~40 周为妊娠晚期。孕妇在妊娠期所需要的营养不仅要维持自身新陈代谢的需要,还要供给子宫内胎儿生长发育的需要,以及母体的乳房、子宫及胎盘等的发育需要。所以,与非孕同龄妇女相比,孕妇需要更多更全面的营养。为了保证优生、优育以及母体的健康,妊娠期指导孕妇合理进食和进行必要的营养干预是公共营养工作的重要内容。

妊娠期营养不良对母体和胎儿均会产生不良影响。对胎儿的影响主要包括胎儿在母体内生长停滞,宫内发育迟缓等。对孕妇的影响包括导致营养缺乏病,如缺钙引起骨质软化症,铁或叶酸缺乏引起贫血等。

一、妊娠期的生理特点及体重和代谢的改变

妊娠是一个复杂的生理过程,为了适应胎儿在母体内的生长发育,孕妇机体各个系统的生理状态及代谢都要做较大的调整,并且随着妊娠期的进展,这些改变还会越来越明显,直至产后才逐步恢复至孕前水平。

(一)内分泌系统

妊娠期母体的内分泌系统发生调整,一方面是为了保证胎儿在子宫内的正常发育,另一方面是对营养素代谢进行调节,增加营养素的吸收和利用,以支持胎儿的发育,保证妊娠的成功。

1. 妊娠期母体卵巢及胎盘分泌激素增加　胎盘分泌的催乳素可刺激胎盘和胎儿的生长以及母体乳腺的发育;胎盘催乳素刺激母体脂肪分解,提高血浆中游离脂肪酸和甘油的浓度,降低母体对葡萄糖的利用,从而使更多的葡萄糖供给胎儿。胎盘分泌的雌二醇能调节碳水化合物和脂类代谢,增加母体骨骼更新率,有研究发现,钙的吸收、储留与孕期雌激素水平呈正相关。

2. 妊娠期甲状腺功能增强　妊娠期甲状腺激素总 T_3、总 T_4 水平升高,但因甲状腺结合球蛋白也相应增加使游离甲状腺激素升高不明显,故无甲亢症状。甲状腺激素可促进机体的能量代谢,在妊娠晚期可使基础代谢率升高 15%~20%,即耗能约增加 150kcal/d(630kJ/d)。妊娠期的甲状腺激素还能促进蛋白质的合成,促进糖异生和利用,虽然母体的甲状腺激素不易通过胎盘,但胎儿早期的发育依赖母体的甲状腺激素,在孕中期之后胎儿可自身合成甲状腺激素,但需要母体提供合成甲状腺激素的原料碘。

3. 妊娠期胰岛素分泌增多　由于胎儿对葡萄糖的高需求,在胎盘分泌激素的作用下,母体对胰岛素的敏感性降低,从而使更多的葡萄糖供给胎儿利用,此时,孕妇会出现"生理性的胰岛素抵抗",胰岛素会代偿性的分泌增加,使孕妇空腹血糖值低于非孕妇,容易发生饥饿性低血糖,但由于对胰岛素的敏感性降低,使得糖耐量试验时血糖增高幅度大且恢复延迟,致糖耐量异常及妊娠糖尿的发生率升高。

(二)消化系统

受孕激素黄体酮分泌增加的影响,胃肠道平滑肌张力减弱,蠕动减慢,胃排空及食物在胃肠道停留时间延长,孕妇易出现饱胀感以及便秘;同时也使贲门括约肌松弛,胃内容物可逆流入食管下部,引起反胃等早孕反应。受胎盘绒毛膜促性腺激素的影响,妊娠期胃酸和胃液的分泌减少,消化酶活性降低,易出现消化不良和食欲不振,这也可能是孕妇喜好酸食以补充胃酸的原因;另外,消化系统功能的上述改变,延长了食物在肠道的停留时间,使一些营养素如钙、铁、维生素 B_{12} 及叶酸等在肠道吸收增加,与孕妇、胎儿对营养素的需求增加相适应。

(三)循环及血液系统

为了适应运输母子所需的氧气、营养物质和代谢产物的需求,心率和心输出量在妊娠中期后显著增加,心脏负担加重。其中心率可增加 10~15 次/min,心输出量在孕 28 周时可较正常增加 30%~50%,血压变化不大。妊娠晚期子宫的压迫可致下半身静脉血回流受阻,易发生下肢水肿和痔疮等。孕妇的血容量随孕周龄逐渐增加,至孕 28~32 周时达到峰值,血浆容量最大可增加 50%,为 1.3~1.5L;红细胞和血红蛋白的量可增加约 20%,由于血浆容量比红细胞和血红蛋白量增加的程度更大,导致血红蛋白浓度下降 20% 左右,血细胞比容下降约 15%,为 0.31~0.34(非孕时正常为 0.38~0.47);红细胞数下降至 3.3×10^{12}/L(非孕时正常平均值为 4.2×10^{12}/L),造成血液的相对稀释,称为孕期生理性贫血。世界卫生组织(World Health Organization,WHO)建议,妊娠早期和妊娠晚期血红蛋白浓度≤110g/L 或妊娠中期血红蛋白浓度≤105g/L 界定为贫血,我国规定妊娠期血红蛋白浓度≤100g/L 为贫血。在妊娠时,血浆总蛋白浓度由平均 70g/L 降至 40g/L,血浆白蛋白浓度由 40g/L 下降至 25g/L。白细胞从孕 7 周起开始增加,主要以中性粒细胞增加为主。妊娠期血液处于高凝状态,凝血因子Ⅱ、Ⅴ、Ⅶ、Ⅸ、Ⅹ均增加,血浆纤维蛋白原比非孕期增加约 50%。

(四)泌尿系统

由于心输出量增加,导致进入肾脏的血流量增加,肾体积增大,肾脏负担增加,肾血浆流量及肾小球滤过率均增加,孕妇的尿量以及机体的代谢终产物尿素氮、尿肌酐及某些水溶性维生素的排出均增加。另外,由于肾小管重吸收能力保持不变,肾糖阈不变甚至有所下降,而孕妇糖耐量下降,导致孕妇餐后易出现糖尿,应与真性糖尿病鉴别。由于孕激素水平的增加,输尿管平滑肌蠕动减慢,张力减弱,输尿管容易扩张,在妊娠晚期受增大的子宫压迫,右侧输尿管尤其容易出现尿流不畅,易引起肾盂肾炎。

（五）妊娠期体重增加

1. 妊娠期体重的增加及其构成　Hytten 和 Leitch 在 20 世纪 70 年代初曾报道，不限制进食的健康初产妇在妊娠末期体重增长约为 12.5kg，经产妇要略低 0.9kg。胎儿、胎盘、羊水、增加的血浆容量及增大的乳腺和子宫等被称为必要性体重增加，相对富裕地区的妇女妊娠末期必要性体重增加约 7.5kg，其中胎儿重约 3kg，胎盘和羊水重约 2kg，其余为 2.5kg。贫困地区增重约为 6kg。妊娠期孕妇体重增加过少或过多都预示着不良的可能性，增重过低预示着宫内发育迟缓，增重过高预示着营养过剩或水钠潴留，增加难产和妊娠合并症的风险。表7-1 列出了妊娠期每一阶段的平均体重增加及构成。

表 7-1　妊娠各期孕妇的平均体重增加及构成

	孕妇平均体重增加 /g			
	孕 10 周	孕 20 周	孕 30 周	孕 40 周
胎儿、胎盘及羊水	55	720	2 530	4 750
子宫、乳房	170	765	1 170	1 300
血液	100	600	1 300	1 250
细胞外液	—	—	—	1 200
脂肪及其他	325	1 915	3 500	4 000
合计	650	4 000	8 500	12 500

2. 妊娠期适宜的增重值

（1）按孕前 BMI 推荐的妊娠末期孕妇体重增重值见表 7-2。

表 7-2　按孕前 BMI 推荐妊娠末期孕妇体重增重的适宜范围

	孕前 BMI	适宜的体重增重范围 /kg
低	<18.5	14~15
正常	18.5~23.9	10~12
超重	24~27.9	8~10
肥胖	≥28	7~8

（2）按孕前体重、受孕年龄、是否哺乳或双胎推荐孕期增重：①孕前体重超过标准体重（标准体重 = 身高 −105）20% 的女性，妊娠末期体重增加以 7~8kg 为宜，因其孕前体重超过正常，孕期只需考虑必要性体重增加，孕 20 周后，每周体重增加不超过 300g，忌用减肥膳食；②孕前体重正常，不计划哺乳的女性，其适宜的妊娠期增重为 10kg，孕 20 周后，每周增加体重约 350g；③妊娠时体重正常，计划哺乳的女性，妊娠期增重的适宜值为 12kg。在孕 20 周后，每周增重约 400g；④青春期怀孕或体重低于标准体重 10% 的女性，妊娠期体重增加的目标值为 14~15kg。在孕 20 周后，每周增重约 500g；⑤双胎妊娠女性，妊娠期体重增加目标为18kg，在孕 20 周后，每周增重约 650g。

二、母体营养对胎儿发育的影响

整个妊娠期从一颗重量仅为 0.5μg 的受精卵，发育成 3kg 以上的成熟胎儿，重量增长 60

亿倍以上。而随着胚胎和胎儿的发育,母体本身多个器官如子宫、胎盘、乳房和血液等也呈现相应的增大增多。这些变化都需要大量的营养供给。合理的孕妇营养对良好的孕育环境和保证胎儿的正常发育都十分重要。

目前,无创性直接精确地测量子宫内胎儿的生长发育和评价营养状况尚缺乏良好的方法,但由于胎儿在母体中发育成长,所需的一切养料都是通过胎盘由母体供给,因此,胎儿的营养水平可以通过测量母体血液中的营养水平来间接评估。

(一) 对胎儿体重及新生儿死亡率的影响

妊娠期缺乏营养可导致胎儿宫内生长发育迟缓,引起细胞数减少和器官分化不全,导致器官变小甚至畸形,易出生足月低出生体重儿(<2.5kg)。据调查,在低出生体重儿中,其母亲有 40% 在妊娠期间的血红蛋白浓度 <90g/L。由于低出生体重婴儿皮下脂肪少,保温能力差,呼吸功能和代谢功能都比较弱,容易感染疾病,不宜经受外界环境的刺激,死亡率高。有调查表明,在死亡的新生儿中,出生体重 <2.5kg 者占 11.62%,而 >2.5kg 者仅为 0.69%,前者是后者的 16.8 倍。

(二) 对胎儿骨骼和牙齿发育的影响

胎儿的骨骼和牙齿在妊娠期间即已开始钙化。妊娠期间母体的营养与婴儿期营养是否合理,尤其是妊娠末 2 个月至出生后 6 个月间的营养供给,将对其今后一生中牙齿是否整齐、坚固很关键,其中以钙、磷的供应量及比例最为重要。妊娠期间如母体对钙和磷摄入不足,胎儿最终将从母体的骨骼和牙齿中夺取大量的钙和磷,以满足生长需要,导致母体缺钙,发生骨质疏松症甚至骨质软化病。而胎儿自身也会因为缺钙出现体重过轻,颅骨钙化不良,前囟门不能闭合,还易患先天性佝偻病,也会影响智力发育。

(三) 对大脑及智力发育的影响

根据胚胎学的研究,胎儿的神经系统在孕 4 周起即开始形成,孕 8 周时神经管闭合,孕 10~20 周时,脑内的神经细胞大量的增殖并迁移,在妊娠中后期神经细胞的增殖、迁移和增大同时进行,并开始进行复杂的相互间联系,在妊娠末至出生后第一年脑内的神经元主要进行复杂的联系和剪接。因此,从孕 10~20 周至出生后第一年是大脑发育的关键时刻,其中神经细胞的增殖主要处于胚胎早期至出生后 20 天这一阶段,错过了这个时期,神经细胞数就不可弥补了。

大脑和智力的发育需要充足而全面的营养,包括优质蛋白质、脂类、充足的热量以及其他营养素。如果神经细胞增殖期营养不足,可影响细胞增殖,使细胞数目减少,造成头围减小等永久的不可逆性脑损害。叶酸是脑发育早期必需的营养物质,它对闭合神经管起着关键作用,缺乏叶酸会导致婴儿脊柱裂,无脑畸形等,铁和锌的缺乏会影响大脑皮质神经元的迁移,蛋白质缺乏会影响神经元间的联系,维生素 A 缺乏会出现无眼畸形和脑积水等。

综上所述,妊娠期母体的营养不良或者缺乏某些营养素对胎儿的出生体重、体格发育和大脑智力发育等都会带来严重的危害。另外,随着近年来我国经济生活水平的提高,营养过剩或者营养结构不合理对胎儿带来的危害也逐年呈现。如前所述,高血压、糖尿病和心血管疾病等慢性病的高发和发病年轻化等都可能在胎、婴儿的发育早期即埋下了种子。

(四) 母体营养不良性贫血对胎儿的影响

我国规定,妊娠期如果母体血红蛋白浓度 <100g/L,即为贫血。其中因血浆容量增加过多导致的生理性贫血会加重这一问题,使妊娠期贫血的发生率较高。绝大多数的贫血(约

80%）是缺铁性贫血。也有一小部分是由于缺乏叶酸和维生素 B_{12}（因为妊娠期对这两种维生素的生理需要量增加）引起的巨幼细胞性贫血。贫血会造成胎儿供氧不足，如果胎儿长时间缺氧，会造成胎儿的神经和体格发育迟缓，易出现低出生体重、缺血缺氧性脑病，甚至窒息和死亡，也会增加出生后新生儿黄疸、新生儿窒息的概率。而孕妇由于贫血会降低免疫力，易导致胎盘缺氧坏死、梗死等，严重的导致早产、死产。

三、妊娠期营养需要及参考摄入量

妊娠期既要保证足量和种类丰富的营养素，还要保证适宜和比例合适的能量。本文主要根据中国居民膳食指南，结合一些国外的指南，提出了孕期营养需求及适宜的摄入量。

（一）能量

与怀孕前相比，妊娠期的能量消耗要额外增加，以满足：①胎儿组织器官的合成；②胎儿的新陈代谢；③妊娠期升高的基础代谢率；④增长的子宫、胎盘和乳腺发育及脂肪储备。由于在妊娠早期胎儿生长总量较少，孕妇基础代谢率与正常人接近，所以推荐的能量摄入量与怀孕前基本相似，妊娠中期和晚期由于基础代谢率的升高及胎儿的迅速生长和新陈代谢的增强等，能量需求要相应增加，分别要比孕早期增加 300kcal/d 和 450kcal/d（1kcal=4.184kJ）。当然，具体增加量还要根据孕前体重、是否哺乳及双胎等进行个体调整，所以，最佳的方法是密切监测和控制孕期每周体重的增长，以保证适宜的能量摄入。

（二）宏量营养素

1. 蛋白质　除了满足母体自身的新陈代谢，孕妇必须摄入比孕前更多的蛋白质以满足胎儿的生长发育以及胎盘、子宫、乳房等组织增长的需要。整个妊娠期间，大约额外需要 925g 蛋白质构建新增的细胞和组织，其中胎儿约需 440g，胎盘 100g，羊水 3g，子宫 166g，乳腺 81g，血液 135g。WHO 建议妊娠中、晚期每日应新增优质蛋白质 9~10g/d，在我国，由于大多数人群的膳食仍以谷类为主，而谷类的蛋白质利用率较低，属于非优质蛋白，所以建议妊娠中、晚期应分别新增膳食蛋白 15g/d 和 30g/d，即推荐蛋白质摄入分别为 70g/d 和 85g/d，并应保证有 1/3 以上的优质蛋白质。当然，也不能一味地补充蛋白质，过多的蛋白质摄入会增加孕妇的肝肾负担。

蛋白质主要由二十种基本氨基酸组成，其中有些氨基酸在人体内不能自行合成，必须由食物供应，称为必需氨基酸。由于动物性蛋白质中必需氨基酸构成的比例接近人体蛋白质的组成，属于优质蛋白质。而植物性蛋白质可能缺乏某些必需氨基酸或者氨基酸组成比例不合理，不利于利用，为非优质蛋白质。对胎儿来说，由于发育早期的胎儿肝脏尚未发育成熟，缺乏转化合成氨基酸的酶，所以，所有二十种氨基酸对胎儿来说均是必需氨基酸，均需要母体提供。

2. 脂类　脂类包括脂肪和胆固醇、磷脂等类脂，它即是能量的重要来源，也为构建组织器官所必需。整个妊娠期间，需要增加 3~4kg 的脂类以帮助胎儿的发育和母体乳腺等的储备。其中脂类中的磷脂是细胞膜的基本成分，占了神经系统干重的 50%~60%，长链多不饱和脂肪酸 n-6 系的亚油酸、花生四烯酸（arachidonic acid，ARA）和 n-3 系的 α- 亚麻酸、二十碳五烯酸（eicosapentaenoic acid，EPA）、二十二碳六烯酸（docosahexaenoic acid，DHA）等在人体不能自身合成，必须从食物中摄取，又是大脑和视网膜发育所必需，属必需脂肪酸，而且脂溶性维生素需借助脂类才能被吸收，所以，在妊娠期间必须保证脂类以及必需脂肪酸的供给。但是,过多的脂类会影响血流和血管,所以也不宜摄入过多的脂类。

推荐孕妇膳食中的脂类占每日需能的 20%~30% 较为合适,其中饱和脂肪酸、n-6 和 n-3 多不饱和脂肪酸分别占每日需能 <10%、2.5%~9% 和 0.5%~2%,n-6 系的多不饱和脂肪酸应以亚油酸为主,它可在体内转化成 ARA 等,n-3 系的多不饱和脂肪酸应以 α- 亚麻酸为主,它可转化为 EPA 和 DHA 等,每日 EPA 和 DHA 的适宜摄入量分别为 50mg/d 和 200mg/d。亚油酸几乎存在于所有植物油中,而 α- 亚麻酸主要存在于亚麻子油、低芥酸菜子油、以及鱼油和蛋黄中。

3. 碳水化合物   碳水化合物中的葡萄糖是人体主要的能量来源,也是大脑唯一可利用的能源,所以每日的需求量较大,而且由于葡萄糖的储备形式肝糖原很容易耗竭,如果供应不足,会出现能量不足,孕妇只能利用脂肪氧化供能,容易出现酮血症甚至酮症酸中毒,而利用蛋白质进行糖异生,容易导致蛋白损耗。所以,孕妇每天应摄入 250~300g 的碳水化合物,活动量增加的话更要相应增多。推荐我国成人碳水化合物的摄入量占每日需能的 50%~65% 为宜,孕期也保持如此。摄入过多碳水化合物会增加妊娠性糖尿病的发生率,也会促进脂肪的合成导致肥胖。

膳食纤维也属于碳水化合物的一种,但不能被人体消化和利用,不参与供能,而它又有利于人体消化系统的健康,所以经常被当作一种独立地营养素,本章把它归入碳水化合物中叙述。

(三) 微量营养素

1. 矿物质

(1) 钙:钙是组成胎儿骨骼和牙齿等的主要元素,也是维持母子机体正常生理功能的必需元素。妊娠期间,在维生素 D 及钙结合蛋白的帮助下,钙的肠道吸收率以及通过胎盘的转运率都增强。整个妊娠期间大约需要新增加钙 50g,其中胎儿体内约需钙 30g,其余的在母体内储备以供哺乳。对孕早期的钙摄入推荐值同孕前为 800mg/d,孕中、晚期则增加至 1 000mg/d,最大可耐受摄入量为 2 000mg/d。

据营养调查显示,我国孕妇膳食钙的实际摄入量为 500~800mg/d,低于推荐值。研究显示,妊娠期钙的供给不足,母体易引起手足抽搐、骨质疏松、骨质软化症,增加妊高征和先兆子痫的风险,胎儿易患先天性佝偻病、缺钙抽搐,影响骨骼和牙齿的发育等。钙的最好来源是奶及奶制品,此外,豆类及豆制品、蛋黄、虾皮、海带和芝麻等也是钙的良好食物来源。

(2) 铁:铁是合成血红蛋白的必需元素,妊娠期对铁的吸收和需要量都显著增加,至孕 30~34 周,铁的需求达到高峰。整个妊娠期铁的需求量约为 1g,其中胎儿造血和肝内储留约 300mg,母体红细胞增加约需 450mg,其余储留在胎盘中。而随着胎儿、胎盘娩出及出血,妊娠期储留的铁将基本丢失。考虑到普通膳食中铁的吸收率为 1%~22%,其中植物性食物铁的吸收率低,如大米为 1%,大豆和小麦为 3%~7%,血红素铁的吸收率高,如肝脏为 22%,鱼为 11%。推荐妊娠早期铁的摄入量为 20mg/d,妊娠中期 24mg/d,妊娠晚期为 29mg/d,最大可耐受摄入量为 42mg/d。

孕妇贫血在发展中国家和低收入人群中比较普遍。美国疾病控制中心对低收入妇女孕期营养调查显示,妊娠早、中、晚各期缺铁性贫血患病率分别为 10%、14% 和 33%。妊娠期缺铁会引起缺氧,增加早产和低出生体重的概率,也会增加孕妇心脏的负担。动物性食物如肝脏、血、瘦肉和蛋黄等含铁丰富且易吸收,豆类、油菜、芥菜、雪里蕻、菠菜和黑木耳等也能提供部分铁,但吸收率低。

(3) 碘:碘是合成甲状腺激素的主要原料,妊娠期间甲状腺激素分泌增加,以促进母体的代谢和胎儿的生长发育,所以碘的需要量也增加。孕妇碘缺乏可致胎儿生长发育迟缓、严重的会引起认知能力降低为标志的克汀病。WHO 估计,全世界约有两千万人因妊娠期母亲碘缺乏而致大脑损害。

推荐妊娠期碘摄入量为 230μg/d,比孕前要高一倍,最大可耐受摄入量为 600μg/d。我国目前采用加碘食盐来预防碘缺乏,但在提倡低盐饮食的今天,孕期食用富碘的海产品如海带、紫菜和海鱼等,将有利于补充碘而减少食盐的摄入。

(4) 锌:锌存在于众多的酶系中,与核酸、蛋白质和碳水化合物的代谢关系密切,对脑的发育和预防先天性畸形意义重大。妊娠期间母体和胎儿组织需锌 100mg,其中约 53mg 储存在胎儿体中,剩下的位于母体和胎盘。血浆锌的 75% 与白蛋白结合,其余 25% 与 α_2- 巨球蛋白结合,胎儿与母体血浆锌的比值约为 1.5。由于孕期母体血浆锌逆浓度差主动转运到胎儿体内,所以孕妇血浆锌通常持续下降,致产前达低点。我国第三次营养调查表明,缺锌或锌营养不足占我国总人口的 60% 左右,提示锌缺乏的广泛性。

建议妊娠期锌的参考摄入量为 9.5mg/d,比孕前多 2mg/d,最大可耐受摄入量为 40mg/d。多食动物内脏、坚果核桃、蛋黄、牡蛎等有利于补锌。有专家建议,对素食者、高纤维素膳食人群、大量吸烟者、多次妊娠者和大量摄入钙、铁剂者,应额外再补锌 15mg/d。因铁剂补充可干扰锌的吸收,故建议妊娠期间治疗缺铁性贫血的孕妇也应额外再补充锌 15mg/d。

2. 维生素

维生素构成了多种辅酶,参与了机体各方面的代谢。其中脂溶性维生素(维生素 A、维生素 D、维生素 E、维生素 K)有蓄积作用,大量摄入可引起胎儿中毒;水溶性维生素(B 族维生素、维生素 C 等)易随尿排出丢失,必须每天补充。妊娠期随着胎儿的生长,维生素的需求量相应增加。

(1) 维生素 A:维生素 A 与细胞的增殖、生长和分化关系密切。有文献报道母体维生素 A 营养状况低下与早产、宫内发育迟缓及新生儿低出生体重有关。但妊娠早期过量摄入维生素 A 可导致自发性流产和新生儿先天性缺陷,包括中枢神经系统畸形,颅面部和心血管畸形等,如治疗囊性痤疮的异维 A 酸有明确的致畸作用,它是维生素 A 在体内的主要代谢产物。相应剂量维生素 A 的前体 β- 胡萝卜素则没有此毒性。

推荐妊娠早期维生素 A 的参考摄入量为 700μgRAE/d(视黄醇活性当量(RAE)= 全反式视黄醇 +1/2× 补充剂全反 β- 胡萝卜素 +1/12× 膳食全反 β- 胡萝卜素 +1/24× 其他类胡萝卜素),妊娠中、晚期增加至 770μgRAE/d,最大可耐受摄入量为 3 000μgRAE/d。由于 β- 胡萝卜素和其他类胡萝卜素无毒,无最大摄入量的限制。维生素 A 主要来源于动物性食物肝脏、牛奶和蛋黄等,维生素 A 的前体 β- 胡萝卜素主要来源于深绿色、黄红色的蔬菜和水果。目前市场上销售的孕妇奶粉绝大多数都强化了维生素 A,摄入时应防止补充过量。

(2) 维生素 D:维生素 D 促进钙的吸收,从而与胎儿的成骨、成牙等关系密切。妊娠期维生素 D 缺乏可导致母体和胎、婴儿的钙代谢紊乱,包括新生儿低钙血症、手足搐搦、婴儿牙釉质发育不良以及母体骨质软化症等。维生素 D 除了从海鱼、肝、蛋黄等食物来源,也可通过紫外光照射由皮肤内的 7- 脱氢胆固醇转化而成。在缺乏日光的地区或不宜室外活动的北方冬季,容易造成维生素 D 缺乏。建议妊娠各期维生素 D 的参考摄入量为 10μg/d,最大可耐受摄入量为 50μg/d。

(3) 维生素 E：维生素 E 对胚胎着床、维持胎盘的功能很重要，可预防流产、早产；也对红细胞膜上长链多不饱和脂肪酸的稳定性有保护作用，妊娠期补充维生素 E 可能对预防新生儿溶血产生有益的作用。但是，维生素 E 过量也会影响胎儿的健康和出生体重，影响凝血。α-生育酚当量（α-TE）=α-生育酚 +0.5×β-生育酚 +0.1×γ-生育酚 +0.02×δ-生育酚 +0.3×α-三烯生育酚，建议妊娠各期维生素 E 的适宜摄入量与孕前相似为 14mgα-TE/d，最大可耐受摄入量为 700mgα-TE/d。维生素 E 主要存在于谷类、豆类、果仁和胚芽中，加上能在体内储存，较少出现缺乏症。

(4) 维生素 K：维生素 K 是与凝血相关的维生素，多种在肝脏内合成的凝血因子依赖于维生素 K，因此缺乏维生素 K 会出现凝血障碍。常见的维生素 K 缺乏引起的出血症见于：①妊娠期服用维生素 K 抑制药或肠道抗菌药的孕妇，如阿司匹林、抗癫痫药、广谱抗生素等；②早产儿，因维生素 K 不易通过胎盘，胎儿肝内储存量少，早产儿体内更少；③新生儿，初乳中维生素 K 的含量低，加上新生儿肠道未建立菌群而不能有效合成维生素 K。对于上述人群，孕妇产前补充维生素 K，早产儿适量补充维生素 K 均可以有效地预防。但大剂量给予维生素 K 也有一定的危害，如新生儿注射 30mg/d，连用三天有可能引起高胆红素血症等。建议妊娠各期维生素 K 的适宜摄入量为 80μg/d，目前尚缺乏维生素 K 的最大可摄入量标准。维生素 K 的天然形式有 K₁ 和 K₂ 两型，K₁ 主要存在于绿叶蔬菜中，K₂ 可由肠道细菌合成，所以，建议孕妇每日多摄入深色绿叶蔬菜。

(5) 维生素 B₁：维生素 B₁ 参与体内糖的氧化代谢，也能抑制胆碱酯酶的活性。因此，如果缺乏维生素 B₁ 可致此酶活性增强，过度清除乙酰胆碱，降低胃肠道功能和食欲，加重早孕反应，引起营养不良，严重时可引起先天性脚气病和神经性皮炎等。维生素 B₁ 易溶于水，在食物清洗过程中可随水大量流失，经加热后易被破坏或从汤中丢失，尤其以精加工粮食为主食的发达地区，更易引起维生素 B₁ 缺乏。2005 年以色列因婴儿奶粉中缺乏维生素 B₁ 引起多例婴儿住院和儿童死亡。建议妊娠中、晚期维生素 B₁ 的参考摄入量为 1.4~1.5mg/d，比孕前增加 0.2~0.3mg/d。植物种子的外皮和胚芽，动物内脏如肝、心、肾，蛋黄等是维生素 B₁ 的良好来源。

(6) 维生素 B₂：维生素 B₂ 参与体内氧化还原反应，参与生长发育和组织修复再生，还参与铁和维生素 B₆ 的代谢。维生素 B₂ 缺乏可使黏膜变薄，易引起口角炎、唇炎、皮肤和生殖器黏膜炎症，妊娠期维生素 B₂ 缺乏还可引起缺铁性贫血，使胎儿生长发育迟缓。由于维生素 B₂ 见光易分解和水溶性等特点，每天都要由食物供应。建议妊娠中、晚期维生素 B₂ 的摄入量为 1.4~1.5mg/d，比孕前增加 0.2~0.3mg/d。维生素 B₂ 在动物性食物如肝、肾、蛋黄、肉类和奶类中较丰富，豆类和菠菜中也含有较多的维生素 B₂。

(7) 维生素 B₆：维生素 B₆ 在体内主要参与蛋白质和核酸代谢，参与某些神经递质的合成，也参与同型半胱氨酸的转化。缺乏维生素 B₆ 会降低食欲，加重早孕反应，降低免疫力，影响智力发育，严重时导致糙皮病。在临床上，有使用维生素 B₆、叶酸和维生素 B₁₂ 预防妊高征和早孕反应。由于维生素 B₆ 见光易分解、不耐热和水溶性等特点，每天都要由食物供应。建议妊娠各期维生素 B₆ 的摄入量为 2.2mg/d，比孕前增加 0.8mg/d，最大可耐受量为 60mg/d。食物来源主要是酵母、米及米糠、鱼和肝脏等。

(8) 叶酸：叶酸属于 B 族维生素，它参与嘌呤、嘧啶和蛋白质的合成，参与细胞分裂与生长发育。叶酸缺乏会引起习惯性流产、早产和巨幼细胞性贫血,引起新生儿低出生体重、唇腭裂和神经管畸形等,它与维生素 B_6 一起会影响同型半胱氨酸的代谢,与妊娠并发症有关。叶酸也易溶于水、见光分解、不耐热。我国每年约有 8 万 ~10 万例神经管畸形儿出生,其中北方高于南方,农村高于城市,由于胚胎早期的细胞分裂即需要大量叶酸,所以从计划怀孕至妊娠期间都要补充叶酸。叶酸当量(DFE)= 天然食物来源叶酸 +1.7× 合成叶酸,建议妊娠各期叶酸的摄入量为 600μgDFE/d,比孕前增加 200μgDFE/d,其中合成叶酸的摄入最多不超过 1 000μgDFE/d。叶酸可来源于肝脏、蛋黄和深绿色叶菜等,天然食物的叶酸生物利用率约为合成叶酸的 50%。

四、妊娠期膳食指南

中国居民膳食指南对孕妇的膳食有特别的推荐,关键要点是:保证充足的能量和正常的体重增长,保证妊娠期各营养素的合理足量摄取。

(一) 妊娠早期的膳食

1. 妊娠早期膳食要点　妊娠早期胚胎生长速度较缓慢,所需营养与孕前没有太大的差别。但因为早孕反应,配食要特别注意以下几点:①按照孕妇的喜好,选择促进食欲的食物;②选择易消化、少油腻和味清淡的食物,如粥、面包和水果等;③想吃就吃,少食多餐;④呕吐严重者,一方面应补充碱性食物和水,另一方面要补充 B 族维生素和维生素 C 以减轻早孕反应,严重的要及时就医,静脉补充营养素;⑤在计划妊娠时就要开始补充叶酸,避免胎儿神经管畸形。

2. 膳食举例　早餐:馒头或面包 + 酸奶 + 鲜橙;加餐:核桃或杏仁几粒;午餐:米饭(米粉) + 糖醋鱼 + 清炒荷兰豆 + 西红柿蛋汤;加餐:牛奶芝麻糊;晚餐:面条 + 胡萝卜和甜椒炒肉丝 + 盐水菜心 + 豆腐鱼头汤;加餐:苹果。

(二) 妊娠中期的膳食

1. 妊娠中期膳食要点　妊娠中期,胎儿生长开始加快,母体子宫、胎盘、乳房等也逐渐增大,加上早孕反应导致的营养不足,要求:①妊娠中期摄入充足的能量;②增加鱼、蛋、瘦肉和奶等优质蛋白质的供给;③因妊娠中期血容量及红细胞迅速增加,应增加富铁食物;④原则上没有孕妇不能吃的食品,但应限制糖、盐、浓茶、咖啡和刺激性食品,禁止烟、酒等;⑤在医生指导下服用营养补充剂。

2. 膳食构成　每日谷类 350~450g;大豆制品 50~100g;鱼、禽、瘦肉交替选用约 150g,鸡蛋每日 1 个;蔬菜 500g(其中绿叶菜 300g),水果 150~200g;牛奶或酸奶 250g;每周进食 1 次海产品,以补充碘、锌等微量元素;每周进食 1 次(约 25g)动物肝脏,以补充维生素 A 和铁;每周 1 次动物血,以补充铁。由于孕妇个体有较大的差异,不可机械地要求每位孕妇进食同样多的食物。

3. 膳食举例　早餐:麻酱肉末卷 + 小米红豆粥;加餐:酸奶;中餐:米饭 + 清蒸鲈鱼 + 蒜茸油麦菜 + 豆角炒鸡蛋 + 胡萝卜和荸荠煲瘦猪肉;加餐:橙;晚餐:米饭 + 豆腐干芹菜炒牛肉 + 虾米煲芥菜 + 海带猪骨汤;加餐:牛奶 + 面包。

(三) 妊娠晚期的膳食

妊娠晚期胎儿体内细胞分裂增殖加快,组织和器官迅速增长,骨骼开始钙化,同时孕妇子宫增大,乳腺发育增快,对蛋白质、能量以及维生素和矿物质的需要明显增加。

1. 膳食要点　在妊娠中期的要点基础上,需要:①补充长链多不饱和脂肪酸;②增加钙的摄入;③保证适宜的体重增长。

2. 膳食构成　保证每日谷类、豆类、蔬菜和水果的摄入;鱼、禽、蛋、瘦肉合计每日 250g;每周至少 3 次鱼类(其中至少 1 次海鱼类),每日 1 个鸡蛋;每周进食动物肝脏 1 次,动物血 1 次;每日饮奶至少 250ml。

3. 膳食举例　早餐:肉丝鸡蛋面;加餐:牛奶,杏仁或核桃;中餐:米饭 + 红白萝卜焖排骨 + 虾皮 + 花菇煮菜心 + 鱿鱼爆西蓝花 + 花生煲猪蹄;加餐:苹果;晚餐:米饭 + 芹菜豆腐皮炒肉丝 + 蒜蓉生菜 + 清蒸鲈鱼 + 黑豆煲黑鱼;加餐:酸奶 + 饼干。

(四) 分娩期的膳食

分娩指成熟胎儿及其附属物从母体娩出体外的过程。时程因人而长短不一,从几小时到几十小时不等,初产妇时程要明显长于经产妇。膳食要点:①第一产程可选用细软或流质食物,一般以淀粉类为主;②第二产程因消耗大,可选用高能量易消化食物,必要时可静脉输入葡萄糖以保证能量供应。

第二节　乳母的营养

一、乳母营养状况的重要性

分娩后,既需要营养来满足母体自身代谢需要,补充母体分娩时的出血和消耗,还要保证分泌出足量和营养丰富的乳汁哺育婴儿,这一特殊时期的母体营养需求称为乳母营养。有证据显示,乳汁的质和量与乳母营养有关,如某些营养素缺乏,在耗竭完母体储备后,首先会影响乳母自身的营养状态,尔后乳汁的质和量会减少,最后导致婴儿营养不良。另外,在我国某些地区还存在一些不良风俗和饮食禁忌影响乳母营养,所以通过科学的营养指导有利于乳母和婴儿的健康。

(一) 乳母营养对乳汁的影响

乳汁分泌是一个复杂的神经内分泌调节过程,一方面,精神神经方面的因素会影响乳汁的质和量,如果乳母情绪抑郁会抑制催乳素和催产素的分泌从而影响乳汁,而婴儿的吮吸会通过影响乳母的精神神经状态而促进乳汁的分泌;另一方面,营养状况也会影响乳汁的质和量,营养不良的乳母会减少乳汁的分泌量和缩短泌乳期。一般营养较差的乳母在产后前 6 个月每日泌乳量为 500~700ml,后 6 个月每日为 400~600ml;严重营养不良的乳母泌乳量可降低至每日 100~200ml;饥荒时甚至可能完全停止泌乳。乳母的营养状况对乳汁中的营养成分也有一定的影响,特别当营养素的摄入量变动范围较大时影响更明显。表 7-3 列出了乳母微量营养素缺乏对其在母乳中的含量及婴儿健康的影响。

(二) 哺乳对母体健康的影响

产后应尽快用母乳喂养新生儿,由于婴儿对乳房的不断吮吸,可以刺激母体产生催产素而促进子宫收缩,从而减少产后子宫出血的危险,促进子宫较快地恢复到孕前状态,还可促进乳腺的泌乳和排乳,防止乳房肿胀和乳腺炎的发生。

1. 哺乳与肥胖　妊娠期间,母体为了泌乳的需求,体内出现脂肪沉积,用母乳喂养婴儿,可有效地消耗妊娠期间贮存的这部分脂肪,有利于母体的体重尽快复原,预防产后肥胖。

就生理学而言,产后没有哺乳而食物摄入量正常的母亲,过多的脂肪将蓄积在体内。

2. 哺乳与骨质疏松　按每天泌乳 750ml 计,持续 6 个月的哺乳可使乳母经乳汁丢失钙约 40g,平均每天丢失约 200~220mg 的钙,需要 550~650mg 以上的膳食钙来补充,如果母亲膳食钙的摄入量不能满足需要,一般情况乳汁中的钙含量也不会降低,因为母体会动用骨骼中的钙来维持乳汁中的钙浓度稳定,但乳母却会缺钙,导致低钙抽搐、骨质疏松和骨软化症等。所以,哺乳期增加钙的摄入,对乳母的健康有重要意义。

3. 哺乳与癌症　大量的流行病学证据显示,母乳喂养可以降低发生乳腺癌和卵巢癌的风险。

二、乳母的营养素参考摄入量

(一) 能量

乳母分泌乳汁和哺育婴儿都将比孕前消耗更多的能量。100ml 的人乳约含能量 70kcal。按能量转化效率 80% 计算,分泌 100ml 乳汁需要乳母摄入能量约 90kcal,假定每日平均产乳量为 750ml,那么乳母每天为了泌乳需要多摄取约 700kcal 的能量,虽然其中的 1/3 可由妊娠期间储备的脂肪提供,但另外的 2/3 就需要由膳食提供。根据产后 1~3 个月内平均每日泌乳约 500ml,3 个月后平均每日泌乳量增加到 750~1 000ml 推算,建议乳母能量摄入量要比孕前增加约 500kcal/d,其中轻、中、重体力活动的乳母能量摄入量分别为 2 300kcal/d、2 600kcal/d、2 900kcal/d。

(二) 宏量营养素

1. 蛋白质　人乳蛋白质含量平均为 1.2%,按每日泌乳量 750ml 计算,含蛋白质 9g 左右,母体从膳食中的优质蛋白质转变为乳汁蛋白质的效率约为 70%,故分泌 750ml 的乳汁需要消耗优质蛋白质 13g。如果膳食中优质蛋白质的含量较低,则转变成乳汁蛋白质的效率更低。建议乳母应每日增加蛋白质 25g,达到 80g/d,应多吃含优质蛋白质的食物,如牛肉、鸡蛋、肝脏和鱼等。

2. 脂类　一般而言,每次哺乳过程中,后段乳中的脂肪含量比前段乳的高,这样有利于控制婴儿的食欲。乳母的能量摄入和消耗相等时,乳汁中的脂肪含量与乳母膳食脂肪的摄入量有关,推荐乳母的膳食脂类含量约占每日总能量的 20%~30%。由于脂类中的必需脂肪酸,如 DHA 等对婴儿中枢神经系统的发育非常重要,而乳汁中的脂肪酸组成与膳食脂肪酸的组成相似,所以每日的膳食脂类中必须含有半数以上的多不饱和脂肪酸,其中饱和脂肪酸、n-6 和 n-3 多不饱和脂肪酸的占能比分别为 <10%、2.5%~9% 和 0.5%~2%,EPA 和 DHA 分别需要 50mg/d 和 200mg/d。

(三) 微量营养素

母乳喂养的婴儿,在前 6 个月内所需的营养素基本都从母乳中摄取。所以乳母要摄取足量的微量营养素以保证其在乳汁中的含量,具体的推荐量见表 7-3。

1. 矿物质

(1) 钙:即使乳母膳食中的钙含量不足,乳汁中的钙浓度依然较稳定,这是因为动员乳母骨骼钙的结果,所以乳母缺钙对婴儿影响较小,但会引起乳母骨质疏松。以每日泌乳 800ml 计算,平均每天丢失约 240mg 的钙,由于钙的食物利用率为 20%~30%,所以每日应从膳食中摄取约 1 000mg 的钙。为了保证母体钙平衡,乳母要增加富含钙的食品,例如豆及豆制品类、

表 7-3　乳母微量营养素参考摄入量及缺乏对母乳和婴儿的影响

微量营养素	正常母乳浓度	缺乏时母乳浓度	乳母缺乏对婴儿影响	参考摄入量
维生素 A	500μg/L	170~500μg/L	夜盲症、干眼症	1 300μgRAE/d
维生素 D	0.55μg/L	0.25~0.55μg/L	佝偻病风险增加	10μg/d
维生素 B_1	0.2mg/L	0.1~0.2mg/L	维生素 B_1 缺乏症	1.5mg/d
维生素 B_2	0.35mg/L	0.2~0.35mg/L	红细胞谷胱甘肽还原酶活性系数升高	1.5mg/d
维生素 B_6	0.2mg/L	0.1~0.2mg/L	神经异常	1.7mg/d
叶酸	85μg/L	不变	未知	550μgDFE/d
维生素 B_{12}	0.95μg/L	0.45~0.95μg/L	神经异常,发育迟缓	3.2μg/d
维生素 C	50mg/L	25~50mg/L	未知	150mg/d
钙	300mg/L	不变或轻度下降	未知	1000mg/d
铁	0.5mg/L	不变	无	24mg/d
锌	1.2mg/L	不变	无	12mg/d
铜	0.25mg/L	不变	无	1.4mg/d
碘	110μg/L	轻度下降	未知	240μg/d
硒	20μg/L	10~20μg/L	红细胞携氧能力下降	78μg/d

牛奶等,还要多晒太阳或食用鱼肝油补充维生素 D 以促进钙的吸收与利用。建议乳母膳食钙参考摄入量为 1 000mg/d,最大可耐受摄入量为 2 000mg/d。

(2) 铁:母乳中铁含量很少,6 个月内的婴儿主要靠出生前的铁储备来满足需要。但为了弥补母体分娩时出血损失的铁,膳食中应多供给富含铁的食物,以防止乳母的缺铁性贫血。建议乳母膳食铁的参考摄入量为 24mg/d,比孕前增加 4mg/d,最大可耐受摄入量为 42mg/d。

2. 维生素

(1) 维生素 A:由于维生素 A 可以通过乳腺进入乳汁,所以乳母膳食中维生素 A 的摄入量可以影响乳汁中维生素 A 的含量。婴儿肝脏储备的维生素 A 很少,维生素 A 缺乏会影响婴儿的视觉和皮肤,所以乳母要摄入足量的维生素 A 以满足两人的需要。乳母维生素 A 的膳食推荐摄入量为 1 300μgRAE/d,要多于孕前及怀孕时的摄入量,最大可耐受摄入量为 3 000μgRAE/d。

(2) 维生素 D:由于维生素 D 不易通过乳腺进入乳汁,所以婴幼儿应适当多晒太阳或补充鱼肝油。虽然乳母通过母乳损失维生素 D 很少,但由于维生素 D 能促进钙的吸收,而乳汁消耗了大量的母体钙,所以乳母应适量补充维生素 D,维生素 D 的推荐摄入量为 10μg/d,与孕前相似,最高可耐受摄入量为 50μg/d。并建议多进行户外活动来增加自身合成的维生素 D。

(3) B 族维生素:母乳中维生素 B_1 含量平均为 0.2mg/L,维生素 B_2 的含量平均为 0.35mg/L,维生素 B_6 的含量平均为 0.2mg/L,维生素 B_{12} 的含量平均为 0.95μg/L。已证明维生素 B_1 能够改善乳母的食欲和促进乳汁分泌,预防婴儿维生素 B_1 缺乏病,维生素 B_2 参与婴儿生长发育和铁的代谢,维生素 B_6 参与神经递质的合成,维生素 B_{12} 参与核苷酸合成。由于它们既要供给母体,又要通过乳汁供给婴儿需要,所以,它们在乳母膳食中的参考摄入量均要比孕前更多。但维生素 B_6 过量补会会抑制乳汁分泌。其最大可摄入量为 60mg/d。另外,母乳中的叶酸含量一般不受叶酸摄入量的影响,只有严重叶酸缺乏时才会影响其在母乳中的浓度。

(4) 维生素 C:据 WHO 报告,全球母乳中维生素 C 的平均含量约为 50mg/L,我国报告北京市城乡母乳中维生素 C 含量约为 47mg/L。乳汁中维生素 C 与乳母的膳食有密切关系,只有经常吃新鲜蔬菜与水果,才能满足需要。推荐维生素 C 的参考摄入量为 150mg/d,比孕前增加 50mg/d,最大可摄入量为 2 000mg/d。

三、乳母的膳食指南

乳母的营养素要供给母体和婴幼儿的需要,所以对膳食的需求相应增加。一方面要保证供给充足的能量,另一方面应多食禽、鱼、瘦肉、蛋、奶、肝和血等含必需氨基酸、必需脂肪酸和微量营养素丰富的食物。每日可食 4~5 餐,最好持续到断奶为止。在烹饪方面,宜采用煮、炖等方式,多进食带汤的易消化食物,少食煎炸、生、硬食物。

(一) 产褥期膳食

正常分娩后产妇可进食适量易消化的半流质食物,例如:藕粉、蒸蛋羹、蛋花汤等。分娩时若会阴撕伤Ⅲ度缝合,应给予无渣膳食 1 周左右,以保证撕伤的会阴部不会因排便再次撕裂。做剖宫手术的产妇术后 24 小时给予流食,但忌用牛奶、豆浆等胀气食品,等恢复胃肠功能后再转为普通膳食。

母体在分娩过程中失血很多,需要补充造血的营养素,如蛋白质和铁等。鸡蛋含有较高的优质蛋白质和铁,但每日进食鸡蛋不要多于 6 个,以免增加肝肾负担。此外,除动物性食物外,不要忽视蔬菜与水果的摄入,以免造成维生素与膳食纤维的不足。

(二) 哺乳期膳食

1. 食物齐全种类多样化　主食不能只吃精白米、面,应该粗细粮搭配,每天食用一定量粗粮,如燕麦、小米等,并适当调配赤小豆、绿豆等。食物的多样化可保证营养素全面。

2. 供给充足的优质蛋白质和维生素 A　多食用动物性食品,鱼类、禽、瘦肉等可提供优质蛋白质。在经济条件较差的地区,充分利用大豆类食品提供优质蛋白质和钙。动物肝脏富含维生素 A 和多种矿物质,可提供较全面的营养素。

3. 多食含钙丰富的食品　乳及乳制品如牛奶、酸奶和奶酪等含钙量高,并且易于吸收利用。小鱼、虾皮等可以连骨带壳食用。豆类及其制品类也可提供一定数量的钙。

4. 多食含铁丰富的食品　动物的肝脏、血、瘦肉可以较好地补充铁,某些蔬菜如油菜、菠菜、大豆等也可提供一定量的铁。

5. 摄入足够的新鲜蔬菜和水果　乳母宜多选用绿叶蔬菜和新鲜水果,每天要保证 500g 以上的供应。有的地区产后有禁食蔬菜和水果的习惯,应予以纠正。

6. 补充含碘量丰富的食品　乳母可多食用含碘量丰富的海带和紫菜等海产品。

7. 注意烹调方法　对于动物性食品,如畜、禽、鱼类的烹调方法以煮或煨为最好,多汤水。烹调蔬菜时,注意尽量减少维生素 C 等水溶性维生素的损失。

8. 忌烟、酒、浓茶和咖啡。

第三节　婴儿的营养

出生后至满 12 个月为婴儿期,其中包括了断脐至出生后 28 天的新生儿期。婴儿期是一生中生长发育最快的时期,也是婴儿完成从子宫内生活到子宫外生活的过渡期。婴幼儿良好的营养,是一生体格和智力发育的基础,也与降低成年慢性疾病如动脉粥样硬化、冠心病等的发生率相关。由于婴儿期的生长极为迅速,对营养素的要求高,而各器官的发育尚未成熟,对食物的消化吸收能力有限,因此,科学的喂养以确保婴儿健康的生长发育非常重要。

一、婴儿的发育特点

(一) 体格发育

1. 体重　我国新生儿男婴出生体重平均为 3.27kg,女婴为 3.19kg。出生后,婴儿沿着其遗传因素预先设定的生长轨迹生长。前 6 个月的婴儿,体重平均每月增长 0.6kg,在头 4~6 个月时体重增至出生时的 2 倍。后 6 个月平均每月增长 0.5kg,1 岁时达到或超过出生时体重的 3 倍(>9kg)。婴儿体重可按下面公式估计,前半岁体重(kg) = 出生体重 + 月龄 × 0.6;后半岁体重(kg) = 出生体重 +3.6+(月龄 −6)× 0.5。

2. 身高　身高是反映骨骼生长的指标,指从头顶部至足底的垂直长度。足月新生儿平均身高为 50cm。到 1 岁时增高约 50%,达 75cm。

3. 头围和胸围　头围是指自眉弓上方最突出处,经枕后结节绕头的周长,它反映脑及颅骨的发育状态。出生时头围平均约 34cm(男略大于女),比胸围略大 1~2cm,在婴儿期平均每月可增长 1cm。胸围指沿乳头上缘绕胸围一周的周长,是反映胸廓及胸肌发育程度的指标。出生时比头围小,但增长速度快,6 个月至 1 岁时,胸围和头围基本相等,称之为头围和胸围交叉。

(二) 消化系统发育

新生儿的消化系统尚未完全发育成熟,功能不健全,口腔狭小,嘴唇黏膜的皱褶很多,颊部有丰富的脂肪,主要有利于婴儿吸吮。

1. 唾液与消化酶　新生儿的唾液腺发育欠成熟,唾液分泌较少,唾液中淀粉酶含量低,不利于消化淀粉,到出生后 3~4 个月时才逐渐发育完善,淀粉酶逐渐增加,出生 6 个月后唾液的作用显著增强。

2. 胃与消化酶　新生儿的胃容量较小,为 25~50ml,出生后第 10 天时可增加到约 100ml,6 个月时约为 200ml,1 岁时达 300~500ml。胃贲门的括约肌收缩力较弱,而幽门部肌肉较紧张,所以在吸饱奶后受震动易导致胃中奶的溢出或呕吐。胃蛋白酶的活力弱,凝乳酶和脂肪酶含量少,因此消化能力有限,胃排空延迟。胃排空人乳的时间为 2~3 小时。

3. 肠与消化酶　新生儿的小肠约为自身长度的 6~8 倍,肠壁肌层薄弱,弹力较小,肠黏膜内的血管及淋巴管丰富,通透性强,黏膜的绒毛较多,吸收面积与分泌面积均较大,有利于食物的消化和吸收,但也易受病菌和抗原的影响。新生儿肠道已能分泌消化酶,但消化酶的活力相对较差,特别是淀粉酶,胰淀粉酶要到出生后第 4 个月才达到成人水平。胰脂肪酶的活力亦较低,肝脏分泌的胆盐较少,因此脂肪的消化与吸收较差。

二、婴儿的营养需要

为了使婴儿健康生长,能量及营养素摄入必须满足婴儿的消耗及正常生长所需,母乳是满足婴儿营养需要的最适宜食品。

(一) 能量需要

婴儿的能量用于包括基础代谢、体力活动、食物的特殊动力作用以及生长发育所需。由于婴儿生长发育迅速,常依据月龄及体重来估计能量的需要。建议 0~6 月龄婴儿的能量需要量为 90kcal/(kg·d),6~12 月龄为 80kcal/(kg·d),具体可视体重增长情况而适当增减供给。

(二) 宏量营养素

1. 蛋白质　婴儿生长迅速,不仅蛋白质的量按每单位体重计大于成人,而且需要更多的优质蛋白质。6 个月内的婴儿对必需氨基酸的需要量比成人多 5~10 倍。由于婴儿早期肝脏功能还不成熟,不能转化某些氨基酸,所以除成人的 8 种必需氨基酸外,还需要由食物提供组氨酸、半胱氨酸、酪氨酸以及牛磺酸,人乳中必需氨基酸的比例最适合婴儿生长的需要。对于蛋白质的需要量,人乳喂哺的婴儿,每日至少需要蛋白质 1.5g/(kg·d)。牛奶喂养者至少需 3.0g/(kg·d),大豆和谷类蛋白供应时需 4.0g/(kg·d)。

2. 脂类　婴儿按每日摄入人乳 800ml 计,可获得脂肪约 27.7g,占总能量的 47%。建议 0~6 月龄的婴儿脂肪摄入量占每日膳食供能的 46%~50%。6 个月后虽然添加一些辅食,但仍要以奶类食品为主,脂肪提供的能量比仍然较高,推荐的脂肪摄入量占总供能的 40%。其中,n-6 系和 n-3 系的多不饱和脂肪酸对婴儿神经、智力及认知功能发育有重要作用,推荐 0~6 月龄的婴儿 n-6 系亚油酸和 n-3 系的 α-亚麻酸分别占每日膳食供能的 7.3% 和 0.87%,7~12 月龄的婴儿 n-6 系亚油酸和 n-3 系的 α-亚麻酸分别占供能的 6% 和 0.66%,其中 DHA 至少需要 100mg/d。

3. 碳水化合物　婴儿能消化乳糖和葡萄糖,但对淀粉要到出生 4 个月后才能消化和利用,建议婴儿碳水化合物提供的能量占每日膳食供能的 35%~50% 为宜,越小的婴儿比例越低。母乳喂养的婴儿平均每日摄入糖约 12g/kg 体重,占总供能的 37%,人工喂养儿略高,占总供能 40%~50%。婴儿食物中不宜含过多碳水化合物,因为它们经肠内细菌发酵,易产酸、产气并刺激肠蠕动而引起腹泻。

(三) 微量营养素

1. 矿物质　婴儿必需而又容易缺乏的矿物质和微量元素主要有钙、铁、锌等。此外,内陆地区甚至部分沿海地区碘缺乏病也较为常见。

(1) 钙:人乳中钙含量约为 300mg/L。以一天 800ml 母乳计,能提供 240mg 左右的钙。由于人乳的钙吸收率高,出生 6 个月的全母乳喂养的婴儿并无明显的缺钙。尽管牛奶中钙含量是人乳的 3 倍,但钙磷比例不适合,吸收率较低。婴儿钙的适宜摄入量在 0~6 月龄为 200mg/d,6 个月后为 250mg/d,最大可耐受摄入量分别为 1 000mg/d 和 1 500mg/d。

(2) 铁:足月新生儿体内约有 300mg 左右的铁储备,通常可防止出生后 4 个月内的铁缺乏。早产儿及低出生体重儿的铁储备相对不足,在婴儿期容易出现铁缺乏。母乳中铁含量很低,仅为 0.5mg/L,牛奶中铁含量更低,约为 0.45mg/L,且吸收率低于人乳,更易出现铁缺乏。所以,婴儿在 4~5 月龄后需要从奶之外的其他膳食中补充铁,如强化铁的配方奶、米粉、肝泥及蛋黄等。我国 6 月龄以上婴儿铁的每日适宜摄入量是 10mg/d。

(3) 锌:足月新生儿体内有较好的锌储备。人乳中的锌含量相对不足,含量约为 1.2mg/L,母乳喂养的婴儿在前 4 个月内可以利用体内储存的锌和母乳锌而不会有锌缺乏,但在 4~5 个月后需要从奶之外的其他膳食中补充。肝泥、蛋黄、婴儿配方食品是较好的锌的来源。我国推荐 0~6 月龄锌的适宜摄入量为 2mg/d,7~12 月龄为 3.5mg/d。

(4) 碘:婴儿期碘缺乏可引起不可逆性智力损害、体格发育迟缓。我国大部分地区天然食品及水中含碘低,如果孕妇和乳母不食用碘强化食品,则婴儿较易出现碘缺乏病。推荐 0~6 月龄婴儿的碘适宜摄入量为 85μg/d,7~12 月龄为 115μg/d。

其他矿物质,如钾、钠、镁、铜、氯等也为机体生长发育所必需,但足量母乳及牛奶喂养均不会导致缺乏。

2. 维生素　母乳中的维生素尤其是水溶性维生素含量受乳母的膳食和营养状态的影响。膳食均衡的乳母,其乳汁中的维生素一般能满足婴儿的需要。用非婴儿配方奶喂养婴儿时,则应注意补充各种维生素。

(1) 维生素 A:母乳中含有较丰富的维生素 A,用母乳喂养的婴儿一般不需额外补充。牛奶中的维生素 A 仅为母乳含量的一半,用非配方婴儿奶粉喂养的婴儿需要额外补充大约 150~200μgRAE/d 维生素 A。用浓缩鱼肝油补充维生素 A 时应适量,过量补充会导致维生素 A、维生素 D 中毒,出现呕吐、昏睡、头痛、骨痛、皮疹等症状。0~6 月龄的婴儿维生素 A 适宜摄入量为每天 300μgRAE/d,7~12 月龄为 350μgRAE/d,最大可耐受摄入量为 600μgRAE/d。

(2) 维生素 D:人乳及牛奶中的维生素 D 含量均较低,从出生 2 周到 1 岁半之内都应添加维生素 D。婴儿维生素 D 的参考摄入量为 10μg/d,相当于 400IU/d。富含维生素 D 的食物较少,因此,给婴儿适量补充富含维生素 A、维生素 D 的鱼肝油或维生素 D 制剂及适当晒太阳,可以预防维生素 D 缺乏所致的佝偻病。

(3) 维生素 E:人乳初乳中的维生素 E 含量约为 14mg/L,过渡乳和成熟乳分别含 8.9mg/L 和 2.6mg/L,牛奶中维生素 E 含量远低于人乳,约 0.6mg/L。由于婴儿的维生素 E 主要在孕晚期从母体获取,所以早产儿和低出生体重儿容易发生维生素 E 缺乏,引起新生儿溶血性贫血、血小板聚集、全身水肿及硬肿症等。推荐 0~6 月龄婴儿的维生素 E 适宜摄入量为 3mgα-TE/d,7~12 月龄为 4mgα-TE/d。膳食中不饱和脂肪酸增加时,维生素 E 的需要量也要相应增加。

(4) 维生素 K:新生儿肠道内正常菌群尚未建立,肠道细菌合成的维生素 K 较少,容易发生维生素 K 缺乏症。母乳含维生素 K 约为 15μg/L,牛奶及婴儿配方奶约为母乳的 4 倍,母乳喂养的新生儿较牛奶或配方奶喂养者更易出现出血症。因此,对新生儿尤其是早产儿出生初期要注射补充维生素 K。出生 1 个月以后,一般不再容易出现维生素 K 缺乏。但长期使用抗生素时,则应补充维生素 K。0~6 月龄婴儿的维生素 K 适宜摄入量为 2μg/d,7~12 月龄为 10μg/d。

(5) 维生素 C:母乳喂养的婴儿可从乳汁获得足量的维生素 C。牛奶中维生素 C 的含量仅为母乳的 20%~25%,约 11mg/L,又在煮沸过程中有所损失,因此,纯牛奶喂养者应及时补充富含维生素 C 的果汁如橙汁、深绿色叶菜汁或维生素 C 制剂等。我国营养学会推荐婴儿维生素 C 的适宜摄入量为 40mg/d。

三、母乳喂养

母乳成分随产后不同时期而有所变化,大致可分为初乳、过渡乳、成熟乳和晚乳。分娩后 5 天内所分泌的乳汁呈淡黄色,质地黏稠,称为初乳,之后第 6~14 天的乳汁称为过渡乳,2 周后为成熟乳,10 个月以后的乳汁叫晚乳。其中初乳较为特殊,具有如下特点:①蛋白质含量高,约为成熟乳的 2 倍,成熟乳仅含 1.2%;②含丰富的抗体,尤以分泌性免疫球蛋白 A(SIgA)为多,此外还含乳铁蛋白,白细胞、溶菌酶及抗菌因子等;③初乳为婴儿提供较多特殊的营养素,如锌和维生素 E 等,长链多不饱和脂肪酸在初乳中也比成熟乳多;④初乳中的脂肪及乳糖都比成熟乳少,以适应新生儿对脂肪和乳糖消化能力较差的特点;⑤初乳含较多的维生素 A,所以呈淡黄色。

（一）母乳的营养特点

人类的乳汁包含了婴儿生长发育所必需的全部营养成分,这是人类生命延续所要求的。

1. 蛋白质及氨基酸　尽管人乳所含蛋白质比牛奶少,约 1.2%,但人乳中蛋白质以易于消化吸收的乳清蛋白为主。乳清蛋白与酪蛋白之比为 60：40,而牛奶为 20：80。乳清蛋白易于消化、吸收和利用,在婴儿的胃中被胃酸作用后,仅形成柔软絮状的凝块,能被蛋白酶充分分解,形成的粪便软而少;酪蛋白分子量大,遇胃酸凝固,较难消化、利用,过量还会增加肾脏负担。

人乳中胱氨酸 / 半胱氨酸含量为 240mg/L,高于牛奶的 130mg/L。因新生儿及早产儿肝及脑组织中酶活性较低,不易利用蛋氨酸合成胱氨酸 / 半胱氨酸,故一般认为胱氨酸 / 半胱氨酸也是新生儿及早产儿的必需氨基酸。此外,人乳中的牛磺酸含量比牛奶高 10 倍以上,达 425mg/L,牛磺酸为婴儿大脑及视网膜发育所必需,由于婴儿的肝脏尚未成熟,半胱氨酸脱羧酶的活性低,不能将半胱氨酸合成牛磺酸,所以婴儿的牛磺酸需由食物提供。

2. 脂类　人乳的脂肪数量和种类都比牛奶多,在能量上也高于牛奶。人乳脂肪酸构成包括短链、中链及长链脂肪酸,尤其必需脂肪酸亚油酸和 α- 亚麻酸及其衍生物 DHA 等显著高于牛奶。因为婴儿从 α- 亚麻酸合成 DHA 的能力有限,DHA 必须由母乳提供。

人乳中还含有丰富的脂肪酶,它能将人乳中的甘油三酯分解为游离的脂肪酸,使人乳中的脂肪易于消化与吸收。人乳甘油三酯的第 2 位上含有更高比例的棕榈酸,在第 1 和 3 位水解出游离脂肪酸后,它在肠道中以 2- 甘油单酯形式被吸收。而牛奶甘油三酯的第 1 及 3 位含较多的棕榈酸,被脂酶分解出游离的棕榈酸,棕榈酸在肠腔可被钙沉淀,形成钙 - 棕榈酸皂,导致脂肪及钙的吸收不良,便秘,甚至可能引起婴儿的低钙血症。

3. 碳水化合物　人乳中的乳糖含量约 7%,高于牛奶,且以乙型乳糖为主。乳糖不仅提供婴儿相当一部分的能量,而且它在肠道中被乳酸菌利用后产生乳酸。乳酸在肠道内可抑制大肠杆菌的生长,有利于建立正常菌群,同时亦可促进钙的吸收。

4. 矿物质　婴儿肾脏的排钠和浓缩能力较弱,而食物中过多或过少的矿物质都会超过婴儿的肾脏及肠道对渗透压的耐受能力,易导致腹泻和肾的高负荷。人乳的渗透压比牛奶低,更符合婴儿的生理需要。牛奶的肾负荷比人乳大,喂食牛奶的婴儿血浆尿素氮的水平较高,也较易出现钠潴留。临床上高尿素血症和高钠血症引起婴儿的脱水也多见于以牛奶喂养的婴儿。人乳中的钙含量比牛奶低,但钙磷比例恰当,为 2：1,有利于钙的吸收,而牛奶为 1.2：1,不利钙吸收。铁的含量人乳与牛奶相近,但人乳中铁的吸收率达 50%,而牛奶仅 10%。另外,人乳中的锌、铜含量都高于牛奶,且易吸收,有利于婴儿的生长发育。

5. 维生素　人乳中维生素的含量易受乳母的营养状态的影响,尤其是水溶性维生素和脂溶性的维生素 A,营养良好乳母的乳汁中维生素能满足 1~6 月龄婴儿的需要,而不需要额外补充维生素。但维生素 D 例外,因维生素 D 不易进入乳汁,所以在日照较少的地区要防止婴儿缺乏,需额外加以补充。

(二) 母乳中的免疫活性物质

母乳中含有免疫活性物质,而人工喂养则缺乏这些活性物质。因为无论牛奶还是配方乳都会因加工而灭活这些生物活性物质。

1. 白细胞和淋巴细胞   人乳中含有嗜中性粒细胞、巨噬细胞和淋巴细胞,并主要存在于前 3~4 个月的母乳中。它们具有吞噬和杀灭葡萄球菌、致病性大肠杆菌和酵母菌的能力。

2. 抗体   母乳中的抗体主要存在于初乳中,以 SIgA 为主,占初乳中免疫球蛋白的 89.8%。初乳也含有较高水平的 IgM,其含量达到甚至超过正常人血清水平,但持续时间较短,至产后 7 天下降至微量。母乳中还含有少量的 IgG,其浓度不到血液浓度的 1%,但持续时间较长,能维持到产后 6 个月。这些抗体通过母乳分布在婴儿的咽部、鼻咽部和胃肠道局部黏膜表面,可中和毒素、病原体等,增强抗病力。

3. 乳铁蛋白   人初乳含丰富的乳铁蛋白,可达 5~6mg/ml,4 周后下降至 2mg/ml,以后一直维持在 1~2mg/ml 左右,它对铁有高亲和力,能竞争性抑制需铁性细菌如大肠杆菌、链球菌、白色念珠菌等对铁的需要。

4. 溶菌酶   母乳中溶菌酶的含量不断变化,初乳中的含量最高,随后逐渐降低,至 15 天左右时降至 20μg/ml,以后又不断回升,至 6 个月时恢复到初乳时的一半含量,约为 250μg/ml。溶菌酶能水解细菌细胞壁中的黏多糖而杀伤革兰氏阳性细菌。

5. 补体   初乳中含有一定量的补体 C3 和 C4,而在成熟乳降至初乳的一半以下。补体不能直接杀灭细菌,但能辅助 SIgA 和溶菌酶降解细菌。

6. 低聚糖和多糖   人乳中有 80 多种低聚糖,其中有些低聚糖能抑制细菌或病毒黏附于上皮黏膜或中和其毒素。如单唾液酸神经节苷脂可以中和大肠杆菌和霍乱弧菌的毒素;含岩藻糖的低聚糖能阻断霍乱弧菌与黏膜蛋白结合;含甘露糖的糖蛋白能阻断霍乱弧菌的 EL Tot 株的结合点;另外,人乳中的低聚糖还能抑制流感和肺炎病原体与黏膜黏附。双歧因子是一种含氮多糖,能促进乳酸杆菌在肠道中生长并产生乙酸和乳酸,降低肠道 pH,从而抑制致病性革兰氏阴性菌的生长。

7. 其他抗感染物质   初乳中含量较高的一种纤维结合素能促进吞噬细胞的吞噬作用;维生素 B_{12} 结合蛋白和叶酸固定蛋白能抑制细菌利用这些维生素;蛋白酶抑制剂 α-1 抗胰蛋白酶能抑制母乳中生物活性蛋白被消化;抗炎因子如前列腺素 E 和前列腺素 F 具有抗炎作用;抗氧化物质如 β- 胡萝卜素、维生素 E、乳过氧化物酶等有清除自由基的作用;此外,母乳中的干扰素具有抗病毒等作用。

(三) 母乳中的激素和生长因子

母乳含有表皮生长因子、神经生长因子、胰岛素样生长因子Ⅰ和Ⅱ,转化生长因子等。这些生长因子可以调节婴儿的生长发育,参与中枢神经系统及其他组织的生长分化。母乳中还含有甲状腺激素、前列腺素 E、皮质激素和促肾上腺皮质激素、胰岛素、催乳素、生长激素抑制素、抑胃肽、胃肠调肽、胃泌素、促红细胞生成、降钙素等。这些激素对于维持、调节和促进婴儿各器官的生长、发育与成熟有重要作用,而这些恰恰是人工喂养所欠缺的。

(四) 母乳喂养的优越性

母乳喂养是人类最原始的喂养方法,也是最科学、最有效的喂养方法。世界卫生组织和儿童基金会提出,鼓励、支持、保护、帮助母乳喂养,母乳喂养不仅是母子之间的相互行为,而且是整个社会的行为,母乳喂养需要全社会的支持。我国为了推动和普及母乳喂养,大力推广爱婴医院和母婴同室。每个母亲都有能力用母乳喂养她的孩子。

1. 母乳是婴儿最佳的天然食物和饮料。母乳的营养成分能满足生后 4~6 月龄内婴儿的营养需要,母乳中所含有的各种营养成分最适宜婴儿的消化与吸收。尽管从 4~6 月龄起,就要给婴儿添加辅食,但是到孩子出生后的第二年,母乳仍是某些营养物质的重要来源,并且能帮助孩子抵抗疾病;婴儿吸吮母乳还有助于其颌骨和牙齿的发育。因此,母乳喂养应持续到 1 周岁。

2. 母乳喂养降低婴儿的发病率和死亡率

(1) 感染性疾病:母乳喂养可减少或消除婴儿暴露于污染的食物及容器的机会;其次是母乳中含有分泌型抗体及其他具有抗微生物、促进免疫系统成熟及保护新生儿消化系统的活性因子,从而抵抗感染性疾病,特别是呼吸道及消化道的感染。研究证实,婴儿出生后的前 6 个月,给予全母乳喂养可明显降低婴儿的发病率及死亡率,对防止婴儿腹泻尤其显著。

(2) 成年慢性病:母乳喂养有利于预防婴儿在其成年后的慢性病发生。有研究报道,婴儿期母乳喂养时间较长者的 2 型糖尿病发病的危险相对较低,给小于 4 月龄婴儿喂牛奶似乎是较早发生 2 型糖尿病的触发因素。亦有研究表明,母乳喂养对克罗恩病(Crohn 病)、溃疡性结肠炎、儿童的肿瘤及儿童期肥胖等疾病均具有一定的预防作用。

3. 母乳喂养增进母子之间的感情,有助于婴儿的智力发育。母亲在哺乳过程中,通过每日对婴儿皮肤的接触、爱抚、目光交流、微笑和语言,可增进母婴的感情交流,有助于乳母和婴儿的情绪稳定,有益于婴儿的智力发育。

4. 母乳不易引起过敏。牛奶中的蛋白质与人体蛋白质存在一定的差异,再加上婴儿肠道发育尚不完善,牛奶蛋白易穿越婴儿肠黏膜成为过敏原而引起过敏反应。据调查,大约有 2% 的婴儿对牛奶蛋白过敏,表现为湿疹、支气管哮喘和腹泻等,而母乳极少发生过敏。

5. 母乳喂养经济方便,也不存在过度喂养的问题。任何时间母亲都能提供温度适宜的乳汁给婴儿,十分方便;母乳自然产生,无须购买;母乳本身几乎无菌,可直接喂哺。

6. 促进母亲产后恢复。哺乳可帮助子宫收缩,促进子宫恢复;抑制卵子成熟和排卵,推迟月经复潮;哺乳消耗大量能量和母亲孕期储备的脂肪,有利于体型的恢复,降低母亲肥胖和发生乳腺癌的风险。

四、人工喂养与婴儿配方食品

因疾病等各种原因不能用母乳喂养婴儿时,可采用牛奶、羊乳等动物乳或其他代乳品喂养婴儿,这种非人乳喂养婴儿的方法即为人工喂养。严格来讲,不同动物的乳只适合其相应种属的幼仔,并不是人类婴儿的理想食品,也不适宜直接喂养婴儿。因此,特别是对 0~4 月龄的婴儿,尽可能采用母乳(人乳)喂养,只有在实在无法用母乳喂养时才采用人工喂养。完全人工喂养的婴儿最好选用母乳化的配方奶。

(一) 常用的母乳替代品

1. 配方奶粉　绝大多数婴儿配方奶是在牛奶的基础上,降低蛋白质的总量,以减轻肾负荷;调整蛋白质的组成以适合婴儿的需要,如将乳清蛋白的比例增加至 60%,同时减少酪蛋白至 40%,甚至可调整至 80∶20,以利于消化吸收;并模拟母乳增加婴儿需要的牛磺酸和肉碱等。在脂肪方面,脱去部分或全部富含饱和脂肪酸的奶油,代之以富含多不饱和脂肪酸的植物油,并调配其脂肪酸的构成和比例,如调整 n-6 与 n-3 系的脂肪酸比例至 5:1~10:1,并添加有助于大脑发育的长链多不饱和脂肪酸 DHA 等,满足婴儿发育的需要。增加乳糖含量至 7%,使之更接近人乳。在矿物质和维生素上,减少矿物质总量,调整钙/磷比例至 2:1,增加铁、锌等矿物质及维生素 A 和维生素 D。婴儿配方奶粉一般按容积 1:4,即 1 平匙奶粉加 4 平匙水或按重量 1:8 配制。

婴儿配方奶粉主要分为以下几类:①起始婴儿配方(starting infant formulas)奶粉:主要适用于 1~6 个月的婴儿;②后继配方奶粉或较大婴儿配方(follow-up formula)奶粉:适用于 6 个月以后的婴儿,作为他们混合食物的主要组成部分;③医学配方(medical formulas)奶粉:用于特殊生理状态的婴幼儿需求,例如专为早产儿、先天性代谢缺陷(如苯丙酮酸尿症)婴儿设计的配方,对牛奶过敏婴儿采用豆基配方粉等。

参照国际婴儿配方食品标准并结合我国现状制定了我国婴幼儿食品的国家标准(GB 10765—2010),并废止了原来的婴儿食品标准包括婴儿配方奶乳粉 I(GB 10765—1997)、婴儿配方乳粉 II、III(GB 10766—1997)以及婴幼儿配方粉及婴幼儿补充谷粉通用技术条件(GB 10767—1997)。

2. 鲜牛奶 鲜牛奶是比较常用的母乳替代品。但由于牛奶营养成分与人乳有较大差异,需要配制后才适宜给婴儿喂养。

(1) 鲜牛奶的配制:新生儿期采用 2 份鲜牛奶加 1 份水的体积比稀释,慢慢过渡到 3 份奶加 1 份水、4 份奶加 1 份水,在婴儿逐渐适应无不良反应后,第二个月起可以吃全奶。由于牛奶中的乳糖仅为人乳的 60%,牛奶稀释后还需加 5%~8% 的葡萄糖。

(2) 消毒:配好的鲜牛奶在喂给婴儿之前应煮沸 3~4 分钟以杀灭细菌,另外亦可使牛奶的蛋白质变性有助于婴儿消化。但煮沸的时间过长亦会破坏鲜牛奶中的维生素,使短链脂肪酸挥发。

(3) 奶量:0~6 月龄的婴儿平均每公斤体重约需 90kcal/(kg·d)能量,鲜牛奶能量约为 55kcal/100ml,所以婴儿平均每天每公斤体重需鲜牛奶 120ml+5% 的葡萄糖,分 6~8 次喂养。

3. 全脂奶粉 用鲜牛奶制成的干粉,含蛋白质 20%~28%,脂肪 20%~28%。按体积比 1 份奶粉加 4 份水或重量比 1:8 溶解后成分同鲜牛奶。再按上述鲜牛奶的方法配制、加糖、煮沸,冷却后即可喂养婴儿。

4. 豆制代乳粉 是以大豆为主体蛋白的代乳制品。如我国著名营养学家周启源开发的 5410 豆制代乳粉,是用经加热处理的大豆粉,添加蛋黄粉以增补植物蛋白的不足,添加米粉、蔗糖、骨粉、矿物质和维生素等,另外也可加入甲硫氨酸和 L-肉碱等。其特点是不含牛奶蛋白和乳糖,适用于对牛奶过敏或乳糖酶活性低下的婴儿使用,大多数对牛奶过敏的婴儿可耐受大豆蛋白。

(二) 人工喂养

人工喂养所用乳量可根据婴儿的能量需要量来计算。新生儿第一周的能量需要量为 60kcal/(kg·d),第二周以后新生儿及婴儿的能量约需 90kcal/(kg·d),再根据母乳替代品每 100ml 提供的能量来确定一日所需的量。开始每天分 6~8 次喂养,较大婴儿可逐渐减少喂养次数。由于母乳替代品营养丰富,容易滋生细菌,特别是开封后应盖好,并注意冷藏保存。母乳替代品配制后应煮沸消毒。喂食前将乳液温度调至接近体温,并排除奶瓶里的空气,以免烫伤和吸入空气。婴儿食品配好后应立即喂养,如配好后在 30℃以上室温放置超过 2 小时以上应废弃。奶瓶、奶头及其他调配食具每次使用后应彻底洗净消毒。

(三) 混合喂养

因各种原因致母乳不足或不能按时喂养,在坚持用母乳喂养的同时,用母乳替代品喂养以补充母乳不足的喂养方式。对于 6 月龄以下,特别是 0~4 月龄的婴儿,这比完全不吃母乳的人工喂养要好。母乳不足,也仍应坚持按时给婴儿喂奶,让婴儿吸空乳汁,这样有利于刺激乳汁的分泌。如母亲因故不能按时喂母乳时,应将多余的乳汁及时挤出或吸空,一方面可以维持乳汁的分泌,另一方面也可在收集、煮沸后喂食婴儿,减少母乳替代品的用量。混合喂养时的母乳替代品补充量应以婴儿吃饱为止,具体用量应根据婴儿体重、母乳缺少的程度而定。

五、婴儿辅助食品

(一) 添加辅助食品的科学依据

1. 满足婴儿的营养需求　在人类的进化过程中,由于直立行走和劳动进化,使人类乳房不能大量的储存乳汁。WHO 以及我国进行的乳母泌乳量的调查表明,营养良好的乳母平均泌乳量为 700~800ml/d,这一数量能满足 0~6 个月内婴儿的全面营养需要。6 月龄后婴儿需要的能量将从 600kcal/d 增加到 12 月龄时的近 900kcal/d,以每日分泌母乳量 800ml 计算,约提供 520kcal 的能量,仅能满足此时婴儿需要量的 85%~60%,添加辅助食品是唯一的选择。另外,婴儿在孕期储备于体内的铁,到 4 月龄时也已用尽,此时婴儿每天需铁约 6~10mg/d,800ml 母乳所提供的铁低于 1mg,应从辅助食物中补充铁。

2. 为断奶作准备　断乳是一个漫长的过程,一般在母乳喂哺的 4 个月或 6 个月以后开始进入断奶过渡期,可一直延长到孩子 1 岁甚至以上。这一阶段通过添加辅助食品,使婴儿逐步地认识并适应母乳以外的食物,并进行咀嚼和吞咽的训练等。

3. 适应婴儿生理以及心理发育的需要　4~6 月龄以后的婴儿消化系统趋于成熟,对食物的质和量也有了新的要求。如喂养软的半固体食物,有利于乳牙的萌出和训练咀嚼功能。在喂养工具上,从用奶瓶逐步改变为用小茶匙、小杯、小碗,以利于婴幼儿的心理成熟。当然,过早添加含淀粉类高碳水化合物的辅助食品,容易使婴儿肥胖,而辅助食品添加太迟,会影响婴儿咀嚼和吞咽功能及乳牙的萌出。

4. 培养良好的饮食习惯　断奶过渡期正确的辅食添加,使其在婴儿期就接触、尝试和感受各种成人的食物,对于培养孩子将来正确的饮食行为是极其重要的,可以减少其在儿童期和成年后挑食、偏食的毛病。

(二) 添加辅助食品的时间与原则

1. 适宜时间　在通常情况下,4~6 月龄时应逐步添加辅助食品,但因婴儿有个体差异,开始添加辅食的时间并没有一个严格的规定,一般有下列情形时可以开始添加辅食:

(1) 婴儿体重已达到出生时的 2 倍以上。

(2) 婴儿在吃完约 250ml 奶后不到 4 小时又饿了。

(3) 婴儿已可以端坐。

(4) 婴儿在 24 小时内能吃完 1 000ml 及以上的奶。

(5) 婴儿月龄达 6 月龄以上者。

2. 添加辅助食品的原则　　①逐步适应：应在婴儿健康、消化功能正常时添加辅食；一种辅食应经过 5~7 天的适应期，再添加另一种辅食；每种新的食物可能要尝试多次才会被婴儿接受，第一个添加的辅食最好是米粉类，因为大米所含的蛋白质很少过敏。②由稀到稠：食物的质地可先由流体开始慢慢过渡到半流体再到固体，如开始可制成汁或泥，添加米粉时可冲调稀一些，当婴儿习惯后就可以逐步变稠，当乳牙萌出后可以适当粗硬一些，以训练婴儿的咀嚼功能。③量由少到多：开始的食物量可能仅 1 勺，无不适后才逐渐增多。④因人而异：婴儿的生长发育有较大的个体差异，应根据个体差异来决定婴儿的辅食添加时间、质和量。

（三）添加辅助食品的顺序

添加辅助食品的顺序参照表 7-4。

表 7-4　婴儿辅助食品添加顺序

月龄	添加的辅食品种	供给的营养素
2~3	鱼肝油和户外活动	维生素 A、维生素 D
4~6	米粉糊、麦粉糊、粥等淀粉类 蛋黄、鱼泥、动物血、肝泥、奶类、豆腐花 叶菜汁（先）、果汁（后）、叶菜泥、水果泥 鱼肝油和户外活动	能量和训练吞咽功能 蛋白质、铁、锌、钙、B 族维生素 维生素 C、矿物质、纤维素 维生素 A、维生素 D
7~9	稀粥、烂饭、饼干、面包、馒头等 鱼、全蛋、肝泥、血、肉末、奶粉、豆制品 蔬菜泥、水果泥 鱼肝油和户外活动	能量和训练咀嚼功能 蛋白质、铁、锌、钙、B 族维生素 维生素 C、矿物质、纤维素 维生素 A、维生素 D
10~12	稠粥、烂饭、饼干、面条、面包、馒头等 鱼、全蛋、肝、血、肉末、奶粉、豆制品等 鱼肝油和户外活动	能量和训练咀嚼功能 蛋白质、铁、锌、钙、B 族维生素 维生素 A、维生素 D

第四节　幼儿的营养

从满 1 周岁至 3 周岁这段时期称为幼儿期。幼儿生长发育虽不及婴儿迅速，但仍然非常旺盛，需要大量营养物质来满足生长发育的需要。幼儿期是完成从以母乳为营养到以其他食物为营养的过渡期，这一阶段是养成良好饮食习惯的关键时期。尽管此时幼儿胃的容量已从婴儿时的 200ml 增加至 300ml，但乳牙的数目要到 2~2.5 岁才出齐，胃肠道消化酶的分泌及胃肠道蠕动能力还不及成人，所以易发生消化不良。此外，营养物质的获取从以母乳为主过渡到以谷类等一般膳食为主，易出现某些营养素缺乏。所以仍需密切关注其生长发育与营养供给间的矛盾。

一、幼儿期生长发育特点

幼儿期体重、身高与内脏器官都进一步生长；尤其是神经系统进一步发育并完善，使得心智迅速发育，学习能力增强，见识范围迅速扩大；活动量增大，接触事物增多，但仍缺乏自我识别和判断的能力。

（一）体格发育

1. 体重　1 岁时体重约为出生时的 3 倍，1 岁后增长速度减慢，平均每月增长约 0.25kg，至 2 岁时体重约 12kg，为出生时的 4 倍，2~3 岁的体重每月增长 0.2kg 左右，增长的速度进一步减慢，详见表 7-5。

2. 身高　1 岁时身高约为 75cm，幼儿期身高增长的速度减慢，1~2 岁全年平均增加约 10~12cm，2~3 岁平均增加约 5~8cm，在整个幼儿期共约增长 20cm，详见表 7-5。

3. 头围、胸围、上臂围　头围的大小与脑的发育有关，1 岁幼儿的头围增至 46cm，而第 2 年头围只增长 2cm，第 3 年与第 4 年共增加 1.5cm，5 岁时达 50cm。出生时胸围比头围小 1~2cm，1 岁时与头围基本相等，2 岁以后胸围超过头围，反映出胸廓和胸背肌肉的发育。上臂围在出生后第 1 年内由 11cm 增至 16cm，随后维持到 5 岁左右，上臂围可用以反映皮下脂肪厚度和营养状况。

表 7-5　1~3 周岁幼儿体格和心智发育评价标准参考值（WHO）

年龄	体重 /kg	身高 /cm	心智发育
12 月龄	8.5~10.6	71.5~77.1	独立行走，有意识叫爸爸、妈妈，用杯喝水，能辨别家人的称谓和家庭环境中的熟悉物体
15 月龄	9.1~11.3	74.8~80.7	走得稳，能说三个字的短句，模仿做家务，能叠两块积木，能体验与成人一起玩得愉快心情
18 月龄	9.7~12.0	77.9~84.0	能走梯，理解指出身体部分，能脱外套，自己能吃饭，能认识一种颜色
21 月龄	10.2~12.6	80.6~87.0	能踢球，举手过肩抛物，能叠四块积木，喜欢听故事，会用语言表示大小便
2 周岁	10.6~13.2	83.3~89.8	能两脚并跳，穿不系带的鞋，区别大小，能认识两种颜色，能认识简单形状
2.5 周岁	11.7~14.7	87.9~94.7	能独脚立，说出姓名，洗手会擦干，能叠八块积木，常提出"为什么"，试与同伴交谈，相互模仿
3 周岁	12.6~16.1	90.2~98.1	能从高处往下跳，能双脚交替上楼，会扣纽扣，会折纸，会涂糨糊粘贴，懂饥、累、冷，会用筷，能一页页翻书

（二）大脑和心智的发育

出生时，人脑的神经细胞已经分裂增殖至 140 亿个左右，数量已与成人接近，但此时的脑重量仅 370g 左右，是成人脑重的 1/4，占成人脑体积的 1/3，婴儿期是脑增重最快的阶段，6 月龄时脑重达 600~700g，1 岁时脑的重量也增至成人的 60%。此阶段主要以神经细胞的体积增大、功能分化和突触形成为主。进入幼儿期后，大脑发育速度已显著减慢，但并未结束，至 2 岁时脑重可达 1 000g 左右，3 岁时脑重超过出生时的 3 倍。出生时连接大脑内部与躯体各部分的神经传导纤维还为数很少，婴儿期迅速增加，到幼儿期神经细胞间的联系进一步复杂化。另外，在神经纤维外层起绝缘作用的髓鞘要在出生后第 4 年才完全发育成熟。婴幼儿期由于神经髓鞘形成不全，外界的刺激信号因无髓鞘的隔离，易被扩散至大脑多处，难以在大脑特定的区域形成兴奋灶，同时信号在无髓鞘隔离的神经纤维上传导速度较慢，因此婴幼儿对外来刺激反应慢且易于泛化。

幼儿期随着大脑发育的完善,幼儿的心智也迅速地发育,模仿能力增强,语言表达能力逐渐丰富,智力发育迅速,运动能力进一步加强,见识范围迅速扩大,但因缺少经验仍缺乏自我识别和判断的能力,幼儿的发育标准详见表7-5。

(三)消化系统发育

婴儿6~7月龄后就开始出乳切牙,至1岁后才萌出第一乳磨牙,1.5岁时出尖牙,2岁时出第二乳磨牙,全部20颗乳牙出齐应不迟于2.5岁。到2岁半时乳牙仍未出齐应属于异常,如克汀病、佝偻病、营养不良等患儿出牙较晚。2岁内乳牙数的计算:乳牙数 = 月龄 -6。由于幼儿早期的牙齿尚处于生长过程,咀嚼功能尚未发育完善,这个时期的幼儿容易发生消化不良及某些营养素缺乏病。幼儿到1.5岁时胃蛋白酶的分泌已达到成人水平;1岁后胰蛋白酶、糜蛋白酶、羧肽酶和脂酶的活性也接近成人水平,故可以进食软性易消化的食品。

二、幼儿的营养需要和膳食营养素参考摄入量

由于幼儿仍处于生长发育的旺盛时期,对蛋白质、脂肪、碳水化合物及其他营养素的需求量均要高于成人。

(一)能量

幼儿的能量主要用于基础代谢,生长发育,体力活动以及食物的特殊动力作用。由于幼儿的体表面积相对较大,基础代谢率要高于成人,幼儿的基础代谢需能约占总能量的60%,男女孩之间的差别不大。机体生长发育时,每增加1g的新组织需要4.4~5.7kcal(18.4~23.8kJ)的能量。好动多哭的幼儿要比同龄安静的孩子需能多3~4倍。幼儿期混合膳食的食物特殊动力学作用一般占总能量摄入的5%~6%。推荐1~2岁、2~3岁和3周岁后的男孩能量需要量分别为900kcal/d、1 100kcal/d和1 250kcal/d;女孩分别为800kcal/d、1 000Cal/d和1 200kcal/d。当然,具体尚需结合体力活动的强度适当增减。

(二)宏量营养素

1. 蛋白质　因组织器官生长的需要,幼儿对蛋白质的需求量相对要比成人多,而且质量要求也高。推荐1~2岁、2~3岁和3周岁后的幼儿蛋白质推荐摄入量分别为25g/d、25g/d和30g/d,其中动物性食物为主的优质蛋白质要占一半以上,如瘦肉类、鱼类、禽类、奶类、蛋类等,其余可通过豆类、谷类和坚果类等获取。

2. 脂类　对于1~3周岁的幼儿,脂肪提供的能量占比要比婴儿期少,但比学龄前儿童要高,约占每日膳食总能量的35%左右,其中,n-6系和n-3系多不饱和脂肪酸分别占总能量的4%和0.6%,DHA达到100mg/d,以保证神经系统等器官的正常生长,并预防脱屑性皮炎等。必需脂肪酸中,亚油酸富含于所有植物油中,较少出现缺乏,α-亚麻酸限于大豆油和低芥酸菜子油等少数油,应注意补充,补充时还应注意二者的适宜比例。

3. 碳水化合物　幼儿活动量比婴儿期增加,对碳水化合物的需求量也明显增多。但对于2岁以下的幼儿,尽管幼儿已能产生消化各种碳水化合物的消化酶,然而相同能量的碳水化合物体积占比较大,可能不适当地降低了食物的营养密度及总能量的摄入,所以适当控制碳水化合物占总供能的50%左右。2周岁以后,可逐渐增加碳水化合物占每日摄入能量的50%~65%,接近成人水平。由于人类缺乏分解纤维素的消化酶,碳水化合物中的纤维素并不供能,但有益于肠道健康。美国对于2岁以上幼儿,推荐每天膳食纤维最低摄入量应该是其年龄加5g。如一个3岁的幼儿每天应该摄入8g,4岁的儿童应摄入9g。但过高膳食纤维

和植酸盐也会降低营养素的吸收,应该避免选择含有太多膳食纤维和植酸盐的食物,特别是2周岁以下的幼儿。

(三) 微量营养素

1. 矿物质

(1) 钙:幼儿的骨骼和牙齿发育均需要储留大量的钙,据我国营养素摄入量标准规定,幼儿期钙的推荐量为 600mg/d,最大可摄入量不超过 1 500mg/d。奶及其制品是膳食钙的最好来源。

(2) 铁:幼儿期每天从各种途径损失的铁不超过 1mg,加上生长发育的需要,每天平均需要约 1mg 的铁。由于乳类含铁量低,婴儿时已耗竭完体内的储备铁,再加上铁的吸收率较低,尤其是我国农村儿童铁的主要来源是植物性膳食,而植物性铁的吸收率很低,所以幼儿期缺铁性贫血成为我国儿童的多发病。我国营养素摄入量标准规定,幼儿期铁的推荐量为 9mg/d,最大可摄入标准为 25mg/d。膳食铁的良好食物来源是动物的肝脏和血,其中肝脏和血含铁达 40mg/100g 以上,且吸收率高,牛奶含铁很少,蛋黄中虽含铁丰富,但因含有干扰因素,其吸收率仅 3% 左右。

(3) 锌:婴幼儿缺锌时会出现生长发育迟缓、味觉减退、食欲不振、挑食偏食、创伤愈合不良、免疫功能低下等表现。幼儿期锌的推荐量标准为 4mg/d,不超过 8mg/d。锌最好的食物来源是蛤贝类海产品,如牡蛎、扇贝等每 100g 含锌 10mg 以上,其次是动物的内脏(尤其是肝)、蘑菇、坚果类、豆类、肉类和蛋等。

(4) 碘:碘是合成甲状腺激素的原料,对婴幼儿的生长发育影响重大,幼儿期缺碘会影响体格和神经系统的生长发育,导致呆小症。幼儿期碘的推荐量标准为 90μg/d。目前我国在食盐中添加碘,已大大减少了碘缺乏症的发生。

2. 维生素

(1) 维生素 A:维生素 A 参与机体的生长、骨骼发育、生殖、视觉及抗感染等。幼儿期维生素 A 的推荐量标准为 310μgRAE/d。但由于维生素 A 可在肝内蓄积,过量时会引起中毒,所以不可盲目给小儿服用,建议不超过 700μgRAE/d。另外,补充维生素 A 的前体 β- 胡萝卜素不会造成过量风险。

(2) 维生素 D:维生素 D 与钙的吸收密切相关,维生素 D 缺乏可引起佝偻病。维生素 D 的膳食来源较少,通常要靠户外活动时由阳光紫外线照射皮肤,使皮肤内的 7- 脱氢胆固醇转变成维生素 D 来补充,我国寒冷地区的幼儿无法参加户外活动,所以成了维生素 D 缺乏症的易感人群。幼儿期维生素 D 的推荐量标准为 10μg/d,最大可摄入标准为 20μg/d,幼儿可适量补充含维生素 D 的鱼肝油。

(3) 其他维生素:B 族维生素和维生素 C 为水溶性维生素,在体内不会储留,需每日从膳食中补充。幼儿期维生素 B_1、维生素 B_2、维生素 B_6、维生素 B_{12}、叶酸和维生素 C 的推荐量标准分别为 0.6mg/d、0.6mg/d、0.6mg/d、1μg/d、160μgDFE/d 和 40mg/d。

三、幼儿的膳食

(一) 幼儿食物的选择

1. 粮谷类及薯类食品　进入幼儿期后,粮谷类应逐渐成为小儿的主食。谷类食物是碳水化合物和某些 B 族维生素的主要来源,同时因食用量大,也是蛋白质及其他营养素的重要来源。在选择这类食品时应以大米、面制品为主,同时加入适量的杂粮和薯类以补充膳食纤维,但切忌过多。在食物的处理上,应粗细合理,加工过精时,B 族维生素、蛋白质和无机盐损失较大;加工过粗时,存在大量的植酸盐及纤维素,可影响钙、铁、锌等营养素的吸收。

2. 乳类食品　乳类食物是幼儿获取优质蛋白质、钙、维生素 B_2、维生素 A 等营养素的重要来源。奶类食品钙含量高、吸收好,可促进幼儿骨骼的健康生长。同时奶类富含赖氨酸,是粮谷类食品的极好补充。但奶类含铁和维生素 C 较低,脂肪含饱和脂肪酸为主,需要其他食品供给补充。另外,过量的奶类也会影响幼儿对谷类和其他食物的摄入,不利于饮食习惯的培养。

3. 鱼、肉、禽、蛋及豆类食品　这类食物不仅为幼儿提供丰富的优质蛋白质,同时也是维生素 A、维生素 D 及 B 族维生素等大多数微量营养素的主要来源。其中豆类蛋白含量高,质量也接近肉类,价格低,是动物蛋白的良好替代品,但微量元素(如铁、锌、铜、硒等)低于动物类食物,所以在经济条件允许时,幼儿还是应进食适量动物性食品。

4. 蔬菜、水果类　这类食物是维生素 C 和 β- 胡萝卜素的唯一来源,也是维生素 B_2、矿物质(钙、钾、钠、镁等)和膳食纤维的重要来源。在这类食物中,一般深绿色叶菜及深红、黄色果蔬、柑橘类等含维生素 C 和 β- 胡萝卜素较高。蔬菜水果不仅可提供营养素,而且具有良好的感官性状,可促进小儿食欲。

5. 油、糖、盐等调味品及零食　这类食品对于提供必需脂肪酸、调节口感等具有一定的作用,但摄入过多不仅影响正常膳食,而且可导致龋齿等病变,对身体有害无益,应少吃。

(二) 幼儿膳食的基本要求

1. 营养齐全,搭配合理　幼儿膳食应包括上述 5 类食物。在比例上,蛋白质、脂肪、碳水化合物的重量比接近 1：1：4,所占能量比分别为 10%~15%、25%~35%、50%~65%。其中,动物性(或豆类)优质蛋白质应占总蛋白的 50% 以上。平均每人每天各类食物的参考量为粮谷类 100~150g,鲜牛奶 350~400ml 或全脂奶粉 45~50g,鱼、肉、禽、蛋类或豆制品(以干豆计)100~130g,蔬菜、水果类 150~250g,植物油 20g,糖 0~20g。此外应注意在各类食物中,不同的食物轮流使用,使膳食多样化,从而发挥出各类食物营养成分的互补作用,达到均衡营养的目的。

2. 合理加工与烹调　幼儿的食物应单独制作,质地应细、软、碎、烂,避免刺激性强和油腻的食物。食物应具有较好的色、香、味、形,以刺激小儿胃酸的分泌,促进食欲。加工烹调也应尽量减少营养素的损失,如淘米次数及用水量不宜过多,应避免吃捞米饭,以减少 B 族维生素和无机盐的损失。烹调时多采用蒸煮,少煎炸,不宜添加过多调味品和味精。

3. 合理安排进餐　幼儿的胃容量相对较小,且幼儿活泼好动,消耗较大,而肝糖原储备不多,故容易饥饿,幼儿每天进餐的次数应该相应增加。在 1~2 岁每天可进餐 5~6 次,2~3 岁时可进餐 4~5 次,每餐间隔 3~3.5 小时。一般可安排早、中、晚三餐,餐间增加两次点心。

4. 营造幽静、舒适的进餐环境　安静、舒适、秩序良好的进餐环境,可使小儿专心进食。环境嘈杂,尤其是吃饭时看电视,会转移幼儿的注意力,并使其情绪兴奋或紧张,从而抑制食物中枢,影响食欲与消化。另外,在就餐时或就餐前不应责备或打骂幼儿,否则会影响其消化液分泌,降低食欲。进餐时,应有固定的场所,并有适于幼儿身体特点的桌椅和餐具。

5. 注意饮食卫生　幼儿抵抗力差,容易感染,因此对幼儿的饮食卫生应特别注意。餐前、便后要洗手;不吃不洁的食物,少吃生冷的食物;瓜果应洗净才吃,动物性食品应彻底煮熟煮透。从小培养小儿良好的卫生习惯。

6. **建立良好的饮食习惯**　鼓励幼儿进食各种不同的食物,避免挑食、偏食;规律用餐,尽量少吃多油、多糖和多添加剂的零食,切记绝不可让零食取代小儿的主食,取代小儿的主餐,从而养成不良的饮食习惯。

7. **注意进食安全**　避免让幼儿进食坚硬的小粒食物(如花生米、玉米、豆子等)以及果冻等胶冻状食物,以免发生食物吸入气管而导致窒息。应提醒的是,父母在为幼儿提供合理膳食的基础上,应特别考虑到食物的安全性,真正做到让幼儿吃得健康,吃得安全。

（三）幼儿膳食举例

表 7-6 列出了幼儿连续 3 天的食谱。

表 7-6　幼儿连续 3 天的食谱

餐饮	星期一	星期二	星期三
	食物名称及重量	食物名称及重量	食物名称及重量
早餐	鲜奶 200ml 或奶粉 25g 肉末粥(大米 15g,瘦猪肉 10g)	鲜奶 200ml 或奶粉 25g 白粥(大米 15g) 炒鸡蛋(鸡蛋 50g)	鲜奶 200ml 或奶粉 25g 肉包(面粉 30g,混合猪肉 15g)
午餐	西红柿猪肝泥汤(猪肝 20g, 西红柿 50g) 蒸草鱼(去刺鱼肉 30g) 盐水油菜(油菜叶 40g) 软米饭(大米 30g) 植物油 5g	冬菇炖鸡(鸡肉 30g,香菇干 5g) 鱼丸汤(鲢鱼肉 30g) 炒白菜(碎白菜 50g) 软米饭(大米 30g) 植物油 10g	花生炖排骨(排骨 40g,花生 20g) 红烧鱼腩(草鱼腩 30g) 炒芥菜(碎芥菜 40g) 软米饭(大米 30g) 植物油 10g
点心	蛋糕(鸡蛋 25g,面粉 25g,植 物油 5g) 苹果 60g	肉包(面粉 30g,混合猪肉 15g) 橘子 70g	红豆汤(红豆 10g,白糖 5g) 香蕉 80g
晚餐	鸡蛋瘦肉丸汤(瘦猪肉 20g, 鸡蛋 25g) 红烧豆腐(嫩豆腐 50g) 炒白菜(碎白菜 50g) 软米饭(大米 25g) 植物油 10g	黄瓜炒肉末(黄瓜 40g,瘦猪 肉 20g) 紫菜虾仁蛋汤(紫菜 1g,鸡蛋 25g,虾仁碎 10g) 软米饭(大米 25g) 植物油 5g	胡萝卜炒肉(胡萝卜 40g,瘦猪 肉 20g) 鸡蛋羹(鸡蛋 50g) 菠菜汤(菠菜 30g) 软米饭(大米 25g) 植物油 5g
点心	鲜奶 200ml 或奶粉 25g	豆浆(大豆 3g,白糖 5g)	鲜奶 200ml 或奶粉 25g

第五节　学龄前儿童的营养

4 周岁后至 6 周岁入小学前称为学龄前儿童。与婴幼儿期相比,此期生长发育速度减慢,脑及神经系统发育持续并逐渐成熟。但与成人相比,此期儿童的生长发育仍然增长迅速,每年约可增重 2kg,增长 5cm,再加上活泼好动,仍然需要较多的营养。由于学龄前期儿童具有好奇、注意力分散、喜欢模仿等特点而使其具有极大的可塑性,是培养良好的生活饮食习惯的重要时期。影响此期儿童营养状态的因素很多都与不良饮食习惯有关,如挑食,贪玩,不吃好正餐而乱吃零食,咀嚼不充分,喜欢饮料等甜味食品等。因此,在供给其生长发育所需的足够营养基础上,帮助其建立良好的饮食习惯,将为其一生建立健康的膳食模式奠定坚实的基础。

一、营养需要及参考摄入量

(一) 能量

4~6 岁的学龄前儿童基础代谢需能约为 44kcal/(kg·d)。基础代谢的能量消耗约占总能量消耗的 60%。4~6 岁较婴儿期生长减缓,组织生长所需的能量比幼儿期要相对减少,约为 30kcal/d,体力活动所需能量在好动小儿与安静小儿间可差 3~4 倍,一般而言,为每日 20~30kcal/(kg·d)。食物特殊动力学效应的能量消耗约占总能量的 5%~6%。最近,流行病学研究发现,儿童肥胖的发生率在增加,建议 4~5 岁、5~6 岁和 6 周岁后的学龄前儿童男孩分别为 1 300kcal/d、1 400kcal/d 和 1 600kcal/d,女孩分别为 1 250kcal/d、1 300kcal/d 和 1 450kcal/d。

学龄前儿童能量的来源与婴幼儿期稍有不同,即脂肪提供的能量占比相对减少,由婴儿期的 40%~48% 到幼儿期的 35% 再降至学龄前期的 20%~30%,碳水化合物占每日摄入能量的 50%~65%。

(二) 宏量营养素

1. 蛋白质

(1) 蛋白质和氨基酸需要量:虽然学龄前儿童的生长发育减缓,但机体和各组织器官仍然在不断地增长增大,每增加 1kg 体重约需 160g 的蛋白质。由于摄入的蛋白质主要目的是满足细胞和组织的增长,构建机体,因此,对蛋白质的质量,尤其是必需氨基酸的种类和数量仍有一定的要求,必需氨基酸需要量占总氨基酸需要的 36%。

(2) 蛋白质缺乏:儿童蛋白质缺乏,不仅影响儿童的体格和智力发育,也使免疫力低下,患病率增加。典型的蛋白质营养不良包括以水肿为特征的蛋白质营养不良(kwashiorkor)和以干瘦为特征的蛋白质 - 能量营养不良(marasmus)。前者主要是蛋白质严重缺乏导致全身水肿、肌肉萎缩、表情淡漠、肝脾肿大伴腹水、体重和身高可正常等。后者除了蛋白缺乏外还有能量供给严重不足,主要的临床表现为消瘦成皮包骨型、皮肤干燥松弛、头发变色稀疏、肌肉萎缩无力、内脏萎缩、萎靡不振、贫血和体温偏低等。

随着我国经济的发展,严重的蛋白质营养不良发病率已明显下降,但在边远山区和不发达地区,由于膳食蛋白质摄入不足,或膳食中优质蛋白质所占比例偏低引起的体重偏低以及生长发育迟缓仍然有一定的发病率。

(3) 参考摄入量及食物来源:推荐 4~5 岁、5~6 岁、6 岁以上的学龄前儿童蛋白摄入量分别为 30g/d、30g/d 和 35g/d。蛋白质供能占总能量的 12%~15%,其中来源于动物性食物的优质蛋白质应占 50% 以上,如 1 个 50g 的鸡蛋约可提供 6g 的蛋白质,300ml 牛奶约提供 9g 蛋白质,50g 鱼或鸡或瘦肉可提供约 8g 蛋白质。其余蛋白质可由植物性食物谷类、豆类等提供。在农村应充分利用大豆所含的优质蛋白质来预防蛋白质营养不良引起的低体重和生长发育迟缓。

2. 脂类　脂肪可提供能量和必需脂肪酸,并协助脂溶性维生素的吸收。学龄前儿童利用脂肪供能已接近成人的比例,占每日总能量的 20%~30%。必需脂肪酸及其衍生物花生四烯酸等不仅继续为脑发育和神经髓鞘形成提供原料,而且也是合成前列腺素和白三烯等的原料,对免疫功能和炎症反应的维持有重要意义。脂溶性维生素需要借助脂肪从肠道吸收,从而促进视力的发育和钙的吸收。推荐亚油酸供能不应低于总能量的 4%,α- 亚麻酸供能不低于总能量的 0.6%,饱和脂肪酸应少于总能量的 8%,由于 DHA 可由 α- 亚麻酸在体内转化,已无DHA量的具体要求。建议学龄前儿童选用含有α- 亚麻酸的大豆油和低芥酸菜子油,多食用鱼类等富含长链多不饱和脂肪酸的食品。

3. 碳水化合物　经幼儿期的逐渐适应,学龄前儿童的膳食基本完成了从以奶和奶制品为主到以谷类为主的过渡。谷类所含有的丰富碳水化合物成为其能量的主要来源。每日每公斤体重约需碳水化合物 15g,约占总能量的 50%~65%,但不宜食用过多的糖和甜食,而应以含有复杂碳水化合物的谷类和杂粮为主,如大米、面粉、红豆、绿豆等。

适量的膳食纤维是学龄前儿童肠道所必需的。全麦面包、蔬菜、水果是膳食纤维的主要来源。但过量的膳食纤维在肠道易膨胀,引起胃肠胀气和不适,并影响食欲和营养素的吸收。

（三）微量营养素

1. 矿物质

（1）钙:为了满足学龄前儿童骨骼与牙齿的生长,需要充足的钙,考虑到儿童对膳食钙的平均吸收率约为 35%,学龄前儿童每日钙的推荐摄入量为 800mg/d,最多不超过 2 000mg/d。奶及奶制品钙含量丰富,吸收率高,是儿童最理想的钙来源,豆类及其制品、芝麻、小虾皮、海带等也含有较高的钙。要保证学龄前儿童钙的适宜摄入水平,每日奶的摄入量应不低于300ml/d,但也不宜超过 600ml/d。

（2）碘:碘是合成甲状腺激素的必需原料,甲状腺激素为机体和神经系统的生长发育所必需。孕妇、儿童是对缺碘敏感的人群,为减少因碘缺乏导致的儿童生长发育障碍,学龄前儿童碘的推荐摄入量为 90μg/d,最大可摄入量为 200μg/d。含碘较高的食物主要是海产品,如海带、紫菜、海鱼、虾、贝类。建议每周膳食至少安排 1 次海产食品。

（3）铁:铁缺乏引起的缺铁性贫血是儿童期最常见的疾病。学龄前儿童铁缺乏有如下几方面的原因,一是儿童生长发育快,需要的铁较多,约每公斤体重需要 1mg 的铁;二是儿童与成人不同,内源性可利用的铁较少,其需要的铁更依赖食物铁的补充;三是有些学龄前儿童的膳食中奶类食物仍占较大的比重,富铁食物较少,也是铁缺乏产生的原因。铁缺乏除了引起贫血,导致发育不良、疲乏无力、脉搏细速和免疫力低下外,还可通过影响细胞色素酶类的活性而影响能量的产生,也致脑内多巴胺受体和五羟色胺水平等下降,导致学习能力下降和睡眠时间延长,视听能力减弱,易怒不安、注意力不集中等行为和智力发育异常。

学龄前儿童铁的推荐摄入量为 10mg/d,最大可摄入量为 30mg/d。动物性膳食中的铁吸收率较高,一般可达 10% 以上,动物肝脏、血、瘦肉是铁的良好来源,膳食中丰富的维生素 C可促进铁的吸收。

（4）锌:锌是体内 100 多种酶的辅酶或激活剂,广泛参与核酸和蛋白的代谢。缺锌常出现味觉下降、厌食甚至异食癖,嗜睡、面色苍白,抵抗力差而易患各种感染性疾病等,严重者体格、智力和性发育均受到影响。学龄前儿童锌的推荐摄入量为 5.5mg/d,最大可摄入量为12mg/d。除海鱼、牡蛎外,鱼、禽、蛋、肉等也可提供一定量的锌。

2. 维生素

（1）维生素 A:维生素 A 除了维持视觉功能外,还对骨骼生长和增强抗感染能力有重要的作用。维生素 A 缺乏是发展中国家较普遍存在的营养问题,目前在我国,严重的维生素 A

缺乏导致的失明已不多见,但仍有相当比例的学龄前儿童维生素 A 亚临床缺乏或水平低于正常值,尤其是农村和边远地区。

学龄前儿童维生素 A 的推荐摄入量为 360μgRAE/d,最大可摄入量为 900μgRAE/d。可考虑每周摄入 1 次含维生素 A 丰富的动物肝脏,每天摄入一定量蛋黄、牛奶,或在医生指导下补充鱼肝油,还可通过每日摄入深绿色或黄红色蔬菜补充维生素 A 的前体类胡萝卜素,而且类胡萝卜素不用担心过量摄取产生的毒性,无最大可摄入量的限制。

(2) 维生素 D:学龄前儿童由于户外活动时间的增多可自身合成更多的维生素 D,所以维生素 D 缺乏的发生率要低于婴幼儿。但由于骨骼和牙齿等的生长仍需要大量钙的积累,维生素 D 对学龄前儿童仍然很重要,缺乏会导致迟发性佝偻病。学龄前儿童维生素 D 的推荐摄入量为 10μg/d,最大可耐受量为 30μg/d。

(3) B 族维生素:维生素 B_1、维生素 B_2 和烟酸在保证儿童的能量代谢以促进其生长发育方面有重要的作用。这三种 B 族维生素常协同发挥作用,缺乏会相互影响。

维生素 B_1 缺乏影响儿童的食欲、消化功能。学龄前儿童维生素 B_1 的推荐摄入量为 0.8mg/d。膳食中维生素 B_1 主要来源于粮谷类的种皮、坚果、动物内脏和酵母制品等。

维生素 B_2 缺乏易引起口角炎、舌炎、唇炎以及湿疹,并影响铁的代谢。学龄前儿童维生素 B_2 的推荐摄入量为 0.7mg/d。维生素 B_2 主要来源于肝脏、蛋类、奶类和绿叶蔬菜等。

(4) 维生素 C:典型的维生素 C 缺乏症在临床上已不常见,但亚临床缺乏对健康也有潜在的影响,如可降低免疫力以及患慢性病的危险增加等。推荐学龄前儿童的参考摄入量为 50mg/d,最大可耐受量为 600mg/d。维生素 C 主要来源于新鲜蔬菜和水果,尤其是鲜枣类、柑橘类水果和有色蔬菜。

二、学龄前儿童膳食

给学龄前儿童安排合理的膳食是满足其营养素摄入的保证。对家庭和幼托机构的膳食安排均有重要的指导意义。

(一) 平衡膳食的原则

1. 食物多样,合理搭配　每日膳食应由适宜数量的谷类、乳类、肉类(或蛋或鱼类)、蔬菜和水果类这四大类食物组成,在各类食物数量相对恒定的前提下,同类中的各种食物可轮流选用,做到膳食多样化,从而发挥出各种食物在营养上的互补作用,达到营养全面平衡。

2. 专门烹调,易于消化　学龄前期儿童咀嚼和消化能力仍低于成人,宜采用质地细软、容易消化的膳食。此外,过多的调味品不宜儿童食用。因此,食物要专门制作,蔬菜切碎,瘦肉加工成肉末,尽量减少食盐和调味品的使用,以蒸、煮、炖的烹调方式为主。

3. 制定合理膳食制度　学龄前儿童胃的容量小,肝脏中糖原储存量少,又活泼好动,容易饥饿,适当增加餐次以适应学龄前期儿童的消化能力。因此,学龄前期儿童仍以一日"三餐两点"制为宜。保证营养需要,又不增加胃肠道过多的负担。另外,要定时、定量、定点进食,不暴饮暴食。

4. 培养健康的饮食习惯　要养成自己进食的好习惯,养成不偏食、不挑食、少零食,细嚼慢咽,口味清淡的健康饮食习惯,并养成进餐前后的卫生习惯。

(二) 食物选择

学龄前儿童的饮食结构已完成从奶类食物为主向谷类食物为主的过渡。食物种类与成人食物种类逐渐接近,无论集体还是散居儿童,均应按以下推荐选择食物,以保证营养素的供给。

1. 谷类　　我国儿童每日最基本的食物是面粉和大米,200~250g粮谷类可为孩子提供50%~65%的能量,但过于精加工的谷类会丢失太多维生素、矿物质和纤维素。建议每周有2~3餐以豆类(红豆、绿豆、白豆)、燕麦等替代部分大米和面粉,将有利于维生素和纤维素的补充。高脂食品如炸土豆片,高糖和高油的风味小吃和点心应加以限制。

2. 动物性食物　　适量的鱼、禽、蛋、瘦肉等动物性食物可提供优质蛋白质、维生素、矿物质,鱼类蛋白软滑细嫩而易于消化,鱼类脂肪中还含有DHA,蛋类提供优质易于消化的蛋白质、维生素A、维生素B$_2$以及有利于儿童脑发育的卵磷脂,鱼、禽、瘦肉每日供给总量100~125g,各种可交替使用,每日提供一个鸡蛋约50g。

奶类及其制品提供优质、易于消化的蛋白质,且含丰富的维生素A、维生素B$_2$及钙。建议奶的每日供给量为250~400ml,不要超过600ml。

3. 大豆及其制品　　大豆蛋白富含赖氨酸,可与谷类蛋白互补。大豆脂肪含有必需脂肪酸亚油酸和α-亚麻酸,能在体内分别合成花生四烯酸和DHA。因此,每日应供给相当于15~20g大豆的制品,以保证约6~8g的优质蛋白质。贫困地区尤其应充分利用大豆资源来解决儿童的蛋白质营养问题。

4. 蔬菜和水果类　　蔬菜和水果是维生素、矿物质和膳食纤维的主要来源。每日供给量约150~200g,可供选择的蔬菜包括花椰菜、小白菜、菠菜、胡萝卜、黄瓜、西红柿、鲜豌豆、绿色和黄红色柿子椒等。可供选择的水果则不限。

5. 烹调用油和调味品　　按我国的饮食习惯,膳食脂肪约40%来源于烹调用油。学龄前儿童烹调用油宜选择植物油,尤其应选用富含亚油酸和α-亚麻酸的大豆油、低芥酸菜子油等。

糖可提供能量,但有证据表明,糖摄入过多会增加学龄前儿童龋齿和肥胖症的发生率。建议学龄前儿童每日可摄入10g左右的糖或含相当量糖的饮料。

盐可提供钠和碘,但高盐饮食会增加心血管和肾脏负担,与高血压等疾病密切相关。我国传统的饮食方式容易摄入过多的盐,建议为儿童烹饪时应减少食盐的用量。

(三) 膳食安排

1. 学龄前儿童的膳食建议　　建议每日可供给300~400ml的牛奶(不要超过600ml),1个鸡蛋,100g无骨鱼或禽或瘦肉及适量的豆制品,150~200g新鲜蔬菜和水果,谷类作为主食,每日需200~250g。并建议每周进食1次富含铁和维生素A的猪肝和富含铁的猪血,每周进食1次富含碘和锌的海产品。

2. 学龄前儿童膳食制度　　学龄前儿童宜采用3餐2点制定时定量供给食物,如8:00~8:30早餐,约供给一日能量和营养素的30%;11:30~12:00午餐,约供给一日能量和营养素的35%,15点的午点约供给5%,17:30~18:00晚餐,约供给一日能量和营养素的25%,晚20点供给少量水果或牛奶,约占5%。

家庭作为整体,父母每天应与孩子一起进餐;养成孩子自己进食的习惯,容许孩子进餐过程的脏乱,以保持孩子对进餐的兴趣,提高食欲;进餐时应该愉快,尽量减少争论和外来的刺激;餐前可喝少量的果汁或汤以开胃;进餐时间一般不超过30分钟。

3. 学龄前儿童膳食烹调　　主食可采用软饭、面条及包子等;烹调方式多采用蒸、煮、炖等,尽量减少重口味的调味品使用;肉类食物加工成肉糜后制作成肉糕或肉饼,或加工成细小的肉丁使用,鱼肉需去骨;蔬菜要切碎、煮软;每天的食物要更换品种及烹调方法,尽量不重复,并注意色香味的搭配;将牛奶(或奶粉)加入馒头、面包或其他点心中,用酸奶拌水果色拉也是保证膳食钙供给的好办法。

(四) 幼儿园膳食管理

幼儿园是学龄前儿童尤其是城镇学龄前儿童生活的主要场所,在日托制幼儿园,儿童膳食营养素的 50%~70% 由幼儿园供给。因此,幼儿园对学龄前儿童的营养素供给以及生长发育负有重要的责任。

1. 幼儿园膳食管理制度

(1) 成立膳食管理委员会:委员会应由主管园长任主任,成员包括营养师或监管儿童营养的卫生保健人员,膳食管理员、炊事班长,保育人员以及财务人员共同组成。儿童膳食管理委员会每月应进行一次会议,对幼儿膳食计划、食谱制订、食物购买渠道等进行管理、监督、评价,定期每季度向家长汇报儿童膳食状况。

(2) 食物营养与安全的培训:膳食管理委员会授权营养师或卫生保健人员对炊事人员、保育人员定期进行食物营养和安全的培训,并对其掌握和执行情况进行定期考核,将考核成绩纳入奖金分配计划。

(3) 制订膳食计划:在营养师或卫生保健人员指导下,按照儿童年龄及生理特点,根据2013 版的《中国居民膳食营养参考摄入量》确定儿童营养所需达到的目标,制订膳食计划。缺乏营养师的幼儿园可在上级妇幼保健机构的指导下完成此项工作。

(4) 按周编制食谱:食谱由营养师提出,食品采购员负责购买,炊事人员按营养要求和儿童的心理进行烹煮。一周食谱尽量做到不重复。每周的食谱应在上一周的周末公布,以使家长了解,家长可根据幼儿园的食谱进行家庭膳食安排,做到幼儿园膳食和家庭膳食互补,使儿童获得更全面的营养。

(5) 食品卫生监督管理:膳食管理委员会授权营养师或卫生保健人员对儿童膳食的实施过程进行全程卫生监督和指导,包括食物购买渠道、食物储存、食物烹调前的处理、烹调过程、进餐环境等,以保证食品安全。

(6) 膳食营养监测:膳食管理员应详细登记所购买食物的种类和数量,建立入库和出库登记制度,财务人员亦每日记录儿童进餐人数,膳食管理委员会授权营养师或卫生保健人员按季度统计该季度的食物消耗及进餐人数,其目的是以记账法进行膳食调查,粗略评估该园儿童的膳食营养状况。

膳食管理委员会授权营养师或卫生保健人员每学期进行一次称量法膳食调查,结合记账法对膳食营养状况进行评估,评估应以中国居民膳食指南推荐值作为目标值。不断改进幼儿的膳食和营养状况。并将结果向家长和上级主管部门通报。

2. 食谱制定原则

(1) 确定膳食制度:以三餐两点制为宜。早上活动多,早餐、早点占全天能量及营养素的35%;午餐宜丰盛,午点低能量,以避免影响晚餐,午餐加午点占 40%;晚餐较清淡,以避免影响睡眠,晚餐占 25%。

(2) 制作食物归类表:营养师应将同类食物中主要营养素含量比较接近的不同种食物按季节归列成表,供制作食谱和采购食物时参考。食物以季节时令菜为主,尽可能选择营养价值高的食物。

(3) 合理搭配各种食物：食物宜粗细搭配、粗粮细作,荤素搭配,色彩搭配,品种宜丰富多样化,一周内菜式、点心尽可能不重复;食物尽可能自然、清淡少盐;制作面制品可适当加入奶粉,以提高蛋白质和膳食钙的供给;每周安排一次海产食物,以补充碘;安排一次动物的肝脏(约 25g/ 人)以补充维生素 A 和铁。

第六节　学龄儿童的营养

学龄儿童主要指从 6 岁之后进入学校学习到青春期开始前这一阶段的儿童,这一阶段的体格发育与学龄前儿童类似,每年约增重 2~3kg,增高 5~6cm;神经系统基本发育成熟,所以好学擅问、记忆力强;肌肉组织加速发育,运动能力增强,活动量大;消化系统基本完善,能接受与成人相似的膳食。由于这一阶段的儿童正式进入学校学习,主要的活动时间均在学校度过,开始面临学习和人际关系的压力,需要多方面的关心和呵护,所以应根据这一阶段的特点提供营养保证。

一、学龄儿童的营养需要

学龄儿童的合成代谢仍然旺盛,为适应生长发育的需要,所需要的能量和各种营养素的量相对比成人高,尤其是能量、蛋白质、脂类、钙、锌和铁等营养素。同年龄男生和女生在这一时期的生长发育差别不大,所以对营养素的需求也基本相同。

(一) 能量

由于学龄儿童要比学龄前儿童的体表面积大,总的基础代谢耗能增加。基础代谢的耗能约占每日总能量的 60%。学龄儿童与学龄前儿童类似,仍处于能量的正平衡状态,需要能量用于组织生长,另外,还包括体力、脑力活动和食物特殊动力学效应所需的能量。推荐 6~7 岁、7~8 岁、8~9 岁、9~10 岁的学龄儿童男孩需能分别为 1 700kcal/d、1 850kcal/d、2 000kcal/d 和 2 050kcal/d,女孩分别为 1 550kcal/d、1 700kcal/d、1 800kcal/d 和 1 900kcal/d。

学龄儿童的能量来源与学龄前儿童相同,碳水化合物供能占 50%~65%,脂肪供能占比为 20%~30%,蛋白质占总供能的 12%~15%。

(二) 宏量营养素

1. 蛋白质　因组织器官生长和供能的需要,而且学习任务重、思维活跃、肌肉增长加速等原因,学龄儿童对蛋白质的需求量要高于学龄前期,而且优质蛋白质仍要占一半以上。推荐 6~7 岁、7~8 岁、8~9 岁和 9~10 岁的儿童蛋白质摄入量分别为 40g/d、40g/d、45g/d 和 50g/d。如果蛋白质供给不足,可导致生长发育迟缓、青春期延迟、体格虚弱、学习成绩低下等。

2. 脂类　学龄儿童利用脂肪供能占每日总能量的 20%~30%。脑的发育和前列腺素等物质的合成仍依赖于必需脂肪酸。其中饱和脂肪酸、单不饱和脂肪酸和多不饱和脂肪酸的比例为 <1∶1∶1,n-6 和 n-3 多不饱和脂肪酸的比例为(4~6)∶1。与学龄前儿童类似,推荐亚油酸供能不应低于总能量的 4%,α- 亚麻酸供能不低于总能量的 0.6%,饱和脂肪酸应少于总能量的 8%,无 DHA 量的要求。建议选用富含多不饱和脂肪酸的大豆油、低芥酸菜子油和鱼类食品。

3. 碳水化合物　碳水化合物包括淀粉、糖类和纤维素等,其中淀粉一直是人类膳食中能量的主要来源,与蛋白质和脂肪相比,碳水化合物是更容易被机体吸收和利用的能量,而且是生理状态下神经细胞唯一可利用的能量,所以,对于学习任务重的学龄儿童要保证碳水化合物的供应。

学龄儿童膳食中碳水化合物的适宜摄入量占总能量的 50%~65% 为宜。目前我国居民膳食中碳水化合物的主要来源是谷类和薯类,水果蔬菜除了含一定量的糖外,还含有人体不能吸收的纤维素。保证适量碳水化合物的摄入,不仅可以避免脂肪的过度摄入,同时谷类、薯类以及水果蔬菜摄入会提供膳食纤维及具有健康效用的低聚糖,对预防肥胖及维持胃肠道健康都有重要意义。但应注意避免摄入过多的食用糖,特别是人工添加糖的饮料。

(三) 微量营养素

1. 矿物质

(1) 钙:机体 99% 的钙分布在骨骼和牙齿中。学龄儿童是骨骼生长和恒牙替换乳牙的关键时期。建议 6~10 岁儿童钙的适宜摄入量为 1 000mg/d。最大可耐受摄入量为 2 000mg/d。奶和奶制品是钙的最好食物来源,其含钙量高,吸收率也高,发酵的酸奶更有利于钙的吸收。可以连骨带壳吃的小鱼小虾及一些坚果类含钙量也较高。豆类及其制品也是钙的良好食物来源。

(2) 铁:机体 75% 以上的铁分布于血液和肌肉中。铁缺乏除引起贫血外,还可能降低学习能力和免疫抗感染能力,而且这一阶段也是儿童肌肉增长的加速期,要求有更多的铁摄入。铁推荐的摄入量为 13mg/d,最大可摄入标准为 35mg/d。动物血、肝脏及红肉是铁的良好来源,含铁高,吸收好。豆类、黑木耳、芝麻酱中含铁也较丰富。

(3) 锌:机体 86% 的锌分布在骨骼和肌肉中。儿童缺锌的临床表现是食欲差,味觉迟钝甚至丧失,影响其他营养素的摄入,严重时引起生长迟缓,性发育不良及免疫功能受损。学龄儿童锌的膳食推荐摄入量为 7mg/d,不超过 19mg/d。贝壳类海产品、肝脏等都是锌的良好来源,坚果类、肉、蛋和花生酱等也富含锌。

(4) 碘:碘主要被甲状腺利用合成甲状腺激素。碘缺乏会导致甲状腺增生,主要表现为甲状腺肿,但甲状腺激素的缺乏会影响机体和脑的发育,后果严重。学龄儿童膳食碘的推荐摄入量为 90μg/d。含碘高的食物是海产品包括海带、紫菜、海鱼等。内陆不易获取海产品的地区应坚持食用碘盐,并注意碘盐的保存和烹调方法。碘摄入过多也会对身体有害,引起高碘性甲状腺肿,学龄儿童每日摄入碘量不宜超过 300μg/d。

2. 维生素

(1) 维生素 A:儿童期是眼视力和免疫器官发育的关键期,维生素 A 的需求明显增加。缺乏维生素 A 会导致夜盲症、干眼症、皮肤和黏膜过度角化等异常。学龄儿童维生素 A 的适宜摄入量为 500μgRAE/d,一般不超过 1 500μgRAE/d。动物肝脏和鱼肝油含有丰富的维生素 A。植物性食物只能提供维生素 A 的前体 β- 胡萝卜素,β- 胡萝卜素主要存在于深绿色或红黄色鲜艳的蔬菜和水果中,如胡萝卜、青椒、菠菜等。β- 胡萝卜素虽然生物效价较低,但没有过量摄入的风险。

(2) B 族维生素:由于此期间体内代谢旺盛、学习任务重,因此,与能量代谢、蛋白质代谢和智力有关的维生素必须供给充足。另外,由于我国精加工食品的普及,使某些维生素的缺乏成为常见的营养问题。建议学龄儿童维生素 B_1、维生素 B_2、维生素 B_6、维生素 B_{12} 和叶酸的适宜摄入量分别为 1mg/d、1mg/d、1mg/d、1.6mg/d 和 250μgDFE/d。

（3）维生素 C：维生素 C 主要存在于新鲜的蔬菜和水果中。学龄儿童学业繁重，主要的时间又在学校度过，进食新鲜水果和蔬菜的机会相对减少，而且随着我国经济水准的提高，某些儿童喜食高脂高蛋白的荤食，少蔬菜水果。建议学龄儿童膳食维生素 C 适宜摄入量为 65mg/d，最大可接受摄入量为 1 000mg/d。

3. 水　每摄入 1kcal 的能量需要 1~1.5ml 水。学龄儿童活动量大，运动出汗，发热腹泻等都需要主动补水。

二、学龄儿童膳食

（一）学龄儿童的膳食原则

学龄儿童的膳食原则可以参考 2016 版中国居民膳食指南，其适用于 2 岁以上的健康人群。

1. 保证吃好吃饱早餐　让孩子吃饱和吃好每天的三顿饭，尤其是早餐，非常重要。现代社会的人们往往晚上睡得较晚，早上不易起早，而学龄儿童又要按时到校，所以早餐往往准备的简单而匆忙，这会影响儿童的进餐量和兴趣。要求早餐能量应相当于全日能量的三分之一，并保证多样化。有调查表明，儿童青少年的早餐与肥胖的发生有关，不吃或少吃早餐会导致零食的摄入及中餐的暴饮暴食而增加肥胖发生率。

2. 少吃零食　不要以零食替代正餐，不要以饮料替代水，控制糖的摄入。

3. 重视户外活动　我国教育的竞争压力较大，片面的追求个人学习成绩往往导致孩子的运动量减少，合作能力下降。近年来电子产品的普及也导致长时间的躺、坐，缺乏运动，导致肥胖等发生率升高，应重视学龄儿童的天性，增强户外活动。

（二）考试复习期间的膳食

考试期间孩子的生活和学习节奏较快，大脑活动处于高度紧张状态，在这种状态下，大脑对氧和某些营养素的消耗和需求比平时增多。因此要补充大脑因消耗增加的营养素如碳水化合物、维生素 C、B 族维生素以及铁等。但大脑良好的营养和功能状况主要依靠平时长期的膳食供应，不应该刻意注重"营养"而改变饮食习惯或进食过多，更不应摄入浓茶、咖啡等精神兴奋性食品和所谓的营养品。

1. 吃好早餐　血糖是大脑能直接利用的唯一能量。如果不吃早餐或早餐吃得不好，近中午时血糖水平就会降低，产生饥饿感，同时大脑反应迟钝，影响学习效率。由于复习考试期间的学习强度增大，精神紧张，建议在早中餐之间可增加一次点心，如上午 10 点左右吃一片面包和一瓶牛奶或酸奶等。当然，早点心的量不宜过多，以免影响午餐的进食。

2. 摄入充足的食物　由于学习紧张降低了孩子的食欲，应选择孩子平常爱吃的食物，变换花样做得可口一些以增进食欲。主食数量充足，以保证充足的能量供应，种类多样，包括杂粮，薯类等，增加多种营养素的摄入。

3. 保证优质蛋白质的摄入　可选用鱼、虾、瘦肉、肝、鸡蛋、牛奶、大豆制品等，这些食物不仅含有丰富的优质蛋白质，还富含钙、铁等矿物质和维生素 A、B 族维生素等。鱼、虾、贝类，尤其是深海鱼富含 DHA，有助于维持大脑的正常功能。

4. 每天食用新鲜的蔬菜和水果　新鲜的蔬菜和水果中含有丰富的维生素和膳食纤维，维生素可促进体内正常的新陈代谢，还可增加脑组织对氧的利用。膳食纤维可以促进消化道的运动和健康，减少便秘等的发生。

5. 注意色、香、味的搭配　食物的感观对孩子的食欲非常重要,色、香、味俱全的食物可促进消化液分泌,增进食欲。

6. 卫生问题不容忽视　在考试复习期间,不要在街头小摊上买东西吃,不吃或少吃冷饮,可准备一些绿豆汤新鲜的水果等供孩子解渴。在吃东西前将手洗干净,注意卫生,以免引起肠道传染病。

7. 创造一个轻松愉快的就餐环境　在进餐过程中谈一些轻松、愉快的话题,有利于消化液的分泌和食物的消化。

8. 不可迷信和依赖补品　各类天然食物中已经包含了人体所需的各种营养素,只要不挑食、偏食就能满足身体和大脑工作的需要。通过"补脑"等手段会改变大脑的正常平衡,可能产生得不偿失的后遗症,有些甚至会导致性早熟等。

第七节　青少年的营养

青少年时期也称为青春期,是从未成人发育到成人的过渡时期,这个时期是继婴儿期后,人生第二个生长发育高峰期,而且也是性发育的关键时期。男女生青春发育期开始的年龄是不同的,女生比男生早,一般从 10 岁左右开始,17 岁左右结束;男生一般在 12 岁前后开始,19 岁左右结束,但仍存在着 2~3 岁的个体差异,如有调查表明,我国城市男女的青春发育期开始年龄均要早于农村。

一、青少年的生理特点

青少年时期生长速度突飞猛进,身高、体重、肌肉量和体型均有明显变化,并有性别差异;性激素开始分泌,第二性征出现,生殖器官发育成熟,出现遗精;内脏器官日益完善,可以承担繁重的学习和工作;大脑功能和心理的发育也进入高峰,思维活跃,开始形成自己的人生观和世界观,这一阶段是人一生中最有活力和创造力的时期。

(一) 体格发育

男女孩进入青春期后,在神经内分泌的作用下,身高和体重迅速增长。尤其在生长突增期 2~3 年内,女孩每年可增高 6~11cm,男孩每年可增高 7~12cm,体重平均每年可增加5~8kg,随后生长减缓,直至发育成熟,骨骺钙化。

在青春期前,男女孩的肌肉和脂肪占机体的比例是相似的。青春期在雌激素的作用下,女孩体脂在胸部、大腿和臀部的皮下沉积,体脂占机体的比例增高到 22%,而男孩仍保持在15% 左右;在雄激素的作用下,骨骼肌迅猛增长,使男孩膀大腰圆。

(二) 内脏功能不断健全

青春期心肺功能不断增强。心每搏输出量增加,心率减慢,血压升高;肺活量增加,呼吸频率下降;骨骼肌细胞增多增粗,肌力增强;在雄激素作用下,男孩的红细胞和血红蛋白显著增加,而女孩由于雄激素量少,月经失血的缘故,增加不多。总之,青春期是男女孩各个器官都趋于发育完善,逐渐接近成人。

(三) 性发育成熟

青春期由于下丘脑 - 垂体 - 性腺轴的启动,性腺逐渐发育成熟,女性主要分泌雌激素,男性分泌雄激素,促使各自的生殖器官发育和第二性征的出现,女性出现月经和乳房发育,男性出现遗精和长须、变声等。

（四）心理发育

青少年的抽象思维能力加强,思维活跃,记忆力强,心理发育趋于成熟,追求独立愿望强烈。心理的改变导致饮食行为的改变,如追求独立常对家庭膳食模式的否定,对美的追求引起盲目节食等。

二、青少年的营养需要

由于青少年生长迅速,体内合成代谢旺盛,所需要的能量和各种营养素的量均要比成人高,尤其是能量、蛋白质、脂类、钙、锌和铁等营养素。而且从青春期开始,男生和女生的营养需要出现较大的差异。

（一）能量

青少年时期对能量的需求是与其生长的速度相一致的,在生长突增期可以达到最大值。一般生长发育所需能量占总能量供给的 25%~30%。每日总能量根据男女差别和活动量差别有不同需求,详见表 7-7。能量的食物来源依旧是碳水化合物占 50%~65%,脂肪 20%~30%,蛋白质 12%~15%。

表 7-7　我国青少年膳食能量及蛋白质推荐摄入量

能量或营养素	11~13 岁青少年		14~17 岁青少年	
	男	女	男	女
轻度活动水平 /kcal·d⁻¹	2 050	1 800	2 500	2 000
中度活动水平 /kcal·d⁻¹	2 350	2 050	2 850	2 300
重度活动水平 /kcal·d⁻¹	2 600	2 300	3 200	2 550
蛋白质 /g·d⁻¹	60	55	75	60

（二）宏量营养素

1. 蛋白质　青少年膳食蛋白质推荐摄入量详见表 7-7。蛋白质提供的能量应占膳食总能量的 12%~15%。由于青少年仍然需要大量的蛋白质用于组织生长,所以优质蛋白要求占 50% 以上。动物性食物富含优质蛋白,如肉类为 17%~20%,蛋类为 13%~15%,奶类约为 3%,植物性食物中大豆是优质蛋白质的来源,含量高达 35%~40%。谷类蛋白质的利用率较低。

2. 脂类　青少年时期是生长发育的高峰期,能量的需要也达到了高峰,因此一般不过度限制青少年的膳食脂肪摄入。但脂肪摄入量过多将增加肥胖及成年后心血管疾病、高血压和某些癌症的风险,推荐脂肪适宜摄入量占总能量的 20%~30%。其中饱和脂肪酸应少于总能量的 8%,亚油酸供能不低于总能量的 4%,α- 亚麻酸供能不低于总能量的 0.6%,无 DHA 量的要求。

3. 碳水化合物　与蛋白质和脂肪相比,碳水化合物是最容易被机体利用的能量,而且是大脑唯一能利用的能量。保证适量碳水化合物摄入,可以避免脂肪的过度摄入,对预防肥胖及心血管疾病有重要意义。青少年膳食中碳水化合物适宜摄入量占总能量的 50%~65% 为宜。目前我国居民膳食中碳水化合物的主要来源是谷类和薯类,水果等也含一定量的碳水化合物,而且水果蔬菜的摄入会提供膳食纤维及具有健康效用的低聚糖摄入。但应注意避免直接摄入过多的食用糖,特别是含糖饮料,建议不能超过总能量的10%。

（三）微量营养素

1. 矿物质

（1）钙:青春期正值生长高峰期,为了满足生长的需要,尤其是11~13岁的生长突增期需求,建议11~13岁青少年钙的适宜摄入量为1 200mg/d,14~17岁钙的适宜摄入量为1 000mg/d,最大可耐受摄入量为2 000mg/d。奶和奶制品是钙的最好食物来源,其含钙量高,吸收率也高。

（2）铁:青春期女孩由于月经失血会丢失较多的铁,所以缺铁性贫血是青春期女孩常见的疾病。青少年铁的推荐摄入量男孩为15~16mg/d,女孩为18mg/d,最大可耐受摄入量为40mg/d。动物血、肝脏及红肉是铁的良好来源,不仅含铁丰富,而且易吸收。

（3）锌:锌是组成100多种酶的必要成分,而这些酶很多参与了蛋白质、核酸和能量的代谢,所以缺锌会引起生长发育迟缓、味觉迟钝和免疫功能受损等,对于青少年来说,缺锌还会影响性器官的发育和降低性功能,维持了精液中精子的活力。推荐11~13岁青少年男、女孩锌的适宜摄入量分别为10mg/d和9mg/d,14~17岁青少年男、女孩锌的适宜摄入量分别为11.5mg/d和8.5mg/d,最大可耐受摄入量为35mg/d。贝壳类海产品、红色肉类、动物内脏等都是锌的良好来源。如果缺锌严重,要及时用蛋白锌剂补充。

（4）碘:碘缺乏会引起甲状腺肿,青春期甲状腺肿发病率较高,需特别预防。青少年膳食碘的适宜摄入量在11~13岁时为110μg/d,14~17岁时为120μg/d,最大可耐受摄入量为500μg/d。含碘最高的食物是海产品包括海带、紫菜、海鱼等,内陆地区应坚持食用碘盐。

2. 维生素

（1）维生素A:维生素A是维持正常视觉功能和骨骼生长所必需的营养素,并有助于提高机体的免疫力。维生素A的适宜摄入量详见表7-8。动物肝脏,如羊肝、鸡肝、猪肝含有丰富的维生素A。植物性食物只能提供维生素A前体β-胡萝卜素。β-胡萝卜素主要存在于深绿色或红黄色的蔬菜和水果中。与动物来源的维生素A比较,植物来源的胡萝卜素效价较低,但无最大摄入量的限制。

（2）B族维生素:青春期体内代谢旺盛、学习任务重,因此,参与能量代谢和蛋白质代谢的B族维生素必须供给充足,B族维生素还能促进肌肤和黏膜的新陈代谢,促进红细胞的生成,增强免疫和神经系统的功能。建议青少年B族维生素的适宜摄入量详见表7-8。

（3）维生素C:维生素C有利于维持血管和皮肤的弹性,有很强的抗氧化能力。我国青少年膳食维生素C参考摄入量详见表7-8。

表 7-8　我国青少年膳食维生素推荐摄入量

	11~13岁青少年			14~17岁青少年		
	男	女	可耐受量	男	女	可耐受量
维生素 A/μgRAE·d⁻¹	670	630	2 100	820	630	2 700
维生素 D/μg·d⁻¹	10		50	10		50
维生素 E/mgα-TE·d⁻¹	13		500	14		600
维生素 K/μg·d⁻¹	70		无	75		无

续表

	11~13 岁青少年			14~17 岁青少年		
	男	女	可耐受量	男	女	可耐受量
维生素 B₁/mg·d⁻¹	1.3	1.1	无	1.6	1.3	无
维生素 B₂/mg·d⁻¹	1.3	1.1	无	1.5	1.2	无
维生素 B₆/mg·d⁻¹	1.3		45	1.4		55
维生素 B₁₂/μg·d⁻¹	2.1		无	2.4		无
叶酸 /μgDFE·d⁻¹	350		800	400		900
烟酸 /mgNE·d⁻¹*	14	12	25	16	13	30
维生素 C/mg·d⁻¹	90		1 400	100		1 800

* 烟酸当量（mgNE）= 烟酸（mg）+1/60 色氨酸（mg）

三、青少年可能出现的营养问题

（一）神经性厌食

1. 病因　主要发生在女孩,病因和发病机制目前尚未完全阐明。一般认为,受社会上流行的以瘦为美的审美标准影响或学习过度紧张,在长期的精神刺激下,从心理和行为上对食物产生了有意识的强迫性厌倦,从而导致严重的营养不良、体重显著下降,并引起代谢和内分泌的紊乱。

2. 临床诊断　①年龄在 10 岁以上,好发于 12~20 岁的女性;②有明显的厌食症状,每天进食量较发病前减少 2/3 以上,有些还伴有进食后的恶心、呕吐和便秘,需排除器质性病变和精神疾病;③体重下降超过原体重的 20% 以上或比同龄平均身高体重降低 15% 以上,有心动过缓和血压偏低等低代谢症状,但精神尚可,易疲劳,注意力不集中;④常见下丘脑 -垂体 - 性腺轴内分泌紊乱,发育迟缓,已有月经的出现闭经;⑤心理上否认饥饿,有意识的控制饮食,诱发呕吐,忌讳就医;⑥症状已持续 3 个月以上。

3. 治疗　需要营养和心理行为的综合治疗,必要时可采用药物治疗。

（1）营养治疗:首先要纠正营养不良,由于长期厌食,胃肠消化功能较弱,要逐渐增加进食量,少吃多餐,补充营养丰富易消化食物,如因呕吐等摄食困难,可静脉给予肠外营养。从恢复体重为目标逐渐过渡到树立健康的饮食模式。

（2）心理治疗:首先查找心理或情感上的诱因,纠正患者的认知,疏导患者的紧张心理,其次使患者了解其患病的性质,认识饮食对健康的重要性。最后是培养患者的自信心和自立感,帮助其建立处理各种生活事件的能力。

（3）药物治疗:一类是调整与饥饿有关并有助于营养吸收的药物,如促进胃肠蠕动的药物和助消化的酶类;另一类是治疗厌食、精神紧张等调节神经递质的药物,如缓解强迫症的药物,抗抑郁药和治疗妄想的精神性药物等。

（4）预防复发:长期的精神刺激和多度紧张的学习负担与青少年发生本病密切相关,因此要缓解这些心理刺激因素,家庭和睦、多鼓励少责骂、心理疏导、保持乐观等非常重要。要劳逸结合,合理安排脑力与体力活动,适当安排娱乐和群体活动,可以纠正脑功能的紊乱。

正确的形态美教育和健康教育有助于防止复发。

（二）单纯性肥胖

1. 病因　遗传和环境因素共同作用的结果，最终使能量摄入与能量消耗不平衡导致。与肥胖有关的遗传基因目前已经发现有几百种，如瘦素基因等，但没有一种能单独决定肥胖的发生。环境因素也有数十种之多，如前述及的巨大新生儿、儿童不食早餐、喜食高脂性动物食物、缺乏运动等，但也没有哪种会一定引起肥胖。所以肥胖是多种因素综合作用的结果，但摄入大于消耗是形成肥胖的基础。

2. 临床诊断

（1）体质指数（body mass index，BMI）：BMI=体重（kg）/［身高（m）］^{2}。BMI是国际上衡量胖瘦的最常用标准，WHO规定成人BMI≥25属于超重，BMI≥30属于肥胖，但这不适合黄种人，我国成人一般以BMI≥24属于超重，BMI≥28属于肥胖。但学龄儿童和青少年正在生长发育，BMI和成人有区别，需要矫正，详见表7-9。

表 7-9　中国学龄儿童与青少年肥胖的 BMI 标准

年龄 / 岁	超重		肥胖	
	男	女	男	女
7	17.4	17.2	19.2	18.9
8	18.1	18.1	20.3	19.9
9	18.9	19	21.4	21
10	19.6	20	22.5	22.1
11	20.3	21.1	23.6	23.3
12	21	21.9	24.7	24.5
13	21.9	22.6	25.7	25.6
14	22.6	23	26.4	26.3
15	23.1	23.4	26.9	26.9
16	23.5	23.7	27.4	27.4
17	23.8	23.8	27.8	27.7
18	24	24	28	28

（2）体脂百分含量：可以根据体内脂肪的含量来判断肥胖，不同年龄性别人群的判断标准详见表7-10。

表 7-10　不同年龄性别的体脂百分含量判断肥胖的标准

年龄 / 岁	轻度肥胖		中度肥胖		重度肥胖	
	男	女	男	女	男	女
6~14	20	25	25	30	30	35
15~18	20	30	25	35	30	40

（3）标准体重：标准体重（kg）= 身高（cm）–105。实际体重与标准体重相比，超出 10% 为超重，超出 20%~29% 为轻度肥胖，超出 30%~49% 为中度肥胖，超出 50% 为重度肥胖。

（4）肥胖伴随的健康危害：肥胖可使机体代谢耗氧量加大，从而导致心输出量增加，心脏负担增大，表现为血压和血脂升高、心肌肥厚，将来发展成冠心病、高血压、动脉粥样硬化、心衰和猝死的风险增加；肥胖使生长激素水平偏低、性激素水平异常和糖代谢异常，将来影响性生殖能力和发展成糖尿病的风险增加；由于体重偏重致骨关节发育异常、膝盖内或外翻、扁平足和股骨骺端滑脱等，易引起外伤性的腰痛、关节痛、骨折及扭伤等等；肥胖的人往往怕热、多汗、皮肤皱褶处易发生皮炎、擦伤，并容易合并化脓性或真菌感染；肺活量降低表现为气喘，运动速度和耐力降低，影响其心理；受社会压力的影响，易产生自卑、抑郁、成绩差和社会适应不良等心理异常。

3. 预防和治疗　预防的重点是在肥胖易发生的关键期注意膳食营养。在胎儿期避免营养过度，防止母亲体重过重；婴儿期强调母乳喂养，避免过早过量的给予辅食，尤其是淀粉类食品；学龄前期培养良好的饮食习惯，引导正确的食物选择；儿童青少年期要进行正确的营养和健康教育，加强运动，少食高脂高糖食品，避免电子产品上瘾。

针对超重和肥胖青少年，主要从合理膳食、增强运动和矫正行为三个方面进行干预。如减少能量摄入，特别是糖和脂肪的摄入；增加体力活动的量和时间；纠正好吃懒做、沉迷于电子产品等不良行为。

四、青少年的膳食建议

应给予青少年生长需要的平衡膳食，保证能量适宜和优质蛋白质，提供富含微量营养素和种类多样的食物。

（一）供给充足的能量

青少年能量需要量大，需提供足够量的米、面等主食，最好粗细粮搭配，其中含有一定量的玉米、薯类等杂粮，每天大约需要 400~500g。尽量减少糖的摄取。

（二）保证足够的优质蛋白

青少年每天摄入的蛋白质应有一半以上为优质蛋白质，为此膳食中应含有充足的动物性和大豆类食物，如鱼、禽、瘦肉、蛋、奶、大豆及制品的摄入，每日应保证 200~250g 的摄入。

（三）种类多样，微量元素全面

青春期需要量较大也最易缺乏的矿物质有钙、铁、锌、碘等，易缺乏的维生素有维生素A、维生素 D、维生素 B_1、维生素 B_2 和维生素 C 等，应使食物多样化，从奶、肝、蔬果类到坚果、贝类等海产品都应有一定量的摄入，蔬果类大约每日需 500g 以上。

（四）平衡膳食和运动，避免盲目节食和肥胖

青少年尤其是女孩往往为了减肥盲目节食，正确的减肥办法是合理控制饮食，少吃高能量的食物如肥肉、糖果和油炸食品等，以及避免暴饮暴食、乱吃零食等，同时应增加体力活动，使能量的摄入和消耗达到平衡，以保持适宜的体重。

（五）重视早餐

青少年时期学习任务重，大脑要消耗大量营养素。经过一夜的睡眠进入学习状态，如果不吃早餐会使血糖降低、学习效率低下，早餐全面的营养素能保证大脑正常功能。

（六）考试复习期间膳食

考试复习期间，学习和生活节奏快，压力大，精神紧张，这个时期的膳食应增加蔬菜水果、动物性食物，减少单纯油脂的摄入，保证膳食的健康卫生，以免引起胃肠道疾病给考生造成不必要的麻烦。具体可参照学龄儿童的膳食指南。

第八节　中年人群的营养

按 WHO 的年龄划分标准，45~59 岁为中年。中年期是人生的"多事之秋"，人到中年，体力、精力开始衰退，有的甚至出现早衰现象；可是中年又是人生中事业的鼎盛期，正是成果倍出但又是社会和家庭压力最大的时期，父母要赡养、子女要照顾。因此，中年人讲究科学饮食、注重饮食保养对保持旺盛充沛的体力和精力、延缓衰老、少生疾病是十分重要的。

一、中年期的生理特点

生理上，中年期是机体开始进入衰老的过渡时期，身体经历着从盛到稳定到开始衰老的巨大变化过程，与青年相比有以下的特点。

（一）基础代谢率下降

随着年龄增长，基础代谢率比青年时期下降 10%~20%。肌肉等组织随年龄增长而减少，爆发力和耐力都明显降低，运动后的恢复延迟；脂肪组织随年龄增加而增多，脱发等，开始表现出中年大叔或大妈的形象。

（二）消化和循环功能逐渐减弱

中年期消化功能减弱，易出现消化系统疾病如慢性胃炎、溃疡病等；体内清除自由基的能力逐渐减弱，心血管内壁逐渐失去弹性，易患心脑血管、肿瘤等疾病。

（三）神经和内分泌功能衰退

进入中年之后，视觉、听觉、嗅觉等功能开始衰退，记忆力下降，睡眠减少；女性开始进入绝经期，容易出现情绪不稳，男性也进入更年期，出现性功能下降、骨质疏松症等内分泌紊乱。

（四）免疫功能的降低

进入中年后，细胞免疫和体液免疫都开始出现功能减退现象，这种变化在 50 岁以后尤其明显，这就是 50 岁前后的中年人易疲劳，易患多种疾病的重要原因。癌症的发病率在 50 岁之后也迅速地增加。

二、中年期的营养需要与合理膳食

（一）营养需要

在中年期，合理的膳食营养不仅对身体健康有益，而且还能为延缓衰老、益寿延年夯实基础。中年人对各类营养素需求的总原则是：应该根据生理的改变，在达到营养平衡的前提下，保持饮食结构的合理。概括地说就是：低脂肪、低胆固醇、充足的优质蛋白质、丰富的维生素和无机盐、适量的碳水化合物和膳食纤维。

1. 能量与脂类　中年人的饮食应保持能量摄取与消耗大致相等。随年龄的增长，基础代谢率降低和体力消耗减少，每日摄入能量要比青壮年时减少，一般来说，45~50 岁减少 5%，

50~59岁减少10%,否则易形成脂肪沉积。已有动物证据表明,减少能量摄入可以延长寿命。而且中年时期是预防"三高"的关键时期,限制能量的饮食对大多数中年人都是有利的。膳食比例仍是碳水化合物占总能量的50%~65%,脂类占20%~30%,其中n-6和n-3多不饱和脂肪酸的比例为(4~6)∶1,亚油酸供能不应低于总能量的4%,α-亚麻酸供能不低于总能量的0.6%,饱和脂肪酸应少于总能量的8%,并应开始补充DHA以防止脑老化。

2. 蛋白质　虽然中年人对蛋白质的需要量减少,但是随着年龄的增长,人体对蛋白质的利用率逐渐下降,不如青壮年,因此,供应量仍与青壮年时相似,每日每千克体重应不少于1g,即男性约为65g/d,女性约为55g/d。动物性蛋白质和豆类蛋白质约占1/3以上为佳。

3. 维生素　维生素对维持各方面的新陈代谢都有重要作用,其中维生素A、维生素C、维生素D和维生素E对中年人尤为重要。如维生素A对视觉的保护作用、维生素C和维生素E的抗氧化作用、维生素D促进钙的吸收等。推荐维生素A的每日摄入量为700~800μgRAE/d,维生素E为14mgα-TE/d,维生素C为100mg/d,维生素D随年龄从10μg/d增加到15μg/d。

4. 矿物质　中年人需增加钙的摄入,减少钠的摄入。中年人对钙的吸收能力比青年时要差,若得不到及时的补充,便容易发生骨质疏松。为了防止骨质疏松,钙的推荐摄入量从青壮年的800mg/d增加到1 000mg/d。钠的过量摄入与高血压关系密切,中年后血管弹性开始下降,容易引起收缩压增高,所以,适当限制钠的摄入有利于心血管健康,钠的推荐摄入量从青壮年的1 500mg/d减少到1 400mg/d。另外,铁的推荐摄入量为12mg/d,但如果女性尚有月经,则需增加铁的摄入到20mg/d,以防止贫血。

5. 膳食纤维　膳食纤维不仅能防止便秘,而且能降低胆固醇的吸收,减缓碳水化合物的吸收,降低血液中的胆固醇含量,有预防高血脂、糖尿病和肠癌的作用。因此,中年人的饮食中应适量增加含膳食纤维的食物,不要只吃精米、精面,也要吃糙米、粗粮、杂粮和薯类等,因为稻、麦等的麸皮中不仅含有膳食纤维,而且还含有多种微量元素,如铬和锰等,人体缺乏这些元素,容易发生动脉硬化等疾病。

6. 水　水参与体内的一切代谢活动,中年人应注意多喝些水,有利于清除体内代谢产物、保持皮肤弹性以及预防疾病等。

(二)中年人群的合理膳食建议

中年人为了预防疾病必须养成健康的生活方式,良好的饮食习惯,科学地调配饮食结构,保持营养平衡。

1. 饮食原则

(1) 控制能量,避免肥胖:中年人的代谢减弱,容易产生脂肪沉积,出现"啤酒肚",从而容易患胆结石、糖尿病、高血脂、高血压、冠心病和某些癌症。所以中年人每日的能量要做到"收支平衡",防止肥胖。

(2) 蛋白适量:中年人每天应摄入与青壮年相似量的蛋白质。并要保证1/3以上的优质蛋白质。

(3) 限制碳水化合物:碳水化合物摄入过多会转化成脂肪,容易肥胖,而且由于中年后胰岛功能减退,也容易引起糖尿病。限制作为主食的碳水化合物,有时会感觉食量不足,可增加含糖量少、含纤维素多的水果和蔬菜,以及较不易消化的粗粮、薯类等,而且这些物质还有利于肠道健康、提供多种维生素和矿物质、促进胆固醇的清除。限制摄入精制糖。

（4）低脂、低胆固醇饮食：中年人每天的脂肪摄入量应限制在 50g 左右为宜。脂肪以植物油为好，因为植物油含有不饱和脂肪酸，能促进胆固醇的代谢，防止动脉硬化。动物脂肪、内脏、鱼子、乌贼、贝类含胆固醇较多，易引起胆结石和动脉粥样硬化等。

（5）多吃含钙丰富的食物：为了预防骨质疏松，要增加钙的摄入，如牛奶，虾皮和豆制品等。

（6）抗氧化和防癌饮食：为了减缓衰老，减少自由基的损伤，应增加菌菇类、西蓝花和胡萝卜等抗氧化能力强的防癌蔬果。

（7）少盐：每天食盐摄入量不超过 3.5g，以防引起高血压。

（8）规律饮食：饮食要定时、定量，不能暴饮暴食，也不能饥一顿、饱一顿，以免引起消化系统功能紊乱。

（9）戒烟戒酒：青年时期大量吸烟，到了中年可能发现肺功能下降，甚至发生肺部的一些慢性病，而且烟与呼吸道癌症和膀胱癌关系密切，也为了家庭成员的健康，应当戒烟。年轻时喝酒应酬，到了中年可能出现酒精肝、脂肪肝以及胃部不适等病变，已明确酒与消化道癌症及肝癌的关系密切，所以在认识到身体不适后，更易激发戒烟戒酒的动机和行为。

2. 食物推荐

（1）粗粮：在胃肠道可接受的前提下，以粗粮为主，多选择根茎类，如红薯、土豆等。

（2）鱼类：鱼类不仅含有丰富的优质蛋白质和不饱和必需脂肪酸 DHA 等，还含有磷、硒、钙等多种矿物质，可延缓衰老，防止骨质疏松的发生。因此，中年人要多吃鱼以替代猪、羊肉类，每周至少要吃 2~3 次鱼类为好。

（3）豆类：大豆富含优质蛋白质和不饱和必需脂肪酸，还含有丰富的维生素 E，可防止过氧化脂类生成，延缓衰老并降低血清胆固醇，防止动脉粥样硬化；大豆中的磷、铁、钙含量丰富，磷可补充脑的需要，铁、钙可防止贫血和骨质疏松。此外，豆类还含有植物雌激素，对更年期妇女有非常好的保健作用。

（4）坚果：坚果富含优质蛋白质和不饱和必需脂肪酸，还含有丰富的维生素 E 和矿物质，有益于增强体质及预防动脉粥样硬化，长期食用可延年益寿，中年人可将其作为饭后茶点来吃，但要控制用量。

（5）菌菇类：香菇、蘑菇、木耳、银耳等含有多种氨基酸、维生素和多糖，能提高机体的免疫力，增强抗病毒、抗血栓形成以及抗癌的能力；菌菇中的多糖是抗癌的主要成分。

（6）藻类：紫菜、海带等藻类食物，含有藻胶酸、海带氨酸、钾、磷、钙、胡萝卜素、维生素 B_1、维生素 B_2、维生素 C、维生素 P 及多种氨基酸，具有软化血管以及预防冠心病，动脉硬化、肿瘤和老年痴呆的作用。藻类食物中还含有丰富的碘，可预防碘缺乏病，有利于能量代谢。

（7）芝麻：芝麻含有丰富的抗衰老成分维生素 E，有抗氧化作用，能延迟细胞的衰老，常吃可抑制细胞内自由基的堆积，从而延缓衰老的发生。

3. 饮食习惯　早起晨练前应先喝杯温开水，以补充水分。

早餐要选择营养丰富易消化的食物，如牛奶、鸡蛋、豆浆、面条、稀粥等，并应有定量的蔬菜，不要进食煎炸、干硬、油腻的食物，否则会导致食滞，引起消化不良。

晚餐必须科学进食。现代家庭中，白天工作繁忙，晚上全家团聚，晚餐自然比较丰盛，一日三餐的热量几乎 50% 都集中在晚餐，会使血脂骤然升高，增加肝脏负担，加上夜晚入睡后，人的血流减缓，大量血脂容易沉积在血管壁上，造成低密度脂蛋白和极低密度脂蛋白把血清胆固醇运载到动脉管壁堆积起来,促使动脉硬化,诱发冠心病。而且大部分热量集中在晚餐的这种进餐方式,还会加速糖耐量的降低,引发糖尿病。合理的三餐能量分配比例为早餐占30%、中餐占40%、晚餐占30%。

（三）中年人群的进补

传统养生学认为,男子可在 40 岁左右开始进补,而女子则宜更早一些,一般在 35 岁左右。《黄帝内经》中记载,男子在 40 岁以前,精力旺盛、肌肉饱满、筋骨健壮,到 40 岁以后,则开始出现"肾气衰"的现象。女子 35 岁前身体强壮,到 35 岁后,不仅精力开始不济,而且头发开始脱落,面部失去润泽。现在越来越多的资料表明,40 岁是人身体健康状况发生改变的分界线。因此,中年期开始进补,不仅非常适宜,而且有一定的必要。把握住这个进补的好时机,不仅利在眼前,而且有远期效益。

按我国中医的观点认为,中年人脾胃"主运化"的功能优于老年人,这时既能进补亦能受补。药补不如食补,在中年期可根据需要适量地吃一些养心、健脑、抗衰老的食物,如大豆、鱼类、芝麻、香菇、银耳、蜂蜜、花粉等,对人体是有益的。

1. 养心　心脑血管病是老年人最易患的疾病,所以进入中年要注重心脏和血管的健康。对心脏有益的食品包括芝麻、杏仁、花生等富含辅酶 Q 的坚果类和莲子、大枣等,防止血管硬化和血栓形成的有黑木耳、西红柿、海带、洋葱、大蒜、苹果等食物。以药食同源的马齿苋为例,它能抑制人体内血浆胆固醇和甘油三酯的生成,而且能使血管内皮细胞合成扩血管的前列腺素 E 增多,血栓素 A_2（血管收缩剂和血小板聚集剂）减少,从而使血液黏度下降,防止血小板聚集和血栓形成。养心还要防止血压的升高,所以要少盐、利尿。

2. 健脑　中年人记忆力减退较明显,需要补脑。鱼、蛋黄、小米、大豆、核桃、花生、芝麻、黄花菜等含有较高的卵磷脂、DHA、优质蛋白质以及 B 族维生素和铁等,可以防止神经元老化,也可以预防脑血管疾病的发生,是脑力劳动者的首选。

3. 抗衰老　抗衰老从某种意义上说就是抗氧化、抗自由基。而且抗自由基也能防止细胞的 DNA 损伤,有防癌作用。富含维生素 C、维生素 E 和黄酮类的蔬菜和水果都有很好的抗氧化作用,如西红柿、西蓝花、柑橘、蓝莓、猕猴桃、绿茶等。其中红葡萄酒也有抗氧化作用,而且其所含的水杨酸有预防血栓形成的功效,但最近 WHO 提议尽量少喝酒。我们认为如果喜欢喝酒且不易醉酒的人可以少量饮用红葡萄酒,每日以 50ml 为宜,如果不擅饮酒者不建议饮酒,因其体内的酒精不易被代谢,反而有害身体。

4. 防骨质疏松　由于激素改变等原因,中年人对钙的吸收较差,流失较多,易引起骨质疏松。中年后可适当增加维生素 D 和含钙丰富的食品。如含维生素 D 的鱼类、肝脏、蛋黄等,含钙丰富的奶类、海带、虾皮、骨头汤等。

5. 防高血脂　随年龄增大,运动量减少而脂肪代谢能力减弱,除了控制脂肪摄入外,也可增加膳食纤维摄入,以减少胆固醇等的吸收。富含膳食纤维的食物主要是蔬果和某些杂粮,如芹菜、白菜、卷心菜、菠菜、番薯、豆类等。

第九节　老年人群的营养

衰老死亡是自然规律,无法抗拒。但不同的人衰老的程度和速度不同,死亡的年龄也不同,说明衰老是既受遗传因素决定,也受环境因素的影响的过程。其中营养在环境因素中占

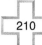

了重要的地位,因为构成人体结构以及新陈代谢所需的物质都来源于营养素。

据统计,至 2019 年底,中国 60 岁以上的老年人口已经超过总人口的 18%,老年人口总数已是世界第一。在此形势下,如何加强老年保健、延缓衰老进程、防治各种老年常见病,达到健康长寿和提高生命质量,已成为我国人民最迫切的追求之一。在合理的老年营养指导下,通过食物养生来防衰老、抗疾病是最自然和最容易被接受的方式,因此,根据老年人生理变化,从营养学角度探讨老年期的营养和膳食从而促进健康长寿具有重要的社会意义。

一、老年人的生理特点

(一) 身体成分改变

1. **细胞数量下降**   进入老年后,全身多个器官的细胞减少萎缩导致功能下降。突出表现为骨骼肌细胞减少萎缩导致肌力下降、活动不便;脑内神经细胞数量可减少 10%~20%,至 90 岁甚至减少 30%,导致记忆力减退、感觉运动迟钝;味蕾数目减少导致味觉减退、口味偏重;肝细胞数减少导致机体解毒、代谢和免疫功能下降等。

2. **身体水分减少**   主要为细胞内液减少导致皮肤皱缩、弹性下降,同时也会影响体温调节,降低老年人对环境温度改变的适应能力。

3. **骨组织疏松**   由于与钙代谢的内分泌功能减退等缘故,老年人骨质疏松的发生率很高,尤其在女性,60 岁以上可达 60%。由于骨质疏松,牙槽骨萎缩,老年人的牙齿易摇动、脱落,影响食物摄取。

(二) 代谢功能降低

1. **基础代谢率降低**   与中年人相比,65~70 岁的老年人的基础代谢率大约降低 15%~20%,并随着年龄增长进一步降低。老年人体内各器官和肌肉组织减少明显,惰性的脂肪组织相对增加。如果能量摄入过多,容易造成脂肪沉积,导致超重或肥胖,从而产生并发症。

2. **新陈代谢改变**   合成代谢降低,分解代谢增高,合成与分解代谢失去平衡,导致全身器官和组织的减小萎缩、功能全面衰退。

(三) 器官功能减退

1. **消化系统**   老年人味蕾减少,味觉功能减退,锌与维生素 A 有利于味蕾生长;多数老人因牙齿脱落而影响食物的咀嚼和消化,消化液和消化酶分泌也减少,使食物的消化能力下降,宜选择柔软、易消化的食物;胃肠扩张和蠕动能力减弱,易发生便秘,可增加膳食纤维的摄入;肝细胞数减少,肝功能减退,肝脏合成各种抗氧化酶的能力下降,胆汁分泌减少,须减少脂肪摄入、增加抗氧化营养素的摄取。

2. **心血管系统**   老年人脂类代谢明显下降,易出现高脂血症,表现之一是低密度脂蛋白胆固醇升高,再加上老年人的抗氧化能力下降,使得血管内皮易受损导致动脉粥样硬化;老年人的血管逐渐硬化,高血压患病率随年龄增加而升高,心脏负担也随之加大。

3. **神经内分泌系统**   随着年龄增长,脑细胞减少,神经传导速度降低,脑血管硬化,导致老年人易出现记忆力降低、感觉迟钝、动作缓慢、易疲劳等;褪黑素等化学物质的减少可导致睡眠障碍等;晶状体弹性降低导致老花眼;神经系统的衰退也影响下丘脑 - 垂体控制的内分泌系统,导致甲状腺激素、肾上腺皮质激素和性激素等的减少。

4. **免疫系统**   随年龄增加体液免疫和细胞免疫功能均下降明显,所以,老年人易感冒,抵抗力下降、易发生肿瘤等,维生素和菌菇多糖等食物有助于增强人体的免疫力。

5. 呼吸系统 呼吸道黏膜萎缩、纤毛运动减弱、分泌免疫球蛋白功能下降等使老年人易患呼吸道疾病。

6. 泌尿系统 由于肾单位数量减少萎缩,肾功能下降,促红细胞生成素减少,导致老年人易酸碱失衡、电解质失衡、红细胞数减少等。

二、影响老年人营养状况的因素

(一) 生理因素

1. 老年人大多有牙齿脱落或对义齿不适应,影响食物的咀嚼,使食物不易消化,也因此不愿选用蔬菜、瘦肉、坚果等不易咀嚼的食物。

2. 老年人由于消化道的消化吸收功能减弱,摄取的营养素不能很好地被吸收进入体内。

3. 老年人由于肝、肾功能的减退,维生素 D 不能在体内有效地转化成活性形式,使钙的吸收减少。

4. 老年人由于慢性病,常服用各种药物,干扰了某些营养物质的吸收利用。

(二) 环境因素

1. 有些老年人由于经济状况拮据,购买力下降,或行动不便导致烹饪和采购困难,或饮食习惯不良等因素,影响了对食物的选择,营养素摄入单一。

2. 丧偶老人、空巢老人由于生活孤寂,缺少兴趣,干扰了正常的摄食心态。

3. 有些老人因退休而离开工作岗位和工作环境,一时尚不能适应,引起食欲下降。

4. 有些老人因慢性病困扰,如失眠、疼痛等,引起食量下降。

三、老年人的营养需要

(一) 能量

老年人的基础代谢率降低、活动量减少,其所需的能量也相应减少。摄入超过需要的能量会引起肥胖。老年人可根据理想体重(kg) = 身高(cm) - 105 来简单估算,把自己的体重维持在理想体重的 ±10% 以内为佳。也可计算 BMI,控制在 18.5~23.9 范围内为佳。老年人群可分成 65~79 岁和 80 岁以上两个群体,又根据老年人活动量的多少分为轻体力与中等体力活动两大类。建议 65~79 岁轻体力活动男女性可分别摄入 2 050kcal/d 和 1 700kcal/d,中度体力活动的男女性可分别摄入 2 350kcal/d 和 1 950kcal/d,推荐 80 岁以上轻体力活动的男女性可分别摄入 1 900kcal/d 和 1 500kcal/d,中度体力活动的男女性可分别摄入 2 200kcal/d 和 1 750kcal/d。其中,碳水化合物占每日总能量的 50%~65%,脂类占 20%~30%,蛋白质约占 15%。

进入老年后,需要保持良好的心态,在医学认可的条件下进行适当的体力活动,持之以恒地进行原已习惯的有氧运动,这是推荐摄入量的基础。如果老年人终日不出门或是只坐着看电视、打牌,其每日能量的推荐值,就有可能高于需要。所以,针对卧床和行动不便老人的能量需求另有规定。

(二) 宏量营养素

1. 蛋白质

(1) 蛋白质对老年机体的重要性:老年人的分解代谢强于合成代谢,机体呈负氮平衡的状态。如果这时蛋白质摄入不足,就会加重负氮平衡,组织器官的合成代谢与更新就会受到影响,从而加速衰老,所以有人建议蛋白质供应量应比中年人高,但高蛋白也会增加肝肾负担,所以建议与中年人持平。

(2) 蛋白质的推荐量:推荐所有老年人群男性要求达到65g/d,女性55g/d。蛋白质的需要量与中年人持平。

(3) 蛋白质的来源:老年人的蛋白质推荐量没有减少,但总能量摄入减少,如果能量主要由谷类提供,其蛋白质的量只能达到推荐量的一半左右,如果蛋白质主要从动物性食物获取,包括肉、蛋、奶类等,那么动物脂肪在膳食中的比例就会偏高,所以建议老年人选择高蛋白低脂的食物。大豆及其制品、脱脂乳品以及鱼虾类是老年人最佳的选择,以大豆为例,一方面大豆及其制品价格便宜、容易获取;另一方面,豆制品比较容易消化,大豆中富含优质蛋白质、卵磷脂、不饱和脂肪酸以及大豆异黄酮等,对人体有利,尤其是女性;此外,鲜豆类也可以作为蔬菜提供维生素和膳食纤维;加上豆及其制品可以制成数以百计的菜肴,因而选择大豆及其制品是符合老年人消费条件及蛋白质要求的。

2. 脂类　随着年龄增大,脂类代谢的能力越来越弱,易出现高血脂,从而损害血管内皮,易导致动脉粥样硬化和心脑血管意外,所以,老年人应减少脂肪的摄入,尤其是动物性油脂,因为动物性油脂含较多的饱和脂肪酸和胆固醇,是导致血黏度增高和血管病变的明确致病因子。而DHA等多不饱和脂肪酸可防止血栓形成、防止神经元老化和维持正常的免疫功能。因此,老年人应适当减少家畜来源的食物,因为即使猪瘦肉中也含有20%左右脂肪;减少鱼卵、蛋黄、肝、肾等富含胆固醇的食物;相应增加富含DHA的鱼类等食物比例。建议脂肪供能在全日总能量中占20%~30%,而且饱和脂肪酸应小于总能量的10%,属于n-6系多不饱和脂肪酸的亚油酸供能不应低于总能量的4%,属于n-3系的DHA等供能不低于总能量的0.6%,胆固醇不宜多于300mg/d。

3. 碳水化合物　老年人的糖耐量降低,血糖的调节能力减弱,血糖容易波动,故可增加餐次,并应选择复合碳水化合物的淀粉类,在消化系统可耐受的前提下尽量选择粗杂粮,不宜使用蔗糖等简单的单糖和二糖类。我国营养学会建议老年人摄入的碳水化合物宜占膳食总能量的50%~60%。并应多吃蔬菜等富含膳食纤维的食物,增强肠蠕动,防止便秘。此外,某些食物中的多糖,如香菇多糖、枸杞多糖等具有提供免疫力和改善肠道菌群的作用,有益于健康长寿。

(三) 微量营养素

老年人因生理和环境因素的限制,摄取食物的总量和种类会比年轻人少,因此易出现某些微量元素的缺乏。而且老年人全身功能下降,只有摄入充足量的微量元素,才能提供足够的抗氧化能力、保证正常的生化代谢和维持细胞的再生等。虽然老年人无论代谢还是活动量都比年轻人下降,但仍然建议老年人的微量营养素摄入量与正常成人保持一致,其中维生素D甚至要有更大的摄入量。

1. 矿物质

(1) 钙:由于老年人皮肤接受日晒的机会减少使皮下7-脱氢胆固醇转变为维生素D减少,肝肾功能衰退又使活化维生素D的能力下降,再加上胃肠道吸收功能减弱,他们对食物钙的吸收率只有不到20%,而体力活动的减少又增加了骨钙的流失,以致老年人骨质疏松症很常见,尤其是女性。我国营养学会推荐老年人钙摄入为1g/d,并应以食物钙为主。牛奶及奶制品是最好的钙来源,其次为大豆及豆制品、海带、虾皮等。单纯补充钙制剂可能导致钙过多引起结石,每日最大可摄入总量不应超过 2g/d。

(2) 铁:老年人对铁的吸收利用能力下降,造血功能减退,造成血红蛋白和红细胞量均减少,易出现缺铁性贫血,故应保证铁的摄入,并增加优质蛋白、维生素 B_6、维生素 B_{12} 和叶酸等的供应。我国推荐铁的摄入量为 12mg/d,最多不超过 42mg/d。针对植物吸收差的特点,可以适当选择易吸收的血红素铁含量高的食品,如动物肝脏、瘦猪肉、瘦牛肉等,同时多食富含维生素 C、维生素 B_2、维生素 B_{12} 和叶酸的蔬菜、水果,以利于红细胞的生成。

(3) 其他:高钠易引起高血压,而钾对钠有拮抗作用;镁能降低血管紧张度和防止动脉粥样硬化的作用;锌能促进味蕾生长增强食欲;硒有防癌抗衰老的作用;铬、锰与调节脂肪和糖代谢的酶活性有关;所以老年人应采用低盐饮食,从食物中适量增加镁、钾、锌、硒、铬和锰等的摄入。推荐氯化钠为 3.6g/d,钾为 2g/d,镁 320mg/d,男性需锌 12.5mg/d,女性需锌 7.5mg/d,硒为 60μg/d,铬为 30μg/d,锰为 4.5mg/d。

2. 维生素　老年人由于全身功能的减退,需要补充足量的各种维生素以促进代谢、延缓衰老及增强抵抗力。

(1) 维生素 A:维生素 A 可直接来源于动物性食物肝脏等,也可从植物的类胡萝卜素(包括 β- 胡萝卜素)转化而来,其中类胡萝卜素转化成维生素 A 可被机体调控,所以无最大可摄入量的限制,考虑到老年人低胆固醇饮食等的要求,建议老年人以食用类胡萝卜素作为维生素 A 的主要来源。营养学会推荐我国老年男、女性应摄入维生素 A 分别为 800μgRAE/d 和 700μgRAE/d。

(2) 维生素 D:老年人易缺钙出现骨质疏松症,为了促进钙的摄入,需要维生素 D 的帮助。因为老年人户外活动减少,自身合成的维生素 D 量减少,所以需要外源性摄入更多的维生素 D,营养学会推荐我国老年人维生素 D 的摄入量为 15μg/d,高于中年和青年人。

(3) 维生素 E:维生素 E 是一种天然的脂溶性抗氧化剂,能防止脂类过氧化物—脂褐素的生成和体内氧自由基的生成,能增强免疫力,推迟性腺萎缩,有延缓衰老的作用。老年人应多食用富含维生素 E 的食品,推荐剂量为 10mgα-TE/d。为防止脂类过氧化,当多不饱和脂肪酸摄入量增加时,应相应地增加维生素 E 的摄入量,一般每摄入 1g 多不饱和脂肪酸应摄入 0.6mg α-TE 的维生素 E。维生素 E 的最大可摄入量不应超过 700mgα-TE/d。

(4) B 族维生素:由于老年人喜煮熟煮烂的软食,或是牙齿不能咀嚼水果和蔬菜等原因,容易造成 B 族维生素缺乏。营养学会推荐维生素 B_1 在老年男、女分别为 1.4mg/d 和 1.2mg/d,维生素 B_2 在老年男、女分别为 1.4mg/d 和 1.2mg/d,维生素 B_6 为 1.6mg/d,维生素 B_{12} 为 2.4μg/d,叶酸为 400μgDFE/d。

目前认为,高同型半胱氨酸血症也是动脉粥样硬化的独立危险因素。同型半胱氨酸是蛋氨酸代谢的中间产物,维生素 B_{12}、叶酸、维生素 B_6 的不足可引起高同型半胱氨酸血症。

(5) 维生素 C:维生素 C 可促进胶原蛋白的合成,保持毛细血管的弹性,减少脆性,防止老年血管硬化;它也可降低胆固醇、促进铁的吸收、增强免疫力和抗氧化能力,因此老年人应摄入足量的维生素 C,其推荐摄入量为 100mg/d。

3. 水　饮水有助于排出各种毒素和代谢产物,降低血黏度,减轻便秘,因此,老年人摄入水分应不少于中青年。目前认为老年人每日每千克体重应摄入 30ml 的水。有大量排汗、腹泻、发热等情况还应增加。由于老人对失水与脱水的反应较迟钝,老年人不应在感到口渴时才饮水,而应该有规律地主动饮水,包括可饮用清淡些的绿茶。

四、老年人群的膳食建议

(一) 控制能量摄入

能量的摄入与消耗要平衡。保持理想体重,适当运动,避免增重;增加餐次,减少主餐摄入量,有七八分饱即可;主食的碳水化合物以淀粉为主,在肠胃允许条件下,多食用粗粮、杂粮。粗杂粮包括全麦面、玉米、小米、荞麦、燕麦、番薯等,这些不仅能减少血糖的升高水平,还能提供更多的维生素、矿物质和膳食纤维。

(二) 饮食多样化

每天应吃多种多样的食物,利用食物营养素互补的原则,达到全面营养的目的。建议每日膳食应有 20 种以上不同的食物。除淀粉类、肉、奶、蛋、蔬果外,还可增加菌菇类、海带和绿茶等有抗氧化、抗肿瘤、抗衰老和抗"三高"的食品。

(三) 食用优质蛋白质

蛋白质要以优质蛋白质为主,为避免摄入过多脂肪,脱脂奶、蛋白、禽肉和鱼类等脂肪含量较低,较易消化,适用于老年人食用。大豆不仅富含优质蛋白质,还有丰富的大豆异黄酮和大豆皂苷等,可抑制体内脂类过氧化、预防心脑血管疾病和延缓衰老等。脱脂奶及其制品还是钙的最好食物来源,可预防骨质疏松症和骨折,虽然豆浆含钙量也高,但远不及牛奶中的钙易吸收,因此不能以豆浆代替牛奶。

(四) 适量食用动物性食品,控制脂肪摄入

动物性食品有利于脂溶性维生素和铁的吸收,不要完全杜绝动物性食品,控制脂肪占每日需能的 20%~30% 即可。

(五) 多吃新鲜的蔬菜和水果

蔬果是机体维生素、矿物质和抗氧化物质的重要来源,而且大量的膳食纤维可预防老年便秘,番茄中的番茄红素对老年男性常见的前列腺疾病有一定的防治作用,类胡萝卜素主要来自胡萝卜等色彩鲜艳的蔬果,大蒜和生姜等有降血脂和胆固醇的作用,洋葱有降血压等作用。不要因为牙齿不好等原因而减少蔬果,可以把蔬菜切细、煮软,水果切细、打汁等方式增加摄入量,建议摄入蔬果不少于 500g/d。

(六) 清淡少盐多饮水

选择用油少的烹调方式如蒸、煮、炖等处理食材,不吃油炸、烟熏、烘烤和腌制食品。少用各种含钠高的酱料,避免过多的钠摄入引起高血压。保持定时饮水,清理体内废物。

(七) 养成良好的饮食习惯

养成定时定量地饮食习惯,少食多餐,细嚼慢咽,不暴饮暴食;不吸烟,不酗酒,不食用刺激性强的食品;保证良好的睡眠和适度的锻炼,情绪乐观,饮食有度。

（丁悦敏）

第八章

特殊环境人群的营养

特殊环境人群是指在特殊的自然环境或工作环境中生活或工作的人群,涵盖了特殊环境(包括高原、高温、低温、航空航天、航海潜水、微波和电离辐射等)从业人员与某些特殊职业(包括运动员、特种作业等)从业人员。因长期受到理化因素的影响,机体处于应激状态,与普通人群相比,特殊环境人群的生理状态和能量物质代谢过程有其特殊性。因此,特殊环境人群更需要合理搭配膳食,改善其营养状况,以达到提高环境适应能力和促进身体健康的目的。

第一节　高原缺氧环境人群的营养

我国的高原地域辽阔,海拔 3 000m 以上的高原面积约占国土总面积的 1/6,高原人口约有 1 000 万。由于 3 000m 以上的高原空气稀薄,大气压和氧分压均较低,人体的血氧饱和度偏低,从而对人体功能产生重要影响。缺氧对体内物质代谢具有显著的影响,妨碍机体正常功能的运行,轻者引起高原反应,重者可诱发高原肺水肿和高原脑水肿;慢性高原缺氧则会引起红细胞增多症和心血管疾病等。

一、高原气候特点

(一) 大气压和氧分压低

大气压会随海拔高度的上升而下降,一般海拔每上升 100m 大气压就下降 7.45mmHg,同时氧分压随着大气压等比例降低。例如,海拔 3 000m 处大气压从 760mmHg 降至 522mmHg,此时氧分压从 159mmHg 降至 109mmHg。高原大气压的降低,可对人类生活产生较大的影响,不但使从平原运输到高原的物体(如罐头、安瓿、轮胎等)内部气体膨胀,压力增大,也导致人体出现腹部胀气症状等。而氧分压降低是影响人体功能的主要因素。

(二) 沸点低、气温低

液体分子在低气压下变得比较活泼,温度升高后更容易沸腾,其沸点随海拔高度增高而递减。由于沸点的降低,食物不易煮熟,影响食物的口味和消化吸收率。此外,由于海拔每升高1000m气温就下降5~6℃,因此,高原气温要低于平原地区,且昼夜温差大。低气温对大部分的植物和动物生长不利,容易造成蔬菜和水果冻伤,亦可造成人体组织的冷冻伤。

(三) 湿度低、辐射强、气流快

高原地区降雨少,气温低,故天气比较干燥,容易造成人体皮肤皲裂、口唇干燥等症状,如果不及时补充水分,甚至会导致一定程度的脱水。高原大气稀薄,尘埃和蒸汽较少,宇宙射线到达地面时受到反射和吸收等干扰较小,辐射增强,紫外线比海平面增高3~4倍。强辐射可直接影响人体的皮肤,造成皮肤提早衰老甚至出现日晒伤。高原地区屏蔽少,气流快,多有大风。高原大风不但影响人类的正常生活,还可加重人体冻伤和缺氧损伤的程度。

二、高原缺氧环境的营养代谢

高原缺氧环境的营养代谢研究结果主要来自在高原驻守部队和高原集训运动员营养状况调查分析及其营养素干预、高原地区居民营养状况分析和一部分动物实验结果。

(一) 缺氧对碳水化合物代谢的影响

高原地区的缺氧环境会使人出现食欲下降,食物摄取量减少,进食后胃蠕动减弱,幽门括约肌收缩,胃排空时间延长和消化液分泌量减少等表现。以上改变均影响消化系统正常功能。缺氧或低氧时对碳水化合物代谢的影响主要有:

1. 葡萄糖吸收减慢,血糖降低。

2. 儿茶酚胺分泌增加,糖原分解加快,同时合成酶活力却下降,糖原异生受阻,糖原贮备量减少。

3. 人体有氧代谢下降,无氧酵解加强,血液乳酸含量增高。

(二) 缺氧对蛋白质和脂类代谢的影响

1. 缺氧或低氧对蛋白质代谢的影响为:

(1) 蛋白质的摄入量减少。

(2) 蛋白质和氨基酸分解代谢加强,氮的排出量增加。

(3) 蛋白质合成率下降。

(4) 血清必需氨基酸或者非必需氨基酸含量下降。

2. 缺氧或低氧对脂类代谢的影响为:

(1) 脂肪摄入量减少。

(2) 脂肪分解大于合成,血浆游离脂肪酸、甘油三酯、胆固醇、磷脂等均增加,脂肪贮量减少。

(3) 游离脂肪酸的利用增加。

(4) 严重低氧时,脂肪氧化不全,尿中可出现酮体。

(三) 缺氧对电解质代谢的影响

缺氧或低氧可造成电解质代谢紊乱,体液从细胞外进入细胞内,造成细胞水肿。实验表明,高海拔缺氧环境使人尿中钾和氯排出量减少,肾小球滤过率下降,血清钾和氯含量增加。此外,在急性低氧时,由于血液氧分压和二氧化碳分压同时降低,导致血液pH上升和碱贮备减少。

(四) 缺氧对维生素代谢的影响

高原地区由于食物供应和烹饪等方面的原因,加之人体胃肠道功能下降,容易出现一些相关维生素营养不良。高原运动员营养调查发现部分维生素摄入不足,以水溶性维生素为主,如维生素 B_1 和维生素 C 摄入不足或缺乏。高原地区儿童和老人的总体营养状况差于平原地区,也存在维生素摄入不足的情况。此外,人体急性低氧时,血浆中维生素 C 含量减少。

将大鼠每天放置于低压低氧环境中(模拟海拔 8 000m 的环境)饲养 90 分钟,9 天之后大鼠尿液排出的维生素 B_1、维生素 B_2 均比常压组大鼠高,而肝、肾等组织中的含量则明显低于对照组,说明高原低氧环境促进 B 族维生素从尿液途径排泄,加重维生素缺乏的程度。

此外,动物实验表明,幼鼠在低氧时,脑组织中核糖核酸(RNA)含量增高,而脱氧核糖核酸(DNA)含量降低,其改变将会对脑组织结构和功能产生影响。

三、高原地区营养需求

(一)高原地区作业人员能量需求

由于高原地区空气稀薄,为了尽可能从空气中吸入更多的氧就必须增加机体的通气量,导致呼出过量的 CO_2,从而影响了机体的酸碱平衡。严重低氧可致食欲减退,能量供给不足,心脏线粒体功能减退,使能量代谢率下降。在同等劳动强度条件下,需要消耗更多的能量,故能量需求量增高。

(二)高原地区作业人员各种营养素需求

1. 碳水化合物　碳水化合物的代谢很容易受环境影响而发生变化。由于高碳水化合物饮食能使人的动脉含氧量增加,因此,膳食中应增加碳水化合物比例,以提高机体耐受低氧的能力。机体处于摄食量不足的情况下,心脏线粒体的三羧酸循环中脱氢酶的活力和细胞色素 C 氧化酶的活力均下降。因此,在高原地区,应优先保证碳水化合物的摄取量,这对维持体力非常重要。在离体心脏实验中也证明葡萄糖对心肌有保护作用,给低氧心肌补充葡萄糖可使心肌的收缩功能增加。

2. 脂肪　在高原低氧情况下,机体利用脂肪的能力增强。如将成年小鼠置于 3 800m 高度的低氧环境饲养 30 天,然后注入 ^{14}C 标记的棕榈酸、二丙氨酸和天冬氨酸,随后检查 ^{14}C 标记物在体内的分布情况,结果发现肝、肌肉和心脏中放射标记物增加。在上述组织内,糖原组分中放射性物质增加最多,表明从脂肪酸合成糖原的糖异生作用加强。人体实验发现,当在海拔 3 500m 以上高海拔地区生活 4 个月以上的受试对象的脂肪摄入量为 198g/d 时,其消化利用率为 96.6%;当脂肪摄入量为 340g/d 时,消化利用率为 97.5%,推测高原地区居民有较高的脂肪利用率。

3. 蛋白质　在高原低氧适应过程中,人体可逐渐出现红细胞增加、血红蛋白增高和血细胞总容积增加的适应现象,以提高单位体积血液的氧饱和度。同时脑组织和心肌中的蛋白合成也增加,这些都与蛋白质营养有关。研究表明,合理营养有助于高原习服,某些氨基酸,如色氨酸、酪氨酸、赖氨酸、谷氨酸、牛磺酸具有提高缺氧耐力的效果。

4. 维生素　低氧时,体内辅酶含量下降,呼吸酶活性降低,补充维生素后可促进有氧代谢,提高机体对抗低氧的耐力。在低氧情况下,除提高膳食中碳水化合物的比例外,还应增加维生素摄入量,如 B 族维生素和抗氧化维生素,从而提高对高原环境的适应能力。从事体力劳动时,维生素 A、维生素 C、维生素 B_1、维生素 B_2、烟酸应按正常供给量的 5 倍给予。

5. 水和矿物质　初登高原者体内水分排出较多,体重可减少 2~3kg。此现象是一种适应性的反应。如因失水严重影响进食,应设法使饭菜更为可口,以促进食欲,提高进食量,保证营养,防止代谢紊乱。未能适应高原环境时,还要适当减少食盐摄入量,有助于预防急性高山反应。

此外,某些草本植物也具有抗缺氧的作用,如红景天和三七提取物对进入高原人群的生理功能有改善作用。

第二节　高温环境人群的营养

高温环境通常指在气温 35℃以上的生活环境或 32℃以上的工作环境,或相对湿度大于 80% 并且环境温度大于 30℃的环境。在高温环境下作业时,由于环境温度较高不利于散热,可引起人体能量代谢和生理状况发生一系列的应激反应,如体温升高,水分、矿物质和水溶性维生素等营养素随汗液流失,血液浓缩,心跳加快,食欲及消化功能减退,中枢神经系统兴奋性降低等。这些变化在一定范围内是人体在高温环境下对热环境的代偿性反应,此时就应该加强营养干预,以增强高温作业人员对环境的适应性,促进人体的健康,预防不良事件的发生。

一、高温环境营养代谢

(一) 能量代谢

研究发现,处于炎热环境中时,人体的能量消耗与环境温度成正相关,即随着环境温度升高,体温和能量代谢率也增高。在 29.4~37.8℃有一个能量消耗开始增加的阈值。鉴于在 30~40℃的环境温度中,每增加 1℃,能量消耗量即增加 0.5%,推荐能量摄入量应相应增加。此外,高温从业人员的体温升高会引起体内一系列促进代谢的激素如 TSH、T_3 和 T_4 含量明显增高,这可能是高温环境导致能量代谢增加的原因之一。

(二) 蛋白质代谢

高温环境下机体代谢率增加,组织蛋白质的代谢以分解代谢为主,尿中肌酐排出量增加,汗氮排出量也增多;高温环境对于蛋白质代谢的影响有以下两方面:

1. 蛋白质分解代谢增加　在高温环境中,人体因大量出汗可导致失水,失水又可促进体温升高。而不论失水还是体温升高,均可引起蛋白质分解代谢增加。此时,代谢产物通过尿液排出,从而导致负氮平衡。

2. 氮的丢失增多　汗液中含有尿素、氨、氨基酸、肌酸酐、肌酸、尿酸等含氮物质,每 100ml 汗液含氮 20~70mg,因此,大量出汗会有一定量的氮随汗丢失。虽然由于人体的适应能力,在汗氮丢失增加时,尿氮排出量代偿性地减少,同时随着对热环境的适应,汗氮的丢失逐渐减少,但这种保护性生理反应有时仍不足以抵消由于出汗量增加而引起的汗氮丢失的增加,仍可出现负氮平衡。

因此,高温环境可引起负氮平衡,但这多发生于这样一些特定情况:①大量出汗而未及时补充水,出现失水和体温增高时;②对热环境尚未适应,汗氮排出量增加而尿氮尚未代偿性减少时。

(三) 水和电解质代谢

在高温环境中作业时,因大量出汗而丢失水分和电解质是高温中暑的主要原因之一。因此,高温环境中水和电解质的补充对预防热损伤具有重要的意义。

1. 水　出汗是人体在高温环境中的一种生理反应,出汗量取决于气温、湿度和劳动强度,每人每天出汗量可达 4~8L,高者可达 10L 以上。汗液是一种低渗性体液,其中 99% 以上是水分,固体成分仅为 0.3%~0.8%,以氯化钠、氯化钾等为主,还包括其他一些常量元素、微量元素、蛋白质及生物活性物质等。因此,大量出汗可引起不同程度的水盐丢失,出汗多时每天随汗丢失的氯化钠可达 20~25g,有时候甚至高达 30~40g。

高温环境下因大量出汗可使血浆容量和细胞外液减少,导致体温调节、物质代谢及其他一系列生理生化变化,使人体产生疲乏无力、热适应能力降低等症状。当人体缺水达到体重的 2%~4% 时,会感到明显不适,出现口渴、头昏、头痛、视力减弱等症状;当急性缺水达到体重的 5%~10% 时,可出现缺水性衰竭;当急性缺水达到体重的 18%~20% 时,可昏迷致死。

保持各种体液的正常含水量对维持人体内环境稳定十分重要。首先,体液中的水对调节体温有重要作用,它能通过血液循环和体液交换将体内的热迅速送至体表经皮肤而散发。每克水在 37℃完全蒸发时约吸收能量 2.51kJ(600cal),散热效率是很高的。其次,保持体液的正常含水量对维护人体生理生化功能也十分重要,因为水是良好的溶剂,多种营养物质和代谢产物均需要先溶解于血浆和细胞间液的水中才能被运输。而溶解和分散于水中的营养物质也更容易起化学反应,所以水对于促进人体内许多化学反应是十分重要的。

2. 电解质　在高温环境下,由于大量出汗,可随汗丢失大量的电解质,因此在饮食中应特别注意电解质的补充。

(1) 钠:钠离子对保持体液的渗透压和酸碱平衡、维持细胞正常形态和功能均具有重要作用。高温下因大量出汗而丢失钠离子,此时,若只补充水分而不及时补充氯化钠就会造成细胞外液渗透压下降,继而发生细胞水肿和细胞膜电位显著改变,使神经肌肉兴奋性增高,出现肌肉痉挛。同时,钠离子是细胞外液中的主要阳离子,大量出汗引起的失钠使人体内阳离子总量减少,并导致碳酸氢根相应减少,改变血浆缓冲系统,血液 pH 值随之下降,引起酸中毒。

(2) 钾:钾在汗液中的比例为 19%~44%,大量出汗可引起钾的丢失。因此,高温作业者也应重视补钾问题。由于大量出汗使血钾降低,血容量减少,球旁细胞感受到这些变化后刺激肾素分泌,通过肾素 - 血管紧张素 - 醛固酮系统,增加醛固酮的分泌,使尿钾排出量显著增加,这样由汗和尿排出钾的总量就会超过摄入量而引起负平衡。血钾浓度对心脏活动有重要作用,血钾降低时心肌兴奋性升高,容易产生早搏和其他类型的心律异常。保持钾代谢平衡对人体有重要作用,有人主张对高温作业者的补盐应采用包括钾在内的多种电解质,而不是单纯补充氯化钠。

(3) 钙:钙在汗液中的比例为 22%~23%,高温作业大量出汗时可增加钙的丢失。据测定,在气温 37.8℃下,每天做 7.5 小时定量运动,经汗丢失的钙平均为 234mg/d,占机体总钙排出量的 33.2%。

(4) 镁:在高温环境中,随汗液丢失的镁可达机体镁总丢失量的 1/4。高温作业后血清镁浓度降低 0.9%,而常温下只降低 0.4%。镁的降低可引起抽搐,注射镁盐对治疗热痉挛有效。

(5) 其他微量元素:高温作业者由于出汗也会丢失一定的铁、锌、铜、锰、硒、钴、碘等微量元素。在气温 37.8℃下轻度劳动 7 小时,每天汗中微量元素排出量分别占摄入量的百分比(%)为:锌 18%、铜 40%、铬 6.9%、锰 2.3%、钼 35.5%、镍 41%、铅 50%。可见,大量出汗时,微量元素的丢失是相当可观的。因此,对于高温环境作业人员营养供给时,应充分考虑微量元素的补给。

高温环境工作人员因出汗而大量损失水盐时,如不及时补充,即可出现一系列水和电解质的代谢紊乱的症状。此时出汗减少,体温上升,血液浓缩,口干,头昏心悸,严重时发生周围循环衰竭。如大量出汗只补水而不补充盐则可出现以缺盐为主的代谢紊乱,主要表现为肌肉痉挛,即所谓热痉挛。以上是两种不同类型的中暑。因此对于大量出汗的高温作业者,必须注意水和电解质的同步补充。

(四) 维生素代谢

1. 维生素 C　高温环境可对人体维生素 C 的影响可能有以下几方面:

(1) 随汗液丢失:人体汗液中含有一定量的维生素 C,其含量自 0~1.1mg/100ml 不等。因此在大量出汗时,常有一定的维生素 C 随汗液丢失。

(2) 需求量增加:在摄入量不变的情况下,高温使血浆中维生素 C 含量降低。若要血浆维生素 C 含量维持在正常水平,则需摄入更多的维生素 C。在常温下每日摄入 100mg 维生素 C 即可使血浆维生素 C 达到 0.8~1.2mg/100ml 的正常水平,但在炎热气候中要摄入 140mg 才能达到这一水平。在 45~50℃中作业的暖房工人则需摄入 150mg 才能满足需要。

(3) 消耗增多:突然暴露于高温环境对人体来说是一种应激,此时,下丘脑 - 垂体 - 肾上腺皮质系统功能增强,糖皮质激素分泌增多,而维生素 C 是合成糖皮质激素的辅助因子,故机体对维生素 C 的消化增多。此外,神经递质如 5-HT 和多巴胺的羟化也需要消耗维生素 C。

2. 维生素 B_1　高温环境作业人员对维生素 B_1 的需求量也增加。可表现在以下几个方面:

(1) 需求量增加:维生素 B_1 饱和试验发现在相同劳动强度作业者中,维生素 B_1 缺乏者的数量夏季明显多于冬季,说明气温增高容易导致维生素 B_1 缺乏。此外,在维生素 B_1 摄入量不变的情况下,进入高温环境后人体尿中维生素 B_1 排出量减少,进一步说明高温环境人体对维生素 B_1 的需求增加。有研究报道,在 45~50℃中作业的暖房工人需每日补充 3mg 维生素 B_1 才能满足需要。

(2) 随汗液丢失:高温环境中人体由于出汗而丢失一定量的维生素 B_1。有研究报道钢铁厂高温作业工人工间出汗量为 3 078ml,占汗尿排出总量的 86.5%;其中汗液中含维生素 B_1 240.2μg,占排出总量的 67.9%。而高温下若身着防毒服作业时汗液中维生素 B_1 含量可高达 (452 ± 220)μg/L,随汗丢失量相当高。

补充维生素 B_1 能增强高温作业者的劳动能力,并明显提高机体耐受高温的能力。

3. 维生素 B_2　高温环境中随汗液丢失相当量的维生素 B_2,甚至比随尿排出的还多。钢铁厂的高温作业工人每人每日要摄入 3.2mg 的维生素 B_2 才能基本满足身体的需要。高温作业者的维生素 B_2 需求量应比常温下每人每日增加 1.5~2.5mg。给高温作业者补充维生素 B_2 后,对体力与自我感觉都有良好影响。

二、高温环境营养需求

(一) 高温环境作业人员能量与营养素需要

1. 能量　由于高温环境导致基础代谢增高,当环境温度在 30~40℃时,环境温度每增加 1℃,膳食中热量的供给应增加 5%。一般认为在高温环境作业人员的每日能量推荐摄入量应比常温作业人员至少增加 10%,其中碳水化合物占总能量的比例应不低于 58%。

2. 蛋白质和脂肪　在高温环境中生活和劳动的人,应适当提高营养的供给量。高温作业者的蛋白质推荐摄入量可稍高于常温条件下的推荐摄入量,但也不宜过高,避免加重肾脏负担,特别是在饮水供应受到限制的情况下更应注意。所以蛋白质的供应量可占总能量的12%。脂肪推荐摄入量,以不超过总能量的 30% 为宜。以成年男子轻体力劳动者为例,每日应供给热量 2 860kcal 以上,蛋白质 90~107g,其中优质蛋白质应占一半。

3. 电解质和微量元素　氯化钠应根据排汗量酌情补充,如全天出汗量 <3L,食盐需求量为 15g;出汗量在 3~5L/d,食盐需求量为 15~20g;出汗量 >5L/d,则食盐需求量为 20~25g。随汗液流失的矿物质成分除钠以外,还有钾、钙、镁以及一些阴离子,如氯、磷酸根、硫酸根等。高温作业者钙的推荐摄入应稍高于常温条件下作业者,使之达到每天 1 000mg 钙的推荐摄入,在正常基础上增加 10%~20%。高温作业者锌的推荐摄入量不应低于 15mg。

4. 维生素　关于高温环境作业者的维生素推荐摄入量,主要涉及随汗丢失的几种水溶性维生素,其推荐摄入量应视排汗量调整。

维生素 C 每日推荐摄入量应为 150~200mg。维生素 B_1 和维生素 B_2 推荐摄入量均应比常温作业时增加 1.5~2.5mg,每日推荐摄入量应为 5mg。同时,维生素 A 推荐摄入量亦应高于常温作业者,建议每人每日供给维生素 A 视黄醇当量 1 500μg。

(二)高温环境作业人员营养保障措施

高温环境可引起人体水盐代谢和各种营养素代谢的改变,从而影响高温作业者的各种生理功能,需要从以下几个方面做好营养素的供给及补充工作,以促进其健康。

1. 膳食指导原则　通常高温作业者的消化功能和食欲下降,但机体对能量和各种营养素的需求增加,因此必须通过膳食的精心安排和多样化烹调,以增加其食欲,保证高温工作人员的营养素摄入量。

(1) 及时补充水分:由于人体处于高温环境中会随汗丢失大量水分,因此,在膳食供应中应十分重视补充水分。例如通过烹制美味的汤羹类菜品(如蔬菜汤、鱼汤、排骨汤、鸡汤、银耳羹、绿豆汤等)来补充水分。当然,如果出汗量很大,全部依靠膳食来补充水盐就不够及时,应在两餐之间或在高温现场及时补充含盐饮料。

(2) 补充矿物质和微量元素:膳食不仅提供氯化钠,而且还是其他各种矿物质的主要来源,如蔬菜含有丰富的钾和钙,米面、豆类和肉类都会有丰富的钾和镁。由于缺钾是引起中暑的原因之一,因此,高温作业者的膳食中应多配一些含钾丰富的食品。

高温出汗丢失较多的铁、锌等微量元素,膳食中应注意这些微量元素的补充。动物性食物如肝脏、瘦猪肉、牛羊肉等不仅含铁丰富而且吸收率很高。含铁较高的植物性食物有黄豆、鸡毛菜、毛豆等,其中黄豆不仅含铁较高,且铁的吸收率也较高,是铁的良好来源。用铁锅烹调食物可显著增加膳食中铁的含量。动物性食物的锌含量也很丰富且吸收率高,如每公斤肉类、肝脏、蛋类的含锌量为 20~50mg,而牡蛎、鲱鱼的含锌量可高达 1 000mg 以上,是补充锌的最佳食物。

(3) 供给充足的维生素:高温作业者应重视维生素 B_1、维生素 B_2、维生素 C 和维生素 A 的补充,膳食中应供给这些维生素较多的食物。含维生素 B_1 较多的食物有小麦面、小米、豆类、瘦猪肉等;含维生素 B_2 和维生素 A 较多的食物有动物肝脏和蛋类;含维生素 C 和胡萝卜素较多的食物为各种绿叶蔬菜。由于膳食中有些维生素不易达到上面所提出的推荐量,应根据具体情况适当给予维生素制剂或强化饮料、强化食品予以补充。

（4）合理搭配、精心烹调：高温作业者因特殊环境影响往往会出现食欲不振的症状，故膳食上应该注意合理搭配，精心烹调，力求色香味俱全，提振食欲。需要特别注意的是膳食组成中要确保优质蛋白质的供应。瘦肉、鱼、蛋、牛奶、豆类及豆制品等都是优质蛋白质的良好来源。脂肪占总能量的25%~30%即可，适量脂肪可增加菜肴香味，促进食欲，但不宜过多。

2. 安排好饮用水的供应　高温环境作业时，人体可在短期内因排汗丢失大量的水和矿物质。据研究高温环境每人每日出汗量为4~8L，甚至高达10L以上，故应及时补充水盐以防止因水盐丧失过多而出现中暑症状。因此，应在高温作业岗位附近设置供应饮用水的设施以提供充足的饮用水，以便高温作业者及时饮用。高温作业者水的补充量、电解质的补充量、饮用水的温度和饮用方式、饮用水的选用及其卫生管理等问题都需要认真做好安排。

（1）水的补充量：一般认为出汗量多少是与热强度和劳动强度的大小呈正相关，因此，出汗量可作为评价热强度和劳动强度的综合指标。我国劳动者4小时出汗量的安全上限为3.6L。水的补充量问题应以保持人体内水的平衡为原则，摄入的水过多或过少对机体都是不利的。因为摄入的水分过多，超过出汗量，这超过部分的水不是以汗而是以尿的形式排出体外，这对人体散热和体温调节并无好处，反而会增加心脏和肾脏的负担。而摄入的水分过少，不能补偿因出汗而丢失的水，则可引起机体不同程度的失水。因此，如何使摄入的水量适宜，又能很好地保持人体内水的平衡，是高温环境中水盐补充的一个最主要问题。

一般来讲，中等强度劳动者在中等气象条件时适宜的补水量为3~5L。而高强度劳动者在气温及辐射热强度较高时适宜补水量为5L以上。当然水的补充量应包括膳食中所含的水分、各种汤料和饮料。

（2）电解质的补充：由于汗中电解质的主要成分为氯化钠，因此关于电解质的补充首先应当考虑食盐的补充问题。

补充食盐的条件：高温作业中，如果出汗不太多，此时汗盐排出量虽然有所增加，但人体能通过肾上腺皮质醛固酮的分泌增加而使尿盐排出量减少，从而使氯化钠的排出总量维持在一个适宜的水平，这时就不需额外补充食盐。如果出汗量很多而且汗盐排出过多时，尽管通过醛固酮的作用可使尿盐排出量有所减少，但由汗和尿排出的总盐量仍将显著增加，这就需要及时补充食盐。如果连续几天虽有大量出汗，但机体的调节功能能够产生适应性反应，此时不仅尿盐进一步减少，而且汗盐浓度在几天内也会显著降低，从而使盐的总排出量回降，此时即使不额外补充食盐或仅补充少量食盐亦可保持人体氯化钠代谢的平衡。由此可见，特别需要补充食盐的时间主要是在刚进入高温环境的头几天，其他时间则可以少补充甚至不补充。以往对于高温作业中汗盐的损失总是强调多补充食盐，但近些年来发现过多的钠对身体不利，可对心血管系统产生不良影响，甚至引起高血压。所以对于盐的补充量采取了比以前谨慎的态度，强调不应过多地补充食盐。以上认识为更合理地安排高温作业者食盐的补充量提供了依据。

补充食盐的量和方式：高温作业中的食盐需求量及补充方式须根据出汗量来确定，食盐饮料中氯化钠的浓度以0.1%为宜，详见表8-1。

其他电解质的补充：随汗流失的电解质成分除钠外还有钾、钙、镁等以及一些阴离子，如氯、磷酸根、硫酸根等。对于大量出汗者建议补充复合盐片，每片含有：钠离子144mg，钾离子244mg、钙离子20mg、镁离子12mg，柠檬酸盐445mg、乳酸盐89mg、氯离子266mg，硫酸根离子48mg、磷酸根离子119mg，每天2~4片，溶于水中饮用，其效果优于单纯补氯化钠。

表 8-1 高温作业中食盐需求量及补充方式（供参考）

全天出汗量 /L	全天食盐需求量 /g	摄入及补充方式
<3	15	膳食
3~5	15~20	膳食，少量含盐饮料
> 5	20~25	膳食，较多的含盐饮料

（3）饮用水的温度和饮用方式：饮用水不可过热或过冷，过热会增加出汗，太冷则对机体产生强烈的不良刺激。最适温度为 10℃ 左右。少量多次饮水的降温和补水效果明显优于一次性大量饮用，所以高温作业人员的饮水方式宜采用少量多次饮水。

（4）饮用水的选用：高温作业者补水推荐选用不含盐饮用水，必要时为补充盐分可选用部分含盐饮料。含盐饮料可选用盐开水、盐汽水及盐茶，含盐浓度均以 0.1%~0.2% 为宜。不含盐饮用水可选用白开水、茶水、柠檬酸水，或由酸梅糖浆、陈皮糖浆、山楂糖浆等配成饮料等。对市售各种饮料的选用，应当采取审慎的态度。白开水、盐开水虽不可口，但同样可以达到补充水盐的目的，均为基本的饮料。茶水为我国人民传统的饮料，具有解渴生津提神的作用。如果需要也可按 0.1% 含盐量配成盐茶。盐茶能减轻疲劳，改善体温、脉搏、血压和心率的变化。由酸梅糖浆、陈皮糖浆、山楂糖浆等配制的饮料，除能补充水分外，还能补充少量的电解质、维生素和糖分，具有饮用可口、止渴、加速热适应等优点。

谨慎选用市售饮料，选用的标准是：由正规饮料厂生产，经政府卫生部门批准，卫生质量有保证，由天然原料配制而成，有合乎高温作业者身体需要的适量电解质和水溶性维生素。

第三节 低温环境人群的营养

低温环境主要是指气温在 10℃ 以下的外界环境。人体主观感觉到的气温称为体感温度，体感温度除了受外界气温的影响以外，还受当地海拔、湿度、风速等综合因素的影响。在低温环境中，人体的生理状况、作业的性质和条件、机体对低温的耐受能力等有较大的差异。因而对能量和各种营养素的需求也不尽相同。

一、低温环境营养代谢

低温环境对人体的影响

1. 低温环境对人体散热的影响　在寒冷环境中，因气温低、风速大或衣着单薄，体热散失过快，极易导致体温或局部肢体温度下降。人体的能量绝大部分是通过皮肤直接散热，主要通过以下四种方式：

（1）辐射散热：将机体的热量以热射线的形式散发给周围温度较低的物体或空气，称为辐射散热。在低温环境中，外界低温物体极易吸收皮肤辐射的能量，造成被动散热，这实际上是一种负辐射散热方式。外界温度愈低，负辐射散热就愈多。

（2）传导散热：机体通过直接接触低于皮肤温度的物体，将体热散发，称为传导散热。散热能量取决于接触物体的温度，温差越大，传导散热越多。

（3）对流散热：借助空气不断的流动而将体热散发到空气中间，称为对流散热。当外界风速大时，可促进对流散热，机体有冷感，风速愈大，对流散热愈多，冷感愈强。低温环境中人体暴露部位的皮肤，如脸、手等部位的对流散热不容忽视，可造成暴露部位散热过快，容易发生冻伤。

（4）蒸发散热：在外界温度等于或超过体温，而不能借助辐射、传导、对流散热时，人体借助汗液蒸发而带走大量的体热，称为蒸发散热。在炎热条件下，人体散发热量主要靠蒸发散热，每蒸发 1g 汗水可吸收 2.44kJ（0.583kcal）的能量。但在寒冷条件下蒸发散热的比例较小。

2. 低温环境对能量和物质代谢的影响　环境温度降低但体温变化不大时，机体的基础代谢升高 10%~15%，同时由于机体在低温下容易出现寒战以及笨重防寒服增加活动消耗等原因，使得人体的能量消耗增加。但当人体长时间处于低温环境中，就有可能造成机体局部甚至全身体温过低，此时体内能量与物质代谢产生巨大变化，最后导致冷冻伤。低温导致的能量和物质代谢变化主要表现在以下几个方面：

（1）耗氧量下降：耗氧量可作为总的物质代谢状态的指标。耗氧量下降与中心体温下降基本正相关。以中心体温为 37℃时的耗氧量为基准，中心体温为 32℃时，耗氧量为 65%~70%；30℃时为 50%~55%；28℃时为 40%；25℃时为 30%~35%；20℃时低至 20%~25%。

（2）呼吸商：体温过低时，随着耗氧量下降，产生的二氧化碳减少以及血浆中的溶解度增高，呼吸商（respiratory quotient，RQ）低于正常。当体温为 30℃时，呼吸商由 0.82 降至 0.65。

（3）糖代谢：体温过低时糖代谢下降，血糖明显升高。糖代谢障碍的机制还不清楚，可能的原因有以下两个：①体温过低，胰岛素分泌减少以及胰岛素作用受到阻滞，引起高血糖；②体温过低时糖代谢下降，组织对葡萄糖的利用减少，表现为高血糖。

（4）水、电解质和酸碱平衡的改变：当体温低于 28℃，电解质的变化首先表现为钾离子转移至细胞内，钠离子则转移到细胞外，并从肾脏排出，导致渗透性利尿。随体温下降，呼吸中枢受抑制，CO_2 排出明显减少，导致呼吸性酸中毒。体温过低时，由于组织的血流灌注明显减少，可产生循环缺氧，分解代谢从有氧分解转为无氧酵解，乳酸堆积增多，可发生代谢性酸中毒。

3. 低温环境对消化功能及食欲的影响　低温环境中消化功能的主要变化是胃酸分泌增多，胃液的酸度增强，胃的排空减慢，因此，食物在胃内的化学消化能力比较强。通过一年四季对同一人群进行膳食调查发现，寒冷环境可使食欲增加，并且喜好能量多、脂肪多的食物，这反映了在寒冷环境中机体对能量需求量增加。

4. 低温环境对身体发育的影响　对居住在不同地区人群的观察结果说明，不同气候带人体发育水平有明显差异，寒冷地区居民的身体发育水平往往更高。我国北方人无论是男、女，其身高、体重均比南方人发育水平高。以 18~25 岁的群体为例，北方男性的平均身高要比南方男性高 2.1cm，平均体重增加 2.5kg；而北方女性平均身高要比南方女性高 1.7cm，平均体重相应重 1.9kg。

5. 低温环境与疾病发病率的关系　在低温环境下，由寒冷引起体温调节和血液循环障碍所造成的冻伤，可分为全身性冻伤和局部性冻伤。临床资料显示，寒冷的季节，特别是气温骤然下降时，心、脑血管病的发病率明显增加，死亡病例也随之增多。原因主要是寒冷刺激交感神经兴奋，导致细小动脉收缩，外周血管阻力增大，同时血液黏稠度增高，血凝时间缩短，血流速度缓慢，容易引起血栓形成，导致心、脑血管病的发生。此外，调查发现寒冷也是高血压持续升高的一个因素之一。

二、低温环境营养需求

(一)低温环境作业人员的能量和营养素需要

1. 能量需要　如前所述,低温环境下为了保持正常体温人体的热能消耗量会增加,因此,低温环境下作业人员的能量需求量增高。一般情况下由于基础代谢提高 10%~15%,故一日总能量可在此基础上进行调整。另需考虑野外活动多少、居住条件与服装保温好坏以及对气候条件习服程度等影响因素。可参考当地健康人群实际摄入量,结合典型的人群能量推荐摄入量来计算能量需要量。

2. 蛋白质、脂肪、碳水化合物供给比例　在计算好能量摄入量的前提下,还应考虑适宜的蛋白质、脂类和碳水化合物的供能比例,以确定能源性营养素(energy nutrient)的膳食摄入量。与常温条件不同,低温条件下能源性营养素中的碳水化合物应该适当降低,蛋白质正常或略高,脂肪则应适当提高。在低温环境下,有关人体对脂肪供给量的研究资料相对较多。有研究表明将膳食中脂肪供能比提高到 30%~35%,短期食用即可明显提高人体耐寒力。而补充抗氧化剂能协同脂肪提高耐寒力,故建议低温环境作业者如有条件可补充维生素 C、维生素 E 或锌。我国寒冷环境下膳食能源性营养素的供能比例建议为:蛋白质 13%~15%,脂肪 35%~40%,碳水化合物 45%~50%。

值得注意的是,对低温尚未习服者则仍应保持碳水化合物适当供能,脂肪占的比例不宜过高,以免发生高脂血症及酮尿。

3. 维生素的需要　低温条件下机体对各种维生素的需求量比常温高 30%~50%。建议寒冷地区居民每日应摄入泛酸 10~15mg、维生素 B_{12}~3mg、叶酸 1~2mg,生物素 200~300μg、胆碱 0.5~1.0g、生育酚 15~20mg、维生素 K 200~300μg 和维生素 P 50~70mg。维生素 C 在寒冷地区居民的营养保健上有特殊重要作用,动物实验证明,连续 3 天给豚鼠补充大剂量维生素 C(300mg/d)可提高豚鼠抗寒力,在 0℃冷暴露时减少冻死数和肛温下降幅度,并增强心肌琥珀酸脱氢酶和细胞色素氧化酶活性。此外,我国营养调查发现,寒冷地区人体维生素 C 在达到饱和状态时所需要的维生素 C 摄入量较温带地区明显增多。故建议轻体力劳动者每日维生素 C 的推荐摄入量为 100mg;若每日总能量消耗达到 4 000kcal(6.7MJ)或以上者,维生素 C 的推荐摄入量应为 150~200mg。

4. 矿物质与微量元素的需要　人体矿物质和微量元素常不足,应特别注意补充。其原因是:①摄入不足,寒冷地区食物供应相对匮乏,缺少如新鲜蔬菜和水果等的供应,同时饮用水以冰雪水为主等;②需要增多,在寒冷气候适应过程机体代谢需要消耗较多的钙、钠、镁、锌、碘、氟等;③排泄过多,低温下矿物质和微量元素自体内排出量增加,如低温环境下多尿可排出较多的氯化钠及其他矿物元素。

低温环境作业人员最容易缺乏的矿物质主要是钙和钠,还有镁、锌、碘、氟等元素。有关钙缺乏的原因,主要是由于钙来源不足,日照时间短、维生素 D 不足等。低温地区居民维生素 D 和钙不足是普遍存在的问题,佝偻病发病率相对比较高。观察寒冷地区的骨折患者,其骨痂形成的速度显著较温带地区缓慢。此外,研究者还发现由南方温暖地区移居至北方寒冷地区居住的居民,其血液和骨组织中的钙含量降低。因此,低温地区居民的膳食中要特别重视补充钙的摄入。

此外,要特别重视低温地区居民对于食盐需求量的问题,由于钠的需求量增加,饮食中食盐的摄取量要相应增加。调查北纬72°地区居民的饮食和健康后发现,该地区居民冬季的每日食盐摄取量为(29.6±1.8)g,夏季为(27.3±1.4)g,相当于温带居民摄入量的2倍,但未发现高血压发病率增加。

低温地区居民比较多发的矿物质和微量元素缺乏病主要有佝偻病、骨质软化病、甲状腺肿、缺铁性贫血、龋齿、缺锌发育不良等,应从增加膳食摄入量和提高其生物利用率上来解决。

(二) 低温环境作业人员的营养保障措施

低温地区因条件限制,食物来源相对缺乏,经常出现蔬菜、水果供应不足,居民比较容易出现某些维生素和矿物质缺乏。居民膳食中比较容易缺乏的营养素主要是维生素C、胡萝卜素、钙、铁等。总体来讲,低温地区居民营养缺乏病的发病率较温带的居民高,所以,做好低温环境作业人员的营养保障措施十分重要。

由于个人的生理状况、劳动条件、对寒冷的适应程度以及自我保护措施的不同,低温环境作业人员对营养素的需求也有所不同。低温环境下机体的消化功能和食欲的变化主要表现在胃液分泌增多,胃液的酸度增强,胃排空延长,食欲增加,喜好高能量、高脂肪饮食,同时更喜欢热饮。因此,对于低温环境作业人员的营养保障措施应根据个体的营养需求和饮食习惯来制定。

1. 低温环境平衡膳食的基本原则

(1) 增加能量供应:低温环境下人体基础代谢加快、御寒服装负重和寒战等因素,都增加机体的能量消耗量,因此膳食中应相应提高能量供给。根据平衡膳食的要求,低温环境作业人员的能量推荐摄入量应在常温环境下能量推荐摄入量的基础上增加10%~15%。能量增加的这部分应通过增加碳水化合物和脂肪的供应量来满足。在调配膳食时可适当增加粮食和食油的供应量。

(2) 调整蛋白质、脂肪及碳水化合物的比例:低温环境下蛋白质、脂肪、碳水化合物三者的供给应占总能量的13%~15%、35%~40%和50%。保证蛋白质的需求量,在调配膳食时,应注意肉类、蛋类、鱼类、豆类及其制品的供应。同时还可选择含高蛋白、高脂肪的食品,如坚果类(核桃仁、花生仁等)富含蛋白质和脂肪的食物。

(3) 注意食盐、钙、钾和镁的补充:纠正这些成分从机体排出过多导致血中含量偏低的倾向。食盐的推荐摄入量每日每人为15~20g。注意增加富含钙、铁、锌、钾、镁等矿物质的肉类、鱼虾类、豆类及其制品的供应。

(4) 重视维生素的供给:应特别注意增加维生素C的供应,其他维生素如维生素B_1、维生素B_2、维生素A和烟酸等的推荐摄入量应增加30%~50%。提供富含维生素C、胡萝卜素、钙、钾等矿物质的新鲜蔬菜和水果。同时还应适当增加动物肝脏、蛋类、瘦肉的供应量,以保证机体对维生素A、维生素B_1、维生素B_2等的需要。

在遵循以上基本原则的基础上,低温环境下膳食供给还应当注意符合当地的饮食习惯,尽量提供营养丰富、搭配合理、烹饪科学的食物。

2. 低温环境食补及其他　低温环境下人们的食欲比较旺盛,这是因为寒冷气温可影响人体内分泌系统,使某些激素如甲状腺、肾上腺素分泌增多,从而加速蛋白质、脂肪、碳水化合物分解代谢,导致较多的能量消耗,所以需要从外界摄入更多的食物来补充。低温地区的人们可通过科学合理的食补来达到补充营养和能量的目的。牛肉、羊肉、猪肉、鸡肉等均为滋补御寒上品,大豆及其制品可提供优质的植物蛋白和脂肪,产能量也很高。此外,蔬菜中的大葱、辣椒、生姜也是独具特色的御寒佳品。另外,还要经常补充鱼、蛋、奶及其制品以及蔬菜和水果等以维持正常生理需要。除此之外,生活中还有很多既经济实惠又无副作用的食补方案。

(1) 食补以粥为佳:我国人民习惯在农历十二月(腊月)初八进食的"腊八粥",就很符合低温地区食补的营养特点,可谓老少皆宜。"腊八粥"花样很多,一般以粳米为主,甜的配以芋头、红枣、莲子、芡实、薏米仁、山药、白扁豆、核桃仁、花生米、蚕豆等;咸的则配以香肠、火腿、虾米、腊肉和笋丁等。粥中各种配料能起协同作用,易被人体消化吸收,具有健脾、补气、营血强身等功效。当然,也可根据个人爱好,做成八宝粥、高粱粥、猪肚粥、瘦肉粥、鸡汁粥等,只要在粥中加入一些能补气血、健脾胃等功效的山药、薏米仁、枸杞子、当归等中药,就会起到食疗同源的作用。

(2) 食补以主食为本:可用茯苓、山药、芡实、莲子、粳米、糯米、蜂蜜、白糖适量研粉制成健脾益气糕,具有健脾益气和中、暖肠胃的功效;选用粳米、猪肾、猪肝、熟植物油、姜汁、白糖煮成的肝肾饭,有补肝益肾之功效;用乳鸽、红枣、冬菇、生姜及佐料煮成白鸽红枣饭,有补阳益气功能。另外枸杞糯米饭、鸡肠饼、田鸡焖米饭、羊肉挂面等都是很好的药膳主食。

第四节 航空航天人群的营养

我国的航空航天事业发展很快,新时代航空航天领域的建设事业主要由飞行员和航天员去执行,保障他们的身体健康对发展航空事业具有重要意义,飞行员和航天员的营养是航空航天卫生保障工作中的重要组成部分。

一、航空作业人员的营养

(一)飞行对营养代谢的影响

航空作业人员在执行飞行任务时,一般坐在狭小的座舱里,在立体空间从事运动轨迹多变的作业,经常受到噪声、振动、加速度、低气压及温度剧变等物理因素的作用,这些因素对人体消化和代谢功能均有明显的影响。此外,现代飞机性能具有高空、高速或超低空飞行等特点,要求飞行员精力集中,操作准确,动作灵活,反应迅速,故飞行员的精神状态经常处于高度紧张状态。

飞行对消化功能的影响

(1) 对消化腺分泌功能的影响:高空环境氧分压较低,如果不予以纠正,低氧就会影响消化腺的分泌。其抑制作用表现在以下几个方面:①唾液腺:高空低氧可使唾液腺分泌功能受到抑制,分泌量减少,成分发生改变,酶的含量增加,酸度减低;②胃腺:低氧时可抑制胃腺的分泌并使胃液成分发生改变,这种抑制和改变可因缺氧程度、刺激物的不同和个体特征而有差异;③胆汁:低氧时胆汁分泌受抑制,量减少,同时胆汁的黏稠度和固形物质如胆酸和胆红素含量增加。胆汁分泌减少,脂肪的消化受影响;④肠腺和胰腺:严重缺氧时,肠腺和胰腺对蛋白质和糖类食物的刺激不敏感,消化液中相应的酶分泌不能增加,从而影响蛋白质和糖等食物的消化。

(2) 对胃肠运动功能的影响:胃肠运动功能与营养素的消化与吸收关系十分密切。飞行对胃肠功能有以下影响：①低氧可引起胃排空时间延长，飞行员在3 600~4 200m高空飞行而不用供氧装备时，胃的排空时间可以延长2~2.5倍；②低氧可使胃的周期性蠕动受到抑制，故可出现急性消化不良症，如食欲缺乏、恶心、厌食，甚至呕吐，有些还可以出现周期性腹泻。

（3）对食欲和味觉的影响：由于食物消化和吸收过程中需要利用氧，因而会受到低氧环境的不利影响。轻度低氧时，可出现食欲缺乏，但食量常无大的改变，只是感到口中无味，吃饭不香，喜食酸甜味的食物。重度低氧时，可出现较为严重的食欲障碍、口苦，甚至出现味觉异常现象。

（4）其他影响：当飞机快速上升时，气压急剧降低时，可出现高空胃肠胀气，胃肠功能很容易发生障碍。高空胃肠胀气在较低高度即可发生，多发生在飞行上升过程中，或在到达一定高度以后的最初停留阶段内。若能经口或肛门顺利地排出部分膨胀气体，则短时间内腹胀、腹痛症状即可消失。否则，飞行高度愈高，程度也将愈重。此外由于胃肠的机械感受器受到刺激，反射性地引起一系列自主神经反应，导致恶心、呕吐等消化道症状，严重时可致腹部剧痛。

飞行期间其他因素也会影响消化功能，如飞机加速度时会对消化功能产生一定的影响，唾液腺的分泌可现暂时性抑制，唾液分泌大为减少，胃腺分泌亦可发生强烈抑制。飞行过程中的噪声对消化功能也有影响，如60dB的噪声能抑制胃的正常活动，80dB则使胃肠收缩力减弱，胃液分泌量减少，胃酸下降，唾液的分泌也减少。此外，低频率的振动可引起消化器官功能障碍，出现食欲减退、嗳气、胃灼热、阵发性上腹部疼痛等不良症状。

（二）飞行人员的营养代谢

1. 能量代谢

（1）在低氧条件下，由于呼吸和循环应对低氧反应的额外消耗，氧的消耗量可增加10%~40%，但此时机体在整体上仍然处于氧气不足的状态。

（2）在高速飞行时，飞行人员经常处于高度紧张状态，当大脑皮质的兴奋传到皮质下中枢，肌肉的紧张度和脏器的活动度均增强，可致飞行员的氧消耗量增加，从而使能量消耗有所增高。

（3）高空飞行中的其他因素如振动也可使能量代谢增高。在飞行活动中常有环境温度急剧变化，对飞行员的能量代谢也有一定影响。温度过低或者过高均可增加能量代谢，当温度低于18℃时能量代谢就开始增加，温度愈低，代谢增加愈明显；反之，环境温度升高超过30℃时，随着温度的升高，能量代谢也随之增高。

2. 蛋白质代谢　低氧可使某些氨基酸代谢过程发生障碍。如在模拟5 000~8 000m高空的低压舱停留60~80分钟，即可观察到由于双胺氧化酶及胍氧化酶的活力降低，组氨酸和精氨酸分解不全，使其中间代谢产物如组胺等在体内积聚。

3. 脂肪代谢　低氧环境也能影响体内脂肪的正常代谢过程。研究发现飞行员在4 000~5 000m高空飞行而不吸氧时，尿中可出现酮体。在模拟6 000m高空的低压舱内停留3小时，血和尿中酮体含量均升高。在实际飞行训练后测量飞行员尿中酮体的排出量，同样有升高的现象。当调整膳食组成或供给高糖膳食时，会明显减少酮体的产生。此外，低氧和长时间紧张飞行，可引起血中胆固醇含量增加，脂肪消化受到影响，所以飞行员不宜食用高脂膳食。

4. 碳水化合物代谢　飞行活动对糖的正常代谢没有明显影响，但低氧时糖的消耗量增加，表现在心、肝、脑中糖原含量降低。一般认为在急性缺氧初期，由于内分泌系统的反应，糖原分解加速,血糖一般是升高的。长时间缺氧由于体内糖原过度消耗而未能及时补充,血糖含量下降,飞行中的低血糖对飞行员有害。

5. 维生素代谢 研究证明飞行过程中低压、缺氧、噪声、振动以及精神紧张等因素,可影响维生素在体内的代谢,表现为维生素的消耗量增加。飞行负荷可引起体内维生素代谢的改变,酶的活力也发生变化。补充一定量维生素,能提高低氧条件下细胞呼吸链的酶活力,加强细胞呼吸作用和对氧的利用率,改善机体生理功能和提高飞行耐力。若在进低压舱前补充以下水溶性维生素:2mg 维生素 B_1、2mg 维生素 B_2、10mg 烟酸、5mg 维生素 B_6、10μg 叶酸、10mg 泛酸、10μg 维生素 B_{12}、50mg 对氨基苯甲酸、100mg 维生素 C,则受试者在模拟高空中的视觉功能、工作能力和主诉症状均有改善。

6. 电解质代谢 飞行对电解质代谢无明显影响,但长时间高空飞行时,飞行员血及尿中的电解质成分还是会发生改变,表现为血中钾的含量增高,血和尿中钠含量减少。在严重缺氧情况下,还可见血钙显著增加。磷在低氧和精神紧张情况下消耗量增加。

(三)飞行作业对营养的需求

一般来讲,飞行员的劳动强度相当于机械化作业中接近中等劳动强度的能量消耗水平,但飞行活动中许多因素都在不同程度影响到飞行员的能量代谢,使飞行员的能量消耗增高,故飞行员的膳食应提供充足的能量供应。与此同时还必须保证飞行员有充盈的能量贮备,以应付突然的需要。我国飞行员每人每日能量供给量标准为 3 100~3 600kcal。

膳食中碳水化合物,脂肪和蛋白质的比例合适,才能发挥最大的营养效能。一般主张飞行前及飞行中的膳食遵循高碳水化合物、低脂肪和适量蛋白质的原则,即碳水化合物占总能量的 60%~70%,脂肪占 20%~25%,最多不超过 30%,蛋白质占 12%~14%。

飞行员在飞行期间体内维生素的消耗显著增加,所以必须供给满足生理功能所需的各种维生素,并保证有充足的贮备,才能抵御不良因素的影响和提高飞行工作的能力。

为了保障飞行员的膳食营养,首先要制定飞行人员营养需求量标准。飞行人员每日膳食中营养素需求量标准是保证飞行人员身体健康的重要条件,供制订膳食计划时参考。推荐的飞行员食物定量如表 8-2。

表 8-2 每日飞行员空勤灶食物定量(g/d)

食物品种	定量	食物品种	定量
粮食	550	白糖	80
植物油	60	蔬菜	750
豆制品	100	水果	300
猪肉	125	巧克力	15
牛(羊)肉	50	黄花菜(干)	5
禽肉	125	黑木耳(干)	5
内脏	50	香菇(干)	5
鸡蛋	125	维生素丸	1
海米	15	饮料(%)	10
牛奶	250	调料(%)	5

其次,注意食物选择,飞行日应注意选择含植物纤维少的芳香族食物,以防止在胃肠内形成过多的气体而加重高空胀气。此外,在烹调上多用蒸煮,少用煎炸方法,尽可能避免在肠道内产生气体。非飞行日和飞行日各餐摄取能量分配见表 8-3。

表 8-3　非飞行日和飞行日各餐摄取能量分配表

飞行类别	早餐 /%	间餐 /%	午餐 /%	晚餐 /%
非飞行日	25~30	—	40~50	25~30
飞行日				
春、秋、冬季昼航	20~25	10~15	35~40	25~30
夏季昼航	20~25	10~15	20~25	34~40
夜航	15~20	10~15	35~40	25~30

二、航天作业人员的营养

航天作业人员所处的工作环境非常特殊,会受到多种因素的影响,如失重、辐射、噪声、振动、狭小空间及昼夜节律变化等。航天飞行给航天员带来的生理问题是多方面的,包括体重降低、体液转移、脱水、便秘、电解质失衡、钙丢失、钾丢失、红细胞减少、空间运动病及肠道微生态失调等等。研究航天特殊环境对机体生理和代谢的影响,为航天作业人员提供科学合理的膳食营养,可减轻特殊环境对人体造成的不良影响,为航天员健康工作和生活提供保障。

（一）航天作业对人体的影响

在太空飞行期间,航天员所处的特殊环境包括太空环境和航天器内环境。太空环境的特点是航天员要经受微重力（失重）和宇宙辐射的威胁,会对航天员的身体健康产生较大影响。航天器内环境的特点是空间狭小、空气污浊、载人航天器的噪声、振动和昼夜节律改变等。航天飞行时各因素中对人体影响最大且持续存在的是失重。失重会影响机体多个生理系统,并引发一系列生理生化反应,产生一系列不良后果,对航天员的健康构成了较大的威胁。

1. 体液转移　失重会使原本储存在身体下部的体液向躯干和头部转移,扰乱机体水和电解质平衡。失重会增加体液的排出,使得全身有效循环血量减少,从而影响心血管系统的功能。执行航天飞行任务的初期航天员常出现体重减轻,多数人认为是体液排出过多,机体脱水所致。

2. 骨质疏松　航天员进入失重状态后,脊柱立即延长,身高可增加 5cm。下身承重骨,特别是骨盆、腰椎、股骨颈、下肢骨的骨密度显著降低,骨钙丢失率为每月 1%~2%。这是由于全身骨骼系统失去负荷,骨骼容易出现钙流失,导致骨质疏松。骨骼脱钙还导致血钙升高,尿钙排出增加,增加肾结石的发病风险。

3. 肌肉萎缩　由于全身的肌肉同样失去负荷,肌肉蛋白分解加强导致机体丢失蛋白质,引发肌肉萎缩。还会伴随着细胞内的钾大量丢失,造成低血钾,可能导致心律紊乱。

4. 消化系统功能下降　失重环境容易导致航天员食欲下降,能量及营养摄入量降低,体重减轻,此外还能诱发航天员程度不同的肠道菌群失调。这种失调表现为对人体健康有益的益生菌如双歧杆菌和乳酸杆菌的种群数量降低直至完全消失,而某些过路菌和条件致病菌数量增加,导致肠道微生态紊乱。肠道内的腐败菌过度发酵,产气增加,则导致胃肠胀气,影响消化系统的功能。

5. 贫血 循环血量减少,血液浓缩还将诱发红细胞破坏增多,使红细胞和血红蛋白数量减少,导致航天贫血。

6. 免疫力下降 失重还会削弱机体的免疫功能,表现为中性粒细胞数量增加,嗜酸性粒细胞、单核细胞和 B 细胞数量减少,类固醇激素水平升高和 T 细胞损伤。研究发现航天员免疫功能的改变与营养素缺乏密切相关,比如:分裂素增殖反应的降低与维生素 B_6、维生素 B_{12}、生物素、维生素 E、铜或硒缺乏有关;迟发型超敏反应的产生与维生素 B_{12}、维生素 C 或铁缺乏相关;蛋白质及个别氨基酸缺乏对多种免疫功能有不同程度的影响。

辐射是影响航天员正常生理功能的又一种重要因素,太空辐射一种包含伽马射线、高能质子和宇宙射线的特殊混合体。它可对航天员的视网膜产生危害,易引发白内障。它还能损害人类的 DNA,使细胞变异,甚至癌变。航天员在宇宙空间中的时间越长,他们的机体受损的程度越大。在地球上,每人每年平均接受的辐射量约为 350 毫雷姆,而乘坐阿波罗 11 号飞船登月的宇航员在 9 天的任务中受到了 11 雷姆的辐射,相当于地球上一个人 3 年中接受辐射量的总和。此外,研究表明长期暴露在宇宙射线中可破坏神经元,直接损害记忆.影响思维过程。

(二) 航天作业人员的营养代谢

1. 能量代谢 航天员在地面训练期间,往往要进行各种高强度的体能训练,身体消耗非常大,应适当提高碳水化合物的供给。当宇航员在失重环境下工作时,各种操作都要花费更多力气,造成了能量的额外消耗,但总体上仍然属于轻体力劳动,每日能量摄入推荐量为 2 600kcal。

2. 蛋白质代谢 在失重条件下机体蛋白质分解加强,氮代谢处于负平衡状态。

3. 脂肪代谢 失重还会使人体出现血脂增高,血流缓慢,从而容易导致血栓形成,故不适宜增加膳食中脂肪的比例。

4. 水和电解质代谢 失重造成骨骼脱钙,使航天员血钙升高,小肠钙吸收减少,经大小便排出的钙量增加,从而出现负的钙平衡。

5. 维生素代谢 航天处于宇宙高辐射环境,机体对抗氧化维生素如维生素 A、维生素 E、维生素 C 的需求均增大,应注重各类维生素的补充。

(三) 航天作业对营养的需求

航天膳食与航天员的营养和健康息息相关。航天膳食的调配应该既符合平衡膳食的要求,又充分考虑了失重环境中机体代谢的特点和失重影响对膳食营养的特殊要求。

三大产热营养素中,应更重视蛋白质的补充。由于在失重条件下机体蛋白质分解加强,机体处于负氮平衡状态,所以应该提高膳食中蛋白质的供给量。但蛋白质摄入过多会使机体尿钙排出增加,加重骨钙丢失。所以建议在膳食蛋白质供给量与地面相同的情况下,提高优质蛋白质的比例,动物蛋白应达到 50% 以上,提高蛋白质的生物利用率。

航天膳食的矿物质摄入应着重考虑钙、磷、钾、钠和铁。膳食钙的供给情况与蛋白质的情况大致相同,骨钙丢失要求提高膳食钙的供给量,但增加钙的摄入量并不能减轻骨钙丢失的现象。因为在地面上,肠钙的吸收率为 40%~50%,而在太空飞行时,肠钙的吸收率只有 20%~25%,过多补钙并不能被吸收,还会增加肾结石的危险。因此航天员膳食钙的供给量标准为 1 000mg/d,基本与地面人群一致。另外,航天膳食中要求钙磷比严格控制在 1~1.5：1 的范围内,有助于提高钙的利用。此外,体内钠过多也会加重钙的丢失,因此航天膳食的要求是"限钠补钾",钠的供给量控制在 3 500mg/d 之内,而钾的供给量要求不低于 3 500mg/d。航天膳食中铁的补充比较特殊,虽然在轨时会发生由于红细胞破坏增加导致的贫血,但航天员体内的铁并没有丢失。另外,铁作为活泼的自由基反应的催化剂,膳食铁供给过多会增加辐射暴露引发机体损伤的危险。因此,航天膳食中不需要特意提高铁的供给量。

在航天员膳食维生素的供给量问题上,美国科学家认为,航天员对维生素的需求与地面一样,无需额外补充。而俄罗斯的科学家则认为,提高膳食维生素的供给量有利于航天员的健康,理由是宇宙高辐射环境会使机体对抗氧化维生素如维生素 A、维生素 E、维生素 C 的需求加大;维生素和叶酸参与机体造血,有助于改善航天贫血;维生素 D 参与肠道钙吸收,补充维生素 D 有利于钙代谢。

研究发现,食用草莓能帮助宇航员减轻宇宙射线的伤害。在持续 8 周的模拟太空辐射环境中,给 98% 的小鼠吃普通食品,给 2% 的小鼠吃含冻草莓的食品。实验初期,两组都因受到辐射而出现不良反应,但随着时间的推移,研究人员发现食用普通食品的小鼠越来越弱,而食用草莓的小鼠却变得更活跃。每 100g 草莓中含有 50~100mg 的维生素 C,比苹果、葡萄等水果高 10 倍以上。同时它还含有大量的维生素 E 和多酚类抗氧化物质。而这些营养物质都可以抵御高强度的辐射,减缓紫外线辐射对皮肤造成的损伤。而对于辐射损伤 DNA 的问题,专家们发现膳食中补充叶酸可以帮助修复机体 DNA,所以可以借助叶酸补充剂来提高机体叶酸水平,达到加速修复的目的。

除了太空飞行期,航天员在地面训练期和飞行后的康复期均注重膳食营养。在地面训练时,航天员除了要进行紧张的专业理论学习外,还要进行各种高强度的体能训练,身体消耗非常大。营养不良(不足或过剩)都会损害航天员的体质,降低航天员耐受航天不良环境影响的能力。反之,合理营养将有助于保持航天员的健康和有利于提高航天员对航天失重环境的耐力。地面训练期间膳食营养的要求是符合平衡膳食的条件,三大产热营养素搭配合理,碳水化物的供热比不低于膳食总热量的 50%,脂肪的供热比不大于膳食总热量的 30%,提供能够满足航天员生理要求的各种营养素。

而在航天员飞行后的康复期间,膳食营养的作用亦举足轻重。这是因为失重所造成的肌肉萎缩与骨质丢失、航天贫血、体重丢失和肠道微生态紊乱,都与膳食营养有关。值得一提的是,营养的某些作用是药物所不能替代的。例如,飞行实验发现,提高膳食维生素 K 的摄入量,可以减慢骨钙丢失的速度,且没有任何副作用。再如,航天所导致的菌群失调,用抗生素并不能解决问题,而通过使用功能性低聚糖,如水苏糖、大豆低聚糖这类益生元物质,就可以使肠道微生态恢复正常。此外,具有增强机体免疫功能、调节机体功能、促进新陈代谢和补充多种营养素的天然保健食品如松花粉、螺旋藻等,对航天员的康复也可以发挥积极的作用。

(四) 航天食品的基本要求

航天食品是专供宇航员在太空执行任务和返回着陆等待救援期间食用的食品及饮料。与地面食品不同,它必须满足以下特殊要求。

1. 卫生安全,密封保鲜   航天员执行任务期间不能发生任何食源性疾病和食物中毒。

2. 营养丰富,易消化吸收　每次空间飞行,航天员都承担着一系列的任务,要在空间站或飞行器中待上较长的时间,营养补充问题非常重要。因为在失重初期,宇航员往往出现恶心感,"空间运动病"引起的食欲不振、冷漠、胃不适、呕吐头痛等,导致他们体重减轻,影响身体健康。研究发现在太空中航天员的每日卡路里摄入量推荐量少(原因不明),加之在失重环境下工作造成了能量的额外消耗,所以航天食品应提供充足的能量,并以高蛋白质为主,提供动物蛋白质等优质蛋白满足宇航员的需要,帮助他们保持身体健康,控制体重下降。

3. 科学合理,富于变化　食物品种尽量丰富,能引起航天员的食欲。如在神舟六号上天之前,我国航天医学专家们就为两名宇航员制定了详细的太空食谱。这份食谱中共包括50多种各类食品,包括米饭、八宝饭、牛肉丸子、墨鱼、香菇菜心、素什锦等,在吃饭的同时,航天员甚至还可以喝上咖啡、绿茶、橙汁以及奶油浓汤等饮料。

4. 适当添加,维持平衡　针对飞行中航天员体内的钾、钙、钠、氨基酸等的丧失,在食品中补充了矿物质和氨基酸,以保持体液电解质平衡和防止一些生理功能失调。另外,可在膳食中强化添加多种抗氧化维生素,来对抗宇宙辐射对人体的损伤。

5. 方便食用,量小无渣　食物要经得起高温高压的考验。目前航天食品大多为复水食品,即食品先制成真空脱水状态,蒸煮时注入水分使食品复原为平时的食用状态。另外,食物大小应以一口为宜,无残渣,以免失重状态下,食物残渣四处飞溅,污染及破坏仪器,仪表等设备。

第五节　航海潜水人群的营养

随着科技的发展,向海洋深处进军已成为新时代国防、贸易、生产等各领域的重要课题。然而在大海上航行或潜水作业,不能得到食品和饮用水的充分补充,同时食品的装载量和保存期都会受到限制,再加上海员受到海洋多变的气候和舰船上噪声、晕船、高温高湿、有毒有害物质、高气压、磁场、微波和辐射等物理化学因素的影响,会对海员的生理和营养代谢产生影响。为此,应该弄清特殊环境对航海人员提出的营养需求和营养素供给量,有针对性地搞好航海潜水作业人员的膳食保障。

一、航海作业人员的营养

航海作业人员较长期处于特殊的环境与作业条件下,体内一些营养素消耗增加,而携带的食物品种有限,新鲜果蔬供应较少,因而许多人存在某些营养素缺乏,主要是维生素不足。此外,由于在海上航行时活动范围有限,能量消耗较陆地上少,一些航海人员摄入能量超过消耗能量,可出现肥胖症并易患心血管疾病。

要使航海人员保持良好的营养状况应有相应的营养素供给量标准,并对各种作业情况提出较为具体的膳食保障对策。

(一) 航海作业对营养的需求

1. 热量供给不宜太多　海员在航行初期7~10日有一个生理紧张期,此期体内各项物质代谢均亢进,消耗较多。此后进入适应期,食欲减退,摄入热量不能满足需要,体重降低。此时,应改进饮食,增加摄入量以满足热能消耗的需要。海员的工作属中等劳动强度,若摄入太多会发胖,于海员健康不利,故热能的供给量应以达到平衡为度。

根据航海条件不同,海员的每天热能供给是不一样的。热带海域活动的印度海员,每日约 3 000kcal 就能保持体重和血红蛋白水平;在亚热带水域活动的美国海员,每日推荐量为 3 400~3 900kcal;在北极和南极水域活动时,应再增加 800kcal。一般来说,我国的海员每天供给 3 000~3 600kcal 就能满足需要。

2. 供给充足的优质蛋白质　海员在高温、高噪声的环境下工作,蛋白质的消化吸收率明显降低,可由原来的 89%~91% 降到 83%~84%。在航海中,机体细胞内蛋白质分解加强。由于船内二氧化碳和一氧化碳浓度的影响,机体白细胞增加,骨髓造血功能旺盛。这些代谢的改变,就要求供给海员充足优质的蛋白质,才能满足需要。

据调查,每日摄入蛋白质 85~113g 的海员,在 30 天的远航中保持了氮平衡和血清蛋白质的正常水平。让海员模拟 120 天的远航,使他们经受船上各种因素的影响,每日供给蛋白质 115g 也能保持良好的氮平衡。所以,对于航海人员来说,每日供给蛋白质以 90~120g 为宜。此外,为保证航海人员必需氨基酸的供给,牛奶、鸡蛋等动物性食物的供给量应占半数以上。

3. 脂肪摄入量应适当限制　据调查,多数航海人员的脂肪摄入量为 115~130g,占总热量的 31.1%~35.2%。摄入脂肪量高的航海人员血中胆固醇也高。一些航海人员的血清胆固醇平均值已达 164.5mg/100ml,已接近 166mg/100ml 这一正常值的高限。所以,对于生活水平较高和活动少的海员来说,脂肪的摄入量应加以限制,以占总热量的 25%~30% 为宜。

4. 维生素摄入必须加以补充　研究表明,航海人员在受到船上高温、噪声、劳动负荷等各种不利因素的影响下,尿中维生素 B_1、维生素 B_2、维生素 B_6、维生素 C 及尼克酸的排出量都降低,这说明供给普通膳食不能满足航海人员对上述维生素的需要,还可发生维生素缺乏症,如坏血病等,必须额外补充。如补充复合维生素 B 或用强化食品,尿中维生素排出量才转为正常。因此,推荐远航人员通过强化食品等补充维生素的量,每天不应少于维生素 B_1 2mg、维生素 B_2 2.5mg、维生素 B_6 2mg、尼克酸 20~25mg、维生素 C 10mg。此外,还可以通过饮茶特别是饮绿茶来补充维生素 C,因为绿茶中维生素 C 含量较高,故具有防治坏血病的作用。新鲜蔬菜和水果含维生素 C 丰富,所以是很好的抗坏血病食物。有条件的时候注意补充绿叶蔬菜中的辣椒、柿子椒、油菜、太古菜、芥蓝、雪里蕻、青蒜等;水果中的鲜枣、山楂、橘、橙、柠檬、柚子和草莓等。值得注意的是,维生素 C 为水溶性,有怕光、怕热、怕碱等特点,所以以现洗、现切,用铝锅急火炒现吃为好,烹调中适量加醋,不仅可防止维生素 C 的破坏,还使味道鲜美。

(二) 航海饮食的基本要求

1. 营养全面,比例恰当,促进食欲　各种营养素,包括无机盐和微量元素,不仅要全,而且要达到需要量。为了促进航海人员食欲,要避免单调膳食,改进烹调技术,使饮食色、香、味俱佳,增加主食花色品种。

2. 食谱要体现各种航海条件的特点　不同航海条件下的食谱要求应不同。热带海域航行时,应多供应凉拌菜、汤类和稀饭。特别炎热时应减少高脂肪食品,如猪肉不应超过肉类总量的 20%,也应减少引起口渴的食品,如咸鱼不超过鱼类总量的 10%。暴风雨天航行和舰船强烈震荡时,海员食欲减退,应供给各种冷盘和汤类。应注意到日间气温的影响,做到早餐有热菜,午餐有冷盘,每天供应四餐。船上往往夜点最受欢迎,必须引起重视。如按一天四餐计算,各餐热量分配,早餐为25%~26%,午餐为31%~34%,晚餐为23%~29%,夜点为15%~17%。

3. 应重视晕船饮食　海上航行船体摇晃常可导致海员出现晕船现象,准备饮食时应引起高度注意。当海员受船体摇摆作用后,胃酸生成功能降低,胃液酸度下降。因此,食品应选择用酸性的动物性食物,如瘦猪肉、牛肉等。对晕船严重而又不能进食者,可采用要素膳食、强化食品、氨基酸液以及开发不经消化可直接吸收的水解食品等。

二、潜水作业人员的营养

(一) 潜水对营养代谢的影响

潜水作业的环境比较特殊,对人体正常的生理功能可产生较大的影响,其主要特点有:①潜水作业人员需要在高压环境下工作;②潜水作业时的能量消耗增加;③潜水作业时精神高度紧张;④潜水员的食欲常常发生变化。潜水工作对潜水人员营养代谢的影响如下:

1. 能量代谢　潜水作业使潜水员的能量消耗增加,并与高压环境、呼吸气体成分以及环境温度有关。总的来说,潜水作业时,潜水员的能量消耗量增加,而同时摄入的能量减少,能量平衡常呈负平衡,在大多数饱和潜水作业中,潜水员的体重都下降。

2. 蛋白质代谢　无论进行什么形式的潜水作业,都可察到蛋白质代谢变化,即使是短时间的潜水作业。表现为尿素氮排出量明显增加,血中清蛋白、球蛋白含量增加,血清总蛋白有下降的趋势。

3. 脂肪代谢　潜水员血中胆固醇含量明显增加,血清游离脂肪酸减少。皮下、血浆游离脂肪酸、肾脏及肾上腺中脂肪降低,而肝和脑中脂肪含量增加。

4. 维生素代谢　有关高压环境对维生素代谢影响的报告结果不尽一致,这与潜水条件不一致有关。潜水员体内维生素 B_1 多有不足,而且 4-吡哆酸排出量低于正常排出量。多有维生素 B_1、维生素 B_2、维生素 C 含量下降,认为这是由氧分压高引起的。

5. 水与矿物质　潜水员每日尿量较加压前多,主要是夜尿排出增加。总的说来,在潜水作业条件下,潜水员体内矿物质代谢受到影响,而钾代谢受影响较明显,尿钾排出量增加,钾代谢呈负平衡。

(二) 潜水人员对营养的需求

1. 能量　在潜水员训练期间和执行潜水作业时,都要注意供给充足的热量,以满足身体消耗的需要。在使用空气潜水时,可每日供给能量 3 200~3 600kcal。若遇到水温较低、劳动强度又较大的情况,可增加能量供给量。在使用氦氧混合气进行潜水时,特别是饱和潜水时,建议提高每日供给量至 4 000kcal,水温较低时可增至 4 500kcal。

2. 维生素　由于在高压环境中,体内消耗维生素较多,因此要供给充足的维生素。供给量可为一般成人供给量的 150%~200%。

3. 水与矿物质　由于高压条件下尿量排出增加,因此要注意供给水,每天约 2L。目前尚未见到有关矿物盐供给量的报告。但由于潜水员的钾代谢受影响较明显,尿钾排出量增加,所以在饮食中应适当增加富含钾的食物。

此外,潜水员的营养需要量虽较高,但要注意使潜水员的身体脂肪及血脂控制在正常范围内,否则在减压时易发生减压病。如动物实验中观察到,若在实验前 1 小时或 5 小时给脂肪高的食物,可使减压病死亡率增加。有人提出在潜水作业前 1~2 天,应多吃一些食物以贮存葡萄糖,而在潜水作业当天吃清淡的食物,在潜水作业期间应给含糖的点心。在潜水前2~3小时进食,吃些含碳水化合物丰富,脂肪和蛋白质少的食物是一种安全的选择。在减压期间每日给约3 000kcal能量,并给易消化的食物,避免摄入脂肪多及产气的食物。

第六节　接触微波和电离辐射人员的营养

微波和电离辐射都是人们在日常生活中不可避免地要接触到的,当它们的能量高到一定程度,就可能给人体健康带来损害。因此,在可能接触微波和电离辐射的场合,应该严格遵循操作规程,防止受到意外伤害。

一、微波作业人员营养代谢

微波应用广泛,在国防工业可用于雷达、导航、气象探测;通信工程中用于移动电话和中继通讯;工农业中用微波测量谷物、木材、烟草中的水分,用微波加热干燥木材、胶片、烟草、粮食、棉纱、黏合塑料等;在食品行业用于食品加工、烹饪、解冻等;在医学中用于理疗和癌症治疗等;在科学研究中使用微波波谱仪、微波加速器等。在应用微波的同时,会对周围产生电磁辐射。家庭用的微波炉虽然是密封的,但对周围仍有少量的电磁辐射。

(一) 微波对营养代谢的影响

微波的生物学效应主要取决于波长、场强和作用时间,同时也与受照组织的吸收程度有关。场强相同,脉冲波比连续波对健康的影响严重。微波对营养代谢的影响主要有以下方面:

1. 对蛋白质的影响　10~50mW/cm^{2}的微波辐射对蛋白质合成有较大的影响。家兔或大鼠接受10mW/cm^{2}的微波辐射,出现蛋白质代谢紊乱,总蛋白、白蛋白、球蛋白均有显著下降。狗接受3mW/cm^{2}的微波辐射30分钟,可以引起血清赖氨酸、色氨酸、苯丙氨酸、胱氨酸、精氨酸、甘氨酸、谷氨酸和谷氨酰胺含量上升,而酪氨酸和亮氨酸含量下降。

2. 对碳水化合物的影响　家兔接受5mW/cm^{2}的微波辐射即可出现肌糖原下降,血清乳酸和丙酮酸含量改变,接受10~200mW/cm^{2}微波辐照出现血糖异常。大鼠接受50~200mW/cm^{2}微波辐照出现肝糖原合成减少。使用1.8GHz移动电话可以引起蔗糖通过血-脑脊液屏障增加。

3. 对能量的影响　长期接受低功率微波辐射可以引起丘脑-垂体-肾上腺系统和丘脑-垂体-甲状腺系统以及交感-肾上腺髓质系统的反应,肾上腺皮质激素、甲状腺素、生长激素分泌发生变化,从而导致能量代谢增高。当功率密度高到可以升高体温时,动物的耗氧量增加,二氧化碳呼出增加,ATP分解增加,ADP和无机磷含量增加。这可能是肝脏和肾上腺功能受影响的结果。

4. 对电解质的影响　低功率密度微波辐射可以引起肾血管收缩,尿量减少。大功率密度(40mW/cm^2)辐射则引起血、尿中钙离子增加。同位素研究发现微波辐射使得脑^{32}P的耦合减少,脑脊液中^{45}Ca的流出量增加。小鼠仅接受0.1mW/cm^{2}微波辐射即可引起睾丸中的Mn、Zn、Fe、Cu、Mg、Ca等元素的含量较对照组降低。50mW/cm^{2}的微波辐照使兔血清中铜含量明显降低;100mW/cm^{2}的微波则使兔血清中铜、铁以及铜/锌比值显著降低。

(二) 微波作业人员的营养需求

根据微波对人体代谢和对营养素的影响,应该对微波作业人员提供充分的营养以预防微波作业引起的营养素损失。营养充足、比例适宜的平衡膳食是基本需要,然后在此基础上做适当的调整,不能过多地强调某一营养素而忽略营养素之间的平衡。营养素的选择应该易于吸收,减少对消化系统的负荷。通常给予较多的动物性食品,如牛奶、肝脏、瘦猪肉、鱼等。蛋白质供给量可占总能量的 12%~15%。动物性食品的作用一是补充优质蛋白;二是动物性食品中铁、锌含量丰富且易于吸收,前者为红细胞的再生提供血红蛋白铁,后者可提高细胞的抗氧化能力;三是动物性食品含有丰富的 B 族维生素,可以促进蛋白质的更新和补偿微热效应引起的维生素损失。微波作业人员应增加维生素 C 的摄入量,如增加青菜、卷心菜、马铃薯、番茄、水果等。维生素 C 可以促进体内胶原蛋白的合成,对微波引起的红细胞膜损伤也有一定的预防作用。维生素 E 对微波引发的视网膜神经节细胞损伤有一定的防护作用。硒对微波损伤有保护作用,应该注意在膳食中加以补充。

二、接触电离辐射人员的营养

电离辐射是指能量足以使物质原子或分子中的电子成为自由态,从而使这些原子或分子发生电离现象的辐射。电离辐射包括宇宙射线、X 射线和来自放射性物质的辐射。天然存在的电离辐射主要来自宇宙射线及地壳中的铀、镭、钍等。非天然的电离辐射可以来自核试验、核动力生产、医疗照射和职业照射等。

(一) 电离辐射对营养代谢的影响

电离辐射的特点是波长短、频率高、能量高,可以直接或间接破坏生物大分子,造成 DNA 损伤。DNA 损伤是电离损伤的主要危害,辐射导致 DNA 单链或双链断裂。电离辐射也可以作用于水,引起水分子电离并形成大量自由基,辐射也可以影响 RNA 的合成,从而影响蛋白质的合成。

一些研究发现低剂量照射可以刺激某些细胞功能,包括促进细胞增殖及修复,增强免疫能力,调节激素平衡,提高机体自然防御功能等,这些现象被统称辐射刺激效应或兴奋效应。若给予细胞很小剂量的辐射后再接受较大剂量的辐射,细胞损伤比未受过低剂量处理的细胞轻,这种现象被称为适应性反应。因此,有人认为低剂量不仅无害而且有益。但有人从癌症的发生机制和日本原子弹爆炸幸存者死亡率资料分析认为,即使低于天然本底的辐射,也有可能增加癌症的危险。

1. 对能量代谢的影响　电离辐射可以抑制脾脏和胸腺线粒体的氧化磷酸化,线粒体氧化磷酸化的抑制是辐射损伤早期的敏感指标。辐射也影响三羧酸循环,柠檬酸合成受到抑制,苹果酸、琥珀酸、异柠檬酸的脱氢酶活性显著降低,造成机体耗氧量增加。

2. 对蛋白质的影响　蛋白质的生理功能是由蛋白质的构象决定的,当辐射引起蛋白质构象发生变化时,功能也会受到影响。蛋白质对辐射的相对敏感性较低,高剂量辐射才能引起蛋白质分子空间构象改变和酶的失活。照射后,由于 DNA 的损伤和 mRNA 的生成不足,蛋白质的合成也受到抑制。哺乳动物受到电离辐射后,血白蛋白和 γ 球蛋白合成减少,α 球蛋白和 β 球蛋白有所增加。虽然血浆蛋白合成有升有降,但是总蛋白质合成下降。抗体和胶原蛋白的合成也减少。照射后动物出现负氮平衡,尿氮排出增加,尿中出现氨基酸、肌酸、肌酐、牛磺酸和尿素,表明氨基酸分解增加。小鼠在受到 0.5Cy 辐射后即可出现尿氮排出增加。

人受到 25R 以上全身照射后 12 小时,尿中氨基酸排出量增加,尤其是羟脯氨酸与甘氨酸排出增多,同时牛磺酸的排出量也增加。受到全身照射或受放射线治疗局部照射后,尿氮排出增多,出现负氮平衡。机体受到较小剂量的照射后可见到血浆中蛋氨酸和赖氨酸含量下降。

3. 对脂肪代谢的影响　电离辐射作用于脂肪,使多不饱和脂肪酸发生过氧化并生成氢过氧化物,从而影响生物膜的功能并促进生物膜的老化。同时,照射后体内自由基的生成与清除失去平衡,自由基浓度增高,也会加重脂质过氧化。

当接受较大剂量射线照射后,由于组织分解增加,甘油三酯的合成加快,分解减少,血清中总脂、甘油三酯、磷脂和胆固醇含量增加,出现高脂血症。脂肪受到辐射后可以产生奇数碳的脂肪酸,成为辐照食品检测的一个指标。

4. 对碳水化合物代谢的影响　照射可以引起肝糖原增加,甚至在禁食时也有这种现象,表明糖原异生作用增强,常出现高血糖症。主要是由于组织分解代谢增强,氨基酸的糖原异生作用增强。全身接受照射后 2~3 天小肠碳水化合物吸收减少,葡萄糖激酶活性受抑制,使葡萄糖分解成 CO_2 的效率降低。在对电离辐射敏感的组织中(如淋巴组织),三羧酸循环受到影响,糖酵解增加。但电离辐射不影响果糖的利用,因为果糖代谢不依靠葡萄糖激酶。

5. 对维生素代谢的影响　辐射产生大量的自由基,对有抗氧化作用的维生素影响较大,维生素 C 和 E 损失较多。照射后,维生素 B_1 的消耗增加,同时尿中排出增加,造成血液中维生素 B_1 含量下降。腹部进行放射治疗的患者照射治疗 4~10 周后,血中维生素 C、叶酸、维生素 B_{12} 及维生素 E 含量都减少。

6. 对电解质代谢的影响　大剂量射线照射后由于组织分解和细胞损伤,出现高血钾症,同时尿中钾、钠、氯排出增多。放射性损伤时可伴有呕吐和腹泻,钠、氯丢失较多,可使水盐代谢发生紊乱。照射后血清中锌、铁、铜增加,锌/铜比值下降。

(二) 接触电离辐射人员的营养需求

1. 能量　辐射可影响氧化磷酸化和三羧酸循环,造成能量消耗增加。长期受到小剂量照射的放射性工作人员应摄取适宜的能量,以防能量不足造成辐射敏感性增加。摄取低能量食物的大鼠经 X 射线照射后的死亡率较摄取适宜能量饮食的大鼠为高。急性放射病患者在疾病初期、假愈期、极期可适当增加能量供给,在恢复期应供给充分的能量,可使体重显著增加,有助于机体恢复。

2. 蛋白质　辐射引起机体损伤时,一方面蛋白质合成受到影响,另一方面糖原异生作用增强,高蛋白膳食可以减轻机体的辐射损伤。特别是补充利用率高的优质蛋白,可以减轻放射损伤,促进恢复。一些研究报道,补充胱氨酸、蛋氨酸和组氨酸可减少电离辐射对机体的损伤,对放射性损伤有防治效果。

3. 脂肪　脂肪在受到辐射时容易降解,有研究报道必需脂肪酸缺乏症的动物对辐射的敏感性较高,摄取无脂肪膳食的照射动物的症状较重,而且存活率亦低。在无脂肪膳食中加入必需脂肪酸可以降低动物对辐射的敏感性。有研究报道,膳食中含有酸奶油或含花生四烯酸的脂肪可以使放射病症状减轻,恢复较快。另外,不同种类的脂肪或脂肪酸对放射损伤的防治效果不同,油酸防治放射损伤的效果最好。它对造血组织的再生与网状内皮系统的功能恢复均有良好作用。

放射性工作人员应增加必需脂肪酸和油酸的摄入量,降低辐射损伤的敏感性,由于辐射可引起血脂升高,因此不宜增高脂肪占总能量的百分比。

4. 碳水化合物　各种糖类对放射损伤的营养效应可能因其消化吸收或利用率的差异而有所不同,将葡萄糖、果糖、蔗糖、糊精和玉米淀粉加入基础饲料中分别饲喂小鼠,结果果糖的防治效果最佳,葡萄糖次之,蔗糖第三,糊精第四,玉米淀粉最差。摄食果糖,不仅照射后它的吸收率受到影响甚微,而且放射损伤的其他症状较轻,恢复也较快。果糖与维生素 B_{12} 和叶酸并用,可使接受照射大鼠的红细胞生成增多,并可提高存活率。放射性工作人员可以多增加水果摄入以提供果糖和葡萄糖。

5. 电解质　电离辐射的全身效应可以影响电解质代谢。需要补充适量的电解质。动物常有自择食物以纠正营养缺乏或不足的本能,有研究观察到接受照射动物多选择富于蛋白质与含盐较多的饲料。但是微量元素的量必须适度,如果摄入过多,对接受辐射的动物可能有害,有报道在大鼠的饲料中加入 10mg 的钴,反而增加了接受照射大鼠的死亡率。

6. 维生素　电离损伤主要是自由基引起的,研究发现补充维生素对放射损伤有一定的防治效果。在接受照射之前和受到照射之后,应该补充大量的维生素 C、维生素 E 和 β- 胡萝卜素,减轻自由基带来的损伤。从事电离辐射作业的人员应摄取较多的新鲜蔬菜,保证体内有足够的维生素 C、维生素 E 和 β- 胡萝卜素,也可以提供充分的电解质。由于辐射影响消化功能,蔬菜要尽可能切得细一些,急火快炒,既有利于维生素的保存,又有利于消化吸收。

有研究表明补充适量的维生素 A、维生素 K、维生素 E、维生素 B_1、维生素 B_2、维生素 B_6 或泛酸都可增加照射后的小鼠存活率。每日补充 50IU 的维生素 A 可使受 750R 照射大鼠的存活率达到 90%,而未补充维生素 A 的动物存活率大为降低。维生素 K 对轻度放射损伤防治有效,白细胞恢复较早,多形核白细胞增加较多,骨髓细胞的恢复也有改善。

维生素 E 可作为自由基的消除剂与脂质过氧化连锁反应的阻断剂,使辐射所致脂质过氧化的程度大为减轻。低剂量电离辐射引起的动物生长缓慢,白细胞、淋巴细胞计数及血红蛋白含量减少,维生素 E 对此有一定的防护作用,但是补充大剂量维生素 E,反而降低全血谷胱甘肽过氧化物酶和超氧化物歧化酶活性。因此,补充维生素 E 应适量。补充 β- 胡萝卜素 10~20mg/kg,可以明显降低低剂量辐射引起的基因突变频率和血中丙二醛水平。

补充维生素 B_1 可有助于受照动物糖原生成作用的恢复,减轻糖代谢的紊乱程度,延长动物存活天数。照射后动物组织中 NADH、NADPH 水平下降,补充烟酸能使 NADH 与 NADPH 水平下降程度减轻。烟酸对辐射所致肿瘤细胞的 NADH 分解代谢抑制有较好疗效,可减轻糖酵解作用所受到的影响,并可提高 DNA 的生物合成。每日口服 100~300mg 烟酰胺,可预防恶心、呕吐等症状。维生素 B_6 可减轻放射性损伤并可促进恢复,维生素 B_6 隐性缺乏的大鼠在照射后出现色氨酸代谢异常,给予维生素 B_6 1mg 可使色氨酸代谢异常得到改善。泛酸可减轻动物白细胞与红细胞的下降程度。维生素 B_{12} 和叶酸不足或缺乏时,受照小鼠死亡率显著增高。大鼠经 8Cy 照射后,全血中叶酸含量显著下降。因此对急性放射患者应及时补充叶酸与维生素 B_{12}。

第七节　运动员的营养

运动员的运动能力不仅取决于科学的训练、优秀的身体素质和心理素质,而且取决于良好的健康状态和合理的营养。合理营养是运动训练的物质基础,有利于代谢过程的顺利进行和器官功能的调节,对运动员功能状态、体力适应、运动后的恢复和伤病防治都具有良好作用。合理营养有助于运动员充分发挥训练效果和竞技能力。营养不平衡不但会降低运动竞技能力,还会影响运动后的恢复和健康水平。因此,在制订全面科学训练制度时应当优先考虑运动员合理营养的问题。

一、运动员能量代谢与需求

(一) 运动员能量代谢的特点

运动员的能量代谢特点是强度大、消耗率高、伴有不同程度氧债等。氧债(oxygen debt)又称运动后恢复期过量氧耗,指机体在运动过程中靠无氧代谢供应能量所欠下的并需要在运动后恢复期所偿还的氧。以相对代谢率来比较,体育运动的能量消耗可以达到安静的2~3 倍,有的项目甚至高达 100 倍以上。与不同强度体力劳动的能量消耗量比较,多数项目运动员在训练时间内的能量消耗量相当于或超出重体力劳动强度。参加集训的优秀运动员在 1 小时训练课内的能量消耗量可达 418.4~2 510.4kJ(100~600kcal)。当然,运动与重体力劳动的能量消耗特点不同,其能量消耗常常是集中在短短的几分钟(如举重、体操)或几个小时内。

从运动时间上大致可将能量供给分为下列 4 个系统,见表 8-4。

表 8-4　不同运动持续时间的主要供能系统

运动时间	供能系统	运动时间	供能系统
<30s	磷酸原	1.5~3min	糖酵解和有氧氧化
30s~1.5min	磷酸原和糖酵解	>3min	糖和脂肪有氧氧化

(二) 膳食

富含碳水化合物的膳食有利于提高运动耐力。脂肪的产能量虽高,但是动员利用慢。此外,体内的其他一些营养素如维生素 B_1、维生素 B_2、烟酸、铁、镁等与能量代谢有密切的关系。

(三) 常见运动和体力活动的能量消耗

各种常见运动和体力活动的推荐膳食能量日摄入量和能量消耗见表 8-5、表 8-6。

表 8-5　推荐的运动员膳食能量日摄入量

运动项目	能量的日摄入量	
	MJ/d	kcal/d
棋牌类(男、女)	8.4~11.76(10.08)	2 000~2 800(2 400)
跳水(男、女)、体操(女)、射击(女)、射箭(女)、跳高、跳远	9.10~13.44(11.34)	2 200~3 200(2 700)

续表

运动项目	能量的日摄入量	
	MJ/d	kcal/d
体操(男)、武术、乒乓球(男、女)、短跑(女)、羽毛球(男、女)、网球、举重、花样游泳、击剑、垒球	11.34~17.64(14.70)	2 700~4 200(3 500)
长跑、花样滑冰、中跑(男、女)、短跑(男)、篮球、排球、竞走、登山、射箭(男)、射击(男)、足球(男、女)、冰球、水球、棒球、曲棍球、滑冰、高山滑雪、赛艇、皮划艇、自行车(场地)、摩托车、柔道、拳击、投掷(女)、游泳(短距离,男、女)沙滩排球(女)、现代五项	15.54~19.74(17.64)	3 700~4 700(4 200)
游泳(长距离,男、女)、举重、投掷(男)、马拉松、摔跤、公路自行车、橄榄球、越野滑雪、沙滩排球(男)、铁人三项	≥17.64	≥4 700

表 8-6 常见运动的能量消耗

活动项目	每1分钟每千克体重活动的能量消耗 /kJ·(kg·min)⁻¹ 或 kcal·(kg·min)⁻¹	体重平均65kg男子进行10min活动的能量消耗 /kJ 或 kcal	体重平均55kg女子进行10min活动的能量消耗 /kJ 或 kcal
体操	0.222~0.276(0.053~0.066)	142~180(34~43)	121~150(29~36)
太极拳	0.326~0.544(0.078~0.130)	213~355(51~85)	180~301(43~72)
太极剑	0.360(0.086)	234(56)	196(47)
少林拳	0.506(0.121)	330(79)	280(67)
跑步(跑走结合)	0.411(0.098)	268(64)	226(54)
慢跑	0.481(0.115)	312(75)	265(63)
越野(200m/min)	0.628(0.150)	408(98)	346(83)
爬山	0.506(0.121)	329(79)	279(67)
划船	0.251(0.060)	163(39)	138(33)
高尔夫球	0.243(0.058)	158(38)	134(32)
羽毛球	0.314~0.381(0.075~0.091)	205~247(49~59)	171~209(41~50)
台球	0.176(0.042)	113(27)	96(23)
乒乓球	0.285(0.068)	184(44)	155(37)
棒球	0.289~0.347(0.069~0.083)	188~226(45~54)	159~192(38~46)
排球	0.218~0.318(0.052~0.076)	142~205(34~49)	121~317(29~42)
篮球	0.410~0.577(0.098~0.138)	267~376(64~90)	226~317(54~76)
网球	0.456(0.109)	296(71)	250(60)
足球	0.552(0.132)	363(87)	305(73)
滑冰	0.352~0.481(0.084~0.115)	230~312(55~75)	192~265(46~63)
滑旱冰	0.481(0.115)	312(75)	265(63)
滑雪	0.661(0.158)	430(103)	363(87)

续表

活动项目	每1分钟每千克体重活动的能量消耗 /kJ·(kg·min)⁻¹ 或 kcal·(kg·min)⁻¹	体重平均 65kg 男子进行 10min 活动的能量消耗 /kJ 或 kcal	体重平均 55kg 女子进行 10min 活动的能量消耗 /kJ 或 kcal
自行车（慢骑）	0.243~0.423（0.058~0.101）	158~275（38~66）	134~234（32~56）
自行车（快骑）	0.423~0.594（0.101~0.142）	275~384（66~92）	234~326（56~78）
游泳（10m/min）	0.290（0.050）	137（33）	117（28）
游泳（20m/min）	0.293（0.070）	192（46）	163（39）
游泳（30m/min）	0.711（0.170）	462（111）	388（93）

二、运动员碳水化合物代谢与需求

碳水化合物是提供运动所需的能量的主要营养物质。短时间大强度运动时的能量绝大部分由碳水化合物供给；长时间小强度运动时，也首先利用糖氧化供给能量，当可利用的糖耗竭时，才动用脂肪或蛋白质供给能量。运动中，肌肉摄取的糖量可达安静时的 20 倍或更多。糖容易氧化、且氧化完全，代谢终产物二氧化碳和水不会增加体液的酸度。糖氧化时耗氧量少，在消耗等量氧的条件下，糖的产能效率比脂肪高 4.5%，这一优点在氧不足的情况下尤为重要，有时可成为比赛时决定胜负的主要因素。

运动前补糖可增加体内肌糖原、肝糖原储备和血糖的来源。运动前体内肌糖原含量高，运动到衰竭的时间延长。运动中补糖可提高血糖水平、节约肌糖原、减少肌糖原耗损以延长耐力时间。运动后补糖是为了加速肌糖原的恢复和能量恢复。

体内糖储备的总量为 300~400g，在大于 1 小时的运动如长跑、长距离游泳、自行车、滑雪、马拉松、铁人三项、足球、冰球、网球等，可使体内糖储备耗竭。糖原耗竭可影响运动的能力，特别是耐久力。运动前或运动中适量补充糖有利于维持血糖水平并可提高运动能力，延缓疲劳的发生。肌糖原水平的降低与疲劳和外伤的发生有密切关系。

运动员摄取平衡的混合膳食中碳水化合物的供给量应为总能量的 60% 左右，进行长时间运动时应增加糖的摄入量至总能量的 65%，大强度耐力训练运动员的碳水化合物供给量应为总能量的 60%~70%，中等强度运动时为 50%~60%，缺氧运动项目为 65%~70%。我国学者推荐的中国运动员每日碳水化合物适宜摄入量为总能量的 55%~65%，耐力项目可以增加到 70%。运动员的性别、年龄及运动的项目不同对碳水化合物的供给应注意个性化的差异。

三、运动员蛋白质代谢与需求

（一）氧化供能

蛋白质在运动中供能的比例相对较小。蛋白质氧化分解可提供运动中 5%~15% 的能量。在体内肌糖原储备充足时，蛋白质供能仅占总能量需要的 5% 左右；大部分运动情况下，蛋白质供给 6%~7% 的能量。在肌糖原储备耗竭时，氨基酸供能可上升至 10%~15%，这取决于运动的类型、强度和持续时间。氨基酸主要通过丙氨酸 - 葡萄糖循环的代谢过程提供运动所需的能量。

（二）营养强力作用

具有提高运动员运动能力的营养物质称为营养强力物质。每一种营养素都可能有营养强力作用。高蛋白饮食可以有效增加肌肉组织，与食用等能量中等蛋白饮食(1.39g/kg)比较，食用高蛋白饮食(2.8g/kg)者在进行有氧和力量训练40天后机体蛋白质增加更为明显。但关于力量训练对蛋白质代谢的影响尚不十分清楚。事实表明，在适量蛋白质营养支持下，肌肉组织仅在一段时间进行力量训练后才增加。进行力量训练者，尿氮的排出量减少，提示摄入的蛋白质有一部分存留用于组建身体蛋白质。

运动员通过用蛋白粉或单一氨基酸如支链氨基酸、赖氨酸、精氨酸或鸟氨酸来补充蛋白质的总摄入量。蛋白粉是增加总蛋白质摄入量的一种良好途径，可以增加肌肉重量，修复由于运动而引起的肌肉组织损伤。

（三）补充支链氨基酸

补充支链氨基酸可预防运动性中枢疲劳，这是基于观察到运动使血液支链氨基酸下降，从而引起脑5-羟色胺水平增加，使运动能力下降。由于血液支链氨基酸降低，色氨酸通过血-脑脊液屏障的竞争性抑制消失，这使更多的色氨酸进入脑中产生大量的5-羟色胺。适当补充支链氨基酸，可起到预防血浆支链氨基酸水平下降，有助于运动性中枢疲劳的预防。

（四）运动员的蛋白质参考摄入量

运动员的蛋白质需求量比一般人高。我国学者提出中国运动员蛋白质的适宜摄入量应为总能量的12%~15%，为1.2~2.0g/kg体重，其中应包括膳食外使用的蛋白质或氨基酸营养补充剂。运动员的蛋白质营养不仅应满足数量的要求，在质量上至少应有1/3以上的必需氨基酸。

四、运动员的脂肪代谢与需求

（一）影响运动中脂肪代谢的因素

1. 运动强度和运动持续的时间：低强度运动即可强烈刺激脂肪组织的分解，而肌肉内甘油三酯的分解很少；碳水化合物氧化主要由血糖供应，而肌糖原的利用很少或不动用。

剧烈运动后，血乳酸水平增高，抑制脂肪组织的分解。脂肪组织分解减少使肌肉摄取游离脂肪酸减少，肌肉中甘油三酯分解对提供骨骼肌收缩所需能量有重要意义。在高强度运动中观察到肌肉甘油三酯分解，但与糖或糖原分解比较，脂代谢功能水平仍相对较低。

2. 运动训练程度：系统的体育训练会使骨骼肌线粒体数量、体积、单位肌肉毛细血管密度、线粒体酶和脂蛋白脂酶的活性增加。因此，训练水平高的运动员氧化利用脂肪酸的能力强。训练有素的运动员肌肉氧化酮体的能力也比无训练者强。

3. 限制肌肉细胞摄取脂肪酸的因素：脂肪组织的分解产物游离脂肪酸的代谢是氧化供能的主要物质，尤其在低强度长时间运动时。长链脂肪酸的代谢是一个复杂的过程，涉及许多因素，包括脂肪动员、游离脂肪酸在血浆中的转运、从血液进入肌细胞时的转运、跨膜转运、胞浆内的转运以及细胞内的代谢。无论处在休息还是运动过程中，脂肪动员是影响游离脂肪酸代谢的一个重要因素。

（二）运动对血脂、脂蛋白及其受体的影响

运动可降低血浆甘油三酯和低密度脂蛋白胆固醇，增加高密度脂蛋白水平。运动使体内甘油三酯水平降低,内源性合成甘油三酯减少以及脂蛋白酶活性提高,还与促进甘油三酯清除等因素有关。

运动员膳食中适宜的脂肪量应为总能量的 25%~30%。其中单不饱和脂肪酸:多不饱和脂肪酸 =1:1~1.5。对运动员的膳食调查结果显示,包括中国在内的多数国家运动员的脂肪摄入量过多,占总能量的 35%~45%。由于脂肪代谢产物蓄积会降低耐力并引起疲劳,过多摄入脂肪会降低蛋白质和铁等一些营养素的吸收率;还常会带入外源性的胆固醇引起高脂血症,因此应当适当限制在运动员膳食中过多使用脂肪。

与非运动员的健康人群相比,运动员的其他营养素供给也要适量增加。不同项目和不同运动量的运动员的其他营养素需求也存在较大的差别。对于从事运动营养的专业人员需要在中国居民的平衡膳食原则基础上对不同的运动员要做适度的调整,同时,要设计科学合理膳食食谱,必要时增加膳食补充剂。

第八节　特种作业人员的营养

特种作业人员包括低照度作业人员、化学毒物接触人员、微波作业人员等。由于工作环境的特殊性,特种作业人员的健康会受到一定程度的影响,他们对能量和各种营养素的需求与普通人群不同,因此,做好特种作业人员的膳食营养调配是保障健康的重要措施。

一、低照度作业人员的营养

(一) 低照度作业概念

人的视网膜区有视锥细胞(cone)和视杆细胞(rod)两种感光细胞,分别司昼光觉和暗光觉。视功能的照度范围极广(0.03~100 000lx),视锥细胞能接受 30lx 以上的照度,视杆细胞可接受 0.1lx 以下的照度。低于 30lx 的照度称为低照度。

(二) 低照度作业人员的营养需求

1. 维生素 A　维生素 A 是体内合成感光物质视紫红质的原料,是视杆细胞得以正常工作的最重要的营养素。肝脏能贮存维生素 A,可以调控各靶组织的需要。与血浆维生素 A 含量相比,肝脏维生素 A 含量能比较可靠地反映机体维生素 A 的贮存量。目前一般采用相对剂量反应(relativedoseresponse,RDR)技术来测定人体肝脏维生素 A 贮存量。肝脏贮存维生素 A 越多,则 RDR 越小,反之则越大。良好的维生素 A 营养状态指使机体对维生素 A 有一定的储备,能满足机体生理需要,在遇到膳食维生素 A 水平低或应激情况时,能维持 4 个月。目前,国外的维生素 A 推荐摄入量男性为 770μg RE,女性为 600μg RE。我国成年男性推荐摄入量为 800μg RE,女性为 700μg RE。低照度作业人员维生素 A 需求量应在常人基础上适量增加。此外,β- 胡萝卜素是维生素 A 的前体物质,可以转化为维生素 A,故低照度作业人员在膳食中可增加富含 β- 胡萝卜素的食物摄入。

2. B 族维生素　B 族维生素是一组辅酶,对视器的氧化代谢极为重要。膳食中若缺乏维生素 B_1 可由于脱羧辅酶的不足,引起视觉减退的现象。吡哆酸是维生素 B_6 代谢的主要产物,大鼠缺乏吡哆酸可出现视杆细胞退行性变化。黄素单核苷酸(FMN)和黄素腺嘌呤核苷酸(FAD)是黄素酶类的重要辅基,其生理功能是起传递质子的作用。动物实验结果发现,维生素 B_2 缺乏大鼠的组织中 FMN 和 FAD 减少,视网膜氧耗下降。最近对晶状体代谢研究认为,维生素 B_2 缺乏大鼠晶状体离体组织培养液中加入 FAD 可刺激晶状体谷胱甘肽还原酶活性增高。缺乏维生素 B_2 时晶状体 6- 磷酸葡萄糖脱氢酶活性、谷胱甘肽还原酶活性和皮质醇结合力均下降,晶状体酯式维生素 B_2 合成减少。视网膜也含有维生素 B_2,与烟酸、视黄醇一起参与光感作用。此外,补充维生素 B_2 在暗光下能提高眼对蓝、紫色觉的分辨能力,改善光的敏感度和减轻视觉疲劳。因此,低照度作业人员的膳食中应重点考虑 B 族维生素的含量,保证充足的供应,其中维生素 B_2 的每日需要量为 1.5~1.8mg,应高于普通人推荐摄入量 1.4mg。

3. 蛋白质 维生素 A 的代谢需要多种蛋白质的参与,视色素就是由视蛋白与视黄醛构成。蛋白质营养不良对维生素 A 的吸收、贮存、运输和利用都有影响。①肝脏贮存的维生素 A 需要与血浆中视黄醇结合蛋白和前白蛋白结合生成复合物转移至血液。当蛋白质缺乏时,维生素 A 的运输就受影响,使维生素 A 不能从肝脏释放出来。②动物摄取维生素 A 后需经维生素 A 棕榈酯水解酶的作用,转变成维生素 A 棕榈酯贮存于肝脏。蛋白质缺乏时,此酶活性下降,故影响维生素 A 的贮存和利用。③维生素 A 酸是维生素 A 的活性形式,它的形式取决于维生素 A 醛氧化酶活性,蛋白质缺乏时该酶活性大为下降,影响维生素 A 酸的形成,致使动物生长停滞。此外,实验观察到蛋白质——能量营养不良的儿童虽大量注射维生素 A,血清视黄醇升高不明显,但单独补充蛋白质可使视黄醇结合蛋白合成增加,从而使血清视黄醇升高。可见,蛋白质的补充对于维生素 A 作用的正常发挥有重要意义,低照度作业者在膳食中应保证充足、优质的蛋白质供应,每日摄入量建议为 90~100g。

4. 脂肪 维生素 A 和 β- 胡萝卜素都是脂溶性的,故脂肪能促进维生素 A 和胡萝卜素的吸收,但脂肪对维生素 A 的利用影响甚小或无影响。某些影响脂肪吸收的因素或疾病(例如胃酸缺乏、腹泻、慢性胰腺炎、慢性胃肠炎等)能影响维生素 A 和胡萝卜素的吸收,若长期不纠正,则可能对低照度作业人员的暗视觉产生不良影响。

5. 微量元素 锌和维生素 A 代谢关系密切,锌缺乏可导致暗适应异常。研究发现肝硬化患者伴暗适应异常,用维生素 A 治疗 4 周无明显改善,而用硫酸锌治疗 2 周,暗适应恢复正常。锌的这一作用可能与以下原因有关:

(1)锌是蛋白质合成所必需的,视黄醇结合蛋白 RBP 对缺锌很敏感,缺锌对 RBP 的合成和释放均受阻,使得肝细胞中维生素 A 不能释放到血流中去;

(2)视黄醇脱氢酶是一种含锌金属酶,缺锌时此酶活性下降,视网膜中视黄醇转变为视黄醛受影响;

(3)肝硬化患者尿锌排出增加,由于血清白蛋白降低,血液循环中游离氨基酸增高,锌由大分子蛋白结合移行至与较小分子蛋白结合,因而易于从肾小球过滤排出体外。

硒存在于视网膜,可能与视神经兴奋机制有关。目前认为光量子被视紫红质吸收后,只有当硒原子存在时,才能引起神经兴奋。该观点在动物实验中得到了证明,当用不同强度的光刺激家兔视网膜时,给以硒酸钠后视网膜电图 ERG 的波形明显增大,说明硒在此过程中起重要作用。

我国规定一般成年男子锌的每日推荐量为 15mg,硒为 $50\mu g$,低照度作业人员供给量应稍高于此标准。

6. 牛磺酸 牛磺酸广泛存在于哺乳动物各种组织中,它在不同组织中的含量不同。在视网膜中,牛磺酸是含量最丰富的游离氨基酸,其在大鼠光感受器细胞层中的含量甚至高达

80mmol。大量研究证实,牛磺酸是视网膜发育必需的营养因子。当幼猫牛磺酸缺乏时,首先出现视网膜电图(ERG)振幅的降低,随后出现光感受器细胞形态学的严重改变,外段高度有序的盘膜结构发生紊乱,光感受器细胞发生退化,最终导致失明。添加牛磺酸及维生素 A、维生素 B$_1$、维生素 B$_2$、烟酸、锌、硒等微量营养素均可增加光照和暗适应时光转导蛋白 Gat 的表达,其中以牛磺酸的作用更为显著;提示牛磺酸及上述复合微量营养素能通过调节 Gat,影响视杆细胞光转导功能。

二、化学毒物接触人员的营养

凡是少量化学物质进入体内并能与机体组织发生生物化学和生物物理作用,破坏机体的正常生理功能,引起机体暂时性或永久性的病理改变者都称为化学毒物。

化学毒物种类繁多,人们与之接触的机会日益增长。接触可分成两类,即生产性和生活性。前者与从事有毒作业的生产有关,后者所接触的毒物则主要来源于工业"三废"的污染、农药的广泛应用、车辆的废气、生活煤烟以及某些化工产品等。这些毒物污染了人类生存的环境,已渗透进人类生活的各个环节。

(一) 化学毒物代谢与营养

1. 生物转化　生物转化通常分为两相。进入体内的有机毒物大都要相继通过此两相变化。各相变化又分为多种不同的类型,在细胞的不同部位中进行。

第一相主要是通过氧化、还原和水解反应,将羟基、氨基、羧基等引入分子结构中,增加毒物分子的极性和水溶性,同时也改变毒物分子结构上的某些功能基团,或产生新的功能基团。主要类型如下:①微粒体的氧化作用。凡是具有一定的脂溶性的毒物,几乎都能被微粒体的混合功能氧化酶(MFO)所催化,产生各种产物。MFO 的氧化作用主要是通过滑面内质网膜上的细胞色素 P-450 进行的。②微粒体的还原作用。在毒物代谢中,还原作用远比氧化作用少见,主要有硝基和偶氮化合物的还原和还原性脱卤。③非微粒体的氧化、还原作用,主要在胞液中进行。例如肝细胞液中含有醇脱氢酶、过氧化氢酶、醛脱氢酶等,能使各种醇、醛、胺进行氧化还原。④水解作用,所需的酶在体内广泛分布。例如各种细胞的微粒体、血浆或消化液中均含有酯酶及酰胺酶,能使各种酯类或胺类毒物水解。不少有机磷农药主要以这种方式被解毒。

第二相是结合反应。通过结合反应,不仅遮盖了毒物分子上某些功能基团,从而改变其作用,而且还可改变其理化性状和分子大小,增加水溶性,有利于排出体外,因而多为减毒灭活反应。常见的结合反应有以下几种:①葡萄糖醛酸结合,这是体内最多见的结合形式。葡萄糖醛酸基的供给体尿苷二磷酸葡萄糖醛酸来自糖代谢,在葡萄糖醛酸基移换酶的作用下,使其结合到毒物上。②硫酸结合,也较常见。用于结合的硫酸来自含硫氨基酸,在参与结合反应之前,硫酸必须先与 ATP 作用活化 3'-磷酸腺苷酸硫酸(PAPS),然后在硫酸移换酶的作用下,与酚、醇或胺类物质结合。③乙酰基结合。乙酰基的直接供体是乙酰辅酶 A、它来自碳水化合物、蛋白质和脂质的代谢;④甘氨酸、谷氨酰胺结合;⑤甲基结合;甲基由甲硫氨酸经 ATP 活化后供给;⑥谷胱甘肽(GSH)结合;⑦水化。经第一相反应产生的各种不稳环氧化物,在微粒体环氧化物水化酶的催化下,可以迅速水解生成二醇类。

2. 谷胱甘肽的解毒作用　GSH 是由谷氨酸、半胱氨酸和甘氨酸组成的三肽。半胱氨酸残端有—SH 基,它是一种强亲核性物质。外源毒物经代谢活化后产生的亲电子代谢物,既可为生物大分子的进攻对象,产生共价结合,改变细胞内生化环境和细胞结构,使细胞严重受损害乃至死亡。也可为 GSH 的亲核进攻对象,形成无毒的 GSH 与毒物的结合物,再经代谢后形成惰性产物硫醚氨酸排出体外。GSH 在体内亦有清除自由基、抑制脂质过氧化的作用。GSH 可通过一系列酶,抑制脂质过氧化的启动或终止过氧化的发展,从而阻断新自由基的产生,这是其间接消除自由基的作用,其直接作用是 GSH 与自由基的结合。总之,GSH 的分子特性,组织细胞内 GSH 的丰富含量以及完整的代谢酶系统,是解除亲电物质潜在的细胞毒和遗传毒损害的重要条件。

3. 金属硫蛋白的解毒作用　金属硫蛋白(MT)的生物学作用,尚未完全弄清,但目前认为它与某些二价金属的解毒、代谢、蓄积有一定的关系。它广泛地存在于生物界里。动物体内的 MT 主要在肝脏中合成,在血液、肾脏中存在。MT 是一种富含半胱氨酸的低分子量蛋白质,分子量为 6 000~10 000,每摩尔的 MT 中含有约 60 个氨基酸分子。其中含—SH 的氨基酸有 18 个,占总数的 1/3。镉、汞、锌、铜、铁等均能与之结合。每三个—SH 键可结合一个二价金属离子。将这些重金属给予动物时,将在肝内诱导合成更多的 MT 并与金属结合,使金属暂时失去毒性作用,从而发挥暂时性或永久性的解毒作用。但当摄入重金属的量超过诱导合成的 MT 时,重金属仍可以自由离子的形式发挥其毒性作用。MT 的合成需要富含—SH 的氨基酸为原料,其解毒作用亦主要依赖—SH。目前重金属中毒的治疗亦较多使用巯基络合物。如二巯基丙醇(BAL)、二巯基丙碘酸钠和二巯基 T2 酸钠等。

(二) 常见有毒作业人员的营养与膳食

1. 铅作业人员的营养与膳食　铅(PB)及其各种化合物都有毒性。铅的用途很广,工业上接触铅及其化合物的机会很多,是我国最常见的工业毒物之一。接触作业主要有铅矿的开采、含铅金属的冶炼、蓄电池及颜料工业的熔铅和制粉、含铅油漆的生产和使用、含铅金属的熔制、印刷业的铸铅字和铅版、电缆及铅管的制造、制药、农药以及塑料或橡胶工业中的稳定剂与促进剂等。生活性接触主要有被含铅管道、容器或食具污染的饮料,涂了含铅油漆的家具、玩具,黑锡丹、樟丹等含铅药物,以及受含铅三废污染的空气、土壤和食物等。

铅进入人体主要是通过呼吸道,其次是消化道途径。进入血液中的铅大部分与红细胞膜结合,一部分与血浆蛋白质结合,少量形成磷酸氢铅及甘油磷酸铅。铅在组织中主要分布于肝、肾、脾、肺、脑中,以肝中的浓度最高。铅也能以不溶性的磷酸三铅沉积于骨骼中,此种铅一般呈稳定状态,暂无毒性作用。铅的毒性作用主要表现是损害红细胞和血红蛋白的合成。铅能抑制血红蛋白合成过程中的一些酶,特别是含巯基酶。例如:抑制 δ- 氨基乙酰丙酸脱水酶(δ-ALAD)使尿中 δ-ALA 增高;抑制原卟啉和铁结合,使红细胞内原卟啉增多,血红蛋白合成减少,造成类似于缺铁的低血红蛋白性贫血。铅能改变红细胞膜的渗透性,使之溶血。铅可以引起血管痉挛,造成腹绞痛、铅面容和铅脑病等。铅损害神经系统的主要表现是引起神经衰弱综合征、多发性神经炎和中毒性脑病。在消化道可表现食欲缺乏、恶心、嗳气、腹痛、便秘和中毒性肝炎等,肾脏亦可受损。

蛋白质营养不良能降低血浆蛋白、血红蛋白和排铅能力,增加铅在体内的潴留,增加铅毒的敏感性,容易出现体重减轻等一系列毒性症状,小动物甚至有生长抑制和死亡增加现象。例如饲料中含有 20% 酪蛋白的大鼠,对铅中毒的耐受性要比饲料中含 6% 和 13% 酪蛋白的大得多,在 6% 酪蛋白组中添加甲硫氨酸或胱氨酸,可使体重增加,死亡率下降。实验亦已证明:膳食甲硫氨酸能明显地降低肾和肌肉中的铅浓度,可能是通过谷胱甘肽 - 铅复合物起排铅解毒的作用。因此,铅接触者应多摄入一些富有含硫氨基酸的优质蛋白。

高脂肪膳食可促进铅在小肠的吸收,故应限制脂肪摄入量。

膳食缺铁时铅的吸收增加。血清铁蛋白浓度较低者,其血铅的浓度常较高,使铅在体内的潴留增加。铁营养状况良好而接触铅时,可减轻贫血的程度和生长抑制的作用。铅抑制 δ-ALAD 酶,补锌可保护此酶,减轻铅的毒性。据报道,马食用被铅和锌污染的牧草后,其铅中毒的症状比单独摄入铅的那些马要少。大鼠饲料中锌的含量增高时,可降低肠道中铅的吸收,从而减轻铅的毒害。铅能降低体内铜蓝蛋白的水平。当铜缺乏时,可加重铅中毒,增加铅在肾、肝中的蓄积,加重贫血和生长停滞。此外,铅对碘、钾、钠、铬等均有一定的不良影响。维生素 C 是营养防治铅中毒方面研究得最多的营养素。绝大多数实验均证明维生素 C 对预防铅中毒有较好效果。有人发现,长期接触铅时,可致体内维生素 C 缺乏。由于铅的代谢、解毒过程中需要消耗维生素 C,铅促进维生素 C 氧化,而且为不可逆的氧化过程,从而导致维生素 C 失效。维生素 B_1、维生素 B_6 和维生素 B_{12} 有保护神经系统的作用。维生素 B_1 有促进食欲和改善胃肠蠕动的作用。铅中毒时,对维生素 B_2 的需求量亦增加。

此外,果胶和食物纤维素能降低铅在肠道的吸收,故可多食含果胶和纤维素的水果。大鼠实验证明,肠道内同时存在牛奶和铅时,牛奶可增加铅的吸收。不同时存在铅或者牛奶中乳糖经过水解后,对铅的吸收就无增进作用。饮酒可增加铅的毒性,使铅中毒症状加重。

总之,铅接触者饮食中应含有质优量足的蛋白质,要有一定量的动物蛋白质,足量的维生素 A,150mg 左右的维生素 C 和足够的 B 族维生素,多食蔬菜、水果、豆类,少饮酒,尤其勿用锡壶盛酒饮用。

2. 汞作业人员的营养与膳食　汞(Hg)及其化合物可经呼吸道、消化道和皮肤进入人体。汞进入血液后,与血浆蛋白结合并随血流转运到全身。汞主要蓄积于肾脏,其次为肝、心、中枢神经系统。金属硫蛋白能与汞结合成汞硫蛋白,主要贮存在肾脏皮质中,这种汞硫蛋白对汞在肾脏内的蓄积和排泄有很大影响。随着进入机体的汞量增加,肾脏内金属硫蛋白含量与含汞量均增加。待金属硫蛋白被汞结合而耗尽时,汞即对肾脏产生毒害。

进入体内的汞被氧化为二价汞离子而发挥毒作用。汞离子易与蛋白质谷胱甘肽或其他活性物质中的巯基结合,形成较稳定的硫醇盐,因而使一系列具有重要生理功能的巯基失去活性,这是汞毒性效应的基础。如汞干扰大脑皮质丙酮酸的代谢,系因硫辛酸、泛酸硫氢乙胺和辅酶 A 中的巯基被汞结合所致。汞作用于细胞膜的巯基、磷酰基,改变其结构和正常功能,进而损害整个细胞。汞作用于血管及内脏感受器,不断使大脑皮质兴奋,并可导致衰竭,从而出现一系列神经、精神症状。因运动中枢功能障碍,反射活动的协调紊乱,出现"汞毒性震颤"。汞经唾液腺排至口腔内,与硫化物结合成硫化汞沉积,引起口腔炎。汞中毒患者可有食欲缺乏、胃肠功能紊乱等症状;肾脏受损,尿中可出现蛋白质、红细胞;部分慢性中毒者有肝肿大和轻度触痛。

汞使肾脏受损出现蛋白尿,引起蛋白质的丢失,因此膳食中应补充蛋白质,特别应补充富含硫氨基酸的蛋白质。因含硫氨基酸中有巯基,能与汞结合成为稳定的化合物,从而保护体内巯基酶系统,起到解毒作用。动物实验证明,甲基汞在体内经胆道排出,又能被肠道再吸收入体内,若给以富含半胱氨酸的物质,汞与半胱氨酸的巯基结合,排出体外,可使体内甲基汞量减少。

硒在体内能对抗无机汞和有机汞的毒性,减轻汞中毒的症状。例如有人在含有不同汞化物(氯化汞、醋酸苯汞和甲基汞)的饲料中,加硒或不加硒,喂饲大鼠4周后,3种含汞化合物饲料均使大鼠进食量减少,生长减缓,而加硒组使汞毒性降低,这说明硒对汞毒性有明显的拮抗作用。研究海洋动物的肝脏时,发现其含汞浓度和含硒浓度之间为正相关,相关系数为+0.932。硒亦可以预防无机汞对肾小管和肠管的损伤作用,硒使肾汞明显降低,它对汞的解毒作用是发生在血液中。

锌也有防止汞中毒的作用。已知高浓度的汞是一种强致畸物,如果把2mg/kg体重的锌和2mg/kg体重的汞同时注射给已怀孕的金色欧洲大鼠,并与单独用汞注射这种大鼠进行比较观察,结果发现前者的畸胎率较后者少。另外,若在给汞前1小时用锌预处理,还可增强其保护性。锌对汞的这种保护作用可能是由于锌诱导所产生的金属硫蛋白与汞结合使之解毒之故。

维生素A能抑制有机汞对小脑及神经纤维组织的毒性作用。有研究报道维生素E对甲基汞毒性有防御作用。给甲基汞中毒的动物喂以添加维生素E的饲料,能减轻中毒症状,并增加动物的存活率。有研究者认为维生素E对甲基汞毒性防御作用的机制是复杂的,不能简单地用维生素E的抗氧化作用来解释。此外,胡萝卜含有大量的果胶物质,这种物质能与汞结合,加速汞离子排出,降低体内汞的浓度。

3. 镉作业人员的营养与膳食　镉(Cd)及其化合物主要用于电镀、镉锌电池、镉合金、核反应堆的控制棒、制造颜料、用作聚氯乙烯的稳定剂、杀虫剂、电视和光电元件的制造以及太阳能收集器等。凡从事上述工作均可接触镉及其化合物。含镉"三废"可污染饮用水和食物,造成生活性镉中毒。

镉尘及镉烟主要经呼吸道侵入人体。镉亦可经消化道进入人体,一个途径是通过沉积在上呼吸道、经咳出而后吞入消化道,另一个途径是食用被镉污染的食物和水。进入血液循环内的镉,主要与红细胞结合。红细胞中的镉部分与血红蛋白结合,部分与硫蛋白结合。镉主要蓄积于肾脏和肝脏。镉在人体的半衰期为16~31年,故应重视镉的慢性毒作用。镉的慢性中毒使肺受损出现肺气肿,肾受损使肾小管的重吸收功能下降,尿中低分子量蛋白质含量升高,包括β_2-微球蛋白和视黄醇结合蛋白,还可出现氨基酸尿和糖尿。其次还可引起缺铁性贫血和骨痛病等。

蛋白质的质和量在一定程度上影响镉的毒性,尤其表现在造血功能方面。实验表明,长期给大白鼠注射低剂量的氯化镉可使大鼠的红细胞和血红蛋白降低。饲料中缺乏蛋白质时,降低的程度更明显,并出现低蛋白血症。补充甲硫氨酸,可减轻这种毒作用。

膳食脂肪增加镉的吸收。实验表明,给小鼠食用含脂量为12%的乳酪饲料,Cd的存留量较用含脂量为0.5%的脱脂奶饲料组高3倍。有人认为牛奶使镉吸收增加可能与牛奶脂肪有关。

镉能对骨骼产生损害,可能是镉使肾不能将25-OH-D_3羟化成1,25-$(OH)_2$-D_3,从而阻碍钙结合蛋白的形成,影响钙的吸收和利用,尿钙排出亦增加。反之,机体缺钙又可增加镉在肠道的吸收及其在骨骼软组织中沉积。动物实验表明,给缺钙组和正常钙组大鼠喂以相等的含镉饲料,缺钙组的镉在肝、肾中蓄积更多,肝肾病理变化更甚,骨皮质变薄,生长抑制更明显。维生素D对镉毒有一定的防治作用。给喂食含镉饲料的大鼠补充维生素D,可使大鼠的体重增加,死亡数减少。血清钙因加镉而下降,补充维生素D后,血清钙又上升。而维生素 D 缺乏时,镉的毒性增加。临床上亦认为,慢性镉中毒可用大剂量(5 000~100 000IU)的维生素 D 治疗,同时每天补充 4g 葡萄糖酸钙,可获显著效果。

锌能拮抗镉毒性作用。用每千克体重 3.0mol 的锌和 0.03mol 的镉同时给大鼠注射,可以防止其睾丸坏死。后来又发现先用锌进行预处理,对镉的毒性也有防护性效果。有研究认为是因为锌诱导了金属硫蛋白(MT)的合成,镉被 MT 结合从而降低了毒性。镉锌为同族元素,原子结构和理化性质相似,但镉能取代体内含锌酶中的锌,表现出一系列的毒性,补充锌能提高锌对镉的拮抗能力降低镉的毒性作用。动物实验表明,补锌对预防镉引起的睾丸和肾脏损害、贫血、生长阻滞、胚胎畸形、胎盘坏死和大鼠的高血压等有效。

低铜降低动物对镉毒性的耐受性。羊饲料中含镉 3.5mg/kg 时即可使肝铜明显下降。给孕母羊喂镉,使胎羊体铜下降。给鸡喂镉,可致主动脉弹性硬蛋白的变性,而后者与铜有关。以上影响可因补铜而得到预防。镉降低铜在肠道的吸收,降低大鼠血铜、肝铜和铜蓝蛋白的含量。铜蓝蛋白的降低又影响到铁在体内的运输和利用,铜亦直接影响骨髓造血功能。故维持铜的正常营养有利于防治镉性贫血。

镉使日本鹌鹑的体重和血细胞比容明显降低时,口服或注射维生素 C 后可减轻这种损害作用,并增加肝铁含量和红细胞数目,降低动物死亡率。维生素 C 对镉引起的小鼠胚胎毒性有拮抗作用,明显减少吸收胚胎数目和胸骨骨化延迟率,并且与维生素 C 的剂量有明显相关性。

维生素 B_6 与其他营养素相反,维生素 B_6 能增强而不是减弱镉的毒性。故对防治镉的毒性不利。可能与维生素 B_6 有利于肠道对镉的吸收这一作用有关。

4. 苯作业人员的营养与膳食　苯是一种芳香族碳氢化合物,苯的工业接触主要在苯的生产过程以及用苯作为化工原料的生产过程,如生产酚、氯苯、硝基苯、香料、药物、农药、塑料、橡胶、洗涤剂、染料、印刷、油漆等。苯主要经呼吸道进入人体、皮肤接触液态苯时亦可进入人体,苯在胃肠道可被完全吸收。苯在体内首先转化为环氧苯或苯甲醇,再进一步转化为酚、对苯二酚与邻苯二酚。前两种可与硫酸根及葡萄糖醛酸结合,由尿排出,邻苯二酚再经氧化断环形成黏康酸,并崩解为 CO_2,由呼气排出。进入体内的小部分苯可直接与谷胱甘肽结合成苯基硫醚氨酸,由尿排出。

急性苯中毒时,主要表现为对中枢神经系统具有麻醉作用。苯具有亲脂性,可吸附于神经细胞表面,抑制细胞氧化还原系统的功能,细胞活性降低,ATP 合成减少,不能形成乙酰胆碱,导致麻醉作用。慢性苯中毒抑制造血系统,使全血细胞减少,发展成为再生障碍性贫血,白细胞减少或发生白血病。但其机制尚需研究。

膳食蛋白质对苯的毒性有防护作用。动物吸入苯时,高蛋白质饲料组动物的生长发育优于低蛋白质组,血液中谷胱甘肽含量比较稳定,动物存活时间延长。对喷漆工人的调查亦发现营养条件较好和食用动物蛋白较多者,苯中毒症状较轻。苯的解毒需要谷胱甘肽和硫酸,苯中毒时体内谷胱甘肽含量下降,膳食中含硫氨基酸是体内谷胱甘肽和硫酸的来源。苯的生物转化需要一系列的酶,而酶的数量与活性与机体蛋白质营养状况有关。因此苯作业人员膳食中应供给量足质好的蛋白质。

苯是脂溶性物质,体脂增加可增加苯在体内蓄积。动物实验的结果表明,同样是低蛋白饲料和接触相同剂量的苯时,高脂肪饲料组的动物存活率比低脂肪组动物低。高脂肪使动物对苯的敏感性增加。苯中毒大鼠中,肥鼠组血苯下降速度较瘦鼠组慢,而其白细胞下降则早于瘦鼠组。人类亦有相似情况，女性苯中毒所引起的造血功能障碍比男性明显，这与女性体脂高于男性有一定关系。故苯作业人员膳食中脂肪含量不宜过高。

碳水化合物可提高机体对苯的耐受性。碳水化合物在代谢过程中可提供解苯毒所需的葡萄糖醛酸和解毒所需的能量。

维生素 C 与苯代谢关系密切。苯是有机毒物，在体内一部分苯直接与还原型谷胱甘肽结合而解毒，维生素 C 可使氧化型谷胱甘肽还原。维生素 C 亦可提高混合功能氧化酶的活性。研究表明，苯中毒动物的血和尿中维生素 C 含量降低。在接触苯的人员中，进行上臂脉压带试验时，毛细血管脆性增加，小出血点数目增加。同时工人的齿龈肿胀和出血的阳性率增高，体内维生素 C 贮备量也较对照组为低。维生素 C 对铁的吸收利用、血红蛋白的合成和造血过程均有促进作用。以上说明苯接触者维生素 C 的需求量增高，而丰富的维生素 C 又能提高解毒作用。因此，应该增加苯作业人员的维生素 C 供给量。

维生素 B_6、维生素 B_{12} 和叶酸有使白细胞回升的作用。维生素 B_1 与糖代谢有关，并有促进消化液分泌、增进食欲和改善神经系统功能等作用。维生素 K 对防治苯中毒亦有一定效果。

5. 农药作业人员的营养与膳食 农药广泛应用于农业、林业、畜牧、渔业以及农业产品的仓库，以防治病虫害。凡从事农药生产、包装、搬运、配药、喷洒、播种的人员，都可因接触农药而引起中毒。农药的种类很多，常用的为有机磷、有机氯和氨基甲酸酯等几大类。

常用有机磷农药有内吸磷、对硫磷、敌敌畏、乐果、马拉硫磷等。有机磷农药的毒性机制，主要是抑制体内胆碱酯酶的活性，使胆碱能神经末梢部位释放的乙酰胆碱不能迅速分解而致蓄积，引起一系列的中毒表现。有机磷在体内的生物转化，主要有氧化和水解两种方式。一般来讲，氧化使毒性增加，而水解则可使毒性降低。例如对硫磷在肝微粒体混合功能氧化酶的作用下，可氧化成毒性更大的对氧磷，然后使磷脂酶水解形成对硝基酚由尿排出。马拉硫磷在哺乳动物体内可被氧化为毒性更大的马拉氧磷，同时又可被羧酸酯酶水解而失去毒性。由于哺乳动物体内含有丰富的羧酸酯酶，其水解作用大于氧化作用，故对人畜毒性很小。而昆虫体内则相反，故对昆虫杀伤力很强。氨基甲酸酯类农药如西维因等，对动物和人的急性毒作用与有机磷农药相类似，但毒性较低。

有机氯农药如 DDT 等，侵入人体后，因其脂溶性特别强，故主要在脂肪和脂质含量较高的脏器和组织中蓄积，主要损害中枢神经系统和肝、肾等实质性脏器，引起一系列的毒性表现。DDT 进入人体后，大部分可转变为毒性较小的 DDE、DDA 和 DDD。

蛋白质对农药毒性影响显著。蛋白质供给量不足，大多数农药的毒性增加。动物实验表明，饲料中蛋白质量低质差时表现毒性增加的农药有：二嗪农、马拉硫磷、西维因、内吸磷、DDT、氯丹、毒杀酚、硫丹、异狄氏剂、林丹、氯苯胺灵、克菌丹、灭草隆、艾氏剂、氯灭杀威、杀螟松和敌满通等。蛋白质的质量对毒性亦有明显影响。蛋白质摄入总量不足的情况下补充甲硫氨酸，可降低 DDT、狄氏剂、乐果、敌满通等的毒性。

但亦有少数农药如七氯和八甲磷等，在动物摄取的蛋白质减少时，其毒性反而降低。当饲料蛋白质含量由 18% 降为 10% 时，七氯的急性毒性下降近一半。当用低质量的明胶蛋白时，其毒性又为酪蛋白的一半，再补充甲硫氨酸时，则毒性又增加。八甲磷所致大鼠的死亡率亦随着饲料中酪蛋白含量的升高而升高。以上现象的主要原因是七氯和八甲磷经体内肝微粒体酶氧化后，变成了毒性更大的环氧七氯和羟化八甲磷所致。

脂肪对有机氯农药毒性的缓解作用。哺乳动物饥饿时,在动用体脂作为补偿的过程中,把蓄积在脂肪组织中的有机氯农药亦带入血液中使之浓度升高,能增加对中枢神经等有关组织的毒性。高热能食物在减轻狗狄氏剂中毒症状方面十分有效。肥壮的哺乳动物、鸟类和鱼对DDT的耐受性较瘦小者为高。狄氏剂干扰不饱和脂肪酸的代谢,使必需脂肪酸缺乏症状加重。

维生素C与农药毒性的关系密切。进入动物体内的有机氯农药,可以诱导肝微粒体酶的活性,使之增加。但当缺乏维生素C时,这种诱导作用大为减弱。例如,豚鼠饲料中缺乏维生素C时,使狄氏剂的酶诱导作用受到抑制的程度与肝中维生素C含量减少的程度基本上一致。大鼠体内虽能合成维生素C,但当饲料中缺乏维生素C时,有机氯农药对肝微粒体酶的诱导作用亦下降。与对照组相比,除了葡萄糖醛酸基转移酶外,其他酶的活性均降低。可见,缺乏维生素C可影响农药的分解和排出。

营养素对农药防治效果的研究表明,维生素C、甲硫氨酸、烟酸和叶酸对乐果的细胞毒效应有防治作用;维生素B_1、维生素C、维生素B_2、烟酸能降低敌螨通的细胞毒效应。而维生素B_6和维生素B_{12}对乐果和敌螨通的细胞毒效应未显出防护作用。

敌枯双在防治水稻白叶枯方面药效最好,但可引起接触性皮炎,而且已被证明是强致畸物质。敌枯双和敌枯唑都是烟酰胺的竞争性抑制剂,可与辅酶Ⅰ中的烟酰胺拮抗,干扰辅酶Ⅰ的生物合成和利用,进而影响细胞内DNA和RNA的生物合成,从而产生致畸等一系列的毒性作用。实验表明,敌枯双的剂量为每公斤体重40mg和80mg时,对DNA、RNA的合成抑制率高达50%~70%,若给予等剂量的烟酰胺,可使核酸的合成基本恢复到正常水平。从事敌枯双生产的工人接触前或接触期间服用适量烟酰胺(每日100mg),可使原来在工人中普遍发生的接触性皮炎随之消失。

6. 有害气体作业人员的营养与膳食　有害气体包括刺激性气体和窒息性气体。刺激性气体是化学工业中常遇到的有害气体。具有刺激性的气体毒物种类很多,常见的有氯、氯化氢、光气($COCl_2$)、氨、氮氧化物、氟化氢和二氧化硫等。他们大多是化学工业中的重要原料或副产品。窒息性气体是指进入人体后,能使血液的运氧能力或组织利用氧的能力发生障碍,造成组织缺氧的有害气体。常见者有一氧化碳、氰化物和硫化氢。

(1) 一氧化碳:凡含碳有机物燃烧不完全时均能产生一氧化碳。氧气越不充足,一氧化碳形成就越多。接触作业主要有:冶金工业的炼焦、炼钢、炼铁,矿下爆破,铸造,各种加热窑炉的焙烧以及某些化学工业。在一些大城市的主要交通要道以及家庭生活中,一氧化碳的浓度都有可能达到危害健康的程度。一氧化碳随呼吸进入血液循环后与血红蛋白、肌红蛋白以及二价铁的细胞色素形成可逆性结合,导致低氧血症、组织缺氧和抑制细胞呼吸。由于中枢神经对缺氧最敏感,常首先受累。贫血、饥饿、营养不良等,可增加人体对一氧化碳的敏感性。慢性一氧化碳中毒时,脏器中维生素A、维生素B_1、维生素B_2和维生素C的含量下降,故长期接触一氧化碳的工人,需要增加这些维生素的供给量。

(2) 氰化物:接触氰化物的作业主要有电镀、摄影、提炼贵重金属、化工、塑料、油漆、有机玻璃、人造羊毛、合成橡胶等。常见氰化物中,以氰化氢的毒性最大。凡能在空气中或人体组织内放出氰离子的,均具有与氰化氢相似的毒性作用。体内的大部分氰化氢在肝内通过硫氰酸酶的作用与胱氨酸、半胱氨酸、谷胱甘肽等巯基化合物结合,转化成无毒的硫氰酸盐,随尿排出。氰基(CN—)还可与葡萄糖结合成为无毒的腈类排出体外。氰基的毒性作用在于其与氧化型细胞色素氧化酶的三价铁结合,从而抑制细胞色素氧化酶的活性,使组织不能利用氧,造成"细胞内窒息"。此外,氰化物还可能夺取某些酶中的金属,或与某些酶的辅基结合,或使二硫链断裂等。由于氰化物在体内能迅速代谢转化解毒,所以不易蓄积中毒。但长期接触氰化物,可引起慢性中毒,出现神经衰弱综合征、肌肉酸痛、上呼吸道刺激症状、皮疹、肝脾肿大和消瘦等症状。氰化物接触者膳食中应增加蛋白质、糖类、维生素 A、维生素 C 等的供给量,特别应补充富含硫氨基酸的优质蛋白。

(丁悦敏)

第九章

营养不良与营养支持

第一节 营 养 不 良

营养不良的常见原因

营养不良是当今社会存在的营养性疾病之一。聚集的年龄多在儿童、女性、青少年、老年人，儿童和女性因偏食、挑食和不科学的减重方法已经成为营养不良的重点人群。老年人因消化功能减退，偏于多摄入素食，也是营养不良的高发人群。患者人群以术后康复、肿瘤患者及其放疗、化疗后发生率居高。加强营养评估，当出现评估指数≥3时，应请临床营养科会诊。

(一) 长期的摄食行为异常

一个人的摄食行为是否科学，摄食的理念是否健康直接关系到人的健康体重与健康素质。当前随着我国居民的生活水平提高和社会的食物资源丰富，出现儿童的低体重或伴有营养不良直接与家人相关。笔者在营养咨询门诊接诊的患者中有的早餐食物是一碗稀饭加上一点盐；喝奶天天有，可是乳饮料，跟着电视广告走。学校中餐营养餐部分学生吃一半丢一半；更有甚者不吃则饿或喜欢的菜吃，不喜欢的菜不吃；家长忙于自己的工作或低收入家庭的孩子，晚餐常以方便面、面包、一个煮蛋中三选一。部分家长不懂营养不学健康知识，不管孩子三餐。女性青少年，盲目追求瘦身、细腰，采取饥饿或半饥饿方法导致低体重，营养不良甚至闭经。老年人中有推行全素食忌肉食、过午不食的低能量摄食，导致低体重、营养不良、骨质疏松和肌肉萎缩。

(二) 食物的摄入量不足

临床多见于因为疾病引起腹部疼痛或不适，消化道的不明原因梗阻，因创伤或感染性疾病而无法确保每天每餐的摄入量。因口腔、食管疾病手术，肠瘘及其手术而较长时间的禁食等。

老年性慢性疾病，如糖尿病、心血管疾病等导致的并发症如脑血管意外，卒中后遗症引起肢体功能障碍无法自主摄食。肿瘤患者的康复、老年痴呆症等,均有可能存在每日的三大产能营养素摄入不足引起的营养不良伴低体重。

（三）营养素在胃肠道吸收不良或吸收障碍

临床常见肠道的慢性炎症性疾病,例如出血性肠炎,慢性溃疡性结肠炎、胃肠道术后的小胃综合征与短肠综合征等。这些疾病由于消化道的黏膜功能受损,消化能力减退致消化吸收不良。部分患者因手术使胃的体积减小,胃黏膜吸收能力减退,或因肠肿瘤,肠的部分切除,其对营养吸收发生障碍。

（四）人体对营养的需求量增加而处于负平衡

外科接受大手术的患者,在术后处在创伤后的应激状态,其特点是耗能量增加身体内分解代谢增强,合成代谢减退。在术后没及时补充足够的能量、蛋白质、脂肪等营养素,人体自身消耗较大体能,将会发生营养不良。

（五）人体的营养素丢失增加而补充迟缓

外科的患者接受手术治疗的过程中,其失血、创面的渗血与手术的部位、手术的时间与患者的凝血功能有着极大的相关。一旦在失血后没及时补充血量与静脉补充必要的营养素,尤其是蛋白质很容易发生不足,术后的引流物丢失,对人体内蛋白质、脂肪等都有可能导致营养不良。

第二节　肠内营养支持

肠内营养支持随着临床营养的规范而有效的良性发展,将是临床营养支持的科学简便的方法之一。重点对因病出现营养不良和低体重的患者,在疾病后的康复患者与老年人群无法正常接受膳食者,及时提供肠内营养支持,将有利于疾病的康复。

一、肠内营养的定义和适应证

（一）肠内营养的定义

肠内营养（EN）是一种采用口服或临床用管饲等方法,通过胃肠道途径提供人体代谢需要的能量和营养治疗。对具有胃肠道功能而暂时又不能摄食的患者是一种理想的营养支持方法。临床患者接受肠内营养支持,首先要进行营养评估;同时对胃肠道功能要知晓是具有完全功能还是具有部分功能;根据患者的病情和接受能力,争取口服营养补充方法还是应用管饲支持。对选用的肠内营养配方,原则上要争取个性化需求,人性化服务,精准化配制,以达到最佳的肠内营养支持效果。

（二）肠内营养的适应证

随着医疗卫生水平的提高,患者对健康生存的追求,肠内营养临床应用广泛开展。为了更有效促进患者康复,减少不良事件与并发症。在患者接受肠内营养支持,要熟悉与掌握肠内营养适应证。

1. 头部疾病伴昏迷　常见头部外伤、脑肿瘤与脑部手术、脑血管意外,中枢性感染。

2. 神经内科疾病与精神异常　患有老年性痴呆、重症肌无力与精神性疾病而无法正常从口摄入食物者。

3. 口腔与咽喉部术后与下颌骨外伤　患有口腔和咽喉部肿瘤术后致无法正常进食者。

因外伤致下颌骨骨折或颞颌关节功能失常,无法选择摄食行为者。

4. 消化道损伤或肿瘤手术后功能丧失　常见消化道梗阻或消化道瘘,胃肠黏膜损伤、短肠综合征无法正常摄食者。

5. 消化器官的炎症性疾病　多见急性胰腺炎,炎症性肠炎,溃疡性结肠炎与克隆氏病等长期的反复腹泻致营养不良,短期无法纠正营养状况者。

6. 重症和危重患者伴营养失衡者　临床常见如严重大面积烧伤、重大创伤与严重感染败血症患者,存在宏量营养素和微量营养素的失衡,可酌情采用肠内营养支持促进康复。

二、肠内营养的配方类型

肠内营养的配方随着医学进步与临床营养的应用与研究,持续不断的改进与改善。营养配方类型逐渐趋于个性化与人性化发展,营养配方也不断研制多样化以适应临床应用。

(一) 匀浆膳

临床上危重患者当处在不能正常饮食状态时,在早期选用普通食物经加工后,搅拌或匀浆,采用鼻饲管定时灌注,以补充人体的营养素需求。之后有加工或粉末的配方,在使用前临时调制而用,十分方便。但存在提供的营养素欠全面,存在食品的安全隐患。

匀浆膳在原则上按针对不同患者不同的病情,提供全面的营养需求,含有多种营养素、矿物质、维生素与水。在使用时匀浆不能沸煮,也不能过稠且须过滤后使用。不能在常温下放置过久,时间宜小于6小时,且每隔4小时要用水冲洗,以防喂养管堵塞。

家庭自制的肠内营养匀浆膳,存在营养不均衡与食品卫生隐患,需加注意。

(二) 肠内营养制剂

临床上使用肠内营养制剂的患者逐年增加,由于肠内营养制剂的营养配方不同,临床患者应科学选择、个性化应用。目前常分为氨基酸配方、短肽配方和整蛋白配方。临床医师要根据患者的病情需求,结合患者的消化功能与目前的营养状态,选择最佳的配方。

1. 氨基酸配方　该配方适合胃肠道功能不全的患者,其含有维生素、宏量元素、微量元素和必需脂肪酸等。无须消化可直接吸收、口感偏差,因其渗透压高,容易出现腹泻。因其不含乳糖,对乳糖不耐受患者可选用。

2. 短肽配方　该配方适合胃肠道功能不全的患者。其蛋白水解为双肽、三肽与游离氨基酸为氮的来源,有利于氮的吸收。另有双糖、麦芽糖、糊精与长链脂肪酸、中链脂肪酸等。患者具有消化功能可吸收,但存在口感较差和渗透压高,容易出现腹泻。

3. 整蛋白配方　该配方适合胃肠功能较好的患者。其选用大分子整蛋白为主要氮源。含有丰富的麦芽糖、低聚糖、树粉糖为来源。动物油为脂肪来源与各种的纤维如菊粉抗性淀粉、木质素等。具有吸收良好,口感较好且等渗,胃肠道吸收较完全的特点。

4. 疾病特异型配方　临床患者在需要应用肠内营养制剂时,要关注其原有的慢性病,常见有糖尿病、肝病、肾病、肺病、肿瘤等,需要选用特异性配方。另有部分患者需增强免疫功能要选免疫增强型特异型配方。

5. 个性化定制配方　我国老龄化社会的形成,高龄老年人追求高质量的生活。然而因个体长期膳食习惯、消化功能的减退与运动的受限等。临床营养评估存在一定的风险在临床并不少见。为此,临床营养科应坚持个性化人性化的营养支持。研发老年人促进健康和个性化定制配方。充分发挥高科技互联网技术,推进智能化配送居家享用。

第三节 肠外营养的临床应用

肠外营养亦称静脉营养,是一种通过静脉滴注来提供能量与多种营养素满足人体内所需的营养支持方法。临床上根据患者的营养评估,选择其营养支持的最佳方案,通常又细分为完全肠外营养和部分肠外营养,前者指患者需求的营养全部由静脉补充支持,后者指根据患者胃肠功能,部分经胃肠内营养支持,部分由静脉补充支持。

一、肠外营养的选择

(一)消化道疾病

患者的消化道需要完全休整与消化吸收处于严重的功能障碍时,首先要选择肠外营养支持。临床常见主要有肠梗阻患者、消化道瘘患者、短肠综合征术后患者、急性胰腺炎患者、胃肠功能障碍伴严重营养不良患者等。

(二)非消化道疾病

急性伤害事件如交通事故致严重复合伤患者、大面积烧伤患者、房屋倒塌致多脏器挤压伤患者、溺水后神志不清心肺功能不全患者。外科接受大手术,如器官移植、肿瘤切除、颅脑手术等患者。内科急诊的危重患者,如败血症、病毒感染及老年患者有基础病糖尿病、高血压、冠心病等或患有肝肾功能减退或肝肾功能衰竭患者等。

(三)科学评估,个性化选择肠外营养支持

临床上的患者因疾病的差异,营养问题的多元化及个体的慢性病病史及病情不同,对凡是有条件选择肠外营养支持患者,应该要进一步科学评估。有否同时存在水电解质紊乱,水钠代谢异常,部分患者要关注体内有否存在酸碱失衡。此外,还需严格观察血压的稳定性,微循环状况是否正常。如有异常需及时纠正后再酌情选择个性化的肠外营养支持。

二、肠外营养制剂

(一)宏量营养素制剂

宏量营养素制剂包括葡萄糖注射液、脂肪乳剂和复方氨基酸注射液三大类,是常用制剂。

1. 葡萄糖注射液 临床应用时间最长,患者的使用率最高,安全系数最大的营养制剂。常规使用葡萄糖宜 3~3.5g/(kg·d)。对于应激高血糖状态,老年患者的糖代谢异常及糖尿病患者酌情减少用量,且时隔 2~3 小时血糖监测或 24 小时血糖监测。还需关注个性化制定方案的动态观察。

2. 脂肪乳剂 可以提供能量和必需脂肪酸,其脂肪的供给量在 0.7~1.3g/(kg·d)。因其由一种或多种植物油为原料研发而成,临床应用普遍认为是一种富有脂肪的安全、较高能量、可提供必需脂肪酸的肠外营养制剂。目前有 10%、20% 和 30% 的脂肪乳剂供临床选择使用,可以提供患者总能量中的 30%~50% 能量比例。在使用时避免滴速太快,尤在初始的半小时,仔细观察后酌情调整。

3. 复方氨基酸注射液 这是肠外营养制剂氮源的来源,包括必需氨基酸和非必需氨基酸,主要是合成人体所需的蛋白质。临床患者的病情复杂,特别对患有肝肾疾病及其功能不

全者,在使用复方氨基酸制剂时要注意。临床上通常把氨基酸注射液分为两类,以供医生选用。第一类是通用型氨基酸注射液,含有必需氨基酸并参照膳食营养素参考摄入量。第二类是疾病专用型氨基酸注射液,可为某种病情与代谢异常的特殊患者使用。

(二) 微量营养素制剂

临床需用肠外营养制剂的患者,存在不同程度的微量营养素缺乏与不足,应引起重视。

1. 维生素制剂　临床上有水溶性维生素制剂和脂溶性维生素制剂多种,也有两者混合的制剂,其含量参照每日膳食营养素参考摄入量。临床可根据患者存在的症状和体征,分析其缺乏维生素的种类,可酌情选用相应的维生素制剂给以补充,有条件可做血尿维生素的测定以供参考。

2. 电解质与微量元素　临床接受肠外营养制剂治疗的患者,要重视电解质和微量元素的合理补充。常规会对患者检测血电解质,如血钾、钠、氯、钙、镁、磷等,酌情也会测血中微量元素,如锌、铁等,其中值得关注的是血钾和血钠的水平,力求维持在正常范围,且要短期内复查。

肠外营养制剂的临床应用是一个系统性强、协调性高、应用性广的营养支持途径,从病情分析,营养制剂的选择与配制,肠外营养的选择途径与监测及检验的报告分析可以逐步改善患者的营养状况,达到理想的康复。鉴于接受肠外营养制剂治疗的患者,住院时间相对较长,涉及临床科室较多,必要时要开展多学科的交叉临床病例讨论,大部分患者病情缓解逐步过渡到胃肠内营养直至康复。

(张爱珍)

第十章

常见营养缺乏病

中国居民的部分人群由于缺乏营养素养,不懂营养知识,对中国居民平衡膳食的原则与宝塔的含义不理解,知之不多,甚至不知道,相反热衷于选保健品,甚至代餐食品。临床常见有单一营养素缺乏或多种营养素缺乏的人群。对于这类人群,应及时就诊于临床营养科,临床营养科医生或营养师对患者将进一步了解病情、临床表现及生化检查、营养素检测,针对性进行治疗。

第一节 产能营养素缺乏

一、碳水化合物缺乏症

(一) 原因与症状

人类为维持生命,胜任工作,在不同时期、不同年代、不同的人群都会重视谷类的摄入及其每日或每餐的必需量。然而儿童青少年因我国缺乏"食育教育",目前社会人群中时有出现碳水化合物缺乏征,医院临床营养科就诊患者成为常态。目前的超重、肥胖症或正常体重的某些女性人群盲目地节食、断食、轻断食及不正常的替餐,导致部分人每天的碳水化合物摄入量偏少或不足,甚至零摄入。在某阶段内体重下降之外,常感头晕、乏力、饥饿感明显,记忆力减退等症状。临床见有不吃主食,选水果替代一日三餐的碳水化合物;也见用坚果类,如花生、瓜子等代替主食,甚至有少数人长时间辟谷而导致昏厥现象。其次,还有喂养方法不当,婴儿哺乳6个月后未能及时添加辅食或食量不足,母亲缺乏喂养经验或方法缺陷;儿童青少年缺少母爱,缺乏健康意识,缺少营养知识,父母务工不带孩子不管孩子的一日三餐等。

(二) 营养预防与治疗

健康人的每天主食,根据个人的不同年龄,不同的职业及不同的生理周期,都存在不同的需求量。根据2016年版的中国居民膳食指南推荐,每人谷薯类日需求量250~400g,其中全谷物和杂豆 50~150g、薯类 50~100g。为此，每个人根据自己的需求量进行个性化定制，要保证谷薯类在全天的能量中占有 55%~65% 的适宜量。少选精细谷物的加工食品。可促进健康，预防碳水化合物的缺乏，保持健康体重。

低体重伴营养不良者，尤其对儿童、青少年，需加强食育教育。减重的人群，要在营养师的科学管理下制定减重计划。老年低体重人群需做营养评估，根据个体的体重，患有的慢性疾病，提供适合老年人碳水化合物的食物需求。由于老年人的消化功能减退，活动度下降及牙齿功能欠佳，在一日三餐之外，上午和下午的餐间及晚饭后两小时，可酌情给予适宜营养食品支持。上述提及的人群酌情可选用针对性缺乏的营养素补充制剂。

二、蛋白质缺乏症

（一）原因与症状

蛋白质缺乏症是临床常见的营养学问题。根据病史，临床表现与血液生化检查，可及时明确诊断。蛋白质是人体不可缺少的重要营养素，属产能营养素。对挑食、偏食及厌食的人群可出现蛋白质缺乏症；健康人群的饮食行为不科学与不平衡；老年人群中偏爱全素食者及患有慢性肾、肝疾病的人群都有可能发生低蛋白血症的风险。因胃肠道疾病，消化与吸收能力减退，可导致低蛋白血症。对长期低蛋白症患者，直接影响到人体免疫力低下，全身肌肉量减少和肌力减退，手术创口难愈合，自觉乏力、水肿与疲劳等。

（二）营养预防与治疗

健康人每天每人的蛋白质需求量保证每天每公斤 1g。对代谢旺盛的人群，中等以上体力活动从业者，每天每公斤 1.2~1.5g。可以预防血蛋白质偏低或不足。动物蛋白质属优质蛋白，每天提供食物中应含有二分之一的动物蛋白。对长期全素食的人群，在平时多选豆类与豆制品外，必要时可选用蛋白类的食物营养补充剂。临床上因肝脏或肾脏疾病导致的低蛋白血症，可选通过静脉补充白蛋白制剂，但需有医生的医嘱处理，且在临床静脉滴注过程中严密观察不良反应且及时应对处理。

老年人群的体重不足往往同时存在身体内肌肉群的肌肉量不够，则需选用乳清蛋白，以助适当增加肌肉量与肌力。

三、蛋白质 - 能量营养不良

（一）原因与症状

蛋白质 - 能量营养不良主要指蛋白质和能量供应不足，表现为消瘦 - 水肿型为临床特点。多见于长期的喂养与进食数量与结构不当引起。小儿多存在多种营养素缺乏，如缺乏蛋白质、能量、多种维生素与多种微量元素。老年人群因牙齿功能受损，消化道功能减退，居家烹调受限等原因导致长期或阶段性的蛋白质摄入不足与能量供应受限。临床多见于肝疾病的手术、化疗及放疗之后的康复阶段。部分甲状腺功能亢进征和慢性阻塞性肺病的人。临床上多为水肿型、消瘦型与混合型三种患者，常有消瘦、体力不支、乏力、头昏、水肿、脱发，食欲不振，睡眠障碍。生活质量和生命质量差，如不及时营养补充支持或规范营养治疗，预后差而无法逆转。

（二）营养预防与治疗

预防为先，十分重要，强调健康教育、营养教育和食育教育。根据推行中国居民平衡膳食原则和中国居民平衡膳食宝塔的相关营养知识点。坚持每天 12~15 种食物。每周 25 种食物多样搭配。坚持主食和副食的合理选择与份数配比。对蛋白质和能量缺乏的高危人群，及时进行个性化的食物强化。

　　食物强化是一种最基础的营养支持，补充能量与蛋白质是直接且可及性好的方法。应该以食物的日常补充开始，每日保证能量摄入宜 40~50kcal/（kg·bw），保证优质蛋白质摄入量宜 0.8g/（kg·bw），使用三天后可适当调整加大量，逐步根据临床表现和血液生化数据，酌情继续观察。对于胃肠功能正常，同时选择口服营养补充制剂，有利于加快改善临床症状。少部分进食困难，吞咽障碍者或神志不清患者，可经鼻胃管或胃道口管酌情使用营养补充制剂。同时隔期检测血糖与血电解质的变化。

　　由于临床病例年龄跨越过大、病情不一，需要仔细观察病情与关注并发症的发生及时处理。还需通过关注患者出院后的营养状况及时来医院营养科复诊。

第二节　维生素缺乏病

一、脂溶性维生素缺乏

（一）维生素 A 缺乏病

　　1. 原因与症状　部分人群平时偏食、挑食或不吃富含维生素 A 和胡萝卜素的食物，存在健康隐患。部分人群因消化道功能衰退，对维生素 A 和胡萝卜素的吸收功能减弱而致。典型病例可发生夜盲症、干眼症、角膜软化症和皮肤粗糙等，严重者会致盲。儿童影响生长发育；女性影响生殖器黏膜发生角化；男性影响睾丸功能。

　　2. 营养预防与治疗　营养预防从膳食营养教育开始，知晓维生素 A 对人体的器官健康保护重要性，每天注重多选用富含维生素 A 的食物，能有效预防维生素 A 缺乏病。如动物肝脏与蛋黄中富含维生素 A；富含胡萝卜素的食物有胡萝卜、甜椒、菜花、油菜、柑橘等。严重维生素 A 缺乏病宜选用维生素 A 口服或注射治疗。建议医院临床营养科咨询与随访。

（二）维生素 D 缺乏病

　　1. 常见原因与症状　维生素 D 可以从饮食中吸收。维生素 D 缺乏的人群很多，其主要原因是长期在膳食中忽略富含维生素 D 食物摄入和接受日光照射的时间不足。在日常晒太阳紫外线直射皮肤，人体可获得维生素 D_3，促进儿童的生长发育，预防骨质疏松症等。当今社会的高楼、空调、电梯、开车等是人们的远离日晒与运动的环境，也是导致维生素 D 缺乏或不足的因素之一。饮食结构的变迁，如怕海鱼的污染而不选鱼类，怕胆固醇高而不吃蛋黄，这种极端的摄食行为将会导致维生素 D 缺乏征。

　　2. 营养预防与治疗　因为体内存在维生素 D 不足或缺乏，儿童与青少年的身高不足，牙齿生长缓慢；更年期妇女的骨质疏松征与老年人的骨外伤发生频度增加出现骨折等。在医院临床营养科可进一步检查血维生素 D 水平。笔者发现在儿童青少年中至少 70% 左右存在血维生素 D 不足或缺乏，应该引起重视。健康教育要强调维生素 D 很重要，由于婴幼儿、儿童、青少年与老人发生率高，要推进强化食育教育，强调合理饮食，经常选用鱼类、蛋类、动物肝的合理摄入。特殊的人群，在医生指导下要补充维生素 D 制剂或补充鱼肝油制剂，隔期检查血维生素 D 的水平。

（三）维生素 E 缺乏病

1. 常见原因与症状　维生素 E 是一种强抗氧化剂，从婴儿开始直接存在于人的体内。维生素 E 的正常水平直接与健康有关。当孕妇的营养存在失衡，维生素 E 不足，将存在流产或早产的风险。成人和老年人的消化功能衰退，对食物的营养素吸收有一定影响，也直接致人体内营养素的不足或缺失。临床上可见存在营养失衡的人群，同样会有缺乏维生素 E 的风险。老年人平时脸面部会出现较多较大的老年斑，免疫功能低下，抗病能力减弱等。

2. 营养预防与治疗　平衡膳食合理营养是健康的基础，平时养成良好饮食习惯，经常选用富含维生素 E 的食物是一种有效的预防方法。富含维生素 E 的食物有坚果类，如瓜子仁、花生仁等；植物油如麻油、豆油、芝麻油等。因这类食物含的能量较高，要注意摄入量。对需补充维生素 E 片剂的人群，应在医生指导下使用。

二、水溶性维生素缺乏

（一）维生素 B_1 缺乏病

1. 常见原因与症状　维生素 B_1 的缺乏主要与长期维生素 B_1 的食物摄入量不足，人体消化道对维生素 B_1 的吸收与利用不足或人体对其需求量增加或消耗量过多等有关。少部分人长期偏食或挑食及采用不科学的烹饪方法，均有可能致维生素 B_1 缺乏。长期食用精米、淘洗米次数太多，常有酗酒行为的人群也可引起维生素 B_1 不足或缺乏。这类人群平时易疲劳、厌食、记忆衰退、精力不足，下肢水肿、四肢麻木等症状。长时间还会影响神经系统的营养代谢。临床还细分为临床型、神经型、心血管型、婴儿脚气病四种。

2. 营养预防与治疗　最简单的预防方法是坚持细粮与粗粮的混合使用。遵照中国居民平衡膳食指南与宝塔中的全谷类为主。每天以全谷类为主，多选含维生素 B_1 丰富的小米、面粉，少选精细谷类的加工食品。平时在淘米水中会流失部分的维生素 B_1，要学会正确淘米的方法，避免多次换水，用双手来回搓擦的不良习惯。同时，每天的副食要保证一定量的动物食品，如畜肉类、蛋类等。同时科学烹饪，不要过度不要延时以保证食物中维生素 B_1 的保存率和利用率。平时避免或减少选择油炸、烧烤的食物，以免影响人体对维生素 B_1 的需求。

临床缺乏维生素 B_1 而致的脚气病及相关症状，在强化饮食基础上，可选用维生素 $B_1$10~20mg，每日三次，约一周到两周可酌情减轻或缓解症状。在临床营养科继续随访。

（二）维生素 B_2 缺乏病

1. 常见原因与症状　维生素 B_2 缺乏以老年人和女性人群为多，其中孕妇、乳母是重点人群。这与膳食中维生素 B_2 摄入不足有关。采用不合理的食物烹饪方法，淘米次数过多，食用脱水蔬果等。孕妇与乳母对维生素 B_2 的需求量增加，老年人的每日食物摄入量不足及消化吸收功能减退及消化道疾病。常见于偏食，挑食和厌食的人群。多见易疲劳、乏力，口腔疼痛、唇炎、舌炎或口腔溃疡，阴囊炎、阴唇皮炎、脂溢性皮炎等。部分人还可流泪、视疲劳、甚至贫血。

2. 营养预防与治疗　平衡饮食营养合理是维生素 B_2 缺乏病的基础治疗。每日摄入足量的动物类食品十分重要。动物肉类、蛋类与乳类、豆制品类均含有丰富的维生素 B_2，绿叶蔬菜先洗后切，避免高温烹饪都可以减少维生素 B_2 的流失与破坏。酒精、咖啡因与茶碱合理用量，避免超量影响人体对维生素 B_2 的利用。养成良好的饮食习惯与做好平衡膳食，可从预防和纠正维生素 B_2 缺乏。临床症状明显影响生活与工作时，可选用维生素 $B_2$20mg、每日三次口服,3~5天,症状明显减轻好转。

（三）维生素 B_6 缺乏病

1. 原因与症状　维生素 B_6 又称吡哆素,在食物里存在的形式分别是吡哆醇、吡哆醛和吡多胺。人体发生维生素 B_6 缺乏,主要是存在平时摄入不足,如母乳喂养的婴幼儿直接与乳母的不良饮食行为相关;非母乳喂养用奶及其制品,在加热处理不当,如反复加热、过度加热都可致维生素 B_6 缺乏。其次在婴幼儿生长过程中,对维生素 B_6 需求量加大而无法满足又没及时补充,常是维生素 B_6 缺乏的原因之一。人体因消化道的功能不良,胃肠道吸收能力减退,也可导致维生素 B_6 的缺乏。其次药物如异烟肼、青霉胺等使用及维生素 B_6 依赖症均会促成维生素 B_6 缺乏。

维生素 B_6 缺乏病的症状主要是乏力、易疲劳,同时可见面部皮炎,以鼻唇部常见,舌炎,口角炎,也可在乳房、会阴、阴囊处。部分人可表现低色素小细胞性贫血。周围神经病变或肾结石。

2. 营养预防与治疗　预防维生素 B_6 缺乏病,主要学会掌握平衡膳食、合理营养的原则,坚持每天食物多样化,做到有 12~15 种食物的合理搭配。做好科学烹饪,避免高温高压高油炸烹饪方法。可以尽量保留更多维生素 B_6 以供人体需求。临床上对维生素 B_6 缺乏病,可以选用维生素 $B_6$10~20mg,每日三次口服。对长期选择拮抗治疗,如服用异烟肼或用避孕药时需用维生素 B_6 补充。临床上对同时存在有维生素 B_1、维生素 B_2、维生素 B_6 的患者,可选用复合维生素 B 片。

（四）维生素 C 缺乏病

1. 原因与症状　维生素 C 缺乏病又称坏血病。重点缺乏人群是婴幼儿、老年人群和长期素食者且少选蔬果类人群。婴幼儿以生长发育快速而没能及时补充维生素 C 而导致缺乏。其中婴儿多见母乳的长期膳食维生素 C 补充有限或选用牛奶或谷物,忽视维生素 C 的辅食补充之故。另有部分患有维生素 C 吸收减少之因是长期的消化功能不良、长期慢性腹泻引起。临床也可出现因药物长期食用导致维生素 C 缺乏者,如选用避孕药、阿司匹林等必要时要及时给予维生素 C 口服预防。

维生素 C 缺乏的短期症状不明显或出现无特异性症状。如有疲劳感、乏力、纳差等。儿童可有消化道症状呕吐、腹泻、低体重等。常见的维生素 C 较长时间缺乏,容易发生出血的症状,如皮肤的碰擦可见瘀斑,瘀点、紫癜,口腔牙龈肿疼伴出血,鼻出血、尿血、消化道出血,严重者发生颅内出血。部分患者长期维生素 C 缺乏,影响人体对铁的吸收而出现缺铁性贫血。

2. 营养预防与治疗　做好预防维生素 C 缺乏病,关键是保证平时每日每人摄入 500g 的蔬果中至少有 250g 是深色富含维生素 C 的蔬菜,每天保证摄入水果 350g。坚持做好营养与健康教育,包括科学烹饪,蔬菜的贮存,避免水果压汁等都是十分重要。对维生素 C 缺乏病的患者,可以口服维生素 C 0.2g,每日三次,儿童减量每天 0.1g,每日 2~3 次。对病情严重者静脉补充维生素 C,每天酌情 1g 或 2g。口服治疗持续一周,静脉用药酌情可持续 10 天到 2 周,可改善临床症状。

（五）叶酸缺乏

1. 原因与症状　叶酸在动物和植物食品中广泛存在。只要做到平衡膳食、不偏食、不挑食,一般不会发生缺乏。叶酸缺乏的原因主要是摄入不足,常见有婴幼儿喂养不科学、偏食,低体重营养不良人群。食物烹饪不科学,如温度过高,烹饪时间过长。因某科病因,食欲不佳等。

人体对叶酸的需求增加,如孕妇叶酸的需求量加大,可是因出现的妊娠反应而食物摄入量不足,甚至严重的妊娠呕吐,都会导致叶酸缺乏。某些血液疾病,如白血病、贫血等,对叶酸需求量加大,不及时补充也会出现叶酸缺乏。对患有消化道吸收障碍可直接引起叶酸缺乏。

叶酸缺乏时,一般会感到头晕、疲惫、行走步态欠稳、记忆力减退等。少数人出现巨幼红细胞性贫血,感头晕、乏力,伴有舌痛舌炎,食欲减退或腹胀腹泻。孕妇缺乏叶酸,将直接影响胎儿的发育,可出现胎儿神经管畸形。老年人缺乏叶酸,致血中同型半胱氨酸水平升高,将会发生脑血管病,甚至会存在卒中的风险。

2. 营养预防与治疗　人体对叶酸有一定的需求,不同生理状态需求量不同标准。遵照中国居民膳食指南与宝塔要求。养成良好的饮食习惯,科学的烹饪方法,一般可以预防叶酸缺乏。注意每天的蔬菜和水果的合理选择,关注摄入蔬菜和水果的摄入量是否达标。孕妇在孕期要养成良好的饮食习惯,不挑食,不偏食。在备孕时开始适量补充叶酸,在孕期随孕周加大,坚持叶酸规范补充,可以预防叶酸缺乏导致的胎儿神经管畸形。老年人在血生化检查发现同型半胱氨酸升高,应在医生指导下,接受叶酸的口服治疗,将会减少卒中的风险。

第三节　微量元素缺乏病

一、缺铁性贫血与铁

(一) 原因与症状

缺铁性贫血是我国主要的公共营养问题之一,涉及重点人群是儿童、妇女与老年人群。当人体内缺铁直接影响到血红蛋白的正常合成,致血红素合成异常会引起缺铁性贫血,属小细胞低色素性贫血。临床常见有青少年、孕妇、乳母、老年人容易出现铁的摄入不足,这与摄食行为与营养知识缺乏有关。摄食行为包括青少年的快速成长而个体存在的偏食、挑食或少食行为。营养知识缺乏在孕妇与乳母中普遍存在,此时母体营养至关重要,而实际上部分孕妇妊娠反应,食欲不振,日摄入量不足或食谱的结构与数量不科学等,都直接导致每日摄入富含铁的食物不足。其次,每日摄入的富含维生素 C 的蔬菜和水果量不足也是导致缺铁性贫血的原因之一。

(二) 营养预防与治疗

食物选择要科学搭配,养成科学行为常态化。常选富含铁的食物,如动物肝、肾与血;贝类、虾类、菌菇类;黑木耳、黑芝麻、黑米、黑豆类等。常选用富含维生素 C 的新鲜蔬菜和水果,如辣椒、豌豆苗、菜花、苦瓜、红枣、橘子、猕猴桃等。

少选影响铁吸收的食物,如浓茶、咖啡、可可等。因含有多酚类或苹果酸减少铁的吸收。另抑酸剂、钙制剂、锌制剂也不同程度影响铁的吸收,要慎用。

在食物强化尚未能达到纠正缺铁性贫血时,应该选用铁剂治疗,如硫酸亚铁、葡萄糖酸亚铁等。同时选用维生素 C 同时口服,以增加铁的吸收。总疗程至少三个月,且隔期复诊。

二、甲状腺功能减退症与碘缺乏病

(一) 原因与症状

碘缺乏病是全球的公共营养问题。人体因碘缺乏可引起甲状腺功能减退症,严重者称为克丁病。碘是人体必需的重要微量元素。因甲状腺的摄碘能力很强,人体碘有 70%~80% 贮存在甲状腺。当人体缺碘时,合成甲状腺激素不足,致反馈兴奋中枢的促甲状腺激素分泌增高而致甲状腺肿大,同时碘缺乏病的甲状腺功能显示 T_3、T_4、FT_3、FT_4 均低于正常值,TSH 高于正常值,是十分典型的甲状腺功能减退症的表现。临床症状在不同的年龄段不同生理周期表现有所不同。孕妇容易发生流产或早产;新生儿和儿童易患甲状腺功能减退症,伴有智力发育障碍,神经运动功能迟缓等。

我国在 1995 年全民实施应用碘盐之后,真正改善了碘缺乏病的流行。在 2015 年《全国地方病防治"十二五"规划》评估结果,我国有 94.2% 的县完成了清除碘缺乏病目标。中国居民整体的碘营养水平处于适宜的状态。但对特殊人群,如孕妇、新生儿、儿童还需关注,可能会存在碘营养缺乏的风险。

(二) 营养预防与治疗

预防碘缺乏病最经济有效的方法是选用碘盐。碘盐中碘的含量有关部门会根据碘缺乏病的流行,人群的碘营养监测数据等合理适当调整。目前我国居民推荐每日盐的摄入量为 6g,碘盐中强化碘为 25mg/kg,同时选用食物及补水中摄入的碘和除去烹饪食物时 20% 损失率,每日食用碘盐可强化碘摄入量约 140μg。

在选用碘盐同时,平时可选适量富含碘的紫菜、海带等。如遇缺碘引起的相关症状和体征,应及时去医院的内分泌科、营养科就诊。

三、锌缺乏病

(一) 原因与症状

锌是人体内重要的必需微量元素之一。人体内缺锌主要是由于含锌丰富的食物摄入量不足,这与不良的摄食行为,如长时间的偏食、挑食及缺乏平衡膳食合理营养的意识有关。部分人群因消化道功能欠佳,存在对锌的吸收功能障碍;部分人群对锌的需求增加或因肾脏疾病的原因,锌从尿中排泄过多,出汗异常增多也是缺锌的原因。锌缺乏的人群,多见于婴幼儿、儿童与青少年,这与平时每日膳食的结构与数量不合理有直接关系。父母发现孩子生长发育缓慢个子矮小,经常有感冒,尤在发热以后,胃纳减退,口腔溃疡才引起注意。其次是青少年的第二性征发育障碍。孕妇易发生流产或早产,出现畸胎等。临床上患者出现味觉与嗅觉不敏感,伤口愈合时间长,甚至对脑功能有一定影响。

(二) 营养预防与治疗

目前,临床上对儿童的生长与发育存在不理想的状态,可以进一步做血的微量元素测定,有助于诊断的参考。通常对存在锌缺乏病及其高危人群,主要强调宣传中国居民平衡膳食指南与宝塔的原则意见,适当增加动物食物摄入量,推行食补为主,如选用动物内脏、动物瘦肉、海产品鱼类、贝壳类牡蛎等同时,注重增强食欲,促进活动量。必要时酌情给以补充锌剂,常用的有口服制剂,如葡萄糖酸锌,硫酸锌等,为减少胃肠道反应,宜在餐后选用。锌缺乏病的人群可就诊临床营养科。

(张爱珍)

第十一章

医 院 膳 食

医院膳食(hospital patient diet)是为住院患者制定、符合其人体基本代谢、营养需要和各种疾病治疗要求的膳食。患者的膳食计划必须适合患者的病理特点、营养要求及促进患者的康复。医院膳食包括医院的常规膳食、试验膳食和治疗膳食。常规膳食主要是为了满足住院患者的营养需要;试验膳食主要是为了帮助住院患者的临床诊断,随着现代技术诊断水平的提高,试验膳食开展减少;治疗膳食主要是为了帮助住院患者的临床治疗。本章主要介绍医院常见的基本膳食、试验膳食和治疗膳食。

第一节　常 规 膳 食

常规膳食(routine diet in hospital)是根据患者的病理特点和营养需要,将各类食物合理搭配、通过改变食物质地或改变烹调方法(调味品)配制而成的膳食。按其质地和营养特点分为四种:普通膳食、软食、半流质和流质膳食。

一、普通膳食

普通膳食(regular diet)简称"普食",与正常人日常膳食基本相同,是医院膳食中应用最广泛的一种膳食,每一个住院患者都有的医嘱之一。

（一）适用范围及特点

普通膳食适用于体温正常或接近正常、无咀嚼功能障碍、消化吸收功能正常、无特殊膳食要求、不需限制任何营养素的住院患者。

普通膳食的各种营养素种类齐全、比例恰当、含量比较充足,能够基本满足患者的营养需要,不使患者住院期间因饮食配制不当而体重减轻。

（二）配制原则

普通膳食是根据患者的病理特点而设计的一种平衡膳食,其配制以平衡膳食和接近正常膳食为原则,要求供给种类齐全、数量充足、比例恰当的各种营养素。根据住院患者的病理特点和能量需要制定食谱。蛋白质供给量占总能量的 10%~15%，每日供给量为 70~90g，其中优质蛋白质应占蛋白质总量的 1/3 以上。脂肪供给量占总能量的 20%~30%，一般不超过 30%。碳水化合物供给量应占总能量的 55%~65%。各种维生素、矿物质供给量一般应达到推荐摄入量或适宜摄入量标准。

一日三餐按能量合理分配，早中晚三餐的比例一般以 3：4：3 比例分配为宜。膳食要求食物种类多样化，选择合理的烹调方式，做到色、香、味、形俱全，以增进患者的食欲。同时注意食物有适当的体积，以满足患者的饱腹感。

（三）食物选择

1. 宜用食物　一般情况下各种食物均可选用，与正常人膳食基本相同。普通膳食一日参考膳食举例见表 11-1。

2. 忌用食物　对于患有消化系统疾病、高血压等心血管疾病的患者，忌用辛辣刺激性食物及调味品，如辣椒、大蒜、芥末、胡椒、咖喱等。不易消化、过分坚硬以及易产气的食物，如油炸食物、动物油脂、干豆类等食物也尽量少选。

表 11-1　普通膳食一日参考食谱

早餐	牛奶 250ml，煮鸡蛋 50g，馒头（面粉 50g），黄瓜 150g
午餐	米饭（稻米 75g），炒南瓜（南瓜 150g），莴笋肉片（莴笋 150g，瘦猪肉 75g）
晚餐	米饭（稻米 75g），冬瓜番茄（冬瓜 100g，番茄 10g），青椒鸡丝（青椒 150g，鸡肉 75g）
加餐	鸭梨 200g
全天	烹调油 30g 食盐 5g

能量 1 734.1kcal	蛋白质 63.6g（15%）
脂肪 52.8g（27%）	碳水化合物 251.1g（58%）

二、软食

软食（soft diet）食物选材宜嫩、软，加工切得细，烹饪煮得透，比普食更容易消化，是介于普通膳食和半流质膳食之间过渡的一种膳食。

（一）适用范围及特点

软食适用于轻度发热、消化道有疾病、消化或吸收不良、牙齿咀嚼不便、头部手术不能进食大块食物的患者，以及消化吸收能力弱的老人和幼儿。也可用于消化道术后以及痢疾、急性肠炎等恢复期患者。软食的特点是质地软、易咀嚼、少渣。

（二）配制原则

软食也是一种平衡膳食，根据患者的病理特点而设计的、各类营养素能基本满足患者的需求。通常软食每日提供的总能量可达 1 800~2 200kal，蛋白质可达 70~80g，主食基本不限量。其他营养素按正常需要量供给。

1. 软食的烹调加工应保证食物细、软、烂、易咀嚼、易消化，限制含植物膳食纤维和动物肌纤维多的食物，如选用应切碎、煮烂后食用。

2. 蔬菜及肉类均需切碎、煮烂，因此容易导致制作过程中维生素和矿物质的流失，应多补充菜汁、果汁等,必要时补充维生素和矿物质药片。

（三）食物选择

1. 宜用食物　主食可选软米饭、馒头、粥、包子、饺子、馄饨、面条等;蛋类、豆制品如豆腐、豆浆、豆腐乳及粉皮、粉丝等均可食用。肉类应选择肌纤维较细、短的瘦肉,如鱼肉、虾肉,猪肉、鸡肉可制作成肉丸、肉末等,但幼儿和眼科患者最好不选用整块、刺多的鱼。蔬菜、水果类可多用含粗纤维少的蔬菜及水果,如青椒、番茄、冬瓜、菜花、土豆和胡萝卜以及香蕉、橘子、苹果、梨、桃等。蔬菜类应选用嫩菜叶,切成小段后进行烹调,可煮烂或制成菜泥;水果应去皮生食,或制成水果羹食用。软食一日参考膳食举例见表11-2。

2. 忌用食物　忌选坚硬、含粗纤维多的、辛辣刺激性食物,如花生仁、核桃、杏仁、榛子等坚果,蔬菜有芹菜、韭菜、竹笋、榨菜、生萝卜、葱头等,不用具有刺激性的调味品,如辣椒粉、芥末、胡椒粉、咖喱等,忌选油煎油炸、过于油腻的食物,如煎鸡蛋、煎饺等。

表 11-2　软食一日参考食谱

早餐	牛奶 250ml,蒸蛋(鸡蛋 50g),面包 75g
加餐	香蕉 150g
午餐	软米饭(稻米 75g),上汤白菜(大白菜 150g、绿豆淀粉 10g),黑鱼片汤(黑鱼 75g)
加餐	肉末稀饭(稻米 50g、瘦猪肉 25g)
晚餐	鸡丝面(鸡胸脯肉 75g、挂面 75g),炒丝瓜(丝瓜 150g)
全天	烹调油 30g 食盐 6g

能量 1 828.1kcal	蛋白质 76.8g(16.8%)
脂肪 54.6g(26.9%)	碳水化合物 257.1(56.3%)

三、半流质膳食

半流质膳食(semi-liquid diet)简称半流食,是介于软食与流质膳食之间的过渡膳食。

（一）适用范围及特点

半流质膳食适用于发热、消化道疾病患者身体比较衰弱、缺乏食欲、咀嚼吞咽困难或口腔疾病的患者、刚分娩的产妇及某些外科手术后也可暂作为过渡的饮食。半流食比较稀软、外观呈半流体状态,易于咀嚼和消化。

（二）配制原则

1. 能量及营养素要求　术后早期或虚弱、高热的患者给予过高的能量不易接受,尽量达到平衡膳食,全天供给的总能量一般为 1 500~1 800kcal。蛋白质应按正常量供给;主食定量,一般全天不超过 300g;注意补充足量的维生素和矿物质。尽量保持营养充足、平衡合理,并注意食物品种的多样化,烹调方法要合理,尽量采用蒸煮卤的烹饪方法,做到色、香、味俱全,以增进患者食欲。

2. 食物性状　食物细软、呈半流体状态、易咀嚼吞咽,易消化吸收,含膳食纤维少、无刺激性的半固体也可以,避免辛辣、油腻、坚硬食物的摄入。

3. 餐次要求　半流质膳食含水量大,能量密度较低,需少食多餐,以保证在减轻消化道负担的同时,满足患者能量及营养素的需求。通常每隔 2~3 小时一餐,每日 5~6 餐。

（三）食物选择

1. 宜用食物 主食可选粥、软面条、软面片、馄饨、小笼包、小花卷、藕粉等;肉类可选用瘦嫩的猪肉制成肉泥、肉丸等,鸡肉可制成鸡肉泥,也可选用软烧鱼块、氽鱼丸、碎肝片等。蛋类不用油煎油炸的烹调方法,可以选用蒸鸡蛋、蛋花汤等方法;乳类及其制品,如牛奶、奶酪等都可选用;豆类宜制成豆浆、豆腐脑、豆腐等食用;水果及蔬菜宜制成果冻、果汁、菜汁、菜泥等再食用,也可选用少量的碎嫩菜叶加入汤面或粥中。半流质膳食一日参考膳食举例见表 11-3。

2. 忌用食物 忌选坚硬、不易消化的食物,如粗粮、高粱、玉米、煎饼等;忌选干豆类、大块肉类、大块蔬菜以及油炸食品,如熏鱼、炸丸子等;忌选辛辣刺激性调味品。

表 11-3 半流质膳食一日参考食谱

早餐	瘦肉粥(瘦猪肉 25g、稻米 50g),蒸蛋 50g
加餐	藕粉(藕粉 25g)
午餐	馄饨(小麦粉 100g、瘦猪肉 75g)
加餐	水果汁(苹果 200g)
晚餐	肉丝面(瘦猪肉 50g、小白菜 100g、挂面 100g)
加餐	酸奶 200g
全天	烹调油 25g 盐 6g

蛋白质 70.5g(16%)	能量 1 766.1kcal
脂肪 48.6g(25%)	碳水化合物 261.4g(59%)

四、流质膳食

流质膳食(liquid diet)又称流食,医院常用流质膳食一般有 5 种形式,除普通流质膳食外,为了适应病情的需要,流食中还有浓流质、清流质、冷流质和不胀气流质。

（一）适用范围及特点

流质膳食多适用于高热、急性重症极度衰弱患者、无力咀嚼者、消化道急性炎症、急性传染病、肠道手术术前准备以及术后患者等。清流质和不胀气流质可用于由肠外营养向全流质或半流质膳食过渡。清流质也可用于急性腹泻和严重衰弱患者恢复肠内营养的最初阶段。浓流质适用于口腔、面部、颈部术后患者。冷流质可用于喉咽部术后的最初 1~2 天、消化道有出血患者。流质饮食极易消化、含渣很少、呈流体状态或在口腔内能溶化为液体,是一种不平衡膳食,只能短期使用、或用于完全胃肠道外营养向胃肠道内营养过渡阶段。

（二）配制原则

1. 膳食结构 与其他几类膳食不同,流质膳食是一种不平衡膳食,所含营养素不均衡,只能短期使用,长期使用会导致营养不良。流质膳食能量供给不足,平均每日仅 800kcal 左右,最多能达到 1 600kal。其中浓流质能量最高,清流质能量最低,常作为过渡期膳食短期应用。有时为了增加膳食中的能量,在病情允许的情况下,可给予少量芝麻油、奶油、黄油和花生油等易消化的脂肪。

2. 膳食性状　流质膳食所选用的食物均为流体状态,或进入口腔后即溶化成液体、易吞咽、易消化,咸、甜应适宜,尽量增进患者食欲。

3. 餐次要求　每餐液体量200~250ml,少量多餐,每日6~7次。

（三）食物选择

1. 宜用食物

（1）普通流质:可选用各种肉汤、蛋花汤、蒸蛋羹、牛奶、牛奶冲鸡蛋、麦乳精、米汤、奶酪、杏仁豆腐、酸奶、藕粉、蔬菜汁、水果汁、豆浆、豆腐脑、去壳过筛赤豆汤或绿豆汤等。如果患者需要高能量,应选用浓缩食品,如奶粉、鸡茸汤等,或进行特别制备。

（2）清流质:不含产气食物,残渣最少,较流质膳食更加清淡,可选用过筛米汤、稀藕粉、过筛猪肉或牛肉汤、排骨汤、过滤蔬菜汤或果汁、果汁胶胨、淡茶等。

（3）浓流质:宜选用无渣较浓稠食物,如较稠的藕粉、鸡蛋薄面糊、牛奶冲麦乳精、牛奶、可可乳等。

（4）冷流质:一般选用冷牛奶、冷米汤、冷豆浆、冷蛋羹、冷藕粉、冰激凌、冰砖、冰棍、甜果汁、冷的果汁果冻等。流质膳食一日参考膳食举例见表11-4。

（5）不胀气流质:应忌用蔗糖、牛奶、豆浆等产气食品,其他同流质。

2. 忌用食物　一切非流质的固体食物、含膳食纤维多的食物以及过于油腻、厚味、刺激性的食物均不宜选用。

表 11-4　流质膳食一日参考食谱

早餐	藕粉（藕粉 30g、白砂糖 10g）
加餐	米粉（米粉 30g、白砂糖 10g）
午餐	牛奶冲藕粉（牛奶 250ml、藕粉 30g）
加餐	豆浆（豆浆 250ml、白砂糖 10g）
晚餐	豆粉猪肝泥（黄豆粉 30g、猪肝 20g）
加餐	酸奶（200ml）
全天	烹调油 5g 盐 4g

能量 963.8kcal	蛋白质 33.7g（14%）
脂肪 26.4g（25%）	碳水化合物 147.6g（61%）

第二节　试验膳食

试验膳食（test diet in hospital）是指在临床诊断、治疗疾病过程中常用来配合进行某些特殊功能检查的膳食,它主要是通过对受试者的膳食采取暂时和特殊的调整而进行并实施的。随着医学科学的不断发展,试验膳食亦不断改进,现将医院中常用的试验膳食分述如下,以供参考。

一、葡萄糖耐量试验膳食

(一) 适应证

配合诊断隐形糖尿病及糖尿病分型。

(二) 原理

临床上较常采用口服葡萄糖耐量试验(OGTT)。方法是空腹时给受试者一定量的碳水化合物,晨 7~9 时抽血测空腹血糖。一般一次进食 75g 无水葡萄糖,溶于 200~300ml 水内口服(如含 1 分子水的葡萄糖则为 82.5g)。糖水在 5 分钟内喝完。从服用糖水第一口开始计时,于服糖水后 30 分钟、60 分钟、90 分钟和 120 分钟取血,观察进食后血糖上升和下降的变化来推测糖耐量是否正常。糖尿病患者空腹血糖可以正常或高于正常范围,但进食后血糖升高且高峰出现早持续时间长、进食后 2 小时仍不能恢复到进食前水平。糖尿病及 IGT/IFG 的血糖诊断标准见表 11-5。对空腹血糖明显增高的重型显性病例,不宜做该试验。口服葡萄糖耐量试验前三天必须有足够的碳水化合物进量,并排除重体力活动、情绪激动、升糖药物等干扰因素。

(三) 膳食安排

1. 试验前 3 天食用碳水化合物量 >300g/d。试验前一天晚餐后禁食(10~12 小时)直至翌日早晨试验。

2. 不宜做 OGTT 试验时可以做馒头餐试验。试验日早晨提供用 100g 面粉制成的馒头(含碳水化合物 75g)。

表 11-5　糖尿病及 IGT/IFC 的血糖诊断标准(WHO,1999)

		血糖浓度 /mmol·L^{-1}(mg·dl^{-1})		
		全血		血浆静脉
		静脉	毛细血管	
糖尿病	空腹	≥6.1(110)	≥6.1(110)	≥7.0(126)
	或负荷后 2 小时	≥10.0(180)	≥11.1(200)	≥11.1(200)
	或以上两者			
糖耐量受损(IGT)	空腹(如行检测)	<6.1(110)	<6.1(110)	<7.0(126)
	及负荷后 2 小时	≥6.7(120)~	≥7.8(140)~	≥7.8(140)~
		<10.1(180)	<11.1(200)	<11.1(200)
空腹血糖受损(IFG)	空腹	≥5.6(100)~	≥5.6(100)~	≥6.1(110)~
		<6.1(110)	<6.1(110)	<7.0(126)
	及负荷后 2 小时(如行检测)	<6.7(120)	<7.8(140)	<7.8(140)
正常	空腹	<5.6(100)	<5.6(100)	<6.1(110)
	负荷后 2 小时	<6.7(120)	<7.8(140)	<7.8(140)

二、胆囊造影膳食

（一）适应证

配合胆囊造影术的一种膳食，有助于观察胆囊及胆管的形态与功能是否正常。

（二）原理

口服造影剂后，造影剂在小肠吸收一部分并蓄积于肝内，它与胆汁同时分泌入胆管及胆囊，观察胆囊轮廓，然后由X线显影。显影后进食高脂肪膳食，大量的脂肪摄入可引起胆囊的收缩和排空。一般5分钟后胆囊开始收缩约1~2小时收缩明显。反之，若胆囊不缩小，则表示其功能丧失。为配合胆囊造影术，造影前避免摄入刺激胆汁分泌的食物。

（三）膳食安排

1. 造影前一日采用不含脂肪的高糖少渣膳食，以免刺激胆汁分泌和排出。可用的食物有稀饭、馒头、藕粉、蔗糖、杏仁茶、果酱、土豆、荸荠、芋头、山药及水果汁等。

2. 造影当日禁用早餐，胆囊显影后，进食高脂肪膳食。膳食中的脂肪量不低于50g。可用的食物有：肥猪肉、鸡蛋、牛奶、黄油、植物油（花生油、豆油、菜油或玉米油）、奶油巧克力等。

3. 静脉注射胆囊造影和超声波胆囊收缩功能检查，所用的高脂肪膳食内容与口服胆囊造影相同。

4. 根据最近文献报道，有的医院造影前一日午餐也进食高脂肪餐，使贮存于胆囊内的陈旧、浓缩胆汁排空，胆囊内压降低，便于新分泌的含造影剂的胆汁进入胆囊，使显影效果更明显，这一措施尤其适用于慢性胆囊炎胆石症患者。

（四）膳食举例

高脂肪膳食：

1. 荷包蛋2个（鸡蛋2个、烹调用油40g）。

2. 炒蛋（鸡蛋2个、烹调用油32g）、牛奶200ml。

3. 市售奶油巧克力糖150~200g（含脂肪27%）。

三、潜血（隐血）试验膳食

（一）适应证

配合大便潜血试验的一种膳食，有助于检查消化道出血情况。

（二）原理

粪便中含有肉眼见不到的血称为潜血（隐血）。常用的潜血试验方法是联苯胺法，血红蛋白与联苯胺试剂生成蓝色化合物，根据蓝色的深浅来决定潜血的多少。为防止膳食中含铁丰富的食品摄入干扰结果，故受试者膳食应短期禁用含铁丰富的食品。

（三）膳食安排

1. 膳食中主食不受限制，副食中三天禁用肉类、肝、动物血、蛋黄、绿色蔬菜及其他含铁丰富的食物。

2. 可用的食物有牛奶、蛋白、豆制品（如豆腐、粉条、粉皮、豆腐干、油豆腐、豆芽菜）、冬瓜、白菜、藕、土豆、白萝卜、花菜、梨、苹果等。

（四）膳食举例

早餐：牛奶、甜发糕或稀饭、馒头加酱豆腐。

中餐:炒鸡蛋、番薯冬瓜汤、大米饭。

晚餐:炒豆芽菜、卷心菜汤、馒头。

四、干膳食

(一)适应证

配合艾迪生(Addis)计数检验、检测有无肾功能损害的一种膳食。

(二)原理

测定 24 小时浓缩尿内的细胞计数(管型、红细胞、白细胞与圆形上皮细胞),这种尿液细胞定量计数的方法,可避免细胞间歇性排泄的影响,临床上用该种试验来观察肾脏病患者的病情变化及其对治疗的反应,亦用于临床诊断。为配合这种试验的进行,受试者应进食干膳食,亦不能饮水,以利尿液浓缩。

(三)膳食安排

试验期为一天,从试验的当天早晨 6 时开始至下午 6 时止(也可选其他时间,按医院病员的生活制度而定),在这 12 小时内,所进食物都是含水分很少的干膳食,亦不再饮水(天热时,可允许喝总量不超过 80ml 的水分),以利尿液浓缩。干膳食的内容:

1. 所用食物应选含水分较少的,如大米饭、馒头(无碱)、蛋类、瘦肉、鱼、虾、百叶、毛豆、蚕豆、豌豆、土豆、芋头、山药等。

2. 禁用汤类、稀饭、饮料及含水分多的蔬菜及水果等。

3. 避免用过甜、过咸的食物,以免患者口渴难耐。

4. 在准备这种膳食时,除煮饭、蒸馒头及必须加水才能做熟的食物外,一般不加水烧,供应的菜肴不带汤汁。

(四)膳食举例

早餐:酱油蛋、馒头。

中餐:炒肉丝、百叶丝及毛豆、大米饭。

晚餐:卤猪肝(不带卤汁)、红烧土豆、大米饭或馒头。

五、肌酐试验膳食

(一)适应证

配合检查内生肌酐清除率的一种膳食。

(二)原理

肌酐是体内蛋白质代谢的产物,是含氮物质正常代谢的最终产物,随尿液经肾脏排出体外。受试者先进食低蛋白膳食 2~3 天,使体内外源性肌酐均被清除,然后再测全日尿中的内生肌酐含量,一般情况下,内生肌酐由肾小球滤过后,肾小管既不吸收又不分泌,因此内生肌酐清除率可反映肾小球的滤过率,它亦是测定肾小球功能的最简便而有效的方法。内生肌酐清除率如降低到正常值 80% 以下,则表示肾小球滤过功能已有减退。

(三)膳食安排

1. 低蛋白膳食,每日膳食中蛋白质总量不超过 40g。

2. 限制主食用量,每日不超过 300g;副食中应严格限制肉类及豆类制品,全日膳食中鸡蛋不超过一个为宜。

3. 如患者有饥饿感,可以增加蔬菜、藕粉、甜果汁等含碳水化合物多而不含蛋白质的食物,以补充热量的不足。

4. 试验期为三天,前两天是准备期,最后一天是试验期,留置 24 小时尿液。

（四）膳食举例

早餐:稀饭 50g、馒头 50g、酱豆腐。

中餐:米饭 100g、番茄炒鸡蛋(1 个)、白菜汤。

晚餐:千层饼 100g、素冬瓜汤。

六、代谢试验膳食

该试验膳食是为配合检查代谢性疾病而设计的一种膳食,下面介绍几种目前常用的代谢试验膳食,它的优点是掌握了代谢试验膳食的原理自然掌握了临床纠正的治疗膳食。

（一）钙、磷代谢膳食

1. 适应证　配合诊断甲状旁腺功能亢进的一种试验膳食。

2. 原理　甲状旁腺腺瘤或增生,使甲状旁腺素分泌增多,血中浓度增高,作用于骨骼产生溶骨,骨盐不断溶解释出钙与磷,进入血液中使血钙和血磷升高,进而尿钙增多;甲状旁腺素还作用于肾脏抑制肾小管对磷的重吸收,尿磷增多,血磷随之降低。采用此膳食,测定患者血和尿中的钙、磷和肌酐等含量及肾小管磷重吸收率,对诊断甲状旁腺功能亢进有一定价值。

3. 膳食安排常用有两种

（1）低钙、正常磷膳食:每日膳食含钙量不超过 150mg,磷 600~800mg,试验期共 5 天,前 3 天为适应期,后两天为代谢期,代谢期的最后一天收集 24 小时尿液,测尿钙含量。正常人进食这种试验膳食后,尿钙量每天不超过 150mg,如果尿钙量超过 200mg,则可诊断为甲状旁腺功能亢进。

（2）低蛋白正常钙、磷膳食:每日膳食中蛋白质总量不超过 40g,且不用动物蛋白质,钙 500~800mg,磷 600~800mg。该试验共 5 天,前 3 天为适应期,后两天为代谢期,试验最后一天测空腹血肌酐和血磷,并留 24 小时,测尿肌酐和尿磷,从而计算出肾小管磷重吸收率。肾小管磷重吸收率正常值为 80%,甲状旁腺功能亢进者低于此值。

（二）钾、钠代谢膳食

1. 适应证　配合诊断原发性醛固酮增多症的一种试验膳食。

2. 原理　醛固酮有调节电解质代谢(保钠排钾)的作用,当肾上腺病变如腺瘤或增生时,使醛固酮分泌增多,使水、钠潴留,血压升高;大量排钾,产生低血钾性碱中毒(二氧化碳结合力及尿 pH 高于正常),在钠钾摄入量恒定情况下,用醛固酮的拮抗剂——螺内酯进行治疗,可使代谢紊乱得到纠正。

3. 膳食安排常用有四种:

（1）钾、钠恒量膳食:每日膳食中含钾及钠的量要求分别固定在 60mmol 及 160mmol,共 6 天,前 3 天为适应期,后 3 天为代谢期,试验最后一天测血钾、钠和二氧化碳结合力,测尿钠、钾及酸碱度(pH),此平衡膳食可显示原发性醛固酮增多症患者钾代谢呈负平衡,钠代谢呈正平衡,而正常人食用该膳食后钾、代谢均呈正平衡或近于平衡。

（2）低钠膳食:每日膳食中含钠量为 10~20mmol,含钾量为 60mmol,试验期共 6 天,前 3

天为适应期,后3天为代谢期,在低钠膳食条件下,到达肾远曲小管的钠量甚少,原发性醛固酮增多症患者虽有大量醛固酮,但钠钾的交换减少,因而从尿中排出的钾减少,导致血钾有所升高。使用该膳食后,测定显示患者尿钾排出量明显减少,血钾有所升高,尿钠在数日内迅速减少,降至10~20mmol/d达到平衡,即可诊断此症。

(3) 高钠膳食:膳食钠量每日240mmol,膳食钾量每日60mmol,该法适用于血钾正常或稍低的临床可疑者,对血钾较低症状明显者不宜采用,否则可使血钾进一步降低而发生危险,试验期共6天,前3天为适应期,后3天为代谢期,正常人及原发性高血压者血钾无变化,原发性醛固酮增多症患者由于钠大量进入肾远曲小管进行离子交换,使尿钾排出增加,则血钾降至3.5mmol以下。

(4) 螺内酯试验膳食:膳食钠量每日160mmol,膳食钾量每日60mmol,其试验期为10天,前3~5天为适应期,后5~7天为试验期,于适应期最后一天测血钾、血钠、尿钾、尿钠、二氧化碳结合力及尿pH,试验期每日口服螺内酯300mg,分3~4次口服,连续5~7天,于试验期最后一天再重复上述化验一次,比较两次化验结果,如尿钾减少,尿钠增多,血钾升高,血钠降低,二氧化碳结合力及尿pH值降至正常,症状有所纠正,即可诊断为原发性醛固酮增多症。

此外,关于钾、钠代谢试验膳食的食物选择,主食可以是各种谷类,但不用碱或发酵粉制的面食(高钠膳食可按情况而定);副食中除高钠膳食外,多选用含钾稍高含钠稍低的食物,为增进受试者食欲,可适当用少许调味品,均应计算其钠、钾含量,凡调味品的计算应放在食盐之前,不足的钠量由食盐补充(低钠饮食除外),每克食盐含钠量为393mg。

第三节 治疗膳食

营养因素在疾病的发生、发展、治疗过程中起着重要作用。营养素缺乏可以导致疾病,营养素过量也可以导致疾病,控制某些营养素的摄入可以减轻相应器官的负担,营养与医疗、护理成为现代医学综合治疗的重要组成部分。

治疗膳食(therapeutic diet)根据患者不同的病理特点和营养需要,通过调整营养素的摄入量满足不同疾病对营养素的需要从而达到治疗疾病和促进健康的膳食。

一、高能量治疗膳食

(一) 适用范围及特点

消瘦或体重不足者、营养不良者、甲状腺功能亢进者、结核病、癌症、严重烧伤和创伤、高热、肿瘤、体力消耗增加者。

此类膳食所含的能量可以超出正常人能量的10%。

(二) 配制原则

1. 增加总能量 为避免造成胃肠功能紊乱,增加能量摄入量时应循序渐进,少量多餐,每天能量供给量以增加200~300kcal为宜。

2. 增加主食量 高能量膳食主要通过增加主食量、调整膳食内容来增加能量供给,应最大可能地增加主、副食量。除正餐外,也可加两餐点心,如牛奶、甜点等含能量高的食物。

3. 平衡膳食 为保证能量充足,膳食应有足量的碳水化合物、蛋白质,适量的脂肪,同时也需要相应增加矿物质和维生素的供给,尤其是提高与能量代谢密切相关的 B 族维生素的供给量。由于膳食中蛋白质的供给量增加,导致维生素 A 与钙需要量增加,注意及时补充。为防止血脂升高,应调整脂肪酸比例、尽量降低胆固醇和精制糖的摄入量。

（三）食物选择

1. 宜用食物　各类食物均可食用,加餐以面包、馒头、蛋糕、牛奶、藕粉、马蹄粉等含能量高的碳水化合物类食物为佳。

2. 忌用食物　无特殊禁忌,只需注意选择高能量食物代替部分低能量食物。

二、低能量治疗膳食

（一）适用范围及特点

需减重的患者,如单纯性肥胖;需减少机体代谢负担而控制病情的患者,如糖尿病、高血压、高脂血症、冠心病等。

此类膳食所含的能量低于正常人普通膳食的标准。

（二）配制原则

1. 限制总能量　成年患者每日能量摄入量比平日减少 500~1 000kal,减少量需根据患者具体情况而定,但每日总能量摄入量不应低于 1 000kal,以防体脂动员过快,引起酮症酸中毒。

2. 平衡膳食　由于限制总能量,蛋白质在膳食中的供能比相应提高,占总能量的 15%~20%,保证蛋白质供给不少于 $1g/(kg \cdot d)$,且优质蛋白质应占 50% 以上;碳水化合物的供能比占 50% 左右,应尽量减少精制糖的供给;膳食脂肪的供能比一般应占 20% 左右,胆固醇的摄入量应控制在 300mg/d 以下。

3. 充足的矿物质、维生素和膳食纤维　由于进食量减少,易出现矿物质和维生素供给的不足,如铁、钙、维生素 B_1,必要时可使用制剂进行补充;膳食可多食用富含膳食纤维的蔬菜和低糖的水果,必要时可选用琼脂类食品,以增加患者的饱腹感。

4. 适当减少食盐　患者体重减轻后可能会出现水钠潴留,所以应适当减少食盐的摄入量,一般不超过 5g/d。

5. 增加运动　采用低能量膳食的患者活动量不宜减少,否则难以达到预期效果。并注意饮食与心理平衡,防止出现神经性厌食症。

（三）食物选择

1. 宜用食物　谷类、乳类、蔬菜、水果和低脂肪富含蛋白质的食物如瘦肉、禽类、蛋、脱脂乳、豆类及豆制品等,但应限量选用。宜用蒸、煮、拌、炖等烹调方法。

2. 忌用食物　肥腻的食物和甜食,包括肥肉,动物油脂,如猪油、牛油、奶油等,花生、糖果、甜点、白糖、红糖、蜂蜜等。忌用油煎、油炸等烹调方法。

三、高蛋白治疗膳食

（一）适用范围及特点

适用于明显消瘦、营养不良、创伤、烧伤、手术前后、低蛋白血症、慢性消耗性疾病患者,如结核病、恶性肿瘤、贫血、溃疡性结肠炎等;其他消化系统炎症的恢复期;孕妇、乳母、生长发育期儿童。

此类膳食所含的蛋白质高于正常人普通膳食的标准。目的是使蛋白质更好地被机体利用,同时需要适当增加能量的摄入量,以防止蛋白质分解供能。

（二）配制原则

高蛋白质膳食一般不需单独制作,可在原来膳食的基础上添加富含蛋白质的食物,如在午餐和晚餐中增加一个全荤菜(如炒猪肝、炒牛肉)。

1. 足够的能量　根据患者不同情况适当增加能量摄入量,以 25~30kcal/kg 为宜。

2. 平衡膳食　每日蛋白质供给量可达 1.5~2.0g/kg,每人日摄入量宜 100~200g;碳水化合物宜适当增加,以保证蛋白质的充分利用,以每日 400~500g 为宜;脂肪适量,以防血脂升高,每日 60~80g。

3. 充足的矿物质和维生素　高蛋白质膳食会增加尿钙排出,长期摄入,易出现负钙平衡,故膳食中应增加钙的供给量,如选用富含钙的乳类和豆类食品;长期的高蛋白质膳食,维生素 A 的需要量也随之增多,且营养不良者一般肝脏中维生素 A 储存量也下降,故应及时补充;与能量代谢关系密切的 B 族维生素供给量应充足;贫血患者还应注意补充富含维生素 C、维生素 K、维生素 B_{12}、叶酸、铁、铜等的食物。

4. 逐渐加量　注意循序渐进,视病情需要及时调整。推荐的膳食中的热氮比为(100~200)kcal:1g,有利于减少蛋白质分解供能。

（三）食物选择

可多选用含蛋白质高的食物,如瘦肉、鱼类、蛋类乳类、豆类,以及富含碳水化合物的食物,如谷类、薯类、山药、荸荠、藕等,并选择新鲜蔬菜和水果。

四、低蛋白治疗膳食

（一）适用范围及特点

适用于急、慢性肾炎,急、慢性肾功能不全,肝性脑病或肝性脑病前期患者以及苯丙酮尿症患者。目的是减轻肝、肾负担,以低蛋白质摄入量维持机体接近正常生理功能的运行。

（二）配制原则

1. 充足的能量　能量供给量需根据具体病情而定充足的能量供给节省蛋白质的消耗,减少机体组织的分解。可采用含蛋白质较低的食物如小麦淀粉、马铃薯、甜薯、芋头等代替部分主食,以减少植物性蛋白的来源。

2. 蛋白质种类合适　蛋白质需要量根据肝、肾功能而定,一般每日摄入量不超过 40g 肝功能衰竭的患者应选择含高支链氨基酸、低芳香族氨基酸的豆类食品,避免动物类食物;肾衰竭的患者应尽量选择含必需氨基酸丰富的食物,如蛋、乳、瘦肉等;限制蛋白质供给量应根据病情随时调整,病情好转后需逐渐增加摄入量,否则不利于疾病康复,这对生长发育期的患儿尤为重要。

3. 充足的矿物质和维生素　供给充足的蔬菜和水果,以满足机体对矿物质和维生素的需要。矿物质的供给还应根据病种和病情进行调整,有水肿的患者需限制钠的供给。

4. 合适的烹调方法　使用低蛋白膳食的患者食欲普遍较差,故应注意烹调的色、香、味、形和食物的多样化,以促进食欲。

（三）食物选择

1. 宜用食物　蔬菜类、水果类、食糖、植物油以及麦淀粉、藕粉、马铃薯、芋头等含低蛋白质的淀粉类食物。谷类食物含蛋白质 6%~11% 且为非优质蛋白质,根据蛋白质的摄入量标准应适当限量使用。

2. 忌用食物　含蛋白质丰富的食物,如类、干果类,蛋、乳、肉类等。但为了适当供给优质蛋白质,可在蛋白质限量的范围内肾病适当选用蛋、乳、肉类等,肝病选用豆类及其制品。

五、低脂肪治疗膳食

(一) 适用范围及特点

急、慢性肝炎、胰腺炎、胆囊炎、胆石症等;脂肪消化吸收不良患者,如肠黏膜疾病,胃切除和短肠综合征等所致的脂肪泻者;肥胖症、高血压、冠心病、血脂异常等患者。此类膳食中脂肪含量较低,目的是减少膳食中脂肪的摄入量,改善脂肪代谢紊乱和吸收不良而引起的各种疾病。

(二) 配制原则

1. 减少脂肪摄入量　根据患者不同病情,限制脂肪供能比,必要时采用完全不含脂肪的纯碳水化合物膳食。临床上低脂肪膳食分三种:①轻度限制脂肪膳食:膳食脂肪供能不超过总能量的 25%,脂肪总量每日不超过 50g;②中度限制脂肪膳食:膳食中脂肪占总能量的 20% 以下,脂肪总量每日不超过 40g;③严格限制脂肪膳食:膳食脂肪供能占总能量的 10% 以下,脂肪总量每日不超过 20g。

2. 平衡膳食　由于限制脂肪易导致多种营养素的缺乏,包括必需脂肪酸、脂溶性维生素以及易与脂肪酸共价结合随粪便排出的矿物质,如钙、铁、铜、锌、镁等,应注意在膳食中及时补充这些营养素。

3. 选择合适的烹调方法　为了达到限制脂肪的膳食要求,除选择含脂肪少的食物外,还应选择蒸、煮、炖、煲、熬、烩、烘等烹调方式,减少烹调油用量,禁用油煎、油炸的烹调方式。

(三) 食物选择

1. 宜用食物　谷类、瘦肉类、禽类、鱼类、脱脂乳制品、蛋类、豆类、薯类、各种蔬菜和水果。

2. 忌用食物　含脂肪高的食物,如肥肉、肥瘦肉、全脂乳及其制品、坚果、蛋黄油酥点心及各种油煎炸的食品等。

六、低胆固醇膳食

(一) 适用范围及特点

高脂血症、高血压病、动脉粥样硬化、冠心病、肥胖症、胆结石症等。膳食中要控制总能量、限制饱和脂肪酸和胆固醇。

(二) 配制原则

1. 控制总能量　膳食应控制总能量,使之达到或维持理想体重。但成人每日能量供给量最低不应少于 1 000kcal,这是较长时间能坚持的最低水平,否则有害健康。碳水化合物占总能量的 60%~70%,并以复合碳水化合物为主(如淀粉、非淀粉多糖),少用精制糖。

2. 限制脂肪　脂肪供能应占总能量的 20%~25%,一般不超过 50g/d 调整膳食脂肪酸比例,减少饱和脂肪酸的摄入量,使其不超过膳食总能量的 10%,必要时不超过总能量的 7%;单不饱和脂肪酸降低总胆固醇及低密度脂蛋白,不饱和双键少,可提高供能比例至 10%;多不饱和脂肪酸的不饱和双键易发生过氧化反应,不宜多用。

3. 限制胆固醇 胆固醇摄入量控制在 300mg/d 下,有高胆固醇血症者,胆固醇控制在 200g/d 以下。在限制脂肪与胆固醇时应注意保证优质蛋白质的供给,可选择一些生物价值高的植物性蛋白质(如大豆及其制品)代替部分动物性蛋白质。

4. 充足的维生素、矿物质和膳食纤维 膳食中提供充足的维生素、矿物质和膳食纤维,可多选用些粗粮、杂粮、豆类及其制品、香菇木耳、新鲜蔬菜和水果等。

(三)食物选择

1. 宜用食物 谷类、薯类、脱脂乳制品、鸡蛋白、瘦畜肉类、瘦禽肉类、豆类、各种蔬菜和水果、植物油(在限量之内使用)、坚果(在限量之内使用)、鱼油。

2. 忌用食物

(1)脂肪含量高的食物,如肥肉、油脂类制作的主食、全脂乳及其制品、畜禽类的皮及其脂肪。

(2)含胆固醇高的食物,如蛋黄、蟹黄、鱼子、动物的内脏和脑组织、动物性油脂(海洋生物油脂除外)等。

七、低盐治疗膳食

(一)适用范围及特点

肝硬化腹水、心功能不全、肾脏疾病、高血压、水肿、先兆子痫、用肾上腺皮质激素治疗的患者等。

膳食中限制钠含量,以减轻由于水、电解质代谢紊乱而出现的水、钠潴留。临床上限钠膳食一般分为三种:①低盐膳食:全日供钠 1 500mg 左右;②无盐膳食:全日供钠 1 000mg 左右;③低钠膳食:全日供钠不超过 500mg 左右。

(二)配制原则

1. 根据病情及时调整 如肝硬化腹水患者,开始时可用无盐或低钠膳食,然后逐渐改为低盐膳食,待腹水消失后,可恢复正常饮食对有高血压或水肿的肾小球肾炎、肾病综合征、妊娠子痫的患者,使用利尿剂时用低盐膳食,不使用利尿剂而水肿严重者,用无盐或低钠膳食。不伴高血压或水肿及排尿钠增多者不宜限制钠摄入量。最好是根据 24 小时尿钠排出量、血钠和血压等指标确定是否需限钠及限钠程度。

2. 改进烹调方法 食盐是最重要的调味剂限钠(盐)膳食味道较乏味,应改进烹调方式以提高患者食欲。采用番茄汁、芝麻酱、糖醋等调味,或用原汁蒸、炖法以保持食物本身的鲜味。另外,对一些含钠高的食物,如芹菜、菜心、豆腐干等,可用水煮或浸泡去汤方法减少其含钠量,用酵母代替食碱或发酵粉制作馒头也可减少其含钠量。烹调时还应注意色、香、味、形,尽量引起食欲。必要时可适当选用市售的低钠盐或无盐酱油,这类调味剂是以氯化钾代替氯化钠,故高血钾患者不宜使用。

3. 慎重限钠对某些年龄大、贮钠能力迟缓的患者、心肌梗死的患者、回肠切除术后、黏液性水肿和重型甲状腺功能低下合并腹泻的患者,限钠应慎重,最好是根据血钠、血压和尿钠排出量等临床指标来确定是否限钠以及限制程度。

（三）食物选择

1. 宜用食物谷薯类、畜禽肉类、鱼虾类和乳类、豆类及其制品、蔬菜水果类宜少许盐或酱油烹饪。

2. 忌用食物各类腌制品，如咸鱼、咸肉、香肠、咸菜、腌萝卜、榨菜等，各类调味品，如盐、酱油、豆瓣酱、火锅调料等。

八、高膳食纤维治疗膳食

（一）适用范围及特点

无张力便秘、无并发症的憩室病等，高脂血症、冠心病、糖尿病、肥胖症等。高纤维膳食是一种增加膳食纤维数量的膳食。膳食纤维可增加肠道蠕动，促进粪便排出；产生挥发性脂肪酸，具有滑泄作用；吸收水分，使粪便软化利于排出；减轻结肠管腔内压力，改善憩室病症状；与胆汁酸结合，增加粪便中胆汁酸的排出，有利于降低血脂，减轻体重。

（二）配餐原则

1. 在普通膳食的基础上，增加膳食纤维丰富的食物，健康成人建议每日摄入 25~35g。

2. 膳食中可添加有润肠通便作用的食物，如蜂蜜、香蕉等。适当增加植物油用量，也有利于排便。

3. 长期过多食用膳食纤维可能产生腹泻，并增加胃肠胀气，还影响食物中如钙、镁、铁、锌及一些维生素的吸收利用，不宜长期过多食用。

（三）食物选择

1. 宜用食物　含膳食纤维丰富的食物，如燕麦、玉米，小米、黑米、黑面、糙米等粗粮，韭菜、芹菜等蔬菜，蘑菇、海带等菌藻类，水果类，琼脂、果胶等。

2. 忌用食物　少用精细食物如精细谷类，忌用辛辣调味品。

九、低膳食纤维治疗膳食

（一）适用范围及特点

消化道狭窄并有梗阻危险的患者，如食管或肠管狭窄、食管静脉曲张；肠憩室病，各种急、慢性肠炎，痢疾，伤寒，肠道肿瘤，肠道手术前后，痔疮患者等；全流质饮食至半流质或软食的过渡膳食。

（二）配制原则

1. 限制膳食纤维　选用的食物应细软、渣少便于咀嚼和吞咽，如肉类应选用嫩的瘦肉部分，蔬菜选用嫩叶、花果部分，瓜类应去皮，果类用果汁尽量少用富含膳食纤维的食物，如粗粮、蔬菜、水果、整粒豆、坚果以及含结缔组织多的动物跟腱、老的畜肉等。目的是尽量减少膳食纤维对消化道的刺激和梗阻，减少肠道蠕动，减少粪便量。

2. 控制膳食脂肪　腹泻患者对脂肪的消化吸收能力减弱，易致脂肪泻，故应控制膳食脂肪的量。

3. 适宜的烹调方法　将食物切碎煮烂，做成泥状，忌用油炸、油煎的烹调方法。

4. 充足的维生素和矿物质　由于食物的限制，特别是限制蔬菜和水果，易引起维生素 C 和部分矿物质的缺乏。必要时可补充维生素和矿物质制剂。

5. 限制食用时间　长期缺乏膳食纤维，易导致便秘、痔疮、肠憩室及结肠肿瘤病等的发生,也易导致高脂血症、动脉粥样硬化和糖尿病等,故此膳食不宜长期使用,待病情好转应及时调整。

(三) 食物选择

1. 宜用食物　精细米面制作的粥、烂饭、软面条、面包、饺子、饼干;含结缔组织少的嫩肉、鸡、鱼等;豆浆、豆腐脑;乳类、蛋类;菜水、菜汁,去皮质软的瓜类、番茄、胡萝卜、马铃薯;果汁、去皮苹果等。

2. 忌用食物　各种粗粮,整粒豆类、坚果,富含膳食纤维的蔬菜、水果;油煎炸的油腻的食物;辣椒、胡椒、咖喱等浓烈刺激性调味品。

十、低嘌呤治疗膳食

(一) 适用范围及特点

适用于痛风、高尿酸血症。膳食中限制嘌呤含量,目的是减少外源性嘌呤的摄入,降低血尿酸水平,增加尿酸的排出量。

(二) 配制原则

1. 限制嘌呤摄入量　选用嘌呤含量低于 150mg/100g 的食物。

2. 限制总能量　每日摄入总能量应较正常人减少 10%~20%,肥胖症患者应逐渐递减,以免出现酮血症,促进尿酸的生成,减少尿酸的排泄。

3. 平衡膳食　每日蛋白质的摄入量为 50~70g,并以含嘌呤较少的谷类、蔬菜类为主要来源,或选用含核蛋白很少的乳类、干酪、鸡蛋、动物血、海参等动物蛋白。痛风患者多伴有高脂血症和肥胖症,且体内脂肪堆积可减少尿酸排泄,故应适量限制脂肪。脂肪应占总能量的 20%~25%。碳水化合物具有抗生酮作用,并可增加尿酸的排出量,每日摄入量可占总能量的 60%~65%。但果糖可促进核酸的分解,增加尿酸生成应减少果糖类食物的摄入,如蜂蜜等。

4. 增加蔬菜和水果　尿酸及尿酸盐在碱性环境中易被中和、溶解,因此应多食用蔬菜、水果等碱性食物。

5. 多饮水　每天饮水总量达到 2 000~3 000ml,以增加尿量,促进尿酸的排出。应选白开水、茶水、矿泉水、果汁饮用,不选浓茶水、咖啡等。

(三) 食物选择

1. 宜用食物　病人应长期控制食物中嘌呤的含量,可以多选择低嘌呤食物,常见食物的嘌呤含量见表 11-6。

2. 少选或忌选食物　不论病情如何,痛风患者和高尿酸症者都忌(少)用高嘌呤食物;禁酒;浓茶、浓咖啡、辣椒及胡椒、芥末、生姜等辛辣调味品因其能使神经系统兴奋,诱使痛风急性发作,应尽量避免使用。

表 11-6　常见食物的嘌呤含量

嘌呤含量	常见食物
低嘌呤食物 (<50mg/100g)	主食类:精细米面及制品;奶类及奶制品、各种蛋类、动物血等;根茎类:马铃薯芋头等;叶菜类:青菜、卷心菜、芹菜;茄果瓜菜:胡萝卜、黄瓜、茄子、西葫芦、萝卜;以及各种水果

续表

嘌呤含量	常见食物
中等量嘌呤食物 （50~150mg/100g）	菌菇类：蘑菇、香菇等；部分蔬菜：花菜、芦笋、菠菜；鲜豆类：毛豆、豌豆；粗粮：麦片、玉米等；禽畜类：鸡肉、鸭肉、猪肉等；鱼类：青鱼、鲫鱼、鲈鱼、带鱼等；干豆类：绿豆、黄豆、白扁豆、蚕豆坚果类：花生、核桃、腰果等
高嘌呤食物 （>150mg/100g）	动物内脏：动物肝、肾、心等；鱼类及制品：沙丁鱼、凤尾鱼、鲨鱼等海鱼、鱼子、鱼皮等；籽虾、蟹黄；各种浓荤汤汁；火锅汤、肉汤、鸡汤、鱼汤等；贝壳类：蛤蜊、干贝等

（王慧铭）

第十二章

内科疾病的营养治疗

第一节　心血管疾病的营养治疗

心血管疾病是直接危害人们身体健康的疾病,其发病与人们的饮食习惯、膳食营养素摄入有直接关系。平常可通过饮食调理来预防某些疾病的发生与发展。如脂代谢异常,应该重视对营养素的合理摄入,坚持低脂饮食。高胆固醇血症,应限制每天食物中胆固醇的含量。高血压病患者应注意每天钠盐的摄入。尤其在心功能不全的情况下,钠盐过多摄入常是其诱发因素。临床上要纠正重视药物治疗而忽视饮食治疗的倾向。只有合理膳食,才能提高治疗效果。

【脂代谢异常】

一、营养治疗目的

脂代谢异常指血浆脂质浓度超过正常高限。血浆脂质主要有胆固醇和甘油三酯,两者必须与载脂蛋白构成特殊的复合物 - 脂蛋白,才能在血液中运送。脂代谢异常也表现为高脂蛋白血症,脂蛋白根据超速离心和电泳分为 5 型。不管哪一型营养治疗其目的是通过饮食的调理,限制饮食中脂肪、胆固醇的摄入,配合降脂药物的治疗,使血胆固醇、甘油三酯浓度恢复或接近正常。Ⅰ型和Ⅱ型限制脂肪是很重要的。Ⅲ型饮食治疗是非常有效的。每天的蔗糖、果糖摄入应限制在 50g 以下。对于脂代谢异常伴肥胖症患者,还应控制每日的能量摄入,力求使体重达到或接近正常体重。

二、营养治疗

1. 注意能量平衡　部分合并肥胖的高脂血症患者,尤其是高甘油三酯血症合并肥胖者,可通过限制能量,同时增加运动,以促进体脂分解,使能量消耗,血脂下降,达到理想体重。每日碳水化合物占总能量的比例一般在 60%~70%,具体根据患者的年龄、性别、工作性质而定,一般每天供给能量约 8 399~12 000kJ(2 007~2 868kcal)。

2. 限制富含高胆固醇膳食 血浆中胆固醇部分来自富含胆固醇食物,如经常食用这些食物,尤其与含饱和脂肪酸较多的食物同时进食时,因甘油三酯能促进胆固醇吸收,其血浓度常常增高。每天膳食胆固醇供给量一般在 300mg。对高胆固醇血症患者,拟采用低胆固醇饮食,每天胆固醇应少于 300mg,甚至每天约 200mg。如每天胆固醇摄入量超过 700~800mg,血胆固醇增高可能性很大。富含胆固醇食物有蛋黄、奶油、动物脑、鱼子、动物内脏,特别是脑、肝及脂肪丰富的肉类。

3. 限制高脂肪膳食 动物脂肪都含甘油三酯,摄入后 90% 由肠道吸收。血浆甘油三酯水平与膳食中脂肪摄入直接有关,波动也大。甘油三酯中的脂肪酸分为饱和脂肪酸和不饱和脂肪酸。动物脂肪大多为饱和脂肪酸,植物油为不饱和脂肪酸,后者又分为多不饱和脂肪酸和单不饱和脂肪酸。每天脂肪摄入量应控制在总能量的 30% 以内,每日 20~30g。膳食要坚持以不饱和脂肪酸为主,不饱和脂肪酸和饱和脂肪酸的比例应大于 1.5。

三、膳食举例

膳食举例见表 12-1。

表 12-1 脂代谢异常患者膳食举例

用餐时间	内容	食物	重量 /g	用餐时间	内容	食物	重量 /g
7:00	米粥	米	50	14:00	橘子		200
	面包	富强粉	50	17:00	清蒸鲳扁鱼	鲳扁鱼	150
	咸菜	咸菜	5		炒小白菜	小白菜	150
11:00	肉片豆腐干	瘦肉	50		米粥	米	50
		豆腐干	50		花卷	富强粉	50
	炒芹菜	芹菜	100				
		瘦肉	25				
	肉丝豆腐汤	豆腐	70				
	米饭	米	100				

注:另加全日用烹调油 18g,食谱含蛋白质 88.5g,脂肪 25g,碳水化合物 281g,胆固醇 203.3mg,总能量 7 125.4kJ(1 703kcal)。

【高 血 压 病】

一、营养治疗目的

高血压(hypertension)分为原发性高血压和继发性高血压。原发性高血压发病与环境和饮食结构有关。高血压病与食盐的过量摄取、大量的酒精摄取、肥胖、能量过剩、失眠等因素直接有关。通常高血压病接受药物治疗之前,先进行饮食治疗。营养治疗的目的是通过营养素的平衡摄入,限制钠盐和减少酒精的摄入,使心排出量恢复正常,总外周阻力下降,降低血压、减少药物用量,最终达到血压理想控制和减少高血压的并发症的目的。

二、营养治疗

1. 限制食盐,适当补钾　人体摄入含钠量较高的食物会增加钠吸收和钠在体内积蓄,导致血容量增加,同时增加了心脏收缩,心负荷加强,血管平滑肌细胞反应增强,同时增加了肾脏负荷,需要排出过量的钠和水。当肾脏功能有限时,心脏负荷加强。另外,钠还会增加血管对升压物质的敏感性引起小动脉痉挛,外周血管阻力增高,而导致高血压乃至并发症的发生和发展。

我国人群每天摄入的食盐量普遍都偏高,尤其是在农村,每天摄入的食盐高达 10~15g,这样对防治高血压病很不利。每天食盐的摄入量应该从 10g 减少至 5g,血压可以下降 1.33/0.67kPa(10/5mmHg)。应提倡每天盐摄入量少于 6g,而且需长期坚持,否则降压效果不好。另外过多的盐摄入会影响降压药的效果和增加药物的用量。钾能阻止过高食盐引起的血压升高,对轻型高血压还具有降压作用,其机制可能与肾素释放减少有关。增加钾摄入量有利于钠和水的排出,有利于高血压病的防治。对于高血压病患者不仅要限制盐的摄入量,而且对家庭烹饪中常用的味精、酱油及腌制食品都要做适当的限量。

对于高血压病合并肥胖症患者,除限制酒精摄入外,限制钠盐,增加运动。每日 30 分钟的运动使脉搏增加到 120 次/min,坚持每周 3 次以上者,有降压效果。

2. 能量适当限制　肥胖症是导致高血压病的原因之一,肥胖症往往与摄入过多能量有关。当体重超出标准体重的 10%,血压将会升高 0.88kPa(6.6mmHg)。肥胖症患者限制能量摄入,体重将会降低,血压也随之下降。肥胖症患者除因每天摄入食物过多,钠盐摄入增加外,与其高胰岛素血症促使肾小管对钠的吸收增强可能有一定的关系。对肥胖或超重的高血压病患者,限制能量的摄入是控制高血压病的重要措施。对于轻度肥胖者需限制脂肪、糖类,使总能量摄入低于消耗量,增加体力劳动和活动,使每月的体重下降 0.5~1kg,努力使体重达到或接近标准体重。中度以上肥胖者宜限制每天摄入能量、每日 5 020kJ(1 200kcal)以下,或每公斤标准体重 63~84kJ(15~20kcal),酌情调整。

3. 注意补钙补镁　钙与血管的收缩和舒张有关,钙有利尿作用,有降压效果。摄入富含钙的食物,能减少患高血压病的可能。补钙有利于血压降低,但对慢性肾功能不全的患者补钙是不妥的。镁缺乏时,血管紧张肽和血管收缩因子增加,可引起血管收缩,导致外周阻力增加。增加镁的摄入,能使外周血管扩张,血压下降。尤在患者使用利尿剂时,尿镁排泄亦增多,更应注意补镁。富含钙的食物有牛奶、虾鱼类、蛋类。富含镁的食物有香菇、菠菜、豆制品类、桂圆等。

4. 适量限酒　长期饮酒的人群,高血压发病增多。高血压病患者在单位时间内多量饮酒,还会增加脑卒中、心衰的危险。应提倡少饮酒或戒酒。

三、膳食举例

膳食举例详见表 12-2。

表 12-2　高血压病患者膳食举例

用餐时间	内容	食物	重量（g）	用餐时间	内容	食物	重量（g）
7:00	牛奶		200	17:00	米饭	米	100
	面包	面粉	75		青菜炒肉丝	青菜	200
11:00	米饭	米	150			瘦肉	35
	番茄炒蛋	番茄	150		冬瓜汤	冬瓜	200
		鸡蛋	40				
	青菜油豆腐	青菜	200				
		油豆腐	10				

注：另加全日烹调油 20g，食谱含蛋白质 43g，脂肪 43g，碳水化合物 284g，总能量 7 170.5kJ（1 713.8kcal）。

【冠　心　病】

一、营养治疗目的

冠心病是冠状动脉粥样硬化使血管腔阻塞导致心肌缺血缺氧而引起的心脏病。其危险因子有高血压、高脂血症、糖尿病、肥胖、运动、饮食因素、吸烟等。营养治疗目的是通过膳食中各营养素合理调整，预防动脉粥样硬化发生和发展，防止冠心病的病情恶化，对危险因子进行饮食干预治疗可防止疾病反复，减少死亡率，延长寿命。

二、营养治疗

1. 控制总能量　能量的摄入应根据患者的标准体重，工作性质需要，不能过高，以保持标准体重为度。40 岁以上应注意预防肥胖，尤其对有肥胖症家族史者，超过标准体重者，应减少每日的总能量，力求使体重接近或达到标准体重。在发生急性心肌梗死时，能量摄入应科学控制，每天供能一般在 4 184kJ（1 000kcal）以内。

2. 限制摄入脂肪　不管对脂代谢异常的患者还是血脂正常者或是年龄大于 40 岁者，每天脂肪摄入量应控制在总能量 30% 以内。动物脂肪量应低于 10% 为度。每天胆固醇摄入量应控制在 300mg 以下，不饱和脂肪酸和饱和脂肪酸之比应保持在 1~1.5。避免食用过多的动物性脂肪和富含胆固醇的食物，如肥肉、猪内脏、螺肉、墨鱼、鱼子、蟹黄、油炸食品等。

3. 适量碳水化合物和蛋白质　过多的碳水化合物摄入易导致血中的甘油三酯升高，碳水化合物应占总能量的 60%~65%。蛋白质供给要注意动物性蛋白和植物性蛋白的合理搭配。动物性蛋白摄入时饱和脂肪酸和胆固醇也相应摄入增加，故提倡动物性蛋白摄入量占总蛋白质摄入量的 50%。大豆制品含有丰富的蛋白质，可降低血胆固醇的水平，提倡食用。

4. 控制钠盐的摄入　冠心病患者往往合并高血压，尤在合并心功能不全时，由于肾血管有效循环血量减少，肾小球滤过率下降，导致水钠潴留，血容量增加，心脏负担加重，更应控制钠的摄入,一般应控制每日钠盐摄入 5g 以下。中度以上心功能不全患者每天钠盐应控制在 3g 以下。水的摄入量也应适当控制,特别对难治性心功能不全患者,每天水供应量应控制在 800ml 左右。

5. 补充维生素　冠心病患者有动脉粥样硬化的基础。维生素与动脉粥样硬化有密切的关系。维生素能改善心肌代谢和心肌功能。维生素 B_6 能降低血脂的水平。维生素 C 能使部分高胆固醇血症的患者的血胆固醇水平下降,还能增强血管的弹性,保护血管壁的完整性,防止出血。尤其对心肌梗死的患者,维生素 C 能促进心肌梗死的病变的愈合。维生素 E 是抗氧化剂,能防止脂肪过氧化,改善冠状动脉血液供应,降低心肌的氧耗量。在平时应注意补充富含维生素 B 族、维生素 C、维生素 E 的食物。

三、膳食举例

膳食举例详见表 12-3。

表 12-3　冠心病患者膳食举例

用餐时间	内容	食物	重量/g	用餐时间	内容	食物	重量/g
7:00	粥	大米	50	17:00	饭	大米	125
	馒头	富强粉	50		鸡蛋炒番茄	番茄	150
	豆腐干		20			鸡蛋	40
11:00	饭	大米	150		凉拌豆腐	豆腐	100
	青蒸鲫鱼	鲫鱼	100				
	青菜炒肉丝	瘦猪肉	50				
		青菜	100				

注:另加全日烹调油 13g,食谱含蛋白质 67g,脂肪 38g,碳水化合物 292.8g,总能量 7 445.42kJ(1 781.2kcal)。

(张爱珍)

第二节　消化疾病的营养治疗

【胃炎与胃病】

胃炎(gastritis)是指由于各种原因引起的胃黏膜的炎症。这个术语常用于描述胃黏膜的内镜或放射学检查特征,而不是特定的组织学表现。然而,上皮细胞损伤和再生并非总是伴有黏膜炎症,对于没有或仅伴有极轻微炎症的上皮细胞损伤和再生,应称作胃病(gastropathy)。表 12-4 按病因对胃病和胃炎进行了分类。

表 12-4 胃病和胃炎的分类

胃病	胃炎
反应性(化学性)胃病	感染性胃炎
胆汁反流	幽门螺杆菌
酒精	其他细菌(蜂窝织炎性胃炎)
非甾体类消炎药物	分枝杆菌
铁盐	梅毒
其他药物(如阿仑磷酸盐、磷酸钠等)	病毒
	寄生虫
血管性胃病	真菌
门脉高压性胃病	自身免疫性胃炎
胃窦血管扩张	
缺血性胃病	肉芽肿病
创伤	克罗病
烧伤	结节病
脓毒症	不确定病因
低血容量	淋巴细胞性胃炎
可卡因	胶原性胃炎
	嗜酸细胞性胃炎

　　胃炎分为急性胃炎和慢性胃炎两个大类。其中慢性胃炎分类较为复杂,1982 年中国重庆共识分为慢性浅表性胃炎、慢性萎缩性胃炎和慢性肥厚性胃炎。但 2017 年中国上海共识重新分类,按病因分为 HP(helicobacter pylori)胃炎和非 HP 胃炎,按内镜和病理诊断分为慢性萎缩性胃炎和慢性非萎缩性胃炎,按胃炎分布部位分为胃窦为主胃炎、胃体为主胃炎和全胃炎。目前以病因和病理诊断分类认同度最高。

　　胃病通常继发于内源性或外源性刺激物,如胆汁反流、酒精或阿司匹林和非甾体类抗炎药物。但是胃病也可能继发于缺血、躯体应激或慢性充血。

　　由于对病因和发病机制的了解差异、命名的不同,以及在个体患者中常常同时存在不止一种类型的胃炎或胃病,分类仍存在争议。此外,不同疾病在形态学上有重叠,一些疾病是根据病因分类,而另一些是根据形态学进行分类。因此,比较采用不同命名方法的研究较为困难。有许多诊断为慢性胃炎(常为轻度)的病例无法通过组织病理学检查确定具体病因。

一、营养治疗

(一) 急性胃炎治疗原则

　　进食不洁食物引起大量呕吐者应暂时禁食,此时应慎用止吐药物,病情稍缓解时,由于失水多,宜少量多次饮水,每次不宜超过 100ml,以缓解脱水现象和加速毒素排泄,然后给米汤、藕粉、米汤加牛奶等流质饮食,再逐步过渡到水蒸蛋、软面条、菜泥粥等半流质饮食,少用脂肪并尽可能避免胀气食物。

(二) 慢性胃炎治疗原则

　　除了针对病因杀 HP 外,在不同病变时期,饮食随之改变,以调整胃的各项功能,胃酸多时要抗酸;应用保护和营养胃壁的药物和食物,使胃黏膜细胞获再生;酸少时,用能刺激胃黏膜细胞分泌胃酸的食物。慢性胃炎患者的膳食调配如下：

1. 去除病因　戒烟、酒，培养良好的饮食习惯，定时定量，细嚼慢咽，避免暴饮暴食，少用辣椒等刺激性调味品，食物要加工得细、碎、软、烂；烹调方法多采用蒸、煮、炖、烩与煨等。

2. 增加营养　少量多餐，可挑选一些富含生物价值高的蛋白质和维生素的食物。贫血患者多给含铁高的动物内脏、蛋类、深色的新鲜蔬果，如绿叶蔬菜、番茄、柑橘等。

3. 改变胃液酸度　非萎缩性胃炎胃酸分泌过多时，可多用牛奶、豆浆、烤面包或馒头片以中和胃酸；萎缩性胃炎胃酸少时，可多用浓肉汤、带酸味的水果或纯果汁，以刺激胃酸分泌。

二、膳食举例

（1）急性胃炎膳食举例
早餐：米汤、豆浆
加餐：藕粉
中餐：小米粥、水蒸蛋
加餐：莲子羹
晚餐：玉米糊
（2）慢性非萎缩性胃炎膳食举例
早餐：烤面包、煮蛋一个
加餐：藕粉、烤馒头片
中餐：青菜肉丝面
加餐：苏打饼干、豆浆
晚餐：粥、馒头、清蒸鱼
（3）慢性萎缩性胃炎膳食举例
早餐：粥、芝麻酱、香干
加餐：鸡汤蒸蛋
中餐：肉汤面条、西红柿炒蛋
加餐：牛奶、果浆涂面包
晚餐：菜肉馅水饺

【消化性溃疡】

消化性溃疡（peptic ulcer）是指在各种致病因子作用下，黏膜发生炎性反应与坏死、脱落、形成溃疡，溃疡的黏膜坏死缺损穿透黏膜肌层，严重者可达固有肌层，以十二指肠最常见。幽门螺杆菌（helicobacter pylori，HP）感染、非甾体类消炎药如阿司匹林的广泛应用是最常见的损伤因素，胃酸和胃蛋白酶消化作用也是致病原因之一。本病多见于男性，发病年龄以青壮年多见，但目前老年患者占的比例有所增加。临床上主要表现为慢性上腹痛，疼痛的特征为慢性、周期性、节律性，制酸剂常能缓解疼痛。出血、穿孔、幽门梗阻是消化性溃疡的三大主要并发症，约5%的胃溃疡可癌变。胃溃疡药物治疗以保护胃黏膜屏障为主，十二指肠壶腹部溃疡以制酸为主。

一、营养相关因素

(一) 饮食对胃分泌功能的影响

有些常用食品及调味品具有刺激胃酸分泌作用,如咖啡、浓茶、酒、黑胡椒、大蒜、丁香、辣椒、肉汤等。尤其对于十二指肠壶腹部溃疡患者,能引起强烈的胃酸分泌。

(二) 饮食对胃黏膜屏障的影响

食物和饮料对胃黏膜可起物理性或化学性的损伤作用,过分粗糙的食物如竹笋、过冷过热的食物都能对胃黏膜产生机械性损伤。目前认为膳食纤维有助于溃疡愈合,有学者认为膳食纤维在口腔中充分咀嚼而刺激唾液的分泌,对胃黏膜能起保护作用。此外,不规则进餐可破坏胃分泌的节律,从而削弱了胃黏膜的正常屏障作用。

(三) 酗酒和吸烟对胃的不良影响

酒精对胃黏膜有直接损伤作用,并能消耗体内部分能量,从而引起胃黏膜的营养障碍,削弱胃黏膜的屏障作用,长期嗜酒对肝脏损害也较大,影响凝血因子的合成,易诱发上消化道出血。吸烟能使胃黏膜血管收缩导致胃黏膜循环障碍,从而造成营养缺乏;香烟中的尼古丁可使幽门括约肌松弛,导致胆汁反流而削弱胃黏膜屏障,胆汁能刺激胃窦部 G 细胞释放胃泌素,胃泌素与壁细胞受体结合,刺激壁细胞分泌胃酸。

(四) 辛辣、刺激性食物及浓茶、咖啡等对胃黏膜的影响

辛辣、生冷食物刺激性大,可损伤胃黏膜,引起出血或症状加重。浓茶和咖啡可强烈促进胃酸分泌,不利于消化道溃疡面的愈合。

二、营养治疗

(一) 饮食治疗原则

科学饮食应有利于促进溃疡愈合,缓解疼痛,减少复发,防止并发症的出现,并有利于患者营养状况和贫血的改善。

(二) 饮食治疗的要求

1. 适当增加蛋白质摄入,供给适量的脂肪　因为多数溃疡患者胃酸和胃蛋白酶都有不同程度的增高,饮食中适当增加蛋白质能与胃酸和胃蛋白酶结合,使之失去"自我消化"的能力。一般每日每公斤体重供给蛋白质不低于 1g,并发溃疡出血者,缓解期应提高蛋白供应量,每日每公斤体重供给蛋白质 1.5g。可选鸡蛋、豆浆、豆腐、瘦肉、鸡肉、鱼肉等,牛奶不宜饮用过多,尤其是酸奶,因为牛奶中含有大量钙离子,能够刺激胃窦部 G 细胞分泌胃泌素,产生更多胃酸,加重病情。动物性的食品尤其是鱼虾类,不仅含有丰富的易消化的优质蛋白质,而且富含人体所必需的微量元素锌,锌元素是修复溃疡黏膜的重要因子。适量的脂肪进入小肠,能刺激小肠黏膜产生抑胃素,抑制胃酸的分泌和减慢胃蠕动,使胃的排空时间延长,有利于溃疡的愈合,每天可供给脂肪 50~60g,宜选用易消化吸收的乳溶状脂肪,酌情可选奶油、蛋黄、黄油、奶酪等,也可选用适量植物油。

2. 碳水化合物要充足　碳水化合物既不抑制胃酸分泌,也不刺激胃酸分泌,可以保证充足的热量供应。可每日供给 200~250g,选择稀稠或质软易消化的食物,避免刺激消化道黏膜。

3. 少量多餐,避免过饱　消化性溃疡患者宜少量多餐,定时定量进餐,这样可中和胃

酸,避免胃过分扩张,从而减少胃酸对溃疡面刺激,同时又能供给充足营养,应根据患者的病情和条件,除每日 3 餐外,可增加 2~3 次含低糖的饼干或馒头干。

4. 供给充足的维生素、矿物质　维生素 A、B 族维生素、维生素 C 有增强人体抵抗力和促进溃疡愈合的作用,维生素 C 和 K 还能改善毛细血管的通透性,降低血管脆性,有利于止血。所以溃疡病患者要酌情吃新鲜水果、绿叶蔬菜、胡萝卜、土豆、动物肝脏以满足机体对各种维生素的需要。

消化性溃疡病患者服用镁、铝制剂抗酸药时,能影响磷的吸收;应提供富含磷的食物,同时每天至少提供 1 000mg 左右的钙,以防止发生骨质疏松。H_2 受体阻滞剂如甲氰脒胍、雷尼替丁等可减少铁的吸收,应提供富含铁的食物。消化性溃疡病患者钠代谢能力降低,钠易在体内潴留,多余钠可增加胃液的分泌,胃液中盐酸含量取决于血中钠的水平,后者与食物中盐的摄入直接相关,建议消化性溃疡病患者每天摄入食盐 3~5g 为宜。

5. 避免机械性和化学性刺激　消化性溃疡病患者应避免食用对溃疡病变有刺激的食物。特别在溃疡病活动期,要绝对避免食用坚硬、粗糙及含纤维素多的食物,如油炸食品、火腿、香肠、芹菜、韭菜、黄豆芽、海带以及酸的水果等,这些食物不仅能增加胃肠负担,而且能直接刺激溃疡面,引起疼痛,甚至会诱发溃疡出血、穿孔等严重并发症。同时也要忌食生冷的或过热的食物,这些食物不仅不容易消化和吸收,而且还能促进胃肠蠕动和胃酸分泌,直接或间接地损伤溃疡病灶。太热的食物使胃内血管扩张、充血,易引起溃疡病出血,所吃食物的温度一般保持在 40~45℃为宜。另外,不宜食用产气过多的食物以及产酸的糖类食品,强刺激胃酸分泌的食品和调味品也应尽量避免使用。

6. 提倡科学合理的膳食调配方法　烹制溃疡病患者膳食,应以蒸、煮、烩、炖、汆等为主,并且要求选用营养价值高,质软且易于消化的食物,如牛奶、鸡蛋、豆制品、鱼、面食、大米、嫩瘦猪肉等,制作时要尽量切细、煮烂,食物调味宜清淡,调配膳食应根据病症的轻重,从流质、半流质、软食,逐步过渡到一般的膳食。

（三）膳食调配

1. 消化性溃疡Ⅰ期膳食 - 流质饮食
（1）适用病情:消化性溃疡急性发作时,或出血后康复初期的患者。
（2）饮食特点:完全流体状态,指到口中即溶化便于吸收。
（3）食物选择:应为无机械性和化学性刺激食品,宜选用富含易消化的蛋白质和碳水化合物的食品为主,如牛奶、豆浆、米汤、水蒸蛋、蛋花汤、藕粉、豆腐脑等。

2. 消化性溃疡Ⅱ期膳食 - 少渣半流质饮食
（1）适用病情:病情已稳定,无消化道出血,自觉症状明显减轻或基本消失的患者。
（2）饮食特点:少渣半流体状态。
（3）食物选择:应为细、软、易消化的食物,主食 50~100g,并注意适当增加营养,以促进溃疡愈合。除选牛奶、蛋汤、豆浆、藕粉外,还可选虾仁粥、清蒸鱼、汆鱼丸、软面条、碎嫩菜叶等,主食可用大米粥、面片汤、馄饨、挂面等,每日 5~6 餐。

3. 消化性溃疡Ⅲ期膳食
（1）适用病情:病情稳定者,溃疡基本趋于愈合并逐渐康复的患者。
（2）饮食特点:食物细、软,易于消化,营养平衡,三大产能营养素不需严格限制。
（3）食物选择:可选流质和少渣半流质,或软米饭、包子、水饺、碎菜、肉丸、猪肝片等,禁冷食、富含粗纤维、油炸和不易消化的食物,每日 5~6 餐,3 餐外可增加两到三次少量点心。

(四) 膳食举例

1. 消化性溃疡流质饮食举例

7:00　　米汤冲蛋

9:00　　豆腐脑

11:00　甜豆浆

13:00　稀藕粉

15:00　菜汁米糊

17:00　水蒸蛋

19:00　甜牛奶

2. 消化性溃疡少渣半流质饮食举例

早餐:粥、发糕、肉松

加餐:豆腐脑、苏打饼干

中餐:粥、小笼包、软烧鱼块

加餐:甜豆浆

晚餐:馄饨

加餐:牛奶、蛋糕

3. 消化性溃疡细软普食举例

早餐:粥、小花卷、炒蛋

加餐:豆浆、饼干

中餐:软米饭、花菜、胡萝卜炒猪肝、菜心肉圆汤

晚餐:软米饭、茄汁鱼块、肉丝豆腐汤

加餐:豆浆、蛋糕

【溃疡性结肠炎】

溃疡性结肠炎(ulcerative colitis,UC)属于炎症性肠病的一类,是一种病因不明的直肠和结肠慢性炎性疾病,其特点为局限于结肠黏膜层的炎症复发与缓解交替出现。病变主要累及直肠、乙状结肠,严重者乃至整个结肠,主要损伤黏膜层,呈连续分布。任何年龄均可发病,以 20~50 岁为多见,男女发病率无显著差异。临床主要特征为反复腹泻、脓血便、直肠出血、痉挛性腹痛、食欲差及消瘦等。症状通常逐渐出现,并在数周内进展。症状出现前数周或数月可能发生自限性直肠出血。症状的严重程度不一,轻则便中带血或无血,每日排便不超过4 次;重则每日排便 10 次以上,并伴重度绞痛和持续性出血。

一、营养相关因素

本病发病机制中,婴儿期对牛奶蛋白过敏可能是溃疡性结肠炎的一个原因。膳食中总脂肪、动物脂肪、多不饱和脂肪酸以及牛奶蛋白的摄入量增加与溃疡性结肠炎发病率增加相关,还与溃疡性结肠炎患者的复发增加有关。

本病常见腹痛、恶心、发热和腹泻等症状,可引起食欲下降、营养素摄入减少、营养素

代谢改变,最终会影响患者的营养状况。食欲下降可能与炎症本身和细胞因子(例如 IL-1、IL-6 和 TNF)释放有关。

二、营养治疗

(一) 饮食治疗原则

饮食提供应做到少刺激性、少残渣,并供给足够的能量与优质蛋白质、无机盐和丰富的各维生素。避免进食刺激性和纤维多的食物以及油炸食品。溃疡性结肠炎患者常出现乳糖不耐受,应在膳食中选用低乳糖食品。对于限制乳糖摄入的患者,应坚持补充钙和维生素 D,以尽量降低骨丢失的风险。

(二) 饮食治疗的具体要求

1. 少吃多餐　减轻肠道负荷,以少吃多餐模式调节肠道适应性,逐渐增加补充营养。

2. 高能量膳食　疾病缓解期,能量需求与普通人群无显著差异。在疾病活动期,应予高能量膳食以补偿长期腹泻而导致的营养消耗,可根据患者实际消化吸收耐受情况,循序渐进地提高供给量。一般以每天 35~40kcal/kg 体重供给能量。但须注意限制脂肪供应量,避免脂肪吸收不良而诱发脂肪泻。另外,长链 n-3 脂肪酸可降低溃疡性结肠炎患病风险,而长期摄入反式脂肪酸、亚油酸可增加患病风险。

3. 高蛋白膳食　患者宜每天提供 1.2~1.5g/kg 蛋白质,其中优质蛋白占 50% 以上为好,以有利于肠黏膜的修复,全身营养状况的调整,补充肠道蛋白质丢失和机体的需要以及疾病的康复。

4. 丰富维生素与矿物质　全面补充维生素,尤其注意补充 B 族维生素,如叶酸和维生素 B_{12},以及维生素 K。脂溶性维生素如维生素 A、维生素 D 和维生素 E 的摄入也常见缺乏;要及时补充铁、锌和钙,以防止其不足而引起相关的症状和疾病,由于溃疡性结肠炎患者口服补铁常见不耐受,酌情可考虑胃肠内营养补充。

5. 补充水分　每天供应的水量应达到基本的生理需求和进出平衡。因反复腹泻而致失水过多者,应该及时进行静脉补充。成人每天补充水分 1 500~1 700ml,酌情可增减。

6. 益生菌补充　在轻中度溃疡性结肠炎,补充益生菌有益于维持溃疡性结肠炎缓解。但在急性发作期或重度结肠炎症时,不宜使用益生菌。

(三) 食谱配膳原则

因患者个体、年龄、病情与发病时的状况均有明显的差异,应该掌握的配膳原则。

1. 急性发病期给予流质,以免刺激黏膜;病情好转,供给营养充足、无刺激性的少渣半流质;进而食用少渣软食。

2. 食物宜选用含蛋白质丰富食品,如嫩瘦肉、家禽、鱼、蛋与适量奶类。严重腹泻者宜供给煮过的牛奶、蒸发奶等。还可用红茶、焦米汤等收敛饮料。禁食产气性、不易消化或有刺激性食物。具体忌用食物如下:

(1) 各种辛辣食物。

(2) 烟、酒、碳酸饮料、咖啡。

(3) 牛奶、蜂蜜、巧克力、豆类食品。

(4) 油炸食品和油腻食物。

(5) 含纤维多的食物,如菠菜、花菜、白菜、油菜、芹菜、韭菜、浆果、坚果等以及生鲜蔬果。

（四）膳食举例

1. 低脂少渣半流质

早餐：稀饭、藕粉、玉米糊

午餐：去皮西红柿鸡蛋面、土豆泥、水蒸蛋

加餐：脱脂牛奶、饼干

晚餐：烂面条、稠粥、胡萝卜泥

加餐：豆浆

2. 低脂少渣软饭

早餐：米粥、水蒸蛋、馒头片

午餐：烩鱼丸、西红柿炒蛋、龙须面

加餐：脱脂牛奶、饼干

晚餐：瘦肉粥、豆腐脑、小笼包

加餐：藕粉、蛋糕

【克 罗 恩 病】

克罗恩病（Crohn's disease，CD）为炎症性肠病的另一大类，又称局限性肠炎、节段性肠炎、肉芽肿性肠炎，其特征是透壁性炎症和跳跃性病灶。从口腔到肛门各段消化道均可累及，但多见于回肠末端和邻近结肠。病变呈节段分布，表现为肠壁各层炎症反应，常见裂隙状溃疡、非干酪性肉芽肿形成等。发病年龄多在 15~40 岁，男性稍多于女性。主要症状有腹痛、腹泻、腹部包块、瘘管形成和肠梗阻等，可伴发热、营养不良、贫血、皮肤和关节病变等肠外表现。

一、营养相关因素

本病由于肠道广泛病变引起的吸收面积减少，因而易出现不同程度的营养不良。克罗恩病活动期的住院成人患者 75% 有体重减轻，50% 有负氮平衡，另外，成人患者微量营养素缺乏也较常见，包括一些水溶性和脂溶性维生素、铁和钙等矿物质。对于儿童患者，宏量营养素缺乏是非常常见的问题，常因营养缺乏出现生长迟缓，成熟期延迟。

二、营养治疗

（一）治疗的原则和要求

1. 高能量、高蛋白、高维生素　克罗恩病患者在疾病活动期与缓解期的能量消耗与蛋白质丢失变化较大，因此，在疾病缓解期，能量与蛋白质需求与普通人群并无显著差异。但是在疾病活动期，由于病程迁延，病变范围广泛，又有发热、瘘管等，患者易出现营养不良与负氮平衡，故应在疾病活动期供给高能量。每天供给能量 35~40kcal/kg；蛋白质每供给 1.2~1.5g/（kg·d），其中 50% 为生物价值高的动物蛋白质。对于复杂病例，若条件允许，应监测每日静息能量代谢值（resting energy expenditure，REE）以指导营养治疗。克罗恩病常见脂溶性维生素及维生素 B_{12} 吸收不良，尤其当回肠远端受累或因病变切除超过 20cm 时，应常规补充维生素 B_{12}。接受柳氮磺胺嘧啶和甲氨蝶呤治疗的患者，应常规补充维生素 B_9（叶酸）。另外，应注意充分补充维生素 A、维生素 D、维生素 E、维生素 K 及复合维生素 B 和维生素 C 等,以促进各种营养物质的新陈代谢。最新研究显示富含维生素 D 饮食有利于降低 CD 发病概率。

2. 补充无机盐　纠正水和电解质紊乱。因发热、腹泻、瘘管等因素,致使无机盐丢失,应注意供给。缺铁性贫血是炎症性肠病最常见的肠外表现,静脉补铁目前已成为炎症性肠病伴贫血的一线治疗措施。近来发现生长延缓和皮肤病变均与锌缺乏有关,应补给锌,并且富含锌的饮食有利于降低 CD 发病概率。由于脂肪吸收障碍,脂肪在肠内与钙形成"钙皂"以及回肠末段病变致维生素 D 吸收障碍、激素治疗等均可导致钙吸收不良,因此亦应注意补钙。

3. 少渣、低脂　许多克罗恩病患者常有低位小肠的狭窄,过多纤维不易通过,致肠梗阻或刺激肠道收缩而加重腹痛症状,因此食物应少渣,以减少肠道受机械性刺激。低脂制剂能够提高肠内营养缓解克罗恩病的效果,但是长期限制脂肪摄入可能导致必需氨基酸的缺乏,可采用短、中链脂肪。提高饮食中 n-3 多不饱和脂肪酸摄入能够改善活动期克罗恩病的炎症指标,但对于能否维持克罗恩病缓解尚缺乏证据。

4. 少量、多餐　为了减轻肠道负担,循序渐进地补充营养,应采用少量多餐,每日进餐 4~6 次。

5. 营养途径　应遵循"只要肠道有功能,就应该使用肠道"的原则。若不能经口进食,应考虑管饲肠内营养制剂,若仍无法达到目标量(总能量需求的 60%)或存在肠内营养禁忌,可短期使用肠外营养,以纠正负氮平衡。

(二)膳食调配

1. 主食以精制米面为主,禁用粗粮,副食以瘦肉、鱼、鸡、蛋类作为蛋白质的主要来源,可适当补给豆制品,限用牛奶以免腹胀和加重腹泻。

2. 利用果汁、红枣汤、去油肉汤、肝泥等提供维生素和无机盐,少用茎、叶类蔬菜,可用根块类蔬菜,如山药、土豆、胡萝卜等。

3. 尽量压缩食品体积,提高单位数量食品中的营养价值,用两种以上食物混合制成一份饮食,如肝泥菜水蒸鸡蛋、肉汤煮面、果汁冲藕粉、鸡蛋和面粉制成的面条等。

4. 烹调以煮、烩、蒸、汆为主,禁油炸,禁用浓烈调味品。

(三)膳食举例

1. 低脂少渣半流质

早餐:米粥、蛋羹或蒸蛋:藕粉、饼干

午餐:去皮西红柿鸡蛋面、土豆泥

加餐:低脂酸奶、饼干

晚餐:鱼汤面、瘦肉粥、胡萝卜泥

加餐:杏仁茶

2. 低脂少渣软饭

早餐:米粥、鸡蛋羹、馒头

午餐:烩鱼丸、肉末冬瓜、肝泥西红柿、发糕

加餐:低脂酸奶、苏打饼干

晚餐:山药瘦肉粥、豆腐羹、小笼包

加餐:藕粉、小蛋糕

【吸收不良综合征】

吸收不良综合征(malabsorption syndrome)指由于各种疾病所致营养素吸收障碍而造成的临床综合征,一般可分为原发性和继发性两类,原发性包括热带口炎性腹泻(tropic sprue)与乳糜泻(coeliac disease)。其中乳糜泻又称麦胶性肠病(gluten-induced enteropathy),系患者缺乏水解麦麸毒性成分的酶,食入麦类食物在小肠分解出麦醇溶蛋白,诱发免疫反应,破坏肠黏膜而引起吸收不良;而热带口炎性腹泻与麦胶饮食无关,现多认为是一种或多种病原微生物引起慢性小肠感染所致,因而抗生素治疗有效。继发性系指原因明确的其他病变,如手术后,由于黏膜丧失,吸收面积减少而影响胆盐的重吸收,小肠运动过速,消化与吸收时间过短,或因小肠运动过慢,使细菌过度繁殖,以及胰液、胆汁分泌不足,影响营养素的吸收等。

虽然吸收不良综合征病因有多种,但在临床和实验室检查方面往往有相同之处,即对脂肪、蛋白质、碳水化合物、维生素、矿物质和电解质等的吸收不良,其中常以脂肪吸收不良最为突出,临床主要表现为体重减轻、贫血、腹泻,同时可出现手足搐搦,晚期出现全身性营养不良。病理改变主要为小肠绒毛萎缩、变平、变形甚至消失,表层杯状细胞减少,上皮下层有炎性细胞浸润,肠腔扩张等改变。

一、营养相关因素

吸收不良综合征临床表现与营养素代谢紊乱病理生理关系见表 12-5。

表 12-5　吸收不良综合征的临床表现和病理生理

临床表现	发病机制
体重减轻、消瘦	食欲缺乏,吸收障碍
腹泻	水电解质吸收和分泌障碍;胆盐和脂肪吸收障碍
胃肠胀气	碳水化合物水解发酵
感觉异常、手足搐搦	维生素 D、钙、镁吸收不良
瘀斑、瘀点、血尿	维生素 K 吸收不良
贫血	维生素 B_{12} 和叶酸吸收障碍
出血	维生素 K 吸收不良、凝血酶原减少
舌炎、口角炎、胃炎	铁、维生素 B_{12}、叶酸、维生素 A 缺乏
外周神经炎	维生素 B_1、维生素 B_{12} 吸收障碍
皮炎、皮肤粗糙、过度角化	维生素 A、锌、必需氨基酸吸收不良
眼干燥症	维生素 A 吸收不良
夜尿增多	蛋白质和热量不足,垂体功能减退
闭经,性欲减退	水分吸收延缓,血钾过低

二、营养治疗

(一) 治疗原则

1. 高能量、高蛋白质　因病程长且消耗大,故应及时补充营养以纠正负氮平衡。能量供给应视患者耐受程度,逐渐增加达 40kcal/(kg·d)以上。蛋白质每天可供给 2g/kg 以上,从

0.5g/kg 开始,逐步增加至达标,其中必需氨基酸和非必需氨基酸之比为 1∶5。在补充蛋白质同时,要补充碳水化合物,约补充 6g 蛋白质同时供给 40g 碳水化合物。

2. 低脂、少渣　小肠吸收不良主要表现为脂肪泻,因此,在腹泻期,每日脂肪不能超过40g,多选用中、短链脂肪。

3. 注意补充维生素和无机盐　本病常伴有脂溶性维生素 A、维生素 D、维生素 K 和水溶性维生素 C 及 B 族维生素缺乏,尤其是维生素 B_{12} 和叶酸,要维持补充一年以上。另外,常见多种无机盐如钾、钙、镁、锌等不足,应注意补给。

4. 少量多餐　每日 5~6 餐,既减轻肠道负担,又保证营养供给,重症可给要素饮食或全胃肠外营养。

(二) 膳食调配

1. 对乳糜泻(麦胶性肠病)应用无麦胶饮食,禁用小麦、大麦、黑麦、燕麦为主食,包括全麦制品如面包、饼干等,面筋、味精、面酱均属禁用之列。可适量使用提炼出麦胶后的麦淀粉。

2. 膳食中充分利用果汁、蔬菜汁、去油肉汤、肝泥、枣汤以补充维生素和无机盐。

3. 应选用无刺激、易消化食品,忌用油炸及有刺激的调味品,采用蒸、煮、烩、汆等烹调方法,使食品烹调得细软。

(三) 膳食举例

1. 无麦胶低脂少渣半流质食谱

早餐:粥、煮鸡蛋、豆腐干

加餐:甜牛奶

中餐:鸡蛋鸡茸米面片、蘑菇鸡汤

加餐:果汁冲藕粉

晚餐:黑鱼大米粥

加餐:果汁牛奶

2. 无麦胶低脂少渣软饭膳食举例

早餐:粥、卤鸡蛋、豆腐干

中餐:软米饭、牛肉末豆腐、青椒土豆丝

晚餐:软米饭、鸡蛋汤、清蒸鱼

【肝硬化】

肝硬化(liver cirrhosis)是由多种原因引起的慢性疾病。其突出的病变为肝细胞变性、坏死和再生,并有纤维组织增生致肝脏正常结构呈结节性变形,质地变硬,故称肝硬化。临床表现为肝细胞功能减退和门脉高压所引起的低蛋白血症、腹水、皮肤黏膜出血倾向、腹壁静脉曲张、食管和胃底静脉曲张破裂出血、脾大,最后出现肝性脑病等症状。

一、营养相关因素

(一) 饮酒

过量的酒精对肝脏会产生损害。每天摄入 50ml 酒精,10 年以上者,有 8%~15% 发生肝硬化。若长期大量饮酒,将会影响肝脏对脂肪的正常代谢,从而使脂肪在肝内蓄积而形成脂肪肝,最终导致肝硬化。这是因为,酒精只是一种空虚的能量(empty calories),大量的酒精摄入就会导致高能量的摄入（1g 酒精能量为 7.1kcal）。但酒精与其他能源物质不同，它不能贮存于体内，当它进入人体后，必须迅速地被处理，而摄入的酒精中，90%~95% 均在肝内被氧化，其结果就会影响肝脏对其他营养素特别是蛋白质和脂肪的代谢。大量脂肪在肝内积聚，就会形成脂肪肝，在脂质氧化中产生大量活性氧和炎症因子，造成肝细胞炎症反应、坏死和纤维化，最终形成肝硬化。

（二）营养失调

动物实验证明膳食中长期缺乏蛋白质、B 族维生素、维生素 E 和抗脂肪肝因子（主要是胆碱）等会导致脂肪肝、肝细胞坏死，乃至肝硬化。有人认为长期营养失调，降低肝对某些毒性物质抵抗力，肝脏在毒性物质作用下细胞坏死，最终发展为肝硬化。

（三）肝硬化时营养素代谢紊乱

肝脏是白蛋白合成场所，每天肝脏合成白蛋白 11~14g。由于肝硬化患者消化吸收不良，分解代谢大于合成代谢，蛋白质丢失等使血浆蛋白明显降低，从而出现负氮平衡和蛋白质 - 能量营养不良。由于肝硬化并发胰腺功能不全、胆盐量减少、肝门脉充血和淋巴循环障碍，故出现脂肪吸收不良。肝硬化患者由于体内激素紊乱，呈现醛固酮的增多，排钠激素减少，抗利尿激素增多，从而导致水钠潴留，常有腹水形成和尿量减少。此外，酗酒能促进镁的排泄，肝硬化患者锌排出增加。

二、肝硬化的营养治疗

（一）营养治疗的目的

增进食欲，改善消化功能，纠正病因，控制病情发展；改善肝血液循环，促进肝细胞修复和功能的恢复。

（二）营养治疗的原则和要求

1. 三高一适量　即高蛋白、高碳水化合物、高维生素和适量脂肪的膳食。

（1）能量：肝硬化患者能量一般为 28~37.5kcal/（kg·d）。整体能量消耗测量值大约为基础代谢率的 130%。推荐失代偿性肝硬化每日目标热卡应达到 35~40kcal/kg。但不同的肌肉质量、体重指数和疾病的严重程度以及其他合并症都会影响患者的能量需求。BMI 30~40 的患者建议能量摄入为 25~30kcal/（kg·d），BMI>40 的患者建议能量摄入为 20~25kcal/（kg·d）。

（2）蛋白质：每日蛋白摄入量不应少于 1.2~1.5g/kg。高蛋白膳食有利于保护肝细胞，促进损坏的肝细胞修复和再生。酒精性肝硬化患者每日蛋白质摄入量应增加至 1.8g/kg，伴有腹水和水肿者也给予高蛋白支持观察。

（3）脂肪：对于肝硬化患者，每天供给脂肪约 1.0g/kg；失代偿期肝硬化患者，不宜超过 1.0g/（kg·d）。因肝病时胆汁合成和分泌减少，脂肪的消化和吸收会受到影响。过多脂肪会沉积于肝内，影响肝糖原合成，使肝功能减退。胆汁性肝硬化应给予低脂低胆固醇饮食。肝硬化患者不应额外补充 n-3 脂肪酸，因其合并腹水和肾功能衰竭，补充 n-3 脂肪酸不仅不能改善肾功能，并且会增加出血和高血压风险。

（4）碳水化合物：肝脏有充分的糖原储备时，能防止毒素对肝细胞的损害。每日宜供给碳水化合物 350~450g。

（5）维生素：肝硬化患者维生素缺乏可因肝功能异常、储备减少，摄入不足和吸收障碍等原因所致,脂溶性维生素缺乏尤其多见,其中维生素 D 缺乏发生率 64%~92%,宜供给丰富的多种维生素,以抵抗毒素对肝细胞损害和保护肝细胞。如 B 族维生素、维生素 C、维生素 B_{12}、叶酸,以及维生素 A、维生素 D、维生素 E、维生素 K 等。对于维生素 D 小于 20ng/ml 的肝硬化患者应补充至 30ng/ml 以上。维生素 K 缺乏,在伴有黄疸或者胆汁淤积性肝硬化患者中常见。

(6) 水、无机盐及微量元素:轻度腹水宜低盐饮食,每日摄钠应限制在 80~120mmol,不能低于 60mmol,因为过低的食盐含量将导致食物无味,反而增加能量和蛋白质摄入减少的危险。严重水肿时,应适度限制摄入水和盐,但仍应保证约 30ml/(kg·d) 的基本代谢需求。另外,慢性肝病患者约 30% 发生骨质疏松,7%~35% 发生骨折,肝移植的患者尤其显著,因此,每 2~3 年需检测骨密度,需补充钙 1 000~1 500mg/d 及 25-(OH)维生素 D 400~800IU/d 或每 2 周 260μg。肝硬化患者血清锌水平下降,并且锌与肝性脑病的发生密切相关。

2. 少量多餐 三餐主食外,宜每日增添两餐点心,食物应细软、易消化、少纤维、少产气的软食或半流质。对于同时伴有食管胃底静脉曲张的患者,尤其是继发静脉曲张破裂出血行内镜治疗后的患者,应注意给予流质或半流质饮食,忌硬食及难以消化食物,以免诱发再出血。

(三) 膳食调配

1. 主食 谷类除玉米、高粱等粗粮外均可食用。

2. 副食 蛋类除油煎外均可食用,瘦猪肉、牛肉、动物内脏、乳类、鱼虾类、禽类、豆制品等,以及水果、果汁等均可选用。

3. 忌油炸及多油食品 洋葱、韭菜、黄豆等易胀气食物,硬壳类如花生、核桃等;刺激性食物如葱、蒜、胡椒、芥末、辣椒等;尤其忌选带有鱼刺、鸡骨的菜肴及粗糙硬食,以免损伤食管曲张静脉,引起上消化道出血。

(四) 膳食举例

早餐:粥、豆沙包、肉松

加餐:甜牛奶

中餐:米饭、清蒸鲳鱼、炒青菜

加餐:藕粉

晚餐:米饭、白切鸡、番茄蛋汤

【肝 性 脑 病】

肝性脑病(hepatic encephalopathy,HE)是一种由急、慢性肝功能严重障碍和 / 或各种门静脉 - 体循环体分流异常导致、以代谢紊乱为基础、轻重程度不同的神经精神异常综合征。

肝性脑病的最常见病因是晚期肝硬化,肝硬化伴 HE 的发生率为 30%~45%,其次为重症病毒性肝炎,少数见于肝癌;此外,长期胆道阻塞、肝外门静脉或肝静脉阻塞性疾病等均可导致肝性脑病。肝性脑病最常见的诱因是感染,其次是消化道出血、电解质和酸碱平衡紊乱、大量放腹水、高蛋白饮食、低血容量、利尿、腹泻、呕吐、便秘,以及使用苯二氮䓬类药物和麻醉剂等。质子泵抑制剂可能导致小肠细菌过度生长,从而增加肝硬化患者发生 HE 的风险,且风险随用药量和疗程增加而增加。

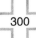

一、营养相关因素

肝性脑病患者体内可出现糖脂、蛋白质和电解质的代谢紊乱。正常肝中的酶能使肝糖原分解为葡萄糖,以调节血糖,肝功能衰竭时,此种功能消失,故肝性脑病患者易出现低血糖而加重昏迷;再者,肝酶缺乏使葡萄糖代谢产物丙酮酸及乳酸合成肝糖原过程受到障碍,使血液和脑组织中乳酸及丙酮酸积聚,从而发生代谢性酸中毒,由于肝糖原的减少,肝细胞内糖氧化减弱,促使蛋白质与脂肪代谢增加,蛋白质分解过度使血氨增高,脂肪分解过度使血中酮体增多,从而导致患者出现氮质血症和酮血症。肝性脑病患者常有大量腹水,长期低钠饮食、呕吐、腹泻、反复利尿剂和皮质激素使用等导致低钠和低钾血症。因此,在肝性脑病患者营养治疗中,合理控制膳食中的蛋白质的质和量十分重要。

二、营养治疗

(一)膳食治疗的目的

正确评估患者营养状态,早期合理进行营养干预,改善患者生存质量,减少并发症的发生,延长患者生存时间。

(二)膳食治疗的原则和要求

应避免严格限制蛋白质的摄入量,优化能量摄入模式,少吃多餐,增加睡前点心,至少有复合碳水化合物 50g,以减少夜间饥饿而产生的氨基酸消耗,减少氨的形成,预防和减轻肝性脑病;补充适当能量,保证代谢需要,白天禁食时间不应超过 3~6 小时。另需注意水与电解质平衡,给予富含充足维生素的饮食。

1. 总能量　能量摄入每日应 35~40kcal/kg,伴有肥胖的患者,若 BMI 在 30~40 之间,能量摄入宜 25~35kcal/(kg·d),若 BMI>40,则应按 20~25kcal/(kg·d)计算,以保证机体需要,减少自身分解。

2. 蛋白质　肝性脑病患者可以耐受正常蛋白饮食,一般需要量为 1.2~1.5g/kg。肥胖或超重的肝硬化患者,每日蛋白质摄入量应维持在 2g/kg。肝性脑病的患者蛋白质补充还需遵循以下原则:Ⅲ级和Ⅳ级肝性脑病应避免从肠道补充蛋白质,并予肠外营养补充富含支链氨基酸(BCAA)制剂。另外 BCAA 不仅支持大脑和肌肉合成谷氨酰胺,促进氨的解毒代谢,还可以减少过多的芳香族氨基酸进入大脑。肝性脑病Ⅰ和Ⅱ级患者开始数日限制蛋白质,控制在 20g/d,随症状改善,每 2~3 天增加 10~20g 蛋白质。肝性脑病患者对动物性蛋白的耐受性较低,应以植物性蛋白为主,因为植物性蛋白中含硫氨基酸,如蛋氨酸和半胱氨酸较少,不易诱发肝性脑病,含鸟氨酸和精氨酸较多,可通过尿素循环促进氨的清除,并且含有的膳食纤维较多,作为一种特殊的益生元,可降低肠道的 pH,加速肠道内食物通过,增加粪氨排泄,减少氨的吸收,减轻肝性脑病临床症状。

(1)饮食中蛋白质的调节

1)血氨中度增高但未出现神经系统症状时,在第 1~2 天内采用低蛋白饮食,每天每公斤体重 0.5g,一天约 30g。待病情有好转时,每隔 3~4 天调整一次,每次增加 5~10g,以每天每公斤体重不超过 1.0g 为度。

2)血氨极高同时出现神经症状,昏迷不醒者,在 48~72 小时内,给予完全非动物性蛋白,每天每公斤体重 0.3g,一天约 20g。病情略有好转时,改用优质蛋白(奶类为主),每 2~3 天增加 1 次,每次不超过 10g,总量以每公斤体重不超过 1.0g 为限。若血氨再次升高,则应重新限制经肠道摄入蛋白质,并予添加支链氨基酸配方。

3) 有神经症状,但血氨不高,在 24 小时内给无动物蛋白质膳食,若血氨一直正常,则表明肝性脑病与血氨无关,开始可以按每日每公斤体重 0.5g 蛋白质供给,以后每隔 2~3 天增加一次蛋白质供给量,每次增加量为 10g 左右。

(2) 饮食中含蛋白质食物的选择

1) 严重肝性脑病,暂不宜供给动物蛋白食物。为避免出现氨的负平衡,应补充一些植物蛋白,如豆腐脑、豆浆等,以后逐渐增加含氨少的动物蛋白。牛奶产氨较少,蛋类次之,肉类产氨最多。蛋氨酸、甘氨酸、丝氨酸、苏氨酸、组氨酸、赖氨酸及谷氨酰胺、门冬酰胺等在体内产氨多,严重肝病患者过多进食这些氨基酸易致肝性脑病。

2) 膳食中蛋白质宜供给富含支链氨基酸者为宜。因肝病时,芳香族氨基酸如苯丙氨酸、酪氨酸和色氨酸增多,而支链氨基酸如亮氨酸、异亮氨酸、缬氨酸含量减少。正常人(亮 + 异亮 + 缬)/(苯丙 + 酪)的比值为 3.0~3.5,而肝性脑病患者比值下降至 1.0 以下。若给支链氨基酸为主的复方氨基酸液将比值矫正为 3.0~3.5,患者肝性脑病能得到改善。食物中黄豆含支链氨基酸较多,芳香族氨基酸较少,每 100g 黄豆含缬氨酸 180mg、亮氨酸 3 631mg、异亮氨酸 1 607mg、色氨酸 462mg、苯丙氨酸 1 800mg。

3. 碳水化合物　应给予高碳水化合物,每天供给碳水化合物 400g 左右,约提供能量 1 600kcal 左右。每日膳食中还应供给 25~45g 膳食纤维。

4. 脂肪　每日宜低脂肪,约为 30~40g,可采用脂肪乳剂,以保证能量的提供。

5. 丰富维生素　肝性脑病的精神症状可能还与缺乏维生素有关,应供给富含多种维生素的食物,特别是维生素 B_1 和维生素 C,前者有利于缓解症状,后者有利于解毒。

6. 电解质　对伴有腹水的失代偿肝硬化患者,饮食应限制钠盐摄入,一般 80~120mmol/d 为宜,过度的限制钠盐摄入(例如 <40mmol/d)可能导致患者营养摄入的不足,应予避免。低钾血症在肝性脑病中也常见,且低钾血症可增加肾脏产氨,如果出现低血钾症应予以纠正。另外低锌可导致血氨的升高,也应予补充。

7. 膳食种类　昏迷前期,给予极易消化的少渣半流或流质。凡昏迷不能进食且无食管静脉曲张者可用鼻饲。

(三) 膳食举例

7:00　　10% 米汤

9:00　　甜豆浆

11:00　　鲜橘汁

14:00　　菜汁面汤

17:00　　甜牛奶

20:00　　10% 米汤

【胆囊疾病】

胆囊的生理功能是浓缩和储存由肝细胞产生和分泌的胆汁。小肠上部肠壁所分泌的缩胆素能使胆囊收缩而排出胆汁入十二指肠,以协助脂肪的消化与脂溶性维生素的吸收。胆囊疾病(diseases of gallbladder)常见者有胆囊炎(chole cystitis)和胆石症(cholelithiasis),两者均可严重地影响脂肪的代谢。

细菌感染、蛔虫阻塞胆管或神经性胆管痉挛、胆石形成等均可引起胆囊发炎。在正常情况下,胆汁中胆固醇是不溶于水的。由于胆酸及其他物质的亲水性,当胆囊发生炎症或精神紧张致胆管阻塞引起胆汁排出不畅时,水分和胆盐被吸收,胆汁浓缩致胆固醇积聚而形成结石。摄入饱和脂肪酸过多,胆固醇含量过高,都易形成结石。

一、营养相关因素

能量摄入过多导致肥胖,随着血中胆固醇增加,肝脏合成胆固醇也增加,使胆固醇在胆汁中呈过饱和,从而促使胆固醇结石的形成。摄入富含胆固醇食物后,过多的胆固醇进入胆汁内,为胆固醇结石形成提供了条件。过多脂肪摄入将使能量摄入增加,导致肥胖,虽然摄入多不饱和脂肪酸能使血胆固醇水平下降,但能加速胆固醇进入胆汁中,致胆固醇结石的形成。大量摄入碳水化合物如蔗糖、果糖,可使胆固醇合成增加,亦能促使结石的形成。唯有摄入大量纤维素对胆石形成有预防作用,因为食物纤维能吸附肠道内的胆汁酸,抑制胆固醇的吸收,又能促进肠蠕动,增加胆固醇的排泄。

胆道阻塞引起胆汁排泄不畅时,可引起脂肪消化和吸收不良,并能影响到脂溶性维生素的吸收。

二、营养治疗

(一) 营养治疗的目的

对患有胆囊疾病的患者,需避免久坐和进食过快,饮食需规律均衡。提供足够的营养对改善人体的营养平衡也十分必要。但对膳食补充脂肪要有科学的评估。通过营养治疗,不仅能控制与减轻临床症状,而且能整体提高患者的营养状况。

(二) 营养治疗的原则和要求

急性发作期应予禁食,使胆囊休息,可由静脉补给营养;疼痛缓解时可按病情选用清淡流质,低脂、高碳水化合物流质,低脂低胆固醇半流质或普食。

1. 能量　宜供给正常或低于正常量,每日 25~30kcal/kg。肥胖者应适当控制能量,以达到减重的目的,但最高不超过每周 1.5kg 的体重减少。

2. 低脂　脂肪有利于胆结石形成,并能刺激胆囊收缩素的分泌而增强胆囊收缩,导致疼痛,因此要限制脂肪摄入。全日脂肪限制在 20g 以下,肥胖症患者最低可予 7g/d 的极低脂肪摄入,严格限制动物脂肪,适量供给植物油,以利胆汁排泄。要注意将全日脂肪分于各餐中,避免一餐摄入过多脂肪。

3. 低胆固醇　全日胆固醇限制在 300mg 以内。禁食含胆固醇高的食物,如肥肉、动物肝、肾、脑及鱼子、蛋黄等。可选鱼、蛋清、豆制品等。

4. 适量蛋白质　每日供给 50~70g 蛋白质。蛋白质过少会导致胆汁分泌增加,不利胆道受损组织的修复;蛋白质过多不利于及时修复受损的胆道组织。

5. 高碳水化合物　每日 300~350g,其目的是补充能量,增加肝糖原形成,保护肝细胞。对肥胖者、高脂血症者和冠心病患者其量不宜过大。

6. 丰富的维生素　要供给富含多种维生素的食物,特别注意补充维生素 A、B 族维生素、维生素 K。胆固醇转化为胆汁酸需要 7 羟基化和肝细胞中适当的维生素 C 含量,因此充足的维生素 C 有利于阻止胆结石形成。

7. 忌用刺激性食物和酒类,忌煎、炸食物。

（三）膳食举例

早餐:粥、花卷、豆腐干

加餐:甜豆浆、饼干

中餐:青菜虾仁瘦肉馅馄饨

加餐:果汁、面包

晚餐:粥、清蒸鱼、鸡丁花菜

加餐:藕粉

【 胰 腺 炎 】

胰腺是兼有内、外分泌的腺体。它分泌两种液体进入十二指肠,即碱性液和酶。酶主要有脂肪酶、淀粉酶和蛋白酶,后两者还可由肠道分泌一部分,但消化脂肪的胰酶却为胰腺所独有,一旦胰腺病变,首先受到影响的是脂肪的消化,故胰腺炎(pancreatitis)患者需严格控制脂肪摄入。

胰腺由于外伤,细菌或病毒感染,代谢紊乱,蛔虫、肿瘤堵塞胰管,胰液排出受阻,反流由胰管漏入胰腺及其周围组织,引起自身消化,从而发生炎症。暴饮暴食、酗酒、进食丰盛高脂饮食、胆道疾病和脂肪代谢紊乱均可引起本病急性发作。

胰腺炎分为急性和慢性两型,急性胰腺炎又分为轻型,中型和重型三类。急性胰腺炎反复发作即转为慢性,也有慢性酒精中毒的无痛性慢性胰腺炎。

一、营养相关因素

（一）饮酒

根据酒类中的酒精含量的高低,分为高、中、低度酒。酒精对胰腺既可产生直接的损害,也可由于酒精导致血中甘油三酯升高而间接损害胰腺。此外,酗酒还可引起十二指肠水肿,Oddi 括约肌痉挛,又由于剧烈呕吐使十二指肠内压剧增,可导致十二指肠液反流。因此,酗酒既可引发急性胰腺炎,也可引起慢性胰腺炎,酒精对胰腺损害使消化酶产生障碍,从而使营养素,主要是脂肪和脂溶性维生素的吸收不良。

（二）营养失调

蛋白质严重缺乏可引起胰腺炎和胰腺损伤。而暴饮暴食可引起血中甘油三酯急剧升高,促使胰腺过度分泌,脂肪酶水解甘油三酯所形成的游离脂肪酸(free fatty acid,FFA)具有脂毒性,可直接损伤胰腺及胰周组织。

（三）胰腺炎时营养素代谢紊乱

胰腺炎时除由于消化酶不足而影响脂肪和脂溶性维生素的吸收外,重症急性胰腺炎由于常有胰腺坏死,胰岛细胞的破坏和肾上腺皮质激素及儿茶酚胺产生过多而引起血糖升高;再者由于脂肪坏死,血钙与脂肪酸结合形成脂肪酸钙,以及胰高血糖素释放和降钙素的增加而使血钙下降。此外,重症急性胰腺炎多合并低血钾症。

二、营养治疗

(一) 急性胰腺炎(轻型)

1. 营养治疗目的　限制脂肪和蛋白质摄入量以减轻胰腺负担,缓解疼痛,促进胰腺恢复,避免恶化。

2. 营养治疗原则和要求

(1) 能量:急性发作期因剧痛不能进食,且有发热、呕吐等消耗较多能量,为了有利于疾病的治疗和恢复,应注意提供足够的能量。

(2) 蛋白质:急性期应加限制,以免加重胰腺负担,但为了修复受损的胰腺和供给机体必需营养底物,应供给适量蛋白质。病情好转时,每天可摄入蛋白质 40~50g。

(3) 脂肪:要严格限制脂肪,急性胰腺炎应严格控制摄入脂肪含量高的食物。病预后相当长时间要对脂肪加以限制,每日脂肪供给量约 30g 左右。

(4) 碳水化合物:急性胰腺炎主要能量来源于碳水化合物,故应给予高碳水化合物饮食。

(5) 维生素:应供给含有丰富的多种维生素食物,尤其要补充大量维生素 C,以利病变恢复。每日应供给维生素 C 300mg。

(6) 无机盐:禁食后常出现电解质紊乱,如钾、镁、钠、钙易下降,膳食应配合临床治疗加以调节。

(7) 少食多餐:每日进餐 5~6 次,两餐间加少量食物,应为易消化的流质或半流质食物。绝对禁饮酒及刺激性食物,如辣椒、咖啡、浓茶等。烹调方法宜用蒸、煮、烩、汆等,烹调时不用植物油或用很少量的植物油,每日脂肪总量 5g 左右。

3. 膳食分期治疗

(1) 急性发作期:禁食,给予肠外营养支持,以抑制胰腺分泌和防止胃肠胀气。一般禁食不少于 3 天。

(2) 急性发作后:短期内给予去脂高碳水化合物流质,如果汁、藕粉、米汤等。禁食肉汤、奶类、豆浆等含脂肪食物,患者厌食甜食时,酌情给予少量去油肝汤或鸡汤。

(3) 痊预后:相当长时间限制脂肪和刺激性食物,绝对禁止饮酒。

4. 急性胰腺炎膳食治疗举例:

7:00　5% 甜米汤

9:00　橘子汁

11:00　蛋清番茄汁

14:00　红枣汤

17:00　咸米汤

20:00　藕粉

(二) 急性胰腺炎(中、重型)

1. 营养治疗目的　早期留置鼻胃管或鼻肠管行肠内营养,维持肠黏膜屏障功能,减少肠内菌群易位的概率,增加患者免疫力,促进肠功能恢复。

2. 营养治疗原则和要求

(1) 早期肠内营养:中、重型急性胰腺炎常因器官功能不全而不能经口进食,需留置鼻胃管或鼻空肠管,以备肠内营养制剂喂养,要求 48 小时内应用,可先通过胃管喂养,若患者出现腹胀腹痛加剧、呕吐、腹内压持续增高等不耐受现象,宜放置空肠营养管行肠内喂养,并持续监测及时调整。若一周内仍不能耐受足量肠内营养,应启动肠外营养作为补充。疾病稳定期后可逐步撤除管饲,经口进食,少食多餐。

(2) 能量:可先从小剂量开始,逐步增加至全量喂养。急性期能量一般以 20~25kcal/(kg·d)计算,稳定恢复期一般以 25~30kcal/(kg·d)计算。对于体重指数 >30 的患者,需以理想体重计算能量。

(3) 蛋白质:蛋白质供应量一般以 1.2~2.0g/(kg·d)计算,肠内营养制剂中蛋白质不足的应额外提供蛋白质补充制剂,如乳清蛋白等。

(4) 脂肪:急性胰腺炎应相对控制脂肪摄入量,早期以碳水化合物为主,对于高脂血症性胰腺炎应严格限制脂肪摄入并持续监测血浆甘油三酯水平,必要时应予血脂分离以降低血脂,改善脏器损伤。

(5) 维生素:不能进食需管饲的患者应注意补充维生素,除了维生素 C 外,尤其需补充脂溶性维生素。对于肠内营养不能达到目标能量而需要补充肠外营养的患者,还应补充维生素 B_1,以防代谢性脑病出现。

(6) 疾病稳定期恢复经口进食的患者,应以流质或半流质易消化,少产气的食物为主,逐步过渡到普通饮食,少食多餐,并额外增加氨基酸补充制剂,务求蛋白质供应量达到 1.2~2g/(kg·d)。

(三) 慢性胰腺炎

1. 膳食治疗原则　低脂肪、高碳水化合物半流质或软饭。

(1) 脂肪:由于慢性胰腺炎常伴有脂肪吸收不良,不应严格限制脂肪摄入,脂肪供给量为 50~70g/d,然后需给予足量消化酶制剂。对于伴有脂肪泻的患者,额外补充中链甘油三酯以预防体重减轻可能有益。

(2) 蛋白质:供应量应适当,每日约 1.2~1.5g/kg,选用生物价值高的蛋白质。

(3) 碳水化合物:不受限制,以满足能量需要。

(4) 胆固醇:因伴有胆道疾病,或伴有胰腺动脉硬化,每日胆固醇限制在 300mg 以下。

(5) 维生素:慢性胰腺炎可能出现脂肪吸收不良而导致相应的维生素缺乏,应注意补充维生素 A、维生素 D、维生素 E、维生素 K 和维生素 B_{12},另外应注意补充维生素 C,每天应摄入 300mg。

(6) 食物选择:忌用化学性和机械性刺激食物。味精每日用量限 6g 以下,禁用含脂肪多的食物及油炸食品。可选用鱼、虾、鸡肉、瘦牛肉、蛋清、豆制品等。

2. 慢性胰腺炎膳食举例

(1) 低脂少渣半流质膳食举例

早餐:粥、咸面包、拌豆腐

加餐:豆浆冲蛋

中餐:肝泥面条

加餐:红枣汤

晚餐:粥、清蒸鱼

(2) 低脂软饭膳食举例

早餐:粥、果酱面包、香干丝

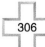

　　加餐:藕粉

　　中餐:米饭、粉皮烩鸡丝、番茄蛋汤

　　加餐:鲜橘汁

　　晚餐:米饭、烩鱼丸

【腹　　泻】

　　腹泻(diarrhea)指排便次数明显超过平日习惯频率,大便稀薄,水分增加,常伴有排便急迫感及腹部不适感。腹泻患者每天大便在 3 次以上,且粪便稀薄或含有黏液、脓血。正常人每 1~2 天排便一次,也有人习惯于每日排 2~3 次软便,均不能认为异常。腹泻常分为急性和慢性两种。

　　急性腹泻多为细菌或病毒感染,由饮食不当、食物中毒、食物过敏等引起,每日排便 3 次或 3 次以上,总量超过 250g,持续时间≤14 天。迁延性腹泻(persistent diarrhea)则为 14~30 天。慢性腹泻常在 30 天以上,其病因复杂,但功能性腹泻和动力性腹泻是慢性腹泻的最常见病因。其他原因如肠道肿瘤、慢性炎症性肠病(溃疡性结肠炎和克罗恩病)、肠结核、肠道乳糖酶缺乏及慢性胰腺炎等均可引起慢性腹泻。

一、营养相关因素

　　感染性腹泻是急性腹泻的最常见原因,其中自限性的病毒感染性腹泻超过 50%。急性腹泻最大的营养风险是水电解质紊乱,急性腹泻导致的营养不良也多见。消化不良引起的腹泻亦不少见。消化不良是胃的功能失调,分泌障碍,使肠内菌群改变,一般可分为 3 种:①发酵性消化不良:肠道内嗜酸性细菌增多,肠腔内碳水化合物食物或发酵食物过多,如多吃白薯、土豆、黄豆、葱头等,超过肠所能负担时,便引起腹泻;②腐败性消化不良:蛋白质食物消化障碍,因患者缺乏胃酸,肠内腐败作用增强,有时对蛋白质丰富的食物咀嚼不充分,吃饭过快等都可引起腹泻;③脂肪性消化不良:由于脂肪消化受到障碍,食物通过过快,胰液和胆汁液进入肠内受阻。

　　食物中的营养物质大部分需经肠道消化和吸收,以维持机体的新陈代谢和生命活动,腹泻影响了营养素的消化和吸收。急性腹泻常可并发脱水、酸中毒和休克。长期慢性腹泻可引起严重的营养缺乏与水、电解平衡失调。

二、营养治疗

(一) 饮食治疗原则

　　及时补充损失的营养素,预防水、电解质失衡,同时尽量减少对肠道产生机械性和化学性的刺激,采用清淡、理气的食物,少食油腻、干硬的食物。

(二) 饮食治疗的具体要求

　　1. 急性腹泻　急性腹泻一般不需要禁食,若有严重呕吐的患者则需要禁食。有脱水者,应补充丢失的水分和电解质,在口服补液疗法或静脉补液开始后 4 小时内应恢复进食,少吃多餐,给予清流质,如米汤、藕粉、水果、蔬菜、去油肉汤等富含微量元素和维生素的食物,尽可能增加热量摄入,每日 6~7 次,每次约 200ml。急性腹泻可能存在一过性乳糖酶缺乏,饮食应忌牛奶。此种清流质虽营养不足,但能清理肠道,待病预后可进行调补。

2. 慢性腹泻 饮食宜用低脂、少渣、高蛋白、高能量、高维生素半流质或软饭,并应少量多餐,应选择易消化、含生物价值高的蛋白质食物,少用碳水化合物及脂肪、粗纤维含量高的食物,少用强烈的调味品以及胀气的食物。

(1) 高蛋白和高能量:每天能量为 25~30kcal/(kg·d)。蛋白质每天供给 1.5~2g/(kg·d)。其目的是补充人体因长期腹泻所消耗的能量,改善贫血和营养不良状态并恢复体重。

(2) 低脂肪、低膳食纤维:每日脂肪供给量为 40g 左右,过多脂肪不易消化,且脂肪酸可刺激肠蠕动。低膳食纤维是为了避免过多纤维素刺激肠蠕动。

(3) 充足的水分和丰富的维生素、矿物质:每天供给水分 2 000~3 000ml。应供给充足的维生素,尤其是 B 族维生素。矿物质中特别是钾的补充,可选用果汁、姜汁、黄豆、菠菜等。

(4) 禁用坚硬食物,如火腿、香肠、腌肉和刺激性食物,如辣椒、酒、芥末、咖喱等。

(三) 膳食举例

1. 急性腹泻流质饮食举例

7:00 咸米汤

9:00 豆腐脑

11:00 水蒸蛋

14:00 红枣汤

17:00 面片汤

20:00 薄藕粉

2. 慢性腹泻少渣低脂半流质饮食举例

早餐:粥、煮鸡蛋

加餐:甜牛奶、饼干

中餐:粥、花菜鸡米

加餐:菜末面片、果汁

晚餐:粥、清蒸鱼块、拌豆腐

【便 秘】

便秘(constipation)是一类独立发生或继发于其他疾病的肠道症状综合征,包括排便困难或频率减少,粪便坚硬以及排便不尽感。可分为原发性便秘和继发性便秘两大类,前者根据美国胃肠病学会(American Gastroenterological Association,AGA)的标准,将其分为三型:①正常传输型便秘(normal-transit constipation,NTC);②慢传输型便秘(slow-transit constipation,STC);③盆底功能障碍或排便障碍。其中正常传输型便秘与便秘型肠易激惹综合征(constipation-predominant irritable bowel syndrome,IBS-C)有很大重叠。目前对于原发性便秘是否沿用"功能性便秘"的称谓存在争议。继发性便秘原因众多,药物、电解质紊乱、激素水平变化、精神和神经功能疾病、老年化和失能、全身肌肉型疾病以及肠道肿瘤等都可诱发便秘。慢性便秘可伴有食欲缺乏、口苦、恶心、乏力、精神不振、全身酸痛、贫血和营养不良。

一、营养相关因素

便秘除了结直肠的神经和间质的器质性病变外,饮食中缺少足够的纤维素是引起便秘的重要原因。结肠的主要功能是吸收水分和贮存食物残渣,形成粪便排出。食物残渣主要是未消化的植物性食物如蔬菜、水果和谷类。残渣中纤维素通过结肠时,像海绵一样吸收水分,增加粪便容量,而使粪便很易通过结肠排出体外。因此,长期饮食内纤维素不足也会导致便秘。另外,维生素 B_1 缺乏时,影响神经传导,胃肠蠕动慢,也可引起便秘。

二、营养治疗

(一) 营养治疗原则

饮食和生活模式的改变应作为慢性便秘的一线治疗。慢性便秘多由数个因素诱发,包括摄入膳食纤维过低,饮水过少以及活动过少等。膳食纤维可使 59%~80% 的慢性特发性便秘免于缓泻剂治疗。而 80% 的 SCT 患者和 63% 的排便障碍和出口延迟的患者对添加膳食纤维无反应。另外,不可溶性膳食纤维,如纤维素、麦麸、蔬菜中的木质素和全谷类食物,对便秘患者不利,尤其对 IBS-C 患者。所以,除养成定时排便的良好习惯,避免经常服用泻药外,其 3 种便秘的膳食原则和要求如下:

1. 正常传输型便秘

(1) 高膳食纤维饮食:增加饮食中可溶性膳食纤维含量,每日膳食纤维摄入至少应 25~30g/d,尤其是可溶性膳食纤维,如果胶、树胶、燕麦麸、大麦、坚果以及豆类和一些水果、蔬菜。柑橘类水果和豆类所含的纤维可刺激结肠菌群生长,从而增加粪便体积。必要时,饮食中可加些琼脂,利用其吸水性,使肠内容物膨胀而增加体积,以促进肠蠕动,另外,多食白木耳也可以润肠。

(2) 供给足量营养素:包括糖类、脂肪、蛋白质,以及 B 族维生素,尤其是维生 B_1。适当增加脂肪含量高的食物,如花生、芝麻、核桃、花生油、芝麻油、豆油等。脂肪每天可增至 100g。食欲缺乏、腹胀、呕吐者,禁食油腻食物。

(3) 供给足量水分:早餐前饮一杯冷开水或冰牛奶或温凉淡盐水可刺激排便。每日液体量保持 1 500~1 700ml。

(4) 多食产气食物:洋葱、蒜苗、萝卜、生黄瓜、果酱等可产气,增加肠蠕动。

(5) 禁食辣椒、姜、酒以及糯米、山药、芡实等不利于排便食物。

2. 慢传输型便秘

(1) 少渣饮食:慢传输型便秘可选用少渣饮食以减轻肠道刺激,以质软、光滑、低纤维为宜。禁食蔬菜及多纤维水果,可选牛奶、蛋、白面粉、馒头、蛋糕、布丁、嫩肉、鱼、奶油等。先进食少渣半流,后改食少渣软饭。

(2) 脂肪量适中:每日脂肪量不宜过多,一般以不超过每日 50~90g 为宜。

(3) 多饮水,以利通便,并可食用琼脂在肠内吸收水分,使粪便软滑,又无刺激性,是便秘良好的食品,每日应摄入不少于 1 500~2 000ml 水,夏天应更多可达 3 000ml。不喜喝水者不应以浓茶、咖啡、可乐等替代,因其利尿且抑制肠道蠕动。

(4) 禁食辛辣、产气食品,避免对肠道刺激。

3. 排便障碍　因排便障碍主要病变在盆底功能障碍,可用生物反馈疗法以纠正行为方式,纠正排便时盆底肌和肛门外括约肌的不恰当收缩。饮食应以少渣、流质为主。

4. 继发性便秘,多因器质性疾病引起,如直肠、结肠癌等首先应去除病因。不全梗阻者可考虑给予清流质。

（二）膳食举例

1. 高膳食纤维多脂肪便秘膳食食谱

早餐:粥、烙饼、茭白炒蛋

加餐:甜牛奶

中餐:米饭、洋葱炒牛肉丝、菜心肉丝汤

加餐:果汁,燕麦饮品

晚餐:米饭、芹菜炒肉丝、苋菜香菇汤

2. 少渣半流质饮食食谱

早餐:粥、肉松、豆腐干

加餐:甜牛奶

中餐:肉末鸡蛋面条

加餐:藕粉

晚餐:粥、鸡茸蒸鸡蛋

加餐:果汁

（林永俊）

第三节　肾脏疾病的营养治疗

肾脏疾病与营养相关密切,肾脏的生理功能有排泄、内分泌和代谢作用。肾脏疾病的代谢紊乱将会直接影响六大营养素的代谢紊乱。典型的肾脏疾病临床常见水肿、蛋白质、脂代谢、维生素、矿物质等的异常表现。为此,临床治疗时要十分重视与熟悉相关营养治疗的原则,包括膳食营养、肠内营养支持等。在疾病康复阶段,要对肾脏病患者自始至终做好营养与健康的教育。

【急性肾小球肾炎】

急性肾小球肾炎(以下简称"急性肾炎")是一组以急性肾炎综合征,临床表现有血尿、蛋白尿、水肿和高血压为主的肾脏疾病。常见以链球菌感染后的急性肾炎为常见,可在任何年龄发病,多见于学龄前期和学龄期儿童,男孩发病多于女孩。重视早期发现,做好膳食营养调整与药物治疗,大部分预后良好。

一、营养代谢特点

急性肾炎患者由于链球菌感染后,因抗原抗体反应损害肾脏,其肾小球炎症及滤过率降低而远端肾小管无明显病变,重吸收功能保留导致水钠于体内潴留,临床上可出现血尿、少尿与水肿的表现,部分患儿在早期可出现血压增高。此时水钠潴留成为典型的营养代谢紊乱。同时肾小球基底膜病变,血白蛋白,红细胞与纤维蛋白从尿中逸出,长时间的病理变化致患者出现低蛋白血症、贫血,继而发生营养不良。

二、急性肾炎的营养治疗

（一）营养治疗原则

根据临床患者的病情不同,病史长短各异,要制订个性化的营养治疗方案。治疗期间,要密切观察。

1. 保证碳水化合物供应 首先要提供适宜的碳水化合物供给量。原则上总能量以25~30kg/(kg·d)标准,以补充碳水化合物和脂肪为主要的能量来源。蛋白质作为能量的来源,应视患者的病情而定。

2. 限制蛋白质提供 在疾病初期宜适当限制膳食蛋白质供给以减少蛋白质的代谢产物,减轻肾脏负担,宜0.8~1.0g/(kg·d),密切观察酌情调整。对肾功能出现轻、中、重度的损害,蛋白质摄入量可分别为 0.8g/(kg·d)、0.6g/(kg·d)。在病情好转时可酌情增加,继续观察,可选动物肉类,里脊肉、腿精肉优质蛋白。

3. 限制水钠供给 急性肾炎多有水肿,以轻度为多,部分患者血压增高。要及时调整每日盐的摄入,根据血压的测定结果,有条件做 24 小时血压监控,把每日盐摄入下调至4~5g,严重水肿伴高血压病患者,短期限制每日盐 2g,同时少选含盐食品,如苏打饼干、腌制食品等。每日摄入水量应根据前一日的总水量,做好科学管理,宜少量多次的温开水,避免过量加重水肿。

4. 补充维生素限制钾摄入 急性肾炎患者需要多种维生素补充,保证正常人体内的维生素代谢,以促进康复。每日选用不同的颜色蔬果类,由于蔬果类含水量也丰富,每位患者因年龄、病情、胃肠道功能等均不尽相同,需要个性化选择。可同时选用维生素 B_1,复合维生素 B 与维生素 C 口服。急性肾炎少尿致排钾减少,相对血钾偏高,特别要注意钾的补充与血钾的监测,在选择果蔬类时,避免含钾高的果蔬类超量。

(二) 急性肾小球肾炎参考食谱

7:00 早餐:稀饭(大米 25g,黑米 25g)、花卷(面粉 50g)、水煮蛋(鸡蛋 35g)、肉松(猪肉松 15g)

9:30 加餐:苹果 100g

11:30 中餐:米饭(大米 100g)、青菜炒肉片(青菜 200g,瘦肉 25g)、炒三丝(香干 25g,鸡丝 20g,胡萝卜 25g)

17:00 晚餐:虾仁卷心菜面(150g 面条,虾仁 30g,卷心菜 100g)

【慢性肾脏病】

慢性肾脏病指肾脏损害和 / 或肾小球滤过率下降至 60ml/(min·1.73m²) 及以下超过 3 个月。肾脏疾病损害包括肾脏结构与功能异常,具体表现血和 / 或尿成分异常及影像学检查异常,肾脏组织存在病理学改变。

一、营养代谢特点

(一) 蛋白质代谢

慢性肾脏病随着肾小球滤过率的下降,肾功能进一步的减退,蛋白质代谢的产物也随之增多蓄积,临床上常见检验肌酐、尿素氮以显示肾功能的动态观察。高蛋白饮食将会导致肾功能负担加重而低蛋白饮食可以减轻与改善其代谢紊乱,以降低肾小球的滤过率而延缓慢性肾脏病的不良结局。低蛋白饮食要保证人体的必需用量,但由于对存在的酸中毒、内分泌紊乱影响蛋白质合成,最终给患者带来轻者营养不良,重者死亡的风险。临床患者需密切观察,可提供蛋白质 0.6~0.8g/(kg·d),观察血白蛋白、尿蛋白、血肌酐与尿素氮水平,酌情逐日个性化调整。

(二) 糖脂代谢

肾功能减退直接影响到糖的代谢及其胰岛素的正常调节功能,存在胰岛素抵抗。慢性肾脏病患者还有会出现糖耐量减退与高血糖症。临床上部分患者因膳食摄入不足,还会出现低血糖现象。

肾功能减退的内分泌代谢出现胰岛素代谢异常外,还会出现继发性甲状旁腺功能亢进,从而影响脂质代谢异常,其特点是高脂血症显示甘油三酯增高、高密度脂蛋白胆固醇降低与低密度脂蛋白胆固醇升高。

(三) 微量营养素代谢

肾功能减退患者因食欲减退,膳食维生素摄入不足,又因肾小球病变及药物的应用,不同程度影响维生素的吸收与利用,临床常见水溶性维生素 B 族和维生素 C 缺乏。同时患者都有不同程度的水、宏量元素与微量元素的代谢异常。部分患者出现水钠潴留的同时,尿钾尿磷排除减少导致高钾血症和高磷血症。

二、慢性肾脏病的营养治疗

(一) 精细化科学管理

合理提供一日三餐能量,碳水化合物、蛋白质和脂肪三大产能营养素。分配在早、中、晚三餐,其一,三餐各 1/3 分配,其二,三餐比例分别是 1/5、2/5、2/5,保证能量的供应。一般情况下每人 25~30kcal/(kg·d),观察 3~5 天,可以酌情调整。必要时可在餐间加适量点心或胃肠内营养制品,根据病情需求而定。蛋白质供给量要结合患者病情,一般原则每人 0.6~0.8g/(kg·d),可参考血白蛋白水平和血肌酐、尿素氮和尿蛋白的检验数据。

(二) 强化营养意识教育

住院患者要接受临床医师和临床营养科医师或营养师的营养教育与营养咨询。充分认识慢性肾脏病是长周期的慢性疾病,住院期间要了解膳食的原则,高蛋白的动物食品选择技巧与应用。熟悉日常选用的蔬果类中钾的含量和富含钠的食物。掌握每天喝的水量、观察尿量尿色及水肿的关系等,有利于居家治疗与观察。

(三) 营养食物配膳

慢性肾脏病患者的主食可选麦淀粉、玉米淀粉、粉丝、薯类等低蛋白淀粉类食物,限制植物蛋白质的摄入量。可适量选大豆蛋白和动物蛋白,如牛奶、蛋类、畜禽瘦肉类等补充优质蛋白质。可选新鲜的蔬果类,因人而异适量或限量,避免引起高血钾倾向。对血尿酸高的患者要慎选高嘌呤的食物,如海鲜类食品,动物肉类与内脏及豆制品类,避免选用果奶、果汁等饮料与饮品,以免增加肾脏负担导致病情恶化。每天的饮水量需根据前一天的尿量来计算,宜少量多次,分别做好每天饮食量的时间与数量,整 24 小时总饮水量数记录在册,仔细做好排尿的时间与数量汇总。烹饪以清蒸、水煮、清炒与炖为主,每日盐控制在 3~4g,均匀分在三餐,可用少量醋、芝麻酱调味,促进食欲。烹调油宜选植物油,宜占总能量的 30% 左右。

慢性肾脏病的膳食会存在部分微量元素缺乏,可借助于胃肠内营养制剂针对性补充。选择特医食品,如低蛋白型肾脏疾病全营养配方食品,包括微量元素、维生素、可溶性膳食纤维、乳清蛋白、脂肪等。对特殊患者酌情可采取胃肠外营养支持。

对于出院后居家康复的患者,可去医院临床营养科隔期随诊,连续做好规范营养支持,提高生命质量。

【血液透析与腹膜透析】

慢性肾脏病患者病情进展,当肾小球滤过率小于 $10ml/(min \cdot 173m^2)$ 伴有明显尿毒症临床表现,经治疗不能缓解时,应接受肾脏替代治疗,可以选择血液透析或腹膜透析。患者存在的酸碱平衡与电解质紊乱,通过透析治疗可以纠正,但同时体内的营养物质也被滤到体外,患者容易发生营养不良,故需加强营养治疗,保持体内的营养平衡,增强体质,提高生活质量。

一、营养代谢特点

(一) 蛋白质代谢紊乱

尿毒症患者接受透析治疗,可以把体内蛋白质代谢废物给以清除。对患者体内蛋白质代谢随肾功能衰竭加剧代谢产物增多而积累,可以得到暂时的缓解。同时透析治疗也会丢失氨基酸、维生素等部分营养素。同时有可能出现的微炎症状态致体内的高消耗代谢,可导致营养不良的状态与结局。

(二) 电解质失平衡

肾衰竭患者体内因排尿减少,血钾代谢失衡,出现高钾血症,存在心脏疾病的意外风险,如心律失常、心脏骤停等患者水肿,存在水钠潴留,也有高钠血症或低钠血症的风险。此外,患者的食欲差、厌食、呕吐,少尿时应用利尿剂都有可能致电解质紊乱,如高磷、低钙现象。

(三) 水代谢紊乱

患者因患肾脏病存在水肿、少尿,一旦进水量增加,将直接影响血压的增高,甚至出现心脏负荷增大。接受透析的患者在补液过多,清除多余水分有限,将会诱发高血压病,如没及时发现和治疗,将会直接影响心脏的功能。

(四) 微量元素失衡

患者由于排尿减少,影响到脂溶性维生素代谢与排泄,容易出现维生素 A 偏高。因患者食欲较差,每天食物摄入量减少,人体需求的维生素 E 处于低水平,直接影响到红细胞的寿命和铁的利用,将会加重贫血。维生素 D 在透析患者应用,对缓解继发性甲状旁腺功能亢进有一定的疗效。B 族维生素对人体的三大产能营养素代谢十分重要。透析患者的饮食限制、碳酸氢钠的应用、胃肠道吸收受限与消耗增加等都会致 B 族维生素的不足或缺失而发生相应的维生素缺乏的症状。

二、营养治疗原则

(一) 保证每日总能量

临床接受透析的患者因病情不同,其表现与血尿相关检查的数据各异,体重的现状是健康体重、低体重或是超重肥胖,需要做营养评估。对患者每日的总能量要保证且要个性化设计。原则上以每人 $30kcal/(kg \cdot d)$ 供给。对老年患者、超重肥胖症患者可以每人 $25kcal/(kg \cdot d)$ 供给;对消瘦或营养不良患者适度以 $35kcal/(kg \cdot d)$ 供给,观察 3~5 天酌情增减。由于透析患者的病情变化大,透析效果不一,患者体重宜每周测量登记,以追求精准化营养的支持。

(二) 提供蛋白质量足质优

透析患者因临床存在蛋白质的丢失,需要每天从膳食中提供足量的优质蛋白质。原则上以每人 1.2g/(kg·d),还需结合血白蛋白的水平。每日提供的蛋白质约 50% 应该是优质蛋白质,以动物蛋白为主。对病情危重的患者,或老年患者口牙不佳,可酌情选用各种类的蛋白粉。

(三) 注重电解质平衡

透析患者的临床症状表现或观察血电解质,要注重钠与钾的膳食补充是否正确合理。这类患者多伴有高血压,同时尿量减少,血钠往往偏高。在平时膳食中不用含钠高的食品十分重要,同时注意血钠的水平。每日盐的用量原则上在 3~4g,结合残余尿量,如每天>1 500ml 时,可不必过于严格控盐。血钾水平要关注,隔期复查,以便临床的补钾参考。膳食补钾是很重要的基础补钾方法,要参考血钾的波动酌情选用含钾量不同的食物,主要是果蔬类。必要时,用水泡、水煮或炸的方式处理后选用。对于少尿的患者更要慎选。

(四) 适量限水因人而异

透析患者的水代谢存在不同程度的失衡,由于肾脏的功能减退,排尿量减少,存在不同程度水肿,患者的残肾功能存在较大区别。原则上要正确记录前一天的 24 小时尿量,参考透析超滤水量与透析的间隔天数,加 500ml。动态观察适量限水。

最近几年临床上接受透析的患者逐年增加,慢性肾脏病患者之外,还有糖尿病肾病引起的肾功能不全接受透析治疗,还需控制血糖、糖化血红蛋白等。临床上对于营养失衡、营养不良患者,在膳食营养补充不足时,要采取胃肠内营养支持,有利于患者康复与维持生活质量。

(张爱珍)

第四节　血液疾病的营养治疗

【缺铁性贫血】

缺铁性贫血(iron deficiency anemia)是指体内可用来制造血红蛋白的贮存铁已被用尽,红细胞生成受到障碍时所发生的贫血。这种贫血的特点是骨髓、肝、脾及其他组织中均缺乏可染色铁,血清铁浓度和血清转铁蛋白的饱和度均降低,典型病例的贫血是属于小细胞低色素型的。

缺铁性贫血是常见病,普遍存在于世界各地。在生育年龄的妇女(尤其是孕妇)和婴幼儿中这种贫血的发病率很高,其中一些轻度贫血的病例常被忽视。

一、营养相关因素

(一) 铁的需要量增加而摄入不足

一般正常成年男子中单纯因食物中缺少铁很少会引起缺铁性贫血。在生长快速的婴儿、青少年、有月经或妊娠期或哺乳的妇女,由于铁的需要量增多,如果饮食中缺少铁则易致缺铁性贫血。无论人乳、牛奶或羊乳,铁的含量均很低(0.1mg%)。谷类食物如米、面、乳儿糕含铁量也很低,且所含磷酸及肌醇六磷酸能与铁形成复合物使铁不易被吸收,故 8 个月以上的婴儿如果仍以乳类或谷类食物为主要营养来源而未及时增添蛋黄、肝、肉类等食物,尽管体重可以增加,但常发生缺铁性贫血。青年期的女性因月经来潮,如果铁的供应不足也易发生缺铁性贫血。月经过多、多次妊娠和哺乳是妇女中最多见的缺铁原因。哺乳期间每日从乳汁中丧失铁 0.5~1mg。有严重缺铁性贫血的孕妇生下的婴儿体内铁的贮存量很少,因此也易患缺铁性贫血。

(二) 铁的吸收不良

因铁的吸收障碍而发生缺铁性贫血者比较少见。但胃次全切除术后,由于食物迅速进入空肠,这些食物中的铁没有很好被吸收可引起缺铁。部分患者于手术数年后体内贮存铁已被用完时可出现缺铁性贫血。各种不同原因引起的长期严重腹泻也可以引起缺铁性贫血。许多缺乏胃游离酸的患者可以经过多年才发生缺铁性贫血。

(三) 失血

无论在男性或女性成人中,失血,尤其是慢性失血,是缺铁性贫血最多见、最重要的原因。在成年男性中最多见的失血(亦即缺铁)原因是消化道出血,如溃疡病、癌、钩虫病、食管曲张静脉等引起的出血,痔出血,服用水杨酸盐引起的消化道出血等。肠道出血性毛细血管扩张症引起的出血比较难诊断,常被忽视。在妇女中月经出血过多是缺铁最多见的原因。据统计,一次月经正常出血量不过 40ml,很多妇女不一定能意识到月经出血量过多。

大量的慢性血管内溶血,铁随含铁血黄素或血红蛋白从尿中排出,也可引起缺铁性贫血。这种情况最多见于阵发性睡眠性血红蛋白尿和有人工瓣膜装置的患者。

二、营养治疗

(一) 营养治疗目的

首先重视病因治疗,尽可能除去导致缺铁和贫血的原因。重视补充足够量的铁以满足血红蛋白恢复正常的需要,并补足体内正常的铁贮存量。对于病情较轻的患者,通过营养治疗即可治愈。

(二) 营养治疗的原则和要求

根据患者的病理和生理状况,以适当的补给途径,补充引起贫血相关的营养素,加强营养,纠正贫血。

1. 摄入富含铁的食物　食物中的铁有两个来源,即肉食中血红素铁和蔬菜中的离子铁。肉、鱼、家禽等动物性食物中的铁有 40% 能被吸收;蛋、谷类、硬果类、豆类和其他蔬菜中的铁被人体吸收的不到 10%;而菠菜中铁能被吸收者少于 2%。因此,补铁应以富含铁的肉、鸡、鱼等动物性食物为主。

2. 增加膳食中维生素 C 的摄入量　维生素 C 能促进蔬菜中铁的吸收。若同时摄入富含维生素 C 的柠檬汁、橘子汁和富含铁的蔬菜,就能使人体吸收蔬菜中的铁增加 2~3 倍。若以铁制剂补铁,也应和维生素 C 同服。

3. 限制咖啡和植物酸的摄入　菜叶、茶叶中的鞣酸、草酸、磷酸盐等,均能减少食物中铁的吸收,因此,在进餐时应避免食用或少用这些食物。

4. 其他　应避免钙剂、锌制剂、抗酸剂和铁剂同时服用,因为抗酸剂、钙剂和锌制剂都能影响铁的吸收。此外,食物中的磷酸、磷酸肌醇、6- 磷酸肌醇、草酸也能影响铁的吸收。富含磷的食物有杏仁、全谷、乳酪、可可、鱼、脑、肝、肾、奶、花生等;富含 6- 磷酸肌醇的食物有麦胚芽;麦麸、杏仁、花生、核桃、黄豆等;富含草酸的食物有咖啡、茶叶、可可、煮胡萝卜、绿豆、菠菜等。

铁剂应避免和四环素同时服用,因为四环素和铁剂结合,使铁吸收减少。贫血的食谱在普通膳食基础上,多选用富含铁、叶酸或维生素 B_{12} 的食物即可。

【巨幼细胞性贫血】

巨幼细胞性贫血(megaloblastic anemia)是指叶酸、维生素 B_{12} 缺乏或其他原因引起 DNA 合成障碍所致的一类贫血。外周血的红细胞的平均体积(MCV)和平均血红蛋白(MCH)均高于正常。骨髓中出现巨幼细胞为此类贫血的共同特点。

在我国因叶酸缺乏所致的巨幼细胞性贫血散发性病。维生素 B_{12} 缺乏所致者很少见,恶性贫血尤为罕见。

一、营养相关因素

(一) 叶酸缺乏

1. 摄入量不足　这大多与营养不良、偏食、婴儿喂养不当、食物烹煮过度有关,这是最主要的原因。

2. 小肠吸收功能不良　例如乳糜泻、热带口炎性腹泻。

3. 需要量增加　例如妊娠、哺乳、溶血性贫血及骨髓增生性疾病时,骨髓细胞增生过多、过速、恶性肿瘤、甲状腺功能亢进、慢性炎症、感染等,也是主要原因之一。

4. 应用影响叶酸代谢或吸收的药物　如氨甲蝶呤、乙胺嘧啶、苯妥英钠、异烟肼、环丝氨酸等。

(二) 维生素 B_{12} 缺乏

维生素 B_{12} 的缺乏几乎都与胃肠道功能紊乱有关,因食物中缺少维生素 B_{12} 而发生缺乏者极少见,但在长期素食者中偶尔亦可发生。肠道功能紊乱引起维生素 B_{12} 缺乏的机制可分为:

1. 缺乏内因子　例如恶性贫血、胃大部切除后。

2. 肠黏膜吸收功能障碍　例如小肠部分切除后、空肠憩室、节段性小肠炎、肠道的放射性损伤、乳糜泻、热带口炎性腹泻等。

3. 寄生虫或细菌影响　例如短二叶裂头绦虫病、外科手术后的盲袢综合征等。世界各地因某些条件和因素的不同,主要的致病原因也可以因地而异。例如恶性贫血、绦虫病所致的巨幼细胞性贫血在我国均少见。

四氢叶酸和维生素 B_{12} 都是 DNA 合成过程中重要的辅酶。这两种维生素缺乏造成巨幼细胞性贫血的生化关键在于 DNA 的合成障碍。在 DNA 合成的途径中脱氧尿嘧啶转变成胸腺嘧啶,这一环节中所需的甲基,由亚甲基四氢叶酸提供,因此,任何原因引起的叶酸缺乏都能影响上述生化过程,结果影响 DNA 的合成。

维生素 B_{12} 在 DNA 合成过程中有两种作用。

(1) 使高半胱氨酸转变成甲硫氨酸,这与叶酸的代谢有密切关系。维生素 B_{12} 缺乏时,从甲基四氢叶酸转变成四氢叶酸及亚甲基四氢叶酸的量减少,还可使进入细胞的甲基四氢叶酸减少,因此维生素 B_{12} 缺乏所造成的结果与叶酸缺乏的结果相同,产生的血液学改变和有关临床表现(不包括神经系统方面的)也相同。

(2) 维生素 B_{12} 缺乏影响甲基丙二酸辅酶 A 转变成琥珀酸辅酶 A,其结果是血内甲基丙二酸盐增多,这可能与神经损伤有关。叶酸或维生素 B_{12} 缺乏时,由于幼红细胞内 DNA 的合成速度减慢,细胞处于 DNA 合成期的时间延长,但胞浆内 RNA 的合成不受影响,因此 RNA 与 DNA 的比例失调,结果形成细胞体积大而核发育较幼稚的巨幼细胞。这种细胞大部分在骨髓内未至成熟即被破坏——红细胞无效性生成。类似的情况也发生于粒系细胞和巨核细胞。

二、营养治疗

(一) 营养治疗的目的

依据患者的病理和生理状况,用适当的补给途径加强营养,补充引起贫血相关的营养素,纠正贫血。

(二) 营养治疗的原则和要求

1. 叶酸缺乏引起的贫血

(1) 增加膳食中叶酸的摄入量:通过增加摄入纠正叶酸缺乏引起的贫血。绿叶蔬菜和水果中叶酸含量高,应多选用如菠菜、野菜、香菜和橘子等新鲜蔬菜和水果。

(2) 进食生鲜蔬果:建议每天至少进食一次生鲜水果或蔬菜,因为一般烧菜加温达到 110~121℃,持续 10 分钟,就能使食物中 2/3 的叶酸遭到破坏。铜制炊具能使叶酸加速破坏,应避免使用。

(3) 饮用水果汁:因为水果汁内富含维生素 C,有助于促进叶酸的吸收。

(4) 补充叶酸制剂:每天补给 $400\mu g$ 叶酸,若服用 2 周仍不能使贫血获得改善者,应进一步检查有否引起贫血的其他原因。

(5) 平衡膳食:进食富含叶酸食物的同时,应保证膳食中富含蛋白质、铜、铁、维生素 C 和维生素 B_{12} 等,为了保证获得这些营养素,应使膳食达到平衡,每天膳食安排应尽量做到供给富含蛋白质食物、大量的蔬菜和水果、适量的谷类食物和牛奶及奶制品。

2. 维生素 B_{12} 缺乏引起的贫血

(1) 老年人和胃肠道切除术患者,往往需要肌内注射维生素 B_{12},因为老年人和胃切除的患者缺乏之内因子;而肠切除者因小肠是维生素 B_{12} 吸收的部位,切除后影响维生素 B_{12} 的吸收。这些患者很难从食物中获得维生素 B_{12},需直接经肌内注射来获得维生素 B_{12}。由于维生素 B_{12} 肌内注射吸收后储存于肝内,且以每天 $3\mu g$ 的速率被利用,所以一旦贫血被纠正,就不必继续注射维生素 B_{12}。

(2) 长期素食者,应每天补给 $6\mu g$ 维生素 B_{12},因为只有动物性食物含有天然维生素 B_{12},而素食者缺乏动物性食物的摄入。

(3) 多选动物性食物,特别是动物肝脏,能预防和改善维生素 B_{12} 缺乏所引起的贫血。

(4) 避免同时补充大量的维生素 C、维生素 B_1 和铜。在维生素 B_{12} 缺乏状态下,若维生素 C 补充量超过 500mg/d,会促使维生素 B_{12} 进一步缺乏;铜和维生素 B_1 补充量超过正常的 10 倍时,就会降低维生素 B_{12} 的利用率。恶性贫血的症状,如乏力、苍白、头昏、眼花等,往往出现在神经系统症状之前,而补充叶酸能使这些症状消失,但神经系统症状能继续存在。若这种神经系统表现不能及时识别维生素 B_{12} 缺乏所致,就会导致髓磷脂的继续崩解,而使神经系统损害变为不可逆,表现为运动失调、记忆减退和精神症状等。

(5) 不使用小苏打烧肉,不用高温烹调食物,因为小苏打及高温均能使维生素 B_{12} 遭到破坏。此外,巴氏灭菌消毒牛奶也能使维生素 B_{12} 丢失。

【铜及其他营养素与贫血】

由于缺铜常与其他营养素缺乏同时存在,且症状较轻。铜是体内微量元素之一,在人体内主要分布于肝、心、脾、肾、脑和血液中,其中约 10% 储存于肝内,铜为构成含铜酶的重要成分。这些酶的主要功能是参与氧化还原反应、组织呼吸、铁的吸收和利用、红细胞生成、保持骨骼和胶原组织正常结构和功能等。铜主要在十二指肠近端吸收。食物中的铜仅约 1/3 被吸收,其吸收受食物成分影响,如锌、镉、硫酸盐、植酸盐等可干扰或妨碍铜的吸收。除一部分铜以肝铜蛋白的形式储存于肝内外、另一部分合成铜蓝蛋白,输送入血液以满足各器官组织对铜的需要。铜主要从消化道排出,以胆汁及消化液中排出最多。

牛肝、紫菜、黄豆、核桃、花生、猪肝等含铜量较高,而鸡蛋、谷类、蔬菜含铜量较低,牛奶及人乳含铜量更低,分别为 0.03mg 及 0.05mg/100ml。铜的摄入量成人为 1.55mg/d,小儿为 0.09mg/(kg·d)。

一、铜缺乏及其营养相关因素

(一) 摄入不足

婴儿虽自母体得到一定量的铜,可供出生后 6 个月的需要,但由于人乳及牛奶含铜量低,所以婴儿是处于铜缺乏的边缘状态。消化道手术后或早产儿长期用静脉营养均可引起铜缺乏。营养不良者常并发铜缺乏。

(二) 吸收障碍

如慢性腹泻伴有低蛋白血症者,长期口服大剂量锌或碱性药物时,均可发生铜缺乏。

(三) 生长发育需要

未成熟儿生长发育快,体内铜储量不足,如摄入量不足,常可于 3 个月时发病。

铜缺乏的临床表现主要与含铜酶活力降低,其中尤其是铜蓝蛋白(铜氧化酶)降低有关。铜蓝蛋白含有血浆中 96% 的铜,铜蓝蛋白可促进铁的吸收和使肝内储铁的释放。因而缺铜时,产生缺铁样的血红素合成减少而形成低色素性小细胞性贫血。但骨髓中环形铁粒幼红细胞增加,铁剂治疗无效。

铜有促进中性粒细胞的分裂和增殖作用,铜缺乏可引起骨髓中性粒细胞成熟代谢障碍,寿命缩短而导致中性粒细胞减少。含铜氧化酶有维持血管纤维蛋白和胶原纤维结构的完整性作用。缺铜时血管可广泛性扩张或因弹力纤维层破裂而致血管破裂。

单胺氧化酶等有维持结缔组织和骨髓胶原纤维稳定性的作用。缺铜时此酶活力降低,可引起骨髓的病理改变而致 X 线表现异常。酪氨酸酶有催化酪氨酸转变为多巴的作用。后者与黑色素合成有关,缺铜时,此酶活性降低,黑色素合成减少,皮肤及毛发颜色可变浅。

如有引起本病的病因及临床表现,即应考虑本病。进一步确诊可做以下检查。

1. 血浆铜蓝蛋白 新生儿时铜蓝蛋白含量很低,以后逐渐增高,至 12 岁时达成人水平。成人正常值为 250~370mg/L,若 <150mg/L 提示缺铜。

2. 血清铜 小儿血清铜的正常值为 12~21μmol/L,<11μmol/L 提示缺铜。

二、铜缺乏的营养治疗

(一) 营养治疗目的

积极寻找铜缺乏的病因,尽可能改善或去除环境与饮食的不良因素。根据患者的临床表现与铜缺乏的程度,适度给以补充,以改善临床症状。

(二) 营养治疗原则和要求

1. 铜剂治疗　1% 硫酸铜 2~3mg/d,治疗有效者血象及临床症状很快获得改善。不能口服者,可改为皮下注射。

2. 婴儿应及时添加含铜量较高的食物　早产儿自 2 个月起,每日服硫酸铜 1~5mg。

成人需长期静脉营养者,应于每升营养液中加硫酸铜 1.65mg,每升含铜 0.4mg,每日输注 3L 可得铜 1.2mg/d。如果患者体重为 60kg,即可获得铜 20μg/(kg·d)(推荐供给量 0.5~1.5mg/d)。近年来国外用铜强化牛奶或奶粉来预防未成熟儿铜缺乏。

三、其他营养素与贫血

(一) 钴

在体内钴主要通过形成维生素 B_{12} 发挥生物学作用及生理功能,无机钴盐也有直接生化刺激作用。钴主要存在于肝、肾,是人体微量元素之一。钴有刺激造血的功能,其机制可能是通过:

1. 促进胃肠道内铁的吸收,并加速储存铁的动用,使之较易被骨髓利用。

2. 钴能抑制细胞内很多重要呼吸酶,引起细胞缺氧,使促红细胞生成素合成增加,同时钴盐可增强亚铁血红素氧化酶活性,增加血红蛋白的破坏,亦能直接抑制亚铁血红素的合成,使血红素的合成减少,破坏增多,上述的最后结果为代偿性的造血功能增加。

3. 钴能通过维生素 B_{12} 参与核糖核酸与造血有关物质的代谢,钴缺乏后可引起巨幼红细胞性贫血。

研究证明钴盐对炎症性贫血、赘生物引起的贫血、婴儿及儿童一般性贫血、地中海贫血和镰状细胞性贫血,都有一定生血治疗作用。

(二) 锰

锰为 DNA、RNA 多聚酶的组成部分,它参与蛋白质代谢,可能与遗传信息的传递有关。锰具有激活 DNA 和 RNA 聚合酶活力的作用,锰对造血有重要作用。动物胚胎在肝造血期,肝内已含较多锰,贫血动物给以小剂量锰后可使血红蛋白、中幼红细胞、成熟红细胞及循环血量增多。锰能改善机体对铜的利用,锰与卟啉的合成也有关。

(三) 锌

体内含锌酶有 40 余种,如碱性磷酸酶、碳酸酐酶、乳酸脱氢酶及多种还原酶等。有些含锌酶在核酸代谢及蛋白合成中起重要作用。锌还与中性粒细胞、单核细胞及 T 淋巴细胞的功能有关,还可保护红细胞免遭某些溶血素的作用。缺锌可由摄入不足、吸收不良、排泄增加或遗传性吸收障碍而引起。

在以谷类食物为主的一些国家,由于谷类食物中含有较多的 6- 磷酸肌醇与锌结合形成难溶性复合物,阻碍锌的吸收,导致体内缺锌而引起一种综合征,表现为生长发育停滞,第二性征发育不全,性功能低下,肝脾肿大,常伴发缺铁性贫血及异食癖。

（四）钼

钼是人体内黄嘌呤氧化酶等酶的重要成分。黄嘌呤氧化酶对人体内嘌呤化合物的代谢及铁的代谢有密切关系，能催化肝脏中铁蛋白释放铁，使血浆中 Fe^{2+} 氧化成 Fe^{3+}，加速铁与 β 球蛋白的结合，运送铁以供组织利用。

（五）硒

含硒酶谷胱甘肽过氧化物酶为一组织抗氧化物质。缺乏此酶可产生新生儿溶血性黄疸。

钛、铬、锗、钒都有刺激造血作用。其机制均为妨碍体内还原氧化系统，引起组织缺氧，刺激骨髓造血功能。

铅、砷等由于污染、中毒可引起贫血，铅主要影响卟啉代谢，并能干扰铁与原卟啉结合所需的血红素合成酶作用。砷可以干扰细胞呼吸及分裂。

（六）磷

严重低磷血症（血清磷 <0.323mmol/L）可由长期静脉营养、糖尿病性酮中毒、透析时磷与磷酸盐结合物质的结合、饥饿恢复期、严重烧伤后合并利尿状态、低磷饮食、持续呼吸性碱中毒引起，其临床表现可有感觉异常、抽搐、舞蹈病、共济失调、震颤、昏迷、肌无力、横纹肌溶解、呼吸衰竭、充血性心肌病、骨骼疼痛及可能的肝细胞损害，糖酵解受阻而导致红细胞内 ATP 及 2,3-DPG 含量减低，对氧亲和力增加，红细胞变硬产生溶血。当 ATP 低于正常的15% 时，红细胞呈小球形，也可引起溶血。低磷血症时，血中性白细胞的趋化、吞噬功能、杀菌力均减低，患者易发生感染。

【葡萄糖 -6- 磷酸脱氢酶缺乏症】

红细胞内磷酸己糖旁路（HMP）的遗传性缺陷可导致多种酶的缺乏，其中最多见和临床上最重要的是葡萄糖 -6- 磷酸脱氢酶（G-6-PD）缺乏（glucose-6-phosphate dehydrogenase deficiency）。有这种酶缺乏的人绝大多数平时没有贫血或任何症状，但在某些特殊情况下，如与氧化剂药物、蚕豆接触后或在发生感染时，可以迅速发生严重的贫血。极少数患者可以经常有慢性溶血性贫血，这种贫血也称为先天性非球形细胞性溶血性贫血（主要由丙酮酸激酶缺乏引起）。

一、营养相关因素

患者进食具有氧化性的药物或食物后（如阿司匹林、维生素 K），数小时突然发生急性溶血和贫血，症状的轻重与量有关，轻者仅有尿色加深，重者可发生血红蛋白尿、面色苍白，贫血进展很快，轻度黄疸，可发生循环衰竭甚至因此死亡。但溶血有自限倾向，2~3 天后症状即有所好转，约 7 天后明显好转，20~30 天后血象恢复正常。即使当时诱发溶血的药物或毒物继续接触，其经过亦如此，除非剂量显著增大。溶血之所以能自限是因红细胞对氧化剂的敏感与其年龄有关。已生存较多日子的红细胞所含 G-6-PD 很少，而网织红细胞和初成熟的红细胞所含 G-6-PD 正常，故大量年老的红细胞溶血，后剩下年轻的红细胞暂时不易被破坏，故溶血停止。

蚕豆病也与 G-6-PD 缺乏有关，患者以儿童居多，成人亦可发生，但较少见。男女之比约为 7∶1。发病时间大多在初夏蚕豆成熟时。患者在进食新鲜蚕豆后数小时至一天内突然发生急性溶血性贫血。

本病的发病机制较复杂,患者虽都有 G-6-PD 缺乏,但并非所有 G-6-PD 缺乏者都能发生蚕豆病,有的患者虽然过去亦曾吃过蚕豆或以后再吃蚕豆,但不一定发病。所吃蚕豆量与病情轻重无明显关系。故本病的发病除 G-6-PD 缺乏是必要的条件外,可能还有其他机制参与。

二、营养治疗

(一) 营养治疗目的

首先消除病因,避免接触具有氧化性的药物和食物(如蚕豆等)。可引起溶血性贫血的药物主要有:①抗疟药如伯氨喹、扑疟喹啉、氯喹、米帕林、奎宁等;②磺胺类药如磺胺、磺胺异唑等;③呋喃类药;④止痛药如非那西丁、阿司匹林等;⑤其他如维生素 K(水溶性)、萘(樟脑丸)、亚甲蓝、对氨基水杨酸、异烟肼、氯霉素、苯妥英钠等。

其次,做好合理饮食,补充足量的蛋白质和其他造血物质,促进机体恢复。

(二) 营养治疗原则和要求

应使膳食中富含蛋白质微量元素如铜、铁,维生素如维生素 C 和维生素 B_{12} 等。为了能获得足够的这些营养素,食物要多样化,同时使膳食达到平衡,每天膳食安排应尽量做到:供给 2 种富含蛋白质的食物,如鸡蛋、鱼、瘦肉等,4~6 种蔬菜和水果,足量谷类食物,适量牛奶及奶制品。使营养素种类齐全,比例适当,促进机体合成代谢,以利患者康复。

(王慧铭)

第五节　内分泌和代谢疾病的营养治疗

内分泌代谢疾病随人们的生活水平提高,对营养素摄入的片面理解,在近年来发病率有增高趋势。如糖尿病、地方性甲状腺肿、肥胖症、痛风。这些疾病通过合理的饮食可以预防发病或控制病情。糖尿病患者只有在正确的饮食治疗基础上。使用降糖药物方可控制血糖,达到有效的治疗。地方性甲状腺是因缺碘引起的流行病,经过适当地补充碘盐可以达到防治的目的。肥胖症与饮食的相关更大。坚持每天限制能量的摄入,再适当增加运动治疗效果更好。痛风的急性发作往往与饮酒有关。

【糖　尿　病】

一、营养治疗目的

糖尿病(diabetes mellitus)是影响人民健康和生命的常见病。随着人们生活水平提高,营养知识贫乏,生活模式现代化、社会老龄化,糖尿病发病率在世界范围内还在逐年增加。2020 年我国糖尿病患者约 1.298 亿人。其中约 60%~70% 血糖控制不理想,将导致严重的并发症,致残致死。

糖尿病患者常伴有动脉粥样硬化性心脏病及脑血管疾患、糖尿病性肾病、神经系统病变、眼部病变等多种并发症,其发生发展与糖尿病发病年龄、病程长短、代谢紊乱程度和治疗控制程度有一定相关,这些并发症可单独或以不同组合同时或先后出现。

糖尿病治疗有一般治疗、饮食营养治疗、运动治疗、心理治疗、口服降糖药治疗和胰岛素治疗。其中饮食营养治疗是基础治疗,不论糖尿病类型、病情轻重或有无并发症,也不论是否应用药物治疗,都应严格和长期执行。

营养治疗的目的是通过饮食合理调配,不用药物或减少药物用量,以减轻胰岛 β 细胞的负担,既科学控制能量、碳水化合物、蛋白质、脂肪的摄入,又注意各营养素的平衡,尽量使患者的尿糖、血糖及血脂达到或接近正常值,改善或稳定病情、防止和延缓各种并发症的发生和发展、维持正常的体重、保持正常的生长发育、从事日常生活和工作,带病延寿。

二、营养治疗

(一)限制总能量

糖尿病患者合理控制能量摄入是糖尿病的基础治疗。总能量应根据患者的标准体重、生理条件、劳动强度、工作性质而定。对正常体重的糖尿病患者,能量应维持或略低于理想体重。成年休息者每日每公斤体重 105~125kJ(25~30kcal)、轻体力或脑力劳动为主者 125~146kJ(30~35kcal)、中度体力劳动者 146~167kJ(35~40kcal)、重体力劳动者 167kJ(40kcal)、4 岁以下儿童 209kJ(50kcal)、4~10 岁 167~188kJ(40~45kcal)、10~15 岁 146~167kJ(35~40kcal)。肥胖者应限制能量摄入,能量每日应该限制在 5 020kJ(1 200kcal)以内,以减轻体重,使体重逐渐下降至正常标准的 ±5% 左右。孕妇、乳母、营养不良及消瘦者、伴消耗性疾病而体重低于标准体重者,应适当提高能量摄入,能量可增加 10%~20%,使患者适应生理需要和适当增加体重。

(二)保证碳水化合物、蛋白质、脂肪按正常比例供给,保持平衡饮食

1. 保证碳水化合物摄入 血糖增高主要决定于总能量的摄入。在合理控制总能量基础上应供应占总能量 60%~65% 的碳水化合物,因其能改善葡萄糖耐量,提高胰岛素的敏感性,而不增加胰岛素的需要量。另外,碳水化合物是构成身体组织的一种重要物质,如肝内及肌肉内糖原、体内的糖蛋白、核蛋白、糖脂等。人体器官时刻不能离开糖,尤其是脑细胞为维持其功能,在休息状态下,每日将消耗 100~150g 葡萄糖。人们必须定时进食一定量的碳水化合物维持正常血糖水平以保障大脑的功能。人体如摄入碳水化合物不足,体内供能时则需动用脂肪和蛋白质,一旦体内脂肪分解酮体产生增多而胰岛素不足,不能充分利用酮体时,可引起酮症酸中毒。每日碳水化合物进量控制在 250~350g,折合主食 300~400g。肥胖者酌情可控制在 150~200g,折合主食 150~250g。

对于白糖和红糖等精制糖。因这类糖易吸收、升血糖作用快,故糖尿病患者应忌食。在患者发生低血糖时例外。另外,土豆、山药等块根类食物,因所含淀粉为多糖类,含量在 20% 左右,可代替部分主食。水果类含果糖较高,不同的水果其含糖量不同。含糖量在 10%~20% 水果,因其吸收较快,对空腹血糖控制不理想者应忌食,对空腹血糖控制较好者应限制食用。对米、面等谷类、含淀粉属多糖类,含量约 80%,糖尿病患者按规定量食用。蔬菜类含少量碳水化合物,含纤维素较多,吸收缓慢,可适量多用。另外,对于部分患者如喜欢食甜者可选用甜叶菊、木糖醇、糖蛋白或糖精。应提倡选用低血糖生成指数的食物。

2. 蛋白质适量摄入 糖尿病患者由于体内糖原异生旺盛,蛋白质消耗量大,故应保证蛋白质摄入。糖尿病患者的蛋白质供给量与正常人相似,具体根据机体需要酌情增减,成人每日每公斤体重 1g。目前主张蛋白质所供能量占总能量的 12%~15%。儿童、孕妇、乳母、营养不良及消耗性疾病者,可酌情增加 20%。糖尿病肾病时,因尿中丢失蛋白质较多,在肾功能允许条件下酌情增加蛋白质摄入,但在氮质血症及尿毒症期,须减少蛋白质摄入,一般每

日不超过 30~40g。每日摄入蛋白质尽可能保证有 1/3 来自动物食物,因其含有丰富的必需氨基酸,保证人体营养中蛋白质代谢的需要。虽然乳、蛋、瘦肉、干豆及其制品含蛋白质较丰富。谷类含蛋白质 7%~10%,因每天用量较多,故也是提供蛋白质不可忽视的来源。如每天食谷类 300g,相当于摄入蛋白质 21~30g,占全日供量的 1/3~1/2。

3. 限制脂肪摄入   为防止或延缓糖尿病的心脑血管并发症,必须限制脂肪的摄入。脂肪所供能量应占总能量约 30%,每日每公斤体重 0.6~1.0g。宜用不饱和脂肪酸,限制饱和脂肪酸的摄入。如肥胖症患者伴血脂蛋白增高者,或者有冠心病等动脉粥样硬化者,脂肪摄入量宜控制在总能量的 30% 以下。血胆固醇与心血管病有密切关系,每日摄入量应低于300mg。血胆固醇过高者,还需限制总能量和糖的摄入。富含饱和脂肪酸的有牛油、羊油、猪油、奶油等动物性脂肪,不饱和脂肪酸有植物油如豆油、花生油、芝麻油、菜子油等可适当选用。提倡多选用鱼类,至少每周 2 次。

(三) 保证膳食纤维摄入

膳食纤维饮食可缓慢胃排空,改变肠转运时间。可溶性纤维在肠内形成凝胶时,可减慢糖的吸收,从而降低空腹血糖和餐后血糖,改善葡萄糖耐量,还可通过减少肠激素,如高血糖素或抑胃肽的分泌,减少对 β 细胞的刺激,减少胰岛素释放与增高周围胰岛素受体的敏感性,加速葡萄糖代谢。近年来研究发现,高纤维饮食可增加胰岛素依赖型糖尿病患者单核细胞上的胰岛素受体结合力,从而减少胰岛素的需要量,同时还可减少口服降糖药物的应用剂量。

膳食纤维饮食是指每日纤维摄入量超过 40g。一般纤维在蔬菜中的含量为 20%~60%,在水果和谷类中含 10% 左右。可在正常膳食基础上多用富含食物纤维食品,如米糠、麸皮、麦糠、玉米皮、南瓜等,以利延缓肠道葡萄糖吸收及减少血糖上升的幅度,改善葡萄糖耐量。须注意在补充不溶性纤维如麦麸、黄豆皮时,用量不宜过多,否则会影响无机盐和维生素的吸收。最好食物纤维与碳水化合物混在一起食用以发挥它的作用。

(四) 注意维生素、微量元素供给,减少酒和钠的摄入

糖尿病患者应至少保证正常人的维生素 B_1、维生素 B_2、维生素 C 的每日摄入量供给。中国居民膳食建议维生素 B1:成年男子每日 1.4mg,成年女子每日 1.2mg;维生素 B_2:成年男子 1.4mg,成年女子 1.2mg,维生素 C:成年男子、女子均 100mg。

维生素是调节生理功能不可缺少的营养素,尤在糖尿病病情控制不好,易并发感染和酮症酸中毒的患者,更应注意维生素的补充。β- 胡萝卜素有较强的抗氧化及调节免疫的作用。研究发现血浆类胡萝卜素低水平的人发生白内障的危险度是血浆类胡萝卜素中等水平人的4 倍。B 族维生素对糖代谢有重要作用。维生素 B_1 在代谢中起辅酶作用,是丙酮酸氧化脱羧必需的物质。维生素 B_6 不足可伴发葡萄糖耐量下降,动物、人胰岛素和高血糖素分泌受损,与色氨酸代谢作用有关。维生素 B_{12} 缺乏可导致神经细胞功能障碍,与多腺体自身免疫病和糖尿病神经病变有关。维生素 C 是人体血浆中最有效的抗氧化剂,大剂量维生素 C 有降血糖作用。维生素 C 可防止因缺乏而引起的微血管病变,其与糖尿病发生卒中有相关关系。在胰腺中发现维生素 D 受体和维生素 D 依赖性钙结合蛋白,并发现维生素 D 缺乏可引起胰岛素分泌减少。维生素 D 缺乏动物给予维生素 D 后可改善营养状况,增加血清钙水平,从而增加胰岛素分泌。维生素 E 是强抗氧化剂,长期补充能抑制氧化应激,有助于糖尿病控制,并能预防和延缓糖尿病并发症的发生。通过改善细胞膜对胰岛素的反应而明显增加胰

岛素介导的葡萄糖非氧化消耗,使血糖下降。可抑制免疫反应对胰岛β细胞的损害,通过抑制脂质过氧化,促进PGI2合成改善糖尿病的血液黏稠性,直接抑制胆固醇的生物合成。

研究表明糖尿病患者因葡萄糖和糖基化蛋白质自动氧化等可产生大量自由基,大量自由基若不及时清除则可积聚在组织,引发生物膜上磷脂成分中不饱和脂酸的一系列自由基反应,即脂质过氧化,膜的流动性发生不可逆的改变,脆性增加,细胞膜的正常功能受损。人体中的维生素C、维生素E、β-胡萝卜素是清除积聚自由基的重要物质,能阻断和防止自由基引发的氧化和过氧化反应,保护生物膜,还可参与调节清除自由基的超氧化物歧化酶、过氧化氢酶、谷胱甘肽酶等抗氧化酶活性。

提倡食用富含维生素B_1和维生素B_2的食物,如芦笋、牛肝、牛奶、羔羊腿、烤小牛肉等。富含维生素C的食物,如花椰菜、甘蓝菜、柠檬汁、葡萄汁、橘子汁、木瓜、草莓、辣椒等。

微量元素对人体很重要,与胰岛功能有相关关系。

锂:能促进胰岛素的合成和分泌,能提高β细胞有丝分裂过程中的DNA系列和细胞数目增多。能改善外周血组织胰岛素敏感性。糖尿病患者及其并发症与锂缺乏有关。

锌:微量元素锌参与构成人体的新生细胞和蛋白质合成,能协助葡萄糖在细胞膜上转运,并与胰岛素活性有关。锌是体内多种酶的成分。帮助人体利用维生素A,维持正常免疫功能。糖尿病患者缺锌是因糖尿病高锌尿症所致。血锌低且淋巴细胞、粒细胞、血小板的锌含量也较低。锌缺乏,常伴胰岛素分泌减少,组织对胰岛素作用的抗拒性增强。锌对胰岛素分泌影响是双向性,血浆浓度极高或极低均损害胰岛素分泌。可导致葡萄糖耐量降低。临床实践补锌能加速愈合老年糖尿病患者的下肢溃疡。

镁:糖尿病患者出现尿糖或酮症酸中毒可使过量的镁从尿中丢失,导致低镁血症,引起胰岛素抵抗。缺乏时导致2型糖尿病对胰岛素不敏感,在补充镁后胰岛素分泌能力得到改善,缺镁与部分糖尿病视网膜病与缺血性心脏病有关。

锰:代谢障碍可引起葡萄糖不耐受。缺锰的实验动物可致葡萄糖耐受性损害。糖尿病患者62%血清锰水平增高,7%血清锰水平下降。

富含锌的食物有瘦牛肉、瘦猪肉、牡蛎、羔羊肉、牛奶、蛋、麸皮等,建议选用。长期饮酒对肝脏有损害,因每克酒精虽可供给29kJ(7.1kcal)能量,但它不含其他营养素,而且容易引起高甘油三酯血症,对应用胰岛素治疗患者易发生低血糖。糖尿病患者多数伴有高血压和肥胖症,应低钠饮食,每天钠摄入以5~6g为宜。

(五) 饮食计算与餐次

1. 能量计算　根据患者的年龄性别、身高、实际体重、工作性质来计算能量供给量。标准体重可从表中查出,亦可按下列公式计算:

$$身高(cm)-105=标准体重(kg)$$
$$或[身高(cm)-100]×0.9=标准体重(kg)$$

然后根据患者的实际工作性质计算出每天所需总能量。

2. 碳水化合物、蛋白质、脂肪的计算　根据三者占总能量分配比例,结合病情计算出各自的需要量。碳水化合物及蛋白质每克产热4kcal(16.736kJ),脂肪每克产热9kcal(37.656kJ)。在设计膳食时,先计算碳水化合物量,再计算蛋白质量,最后用炒菜油补足脂肪的需要量。

例:男性52岁,身高1.66cm,体重64kg,轻体力劳动,经计算其标准体重是61kg。

每日所需总能量为61×30=1 830kcal

蛋白质:61×1=61g　61×4=244kcal

碳水化合物:按占总能量的60%计算。1 830×60%=1 098kcal,(1 098÷4=274.5g)。

脂肪:1 830–(1 098+244)=488kcal,(488÷9=54.2g)。

故该患者每日应进食蛋白质60g,脂肪53g,碳水化合物274.5g。

3. 餐次　每天至少进食3餐,且定时定量。用胰岛素治疗的患者和易发生低血糖的患者,应在正餐之间加餐,加餐量应从原三餐定量中分出,不可另外加量。三餐饮食均匀配搭。每餐均有碳水化合物,脂肪和蛋白质,早、中、晚餐次膳食可按1/5、2/5、2/5分配。

(六) 特殊情况下的营养治疗原则

1. 糖尿病合并妊娠　原则应是营养素供给量既要满足母体和胎儿生长发育,又要控制其体重不宜增长过快。妊娠期体重增长不超过9~10kg。妊娠期前4个月的营养素供给量与正常人相同,后5个月比正常需要增加能量1 296kJ(310kcal),增加蛋白质25g,并注意钙、磷、维生素的补充。对妊娠毒血症及水肿、高血压者需低钠饮食。

2. 糖尿病性肾病　原则对肾功能正常者,蛋白质略高于正常需要量,每日每公斤供给量0.8~1.0g以补偿尿蛋白的丢失,但过高会增加肾脏负担。对肾功能减退者,主张蛋白质供给量每日35~45g,并在限量内多用蛋、乳、瘦肉等动物性蛋白质。

3. 糖尿病急重症　应在饮食上选易于消化的流质或半流质,如牛奶、蒸蛋、鸡蛋汤、稀粥、藕粉、果汁等。进量少者可允许进甜食以满足能量和碳水化合物需要。可用相当于含碳水化合物50~70g的食物以补偿,如粥加糖、冲藕粉加糖、牛奶加糖等,如不能进食者,应以静脉适量补充葡萄糖溶液。注意血糖监测。

糖尿病饮食治疗非常重要,其直接关系到胰岛素和降糖药的治疗效果。

(七) 膳食举例

膳食举例详见表12-6。

表 12-6　糖尿病患者膳食举例

用餐时间	内容	食物	重量/g	用餐时间	内容	食物	重量/g
7:00	豆浆		200	17:00	素烩豆腐	黄瓜	100
	面包	富强粉	55			豆腐	140
	煮豆腐干	豆腐干	10		西红柿鸡蛋汤	西红柿	100
11:00	猪肉炒芹菜	猪肉	35			鸡蛋	35
		芹菜	250		米饭	米	116
	米饭	米	115				

注:另加全日烹调油22g,食谱含蛋白质59g、脂肪45g、碳水化合物236g,总能量6 625.3kJ(1 585kcal)。

【骨质疏松症】

一、营养治疗的目的

骨质疏松症(osteoporosis)是由各种原因引起的生理性或病理性骨矿物质丢失,导致机械性骨功能不全或骨折危险性增加的疼痛综合征。临床分原发性和继发性骨质疏松症。原发性骨质疏松症包括绝经后骨质疏松症与老年性骨质疏松症,指低骨量和骨组织微细结构破坏,致使骨的脆性增加和容易发生骨折的一种全身性骨骼疾病。其与营养素,特别是钙、磷、维生素 D 有着密切的关系。经过合理的膳食不断补充钙、磷、维生素 D 及重视日光浴,可减少骨质疏松症发生率和减轻骨质疏松症并发症的病情。

二、营养治疗

(一) 钙充足摄入

为保证人体正常钙磷代谢,防止骨质疏松症,首先要保证食物钙的摄入,尤其儿童生长发育期,妊娠和哺乳期更需要有充足的钙摄入。我国推荐每日钙的摄入量,成人 800mg、儿童 800~1 000mg、青少年 1 000~1 200mg、孕妇和乳母 1 000mg。富含钙的食物有牛奶、虾皮、海带、芝麻等。如食物获取钙量不够,应每日补充钙剂,以碳酸钙和枸橼酸钙为首选,因其元素钙含量较高,分别占 40% ~70%。

(二) 补充维生素 D 摄入

维生素 D_3 可由皮肤经日照产生,但常因衣着、居室光照不足及户外活动少等因素,影响皮肤维生素 D 的合成。平时应直接从食物中补充维生素 D,鲱鱼、鲑鱼、沙丁鱼及鱼肝油含维生素 D 丰富。鸡蛋、小牛肉、牛肉、黄油和植物油也含有少量维生素 D。人工强化维生素 D 的食品,如牛奶、奶粉、各类巧克力等有助于维生素 D 供给。在特定条件下,可补充维生素 D 的各类制剂。

(三) 适量磷的摄入

磷是人体钙磷代谢中不可缺少的营养素,成人每日磷推荐摄入量为 800mg。如磷摄入过高,可造成血磷升高,而抑制 $1,25-(OH)_2D_3$ 生成,降低肠钙的吸收。豆类、花生仁、瓜子仁、茶叶等含磷量较高。人体血磷浓度稳定性欠佳,常受年龄、饮食、代谢等影响而波动。

(四) 蛋白质、维生素 C 合理摄入

蛋白质、维生素 C 是预防骨质疏松症中不可忽视的营养素。蛋白质长期缺乏,造成血浆蛋白降低,可引起骨基质蛋白合成不足,新骨生成落后,若同时存在钙缺乏,将会出现骨质疏松症。维生素 C 是骨基质羟脯氨酸合成不可缺少的成分,如缺乏即可使骨基质合成减少。因此在膳食中要注意选用含蛋白质和维生素 C 丰富的食物。

(五) 膳食举例

膳食举例详见表 12-7。

表 12-7　骨质疏松症患者膳食举例

用餐时间	内容	食物	重量/g	用餐时间	内容	食物	重量/g
7:00	高钙牛奶	牛奶	250(ml)	17:00	虾皮豆腐干	大豆	50
	花卷	富强粉	50			虾皮	10
	煮鸡蛋	鸡蛋	50		番茄蛋汤	番茄	100
	稀饭	大米	50			鸡蛋	250
11:00	清蒸鱼	小黄鱼	100		米饭	米	100
	米饭	大米	100				

注:另加全日烹调油 20g,食谱含蛋白质 74.3g、脂肪 74.5g、碳水化合物 295.8g,总能量 7 529.94kJ(1 775.8kcal)。

【甲状腺功能亢进症】

一、营养治疗目的

甲状腺功能亢进症(hyperthyroidism)简称甲亢,是分泌激素增多或因甲状腺素在血循环中水平增高所致的一组内分泌病。最常见的是弥漫性甲状腺肿伴功能亢进症。治疗上采取一般治疗、抗甲状腺药物治疗、手术治疗、同位素治疗。在一般治疗中营养治疗目的是给高能量、高蛋白、高维生素和钙磷的补充,纠正因代谢亢进而引起的各营养素消耗,改善全身状况。同时要禁用含碘丰富的食物,如碘盐、海带、紫菜及中药海藻、昆布等,使患者在正规药物治疗下,迅速控制症状,改善和稳定病情,减少病情复发,巩固治疗效果。

二、营养治疗原则和要求

(一) 高能量、高蛋白质、高维生素

甲亢时因 T_3、T_4 分泌过多,促进三大营养物质代谢,加速氧化,产热与散热明显增多,基础代谢率异常增高,故每天需增加能量,才能纠正体内的能量消耗。

甲亢患者每日能量的供应应比正常人增加 50%~70%,建议每日宜给 12 540~14 630kJ(3 000~3 500kcal)。根据饮食习惯,除保证每日三餐外应增加 2~3 次的点心,可选用含淀粉的食物,如馒头、面包、粉皮、马铃薯、南瓜及各种甜食和水果。体重正常后酌减。

经过补碘盐以来,也发现甲状腺疾病的发生率有增加的趋势,值得进一步研究和制定补碘的措施。

生理剂量甲状腺素刺激蛋白质合成,而过多甲状腺素能加速蛋白质分解,引起负氮平衡。故应增加蛋白质供给,每日每公斤体重 1.5g,可选用牛肉、猪肉、羊肉、鸡蛋、豆和鱼类。但应适当限制动物性蛋白。

甲状腺激素是多种维生素代谢的必需激素,因高代谢消耗能量而消耗大量的酶,多种水溶性维生素缺乏,尤其是 B 族维生素。甲亢时 B 族维生素,维生素 C 及维生素 A 在组织中的含量减少。维生素 B_1 对甲状腺功能有抑制作用,而甲亢患者对维生素 B_1 的需要量及尿中排出量均增加,有时伴有肝功能障碍及心肌病变,可能与维生素 B_1 缺乏有一定关系。对维生素 C 的需要量也增加。维生素 D 是保证肠钙磷吸收的主要维生素,应保证供给。

应注意维生素供给,宜供给丰富的多种维生素。应选用富含维生素 A、维生素 B_1、维生素 B_2 和维生素 C 的食物,如胡萝卜、芦笋、番薯、牛奶、牛肝、鱼、青绿色新鲜蔬菜和水果。

(二) 适当补充钙、磷、钾

甲状腺激素不仅有利尿作用,而且还能促进电解质的排泄。在尿中,钾的排泄较钠为多,加之钾大量转入细胞内,故甲亢时可有低钾血症合并周期性麻醉。甲状腺激素对破骨细胞和成骨细胞有兴奋作用,使骨骼的更新率加快,导致骨质脱钙,骨质疏松。

为防止骨质疏松和病理性骨折。特别对症状长期不能控制者或老年患者,应适量增加钙和磷的补给。选用富含钙、磷的食物,如牛奶、果仁、鳝鱼等。在合并低钾周期性瘫痪时要选用富含钾的食物,如橘子、香蕉、菠菜、烤马铃薯等。

(三) 忌碘

碘是参与甲状腺素合成的独具生理意义的元素,甲状腺中含碘量占人体含碘量的 20%。人体摄入的碘大多在胃肠道内还原为碘化物后再被吸收。当碘摄入过多时可诱发碘甲亢。如用碘化钾治疗多结节性甲状腺肿,用有机碘化物如胆囊造影剂、静脉肾盂造影剂、动脉造影剂做造影检查,均可能诱发甲亢。抗心律失常药乙胺碘呋酮,分子中碘含量占 37%,它在体内释放大量碘,时可引起甲亢。对以上碘过多的摄入,大多数人可保持正常的甲状腺功能,但对发生甲状腺功能异常的人群来说,可能与其地理位置,与家庭中有无甲状腺疾病及患者有无抗甲状腺球蛋白抗体和抗甲状腺微粒体抗体阳性有关,还与人类白细胞抗原(HLA)的位点有关。

碘是合成甲状腺激素的原料,碘可诱发甲亢,在治疗阶段或甲亢治疗疗程结束阶段都应忌碘。忌用含碘食物如海带、紫菜、发菜、碘盐等。中药牡蛎、昆布、海藻、丹参等也属忌用。

(四) 补充锌和镁

甲亢时,血钡、镁、锰、锌、锑等微量元素明显降低。其中血镁浓度还与 T_3、T_4 浓度呈显著负相关,甲亢伴低钾周期性瘫痪时,镁减少显著,这也是持续低钾的原因。甲亢时由于肠蠕动增加,锌吸收减少,汗液中锌丢失而引起低锌,低锌与甲亢脱发有关,并可引起月经周期延长甚至闭经。低锰可致卵巢功能紊乱,性欲减退及糖耐量异常。补充锌和锰,可选用瘦牛肉、牛奶、瘦猪肉、菠菜、绿豆、豆腐等。

(五) 膳食举例

膳食举例详见表 12-8。

表 12-8　甲状腺功能亢进症患者膳食举例

用餐时间	内容	食物	重量 /g	用餐时间	内容	食物	重量 /g
7:00	米粥	米	50	14:00	水果	苹果	200
	面包	富强粉	110	17:00	猪肉烧黄豆	猪肉	35
	发糕	面粉	50			黄豆	20
	糖	白糖	5		白菜	白菜	150
	煮豆腐干	豆腐干	25		米饭	大米	150
11:00	肉片豆腐干	瘦肉	50	20:00	水果	橘子	100
	炒芹菜	芹菜	100				
		豆腐干	25				
	肉丝豆芽汤	瘦肉	37.5				
		豆芽	20				
	米饭	米	150				

注:另加全日烹调油 18g,食谱含蛋白质 85.5g、脂肪 39g、碳水化合物 464g,总能量 12 865.8kJ(3 075kcal)。

【甲状腺功能减退症】

一、营养治疗目的

甲状腺功能减退症(hypothyroidism),是由多种原因引起的甲状腺激素合成、分泌或生物效应不足所致的全身性内分泌病。目前世界上碘缺乏病是一种分布最广泛,侵犯人群最多的一种地方病。全球至少有110个国家的16亿人生活在碘缺乏的环境中。中国原有4.25亿人口,占40%以上。现有智力残疾人1 017万,其中80%以上因缺碘造成的。营养治疗目的是通过较长时间补充一定量的碘,忌用致甲状腺肿物质,保证蛋白质供给,改善和纠正甲状腺功能。使人体能健康成长发育,智力发育正常。

二、营养治疗原则和要求

(一) 适当补碘

人体碘80%~90%来自食物,食盐,10%~20%来自水和空气,每日摄入约300~500μg。正常成人碘的推荐日摄入量为120μg,青少年因生长发育,需要110~120μg,孕妇乳母要230~240μg。国际上统一规定,尿碘低于100μg/L为缺碘。碘是碘甲腺原氨酸合成的原料,缺碘可致甲状腺激素合成不足,反馈兴奋促甲状腺激素,致使甲状腺增生肥大。碘本身有内在保护作用,缺碘可直接影响大脑发育,亦可导致胎儿甲状腺功能低下而影响大脑发育。在缺碘地区,无论是甲状腺肿患者或是无甲状腺肿居民都存在缺碘情况,甲状腺肿大不过是缺碘代偿的表现。

国内是一般采用1/10 000~50 000的碘盐浓度,即每2~10kg盐加1g碘化钾,用以防治甲状腺肿大,可使发病率明显下降,适用于地方性甲状腺肿流行区。当前我国人民普遍使用碘盐,从根本上解决缺碘状态。食用加碘盐是防治碘缺乏病中最经济有效、简便的方法。但须注意在烹调时,碘盐不宜放入过早,也不宜让碘盐在阳光下暴晒,以免破坏。此外,对生育妇女更要注意碘盐的补充,防止因母体缺碘而导致下一代患克汀病。还可选用碘蛋、碘面、碘酱油等。

(二) 忌食或少食致甲状腺肿物质

某些蔬菜和药物有致甲状腺肿物质的作用。如卷心菜、白菜、油菜等食物,内含致甲状腺肿物质。此外,木薯、核桃等食物也是缺碘地区的致甲状腺肿的因素之一。因其影响甲状腺激素的合成而引起暂时性甲状腺功能减退患者,当停用致甲状腺肿物质时,甲状腺功能可自行恢复。

(三) 补充蛋白质

在蛋白质营养不良条件下,甲状腺功能有低下趋势。保持正常的甲状腺功能,除保证供给碘以外,还应有足够的蛋白质供给。每人每日蛋白质在20g以上才能维持人体内蛋白质平衡,每日约有3%蛋白质不断更新。甲状腺功能减退时因小肠黏膜更新速度减慢,消化液分泌腺体受影响,酶活力下降,白蛋白也下降,故应及时补充以改善病情。

(四) 限制脂肪

脂肪是人体能量和脂溶性维生素供给的来源。甲状腺功能减退时血浆胆固醇合成虽不快,但排出较缓慢,故血胆固醇升高,三酸甘油酯和β-脂蛋白也均增高,这在原发性甲状腺功能减退时更明显,其血脂增高程度与血清促甲状腺激素水平呈正相关,故应限制脂肪摄入,同时也应限制富含胆固醇饮食。

(五) 补充铁剂和叶酸

甲状腺素不足,可影响红细胞生成素合成而致骨髓造血功能减低,铁吸收障碍,还与胃酸内因子、维生素 B_{12}、叶酸等缺乏有关。甲状腺功能减退患者往往合并贫血。故应补充富含铁的食物,补充维生素 B_{12},必要时要给予叶酸、肝制剂等。

三、膳食举例

膳食举例详见表 12-9。

表 12-9 甲状腺功能减退患者膳食举例

用餐时间	内容	食物	重量 /g	用餐时间	内容	食物	重量 /g
7:00	牛奶	脱脂奶	300	17:00	鸡蛋炒番茄	鸡蛋	50
	面包	富强粉	55			番茄	100
	酱菜		少许		炒芹菜	芹菜	100
11:00	肉片炒豆腐干	瘦肉	75		米饭	米	125
		豆腐干	75	20:00	水果	苹果	200
	肉丝海带汤	瘦肉	25				
		海带	100				
	米饭	米	150				

注:另加全日烹调油 18g,食谱含蛋白质 77.9g、脂肪 21g、碳水化合物 351.5g,总能量 10 156.4kJ(2 427kcal)。

【 痛   风 】

一、营养治疗目的

痛风(gout)是长期嘌呤代谢障碍,血尿酸增高引起组织损伤的一组疾病。根据尿酸增高原因,分为原发性痛风和继发性痛风。原发性痛风由先天性或特发性嘌呤代谢紊乱引起,继发性痛风由慢性肾脏病、血液病、内分泌疾病和食物、药物引起。痛风患者的急性关节炎发作与血尿酸增高有关,而血尿酸浓度往往与进食嘌呤高的饮食有直接关系。营养治疗目的是通过限制嘌呤食物,采用适当能量,限制脂肪和蛋白饮食、禁酒、供应充足水分,减少外源性的核蛋白,降低血清尿酸水平并增加尿酸的排出,防止痛风的急性发作,减少药物用量。

二、营养治疗原则和要求

(一) 限制嘌呤饮食

尿酸为嘌呤代谢的最终产物,主要由细胞代谢分解的核酸,其他嘌呤类化合物及食物中的嘌呤经酶分解而来。目前主张禁用高嘌呤食物,并根据病情,调整膳食中的嘌呤含量。限制嘌呤饮食,每天可减少尿酸 200~400mg,血尿酸降低到 59.5μmol/L。

采用低嘌呤膳食,控制嘌呤摄入量。在急性关节炎期,每天严格限制嘌呤在 150mg 以下。

在急性发病 3 天内,选用基本不含嘌呤或含嘌呤很少的食物。在痛风慢性关节炎期,可采取每周中 5 天采用低嘌呤饮食,每天嘌呤在 100~150mg,另外 2 天采用不含嘌呤或嘌呤量很少的食物。含嘌呤高的食物有瘦肉类、动物肝、肾、胰、心、脑及肉馅、肉汁、肉汤,鱼类有鲭鱼、鲥鱼、鱼子、小虾、淡菜等。

(二) 适当能量、限制蛋白质、脂肪饮食

首先控制能量,每日能量较正常人减少 10%~15%,可酌情供给 6 440~8 280kJ(1 616~2 070kcal)能量,碳水化合物应占总能量约 50%~60%。防止肥胖,保持或达到理想体重,最好低于理想体重 10%~15%。对肥胖症患者要有减肥措施,但不宜减得太猛。因突然减少能量摄入,会导致酮血症。另外,酮体与尿酸相竞排出,使尿酸排出减少,反而促进痛风发作。果糖宜少摄取。因它能增加尿酸的生成与排出。

蛋白质摄入量宜每日每公斤体重 0.8~1.0g 或每天 50~70g。牛奶和鸡蛋不含核蛋白,可作为主要蛋白质来源。每天脂肪宜限于 50g 左右,以利尿酸排泄。蛋白质要限量,因高蛋白饮食可导致内源性嘌呤合成增高,有可能增加尿酸的前体。脂肪可减少或阻碍肾脏排泄尿酸的作用,故应限制脂肪摄入量。

(三) 补充维生素

维生素供应要充足,特别是 B 族维生素和维生素 C,它能促使组织内淤积的尿酸盐溶解。尿酸在碱性环境中容易溶解。蔬菜和水果既是成碱食物又能供应丰富的维生素,值得提倡应用。

主张多吃新鲜水果和蔬菜,以补充 B 族维生素和维生素 C。如青菜、包心菜、花菜、冬瓜,各种水果及硬果类,如花生、杏仁、核桃等。

(四) 多饮水、禁酒

鼓励患者饮用水、果汁、矿泉水等饮料,增加尿量,以保持每日尿量在 2 000ml 以上,达到稀释尿液的目的。每天热水浴,亦可帮助促使尿酸排泄。

酒能造成体内乳酸堆积,而乳酸对尿酸排泄有竞争性抑制作用,在过量饮酒时,可使血尿酸增高。经常饮酒,可促进嘌呤合成,而致高尿酸血症。若在饮酒同时进高嘌呤、高蛋白、高脂肪饮食,更易引起急性痛风发作。应禁止饮用各种酒类。

对咖啡、茶、可可及辛辣刺激调味品应适量。

(五) 膳食举例

膳食举例详见表 12-10、表 12-11。

表 12-10 痛风急性发病期患者膳食举例

用餐时间	内容	食物	重量 /g	用餐时间	内容	食物	重量 /g
7:00	奶	脱脂奶	300	14:00	奶	脱脂奶	300
	面包	富强粉	50		水果	苹果	150
	咸酱菜	咸酱菜	少许	17:00	西红柿鸡蛋面	西红柿	100
11:00	鸡蛋炒黄瓜	瘦肉	35			鸡蛋	50
		黄瓜	200			富强粉面	100
	米饭	大米	100				

注:另加全日烹调油 21g,食谱含蛋白质 72.5g、脂肪 23.5g、碳水化合物 301.5g,总能量 7 545.7kJ(1 803kcal)。

表 12-11　慢性痛风病患者膳食举例

用餐时间	内容	食物	重量/g	用餐时间	内容	食物	重量/g
7:00	奶	脱脂奶	300	17:00	鸡蛋炒芹菜	鸡蛋	35
	面包	富强粉	50			芹菜	100
11:00	番茄鸡肉卷心菜	番茄	100		番茄黄瓜蛋汤	番茄	100
		鸡肉	50			黄瓜	100
		卷心菜	100			鸡蛋	35
	花卷	富强粉	100		米饭	米	100
	稀饭	米	50				

注：另加全日烹调油 21g，食谱含蛋白质 72.5g、脂肪 33.5g、碳水化合物 301.5g，嘌呤 35.3mg，总能量 7 545.7kJ（1 803kcal）。

【肥　胖　症】

一、营养治疗目的

肥胖症（obesity）指人体当进食能量多于消耗量而以脂肪形式储存体内超过标准体重 20% 时，或体重指数（BMI）大于 28。如无明显病因可寻者称单纯性肥胖症，具有明确病因者称继发性肥胖症。

肥胖往往与遗传、饮食习惯、体力活动、精神神经及内分泌代谢有关。随着人民生活水平的提高、营养知识的缺乏，不良饮食习惯、运动消耗不足，单纯性肥胖症患者有增高趋势。肥胖症营养治疗目的是坚持足够的时间，持之以恒地改变不妥的生活和饮食习惯，长期控制能量的摄入，增加能量的消耗，彻底纠正能量代谢的入超，控制体重，使体重达到或接近正常范围。

二、营养治疗原则和要求

（一）控制能量

肥胖症直接起因于长期的能量入超，因而需长期控制能量的摄入和增加能量的消耗，才能纠正能量代谢的入超。但对能量的控制要因人而异，适可而止，并应坚持适当的活动，以增加其能量的消耗。国外将分为减食疗法即低能量饮食，半饥饿疗法，即超低能量饮食，甚至有绝食办法，根据不同的病情进行阶段的能量限制。

膳食供能量必须低于机体的耗能量，即低能膳。成年肥胖者，每日以负能 525~1 050kJ（125.5~251kcal）来制定每日三餐的供能量，使每月稳步减肥 0.5~1.019kg；对中年以上的肥胖者，每日负能 2 301~4 620kJ（552.1~1 104.2kcal）为宜，使每周减肥 0.1~1.0kg。但每日每人的膳食供能量至少应为 4 196kJ（1 003.8kcal），这是最低安全水平。

（二）限制碳水化合物

碳水化合物是主要能源物质之一，其供能量以占膳食总能量中的 40%~55% 为宜。以维持机体器官的能量代谢，防止酮症的发生。应保证膳食碳水化合物的比值，碳水化合物的量过高或过低，都将影响机体的代谢。要严格控制低分子糖类摄入及晚餐后和睡前的碳水化合物摄入。

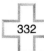

因碳水化合物饱食感低,可引起食欲增加。尤其对低分子糖类食品,如蔗糖、麦芽糖、糖果、蜜饯等,因其消化吸收快,易使机体对糖负荷增加,反馈性使胰岛素分泌增加,而给机体只是提供些"空白能量",不利于减肥。

(三) 保证蛋白质

由于限制膳食能量的供给,不仅会促使体脂消耗的增加而且还会造成机体组织蛋白的丢失。为维持正常的氮平衡,必须保证膳食中有足够的正常的优质食物蛋白。又因蛋白质是三大物质的能源物质之一,尽管不是主要的供能,但过多的供给也引起肥胖。所以对采用低能膳食的中度以上肥胖者,蛋白质供给应控制在总能量的 20%~30%。

在严格限制膳食能量供给情况下,蛋白质的营养过度将会导致肝肾功能的损伤,这又提示低能膳食中蛋白质的供给量不可过高。

(四) 严格控制脂肪

由于膳食脂肪具有很高的能量密度,易导致机体的能量入超,过多的脂肪摄入易引起酮症。脂肪有较强的饱腻作用,可影响食欲。为使膳食含能量较低,耐饥性较强,脂肪供给量应控制在总能量的 25%~30%。膳食胆固醇的供给量,每人每日应低于 300mg 为宜。即使肥胖症患者无心血管疾病,无高胆固醇血症,也不能超过 500mg。

(五) 补充维生素、提倡戒酒

肥胖症患者常伴有糖尿病、高脂血症、冠心病等,故需补充各种脂溶性和水溶性维生素。膳食中应注意补充 B 族维生素和维生素 C,在膳食供能量中,部分患者把酒作为能量来源之一。但酒可诱发体内糖原异生障碍,导致酮体增多。长期饮酒还会影响脂肪代谢,使血浆甘油三酯升高,诱发肝脂肪变性,影响糖代谢。因酒不利于脂肪和糖代谢,故应尽量少饮或适量饮酒。提倡戒酒。

(六) 预防为主

防止肥胖可减少高血压、冠心病、糖尿病的发生率,对肥胖的预防比治疗有效,除饮食治疗外,应坚持适当增加体力活动。预防还应从幼年开始,特别在 5 岁前。要重视青少年肥胖防治。加强儿童和青少年的食育教育十分重要。

(七) 膳食举例

膳食举例详见表 12-12。

表 12-12　肥胖症患者膳食举例

用餐时间	内容	食物	重量 /g	用餐时间	内容	食物	重量 /g
7:00	豆浆		250	17:00	肉片香干炒芹菜	瘦肉	50
	花卷	富强粉	50			芹菜	100
	煮鸡蛋	鸡蛋	40			豆腐干	50
11:00	牛肉丝炒豆腐干	牛肉	50		米饭	米	80
		豆腐干	75				
	炒小白菜	小白菜	150				
	米饭	米	80				

注:另加全日烹调油 18g,食谱总体含蛋白质 74.5g、脂肪 30g、碳水化合物 197.9g,总能量 6 122.1kJ(1 463.2kcal)。

（张爱珍）

第六节　传染性疾病的营养治疗

我国目前传染性疾病的发生率虽然较以前为低,但近几年发生的"非典"、禽流感及新型冠状病毒肺炎等疾病已引起政府及有关部门、社会的高度重视。然而传统的传染性疾病仍以肝炎、结核病为主。

【病毒性肝炎】

病毒性肝炎(viral hepatitis)是一组由肝炎病毒引起的传染性疾病。肝脏是重要的代谢器官,对蛋白质、脂肪、碳水化合物、维生素和无机盐等营养素具有氧化、还原、分解、合成、储藏和调节等一系列重要作用,以使其按人体需要维持动态平衡。病毒可引起肝细胞损害,导致营养素的代谢紊乱,使肝细胞损害加重。

一、营养相关因素

(一) 碳水化合物代谢障碍

因肝糖原合成减少,加上患者进食少而处于半饥饿状态,易出现低血糖;还由于肝脏将乳酸转变为糖原的功能减弱,易引起乳酸在体内蓄积,患者感到四肢酸痛,重者可出现酸中毒。

(二) 蛋白质代谢障碍

1. 因肝细胞合成蛋白质障碍,进而导致血浆白蛋白水平下降。

2. 凝血酶原和纤维蛋白原等多种凝血因子合成障碍,重症者可发生皮肤和黏膜出血不止。

3. 肝内鸟氨酸循环受影响,尿素合成能力下降,使血氨水平增高。

(三) 脂肪代谢障碍

由于肝功能受损,进入肝内的各种脂肪转变为血浆中磷脂、胆固醇、胆固醇脂与脂蛋白的合成过程也就发生障碍,脂肪不能运出肝脏以供人体组织利用,因此,脂肪就淤积于肝内而形成脂肪肝,进而肝内结缔组织增生而导致肝硬化。

(四) 维生素和矿物质代谢障碍

维生素与肝脏的关系密切。如肝内有胡萝卜素酶,可使胡萝卜素转变成维生素 A。95% 的维生素 A 和大量维生素 D 贮存于肝内,B 族维生素、维生素 C、维生素 E、维生素 K 等亦大量贮藏在肝内,B 族维生素可在肝内形成辅酶而参与新陈代谢,如维生素 B_1 构成脱羟酶的辅酶参与糖代谢;维生素 C 能促使肝糖原形成、保护肝内酶系统、增加肝细胞抵抗力及促进肝细胞再生。此外,矿物质如铁和铜在肝内贮存亦甚多。因此,肝细胞受损后,上述维生素和矿物质代谢均受影响。

二、营养治疗

(一) 营养治疗目的

1. 供给高碳水化合物、高维生素、低脂肪的清淡饮食。

2. 合理的加工烹调,以增进患者的食欲。食品应易消化吸收,一般不用油炸、油煎食品。

3. 根据病情与患者饮食习惯适当调理,采用少量多餐的半流质饮食为主,食欲极差时用流质,可用米汤、豆浆、蛋汤、果汁、藕粉、面包、稀饭、面条等。

急性肝炎一般在黄疸出现后,恶心、呕吐次数减少,食欲开始好转,可逐步进行饮食治疗,促进康复。

（二）营养治疗原则和要求

1. 能量　给肝炎患者供应充足的能量,可以保证肝脏有足够的能量,补充发病后的能量消耗,也减少了蛋白质的消耗,有利于组织蛋白的合成,增强体力,恢复健康。但过多的能量,对肝炎患者也是不利的,因为高能量容易引起肥胖,肥胖常常是肝炎患者发展为脂肪肝的主要原因。文献报道,肝炎恢复期发生的脂肪肝与高能量饮食有密切关系。国外曾报道以高能量膳食治疗肝炎,每日给 4 000~5 000kcal 能量(蛋白质 70~150g,糖类 400~500g;脂肪 50~200g),结果 1/2 的急性肝炎和 1/3 的慢性肝炎患者发生脂肪肝。临床上观察到有些肝炎患者,在发病早期恢复顺利,但由于供给能量过高,往往在体重增加的情况下,肝脏肿大,肝功能恶化,这种情况有向脂肪肝发展的可能,因此肝炎患者不宜采用过高的高能量膳食,以增加基础代谢的 60% 为宜,成人以每天 2 000~2 500kcal 能量为宜,一般每天供给 2 200kcal 左右。

2. 蛋白质　蛋白质是肝脏细胞再生所需要的主要原料。对肝炎患者,蛋白质的供给量应相对高于健康人。国外学者给黄疸性肝炎患者给予蛋白质含量较高的膳食,分每日每公斤体重 1g、1.5g、2g 三组,经 10~12 周观察,肝细胞浆疏松程度的恢复以 2g 为最佳,低于此值皆不能达到良好效果,从而提出肝炎饮食治疗,蛋白质供应标准为每公斤体重每日 2g 或占总能量 15%~16%,并且必需氨基酸的供应量和比例要恰当。国内研究认为在肝炎急性发作期,胃肠道有炎症,每天每公斤体重给 1g 蛋白质已足够,过多则加重消化系统负担。须等黄疸出现后半至一个月才可逐渐增加以修复被破坏的肝细胞、补充机体的消耗,同时还有助于防止肝细胞的脂肪浸润。最后逐渐增加至每天供给 80~120g 蛋白质。应多选用蛋白质生物利用率高的食物,如肉、蛋、鱼、豆类及豆制品。

如肝炎合并腹水(无血氨升高)蛋白质的供给量应提高,以每天每公斤体重 2~3g 为宜,或适量给予氨基酸制品。

3. 碳水化合物　碳水化合物可增加肝糖原的合成,给予足量的碳水化合物,既可以保护正常肝细胞,又可促进受伤肝细胞的修复和再生,一般每日碳水化合物供给 350~400g,肝脏对碳水化合物代谢平衡作用有重要地位,因为:

（1）肝是葡萄糖生成和储存的器官。

（2）门静脉血中胰岛素浓度比体循环中高 3~10 倍。

（3）肝是高血糖素对糖类调节的重要部位。

（4）吸收来的己糖,在释放到肌肉和脂肪组织以前,先在肝内处理。

（5）肝在饥饿状态或进食后调节血葡萄糖水平。

所以肝脏是维持血糖在一定范围内恒定的主要器官。用犬进行实验,将肝切除后血糖立即下降,在 2~3 小时内死亡。如反复注射葡萄糖,生命可延长 12~18 小时,而后因其他原因死亡。观察犬肝静脉和门静脉中血糖浓度的实验中发现,当消化旺盛时,虽食物中含糖量正常,门静脉血糖浓度可达 230mg%,而肝静脉血糖浓度仅 194mg%。空腹时门静脉血糖浓度仅 79mg%,而肝静脉血糖浓度却有 108mg%。由此可知肝脏是调节血糖水平的主要器官。

目前已认识到肝脏病变可以引起糖尿病,也可产生低血糖,过去曾认为重症肝炎以低血糖多见,肝硬化患者则常见高血糖现象。最近用葡萄糖氧化酶技术检测结果表明,50% 病毒性肝炎患者空腹血糖低于 69mg%,这些患者都无大块或亚急性重型肝炎,血葡萄糖浓度与肝功能试验无关,说明低血糖可见于无重症肝损害者,这些患者低血糖的程度轻微(45~60mg%),且无症状。重度症状性低血糖而需葡萄糖治疗者,则见于大块肝坏死者,且为终止末期表现。

糖类来源主要从米、面、谷类食物中摄取,若患者食欲过分减退,仅能进食流质或半流质,而影响糖类摄入量,则此时可在主食外适当吃些葡萄糖、麦芽糖、蔗糖和蜂蜜。必要时还可静脉注射葡萄糖,以补充糖源不足。根据肝炎患者的全身情况,按病情发展的不同时期给予的糖是不同的,急性肝炎恢复期或慢性肝炎患者,如进食过多的糖,一方面会妨碍胃肠道酶的分泌而影响食欲,发酵后又可加重胃肠胀气,同时过多的糖在体内氧化产生能量容易加速脂肪贮存,促使患者体重过重,引起肥胖,不利于肝炎治疗与恢复,且可以发展为脂肪肝,故对急性肝炎恢复期或慢性肝炎患者糖类的供给应适量,不能过高,不需在饮食之外加服过多的葡萄糖、果糖、蔗糖。

4. 脂肪 脂肪代谢在肝脏进行,如脂蛋白的合成、脂肪酸的氧化和酮体的生成。肝炎患者供给脂肪有如供给能量:刺激胆汁分泌;促进脂溶性维生素吸收;从植物性脂肪中提供必需脂肪酸的作用,而必需脂肪酸的作用之一是参与磷脂的合成,使脂肪从肝脏顺利运出,故对预防"脂肪肝"的形成有利。某些必需脂肪酸,如亚油酸对受损肝细胞的修复及新生肝组织的生长是一种必需的原料。故在肝炎膳食中过分"忌油"、限制脂肪的摄入量,对肝病的恢复是不利的,一般情况下每天供给 50~60g 脂肪(包括烹调用油和食物本身所含的脂肪都计算在内)。当然脂肪供给量得因病期而异:急性期,患者一般都厌油腻,脂肪摄入量很少;恢复期,患者肝功能趋向正常,食欲好转,脂肪供给量可占总能量的 20%~25%。脂肪的供给宜采用易消化的植物油,因为病变的肝脏仍能对植物油进行正常代谢。胆固醇高的食物,如猪油、动物内脏、蛋黄、乌贼鱼、贝类等应予限制,因肝脏参与胆固醇代谢。血浆胆固醇的生成不依赖于肝脏,故当肝功能降低时,须限制食用胆固醇高的食物,其目的在于减轻肝脏的负担,改善胆固醇代谢障碍。建议每日胆固醇需要量不超过 300mg 为宜。

5. 维生素 维生素与肝脏关系密切,肝脏是贮存多种维生素的器官,在患肝病时肝功能降低,影响多种维生素的代谢与转化;很多维生素又直接参与肝脏的代谢,维生素缺乏,影响肝脏的生理功能,如维生素 B_6 有促进脂肪代谢的作用,维生素 C 能促进肝糖原的合成。因此,肝炎患者的饮食必需富含多种维生素。医生也常给予补充各种维生素制剂,以防止缺乏,但也不是越多越好,某些维生素过量,也会引起中毒。

(1) 维生素 A:肝脏有将胡萝卜素转变为维生素 A 并加以贮存的作用。肝病后,常有缺乏维生素 A 的表现。慢性肝炎、肝硬化患者常较急性肝炎者明显,患者可有夜盲、角膜软化、眼睛发干、皮肤干燥、鱼鳞癣等表现,故患者宜多食用含维生素 A 和胡萝卜素丰富的食物,如全奶、黄油、西红柿、莴笋叶、小白菜、油菜、胡萝卜、红心白薯等。

(2) B 族维生素:B 族维生素在肝脏形成各种辅酶,参与各种物质代谢,当肝脏患病时,应供给维生素 B_1、维生素 B_6 丰富的食品,如各种谷类、豆类制品、蛋类、鱼、瘦肉等,以预防脂肪浸润肝脏。维生素 B_2 在某些氨基酸脱氢过程也是不可少的,肝功能受损时,也会出现缺乏,故要注意补充,如冬菇、口蘑、紫菜等。

（3）维生素 C：维生素 C 能促进肝糖原的合成、保护酶系统、增加肝细胞抵抗力、促进肝细胞组织再生、增加利尿、改善肾上腺皮质功能、解毒及直接改善肝功能等作用。故宜多进食含维生素 C 丰富的新鲜蔬菜和水果，如小白菜、油菜、大白菜、西红柿、橘子、广柑、山楂、大枣、柠檬等。

（4）维生素 K：肝脏具有将维生素 K 转变为凝血酶原的作用，当肝功能受损时，凝血酶原减少，易出血，故应多食含维生素 K 丰富的食品，如卷心菜、菜花、花生油等。

6. 其他　饮食中应供给充足的液体和适量植物纤维素，前者以稀释胆汁，促进代谢产物等有毒物质从肾脏排出，后者亦具刺激胆汁分泌，增强肠蠕动，以利代谢废物的排出的作用。

7. 烹调与配餐方式　忌用油炸、煎、炒的食品及强烈调味品，宜蒸或煮等清淡、温柔、可口食品，菜肴制作要注意碎、烂、软、嫩，兼顾色、香、味，以促进患者食欲，保证消化吸收，配餐时须注意多种蛋白互补，尤其动、植物蛋白的互补，一周食谱要求主食与菜谱多样化，以促进患者食欲，做好合理营养。

8. 禁忌与限制食品　严禁酒类饮料，酒类可加重肝脏损害，并导致肝脏脂肪沉积；辛辣刺激性食物及易产气食物应酌量限制。不吃含铅和化学防腐剂的食品，如罐头食品，不吃霉变花生和玉米等含肝癌因子的食品。

9. 进餐次数　一日进餐以 5 次为宜，采用少食多餐，避免一次大量进食，目的在于减少肝、胃充血，影响消化功能，且少食多餐可刺激胆汁分泌，达到利胆目的。

（三）膳食举例

肝炎患者膳食举例详见表 12-13~ 表 12-18。

表 12-13　肝炎患者普通饭膳食举例

餐别	食物	重量 /g	蛋白质 /g	脂肪 /g	糖类 /g	能量 /kcal	备注
早餐	大米粥：						
	米	50	3.1	0.3	39.3		
	花卷：						
	富强粉	50	4.6	0.5	37.8		
	煮鸡蛋	50	7.4	5.8	0.8		
点心	蜜橘	150	1.1	0.2	15.0		
午餐	米	150	9.3	0.9	117.9		
	番茄鱼片：						
	番茄	100	1.2	0.4	2.2		
	鱼	100	17.7	3.1	1.1		
	蘑菇油菜：						
	蘑菇	25	0.7	0.1	0.6		
	油菜	200	2.4	0.4	3.2		
点心	豆腐脑	250	13.3	4.8	1.3		

续表

餐别	食物	重量/g	蛋白质/g	脂肪/g	糖类/g	能量/kcal	备注
晚餐	馒头:						
	富强粉	150	13.7	1.4	113.4		
	清蒸牛肉饼:						
	牛肉	100	20.3	6.2	1.7		
	白菜胡萝卜:						
	白菜	150	1.4	0.2	2.6		
	胡萝卜	50	0.2	0.1	4.0		
	全日烹调油	25	—	25.0	—		
	合计		96.4	49.4	340.9	2 193.8	

注:(kcal)×4.184 0=(kJ)

表 12-14　肝炎患者急性期流质膳食举例

餐别	食物	重量/g	蛋白质/g	脂肪/g	糖类/g	能量/kcal	备注
早餐	过筹粥:						
	大米	39	1.9	0.2	23.6		
	白糖	20	—	—	20.0		
	盐少许	—	—	—	—		
点心	牛奶	250	8.3	10.5	12.8		
	西瓜汁	100	0.6	0.4	5.0		
	白糖	20	—	—	20.0		
午餐	米汤蛋花:						
	米	20	1.2	0.1	15.7		
	鸡蛋	50	7.4	5.8	0.8		
	鲜橘汁	100	0.7	0.1	10.0		
点心	牛奶冲藕粉:						
	牛奶	250	8.3	10.5	12.8		
	藕粉	25	—	—	21.8		
	糖	20	—	—	20.0		
晚餐	蒸蛋羹						
	(蛋)	80	11.8	9.3	1.3		
	食盐少许	—	—	—	—		
加餐	绿豆泥汤:						
	绿豆	25	5.8	0.4	14.5		
	糖	25	—	—	25.0		
	合计		4.60	37.3	203.3	1 332.9	

注:(kcal)×4.184 0=(kJ)

表 12-15　肝炎患者急性期半流质膳食举例

餐别	食物	重量 /g	蛋白质 /g	脂肪 /g	糖类 /g	能量 /kcal	备注
早餐	大米粥：						
	大米	100	6.2	0.6	78.6		
	肉松	20	10.8	2.4	1.4		
午餐	鱼片番茄面：						
	鱼	75	13.3	2.3	0.8		
	番茄	100	1.2	0.4	2.2		去皮、粒
	面粉	100	9.1	0.9	75.6		
点心	牛奶	250	8.3	10.5	12.8		
	西瓜	200	1.2	0.8	10.0		
	糖	15		—	15.0		
晚餐	鸡蛋碎菜汤饭						
	鸡蛋	200	1.4	0.2	20.0		
	菠菜	20	—	—	17.4		
	大米	15	—	—	15.0		
	全日烹调油	15	—	15	—		
	合计		67.5	39.8	332.5	1 958.2	

表 12-16　脂肪肝患者膳食举例

餐别	食物	重量 /g	蛋白质 /g	脂肪 /g	糖类 /g	能量 /kcal	备注
早餐	菜包子：						
	油菜	100	1.2	0.2	1.6		
	富强粉	100	9.1	0.9	75.6		
	牛奶	200	6.6	8.4	10.2		
午餐	大米饭：						
	米	100	6.2	0.6	78.6		
	白切猪口条						
	猪口条	100	16.5	12.7	1.8		
	香干莴笋：						
	香干	50	10.2	1.0	1.3		
	莴笋	200	2.2	0.4	3.6		
晚餐	清炖牛肉胡萝卜						
	牛肉	100	20.3	6.2	1.7		
	胡萝卜	50	0.2	0.1	4.0		

续表

餐别	食物	重量 /g	蛋白质 /g	脂肪 /g	糖类 /g	能量 /kcal	备注
晚餐	素鸡白菜：						
	素鸡	50	8.0	1.3	1.3		
	白菜	200	1.8	0.2	3.4		
	馒头：						
	富强粉	100	9.1	0.9	75.6		
	全日烹调油	8	—	8.0	—		
	合计		91.4	40.9	258.7	768.5	

表 12-17　肝硬化患者高蛋白低脂肪膳食举例

餐别	食物	重量 /g	蛋白质 /g	脂肪 /g	糖类 /g	能量 /kcal	备注
早餐	桂花白糖细沙包						
	赤豆	30	5.7	0.8	16.7		
	糖	20	—	—	20.0		
	桂花少许		—	—	20.0		
	富强粉	50	4.6	0.5	37.8		
	大米粥（米）	50	7.4	5.8	0.8		
	鸡蛋	50	3.1	0.3	39.3		
点心	豆浆	200	8.8	3.6	3.0		
	白糖	20	—	—	20.0		
午餐	软饭（米）	150	9.3	0.9	117.9		
	烩鸡丝	75	18.3	2.1			
	肉片百叶黄瓜						
	瘦肉	25	4.2	7.2	0.3		
	百叶	50	11.6	5.6	0.4		
	黄瓜	150	1.1	0.3	3.0		
点心	鲜橘汁	100	0.7	0.1	10.0		
	藕粉	20	—	—	17.4		
	加糖	10	—	—	10.0		
晚餐	馒头（面粉）	150	13.7	1.4	113.4		
	余鱼片（鱼）	100	17.7	3.1	1.1		
	肉片白菜胡萝卜						
	瘦肉	20	3.3	5.8	0.2		
	白菜	150	1.4	0.2	2.6		
	胡萝卜	50	0.2	0.1	4.0		
	全日烹调油	5.0	—	5.0	—		
	合计		111.1	42.8	417.9	2 501.2	

表 12-18 肝昏迷患者低蛋白质低脂肪膳食举例

餐别	食物	重量 /g	蛋白质 /g	脂肪 /g	糖类 /g	能量 /kcal	备注
早餐	牛奶	250	8.3	10.5	12.8		
	糖包子：						
	糖	15	—	—	15.0		
	富强粉	50	4.6	0.5	37.8		
点心	西米汤：						
	西米	25	0.1	—	21.6		
	加糖	20	—	—	20.0		
午餐	稀粥：						
	大米	25	1.6	0.2	19.7		
	花卷：						
	富强粉	75	6.9	0.8	56.7		
	炒冬瓜番茄：						
	冬瓜	100	0.4	—	1.8		
	番茄	100	1.2	0.4	2.2		
点心	水果羹：						
	苹果	100	0.3	0.2	11.5		
	糖	15	—	—	15		
	团粉	20	—	—	17.3		
晚餐	蛋花碎菜疙瘩汤						
	鸡蛋	25	3.7	2.9	0.4		
	青菜	100	1.2	0.2	1.6		
	面粉	100	9.1	0.9	75.6		
	全日烹调油	15	—	15.0	—		
合计			37.4	31.6	309	1 670	

【结 核 病】

结核病（tuberculosis）是结核分枝杆菌引起的慢性全身性疾病，但以肺、肾、肠、骨、脑等脏器感染为多见，通常以某个脏器首先感染，并在组织内长期潜伏，在人体抵抗力低下时发病，并可扩散至全身。其病理形态以结节、浸润、干酪性坏死和空洞形成等混合存在为特征。确诊有赖于结核菌的检出，早期病变应用抗结核药物治疗，几乎可全部治愈而不复发。结核病与营养关系非常密切。

一、营养相关因素

（一）营养不良易患结核病

蛋白质 - 能量营养不良时，会引起人体免疫功能削弱，尤其是细胞免疫功能受损，一旦遭受结核菌侵袭，就容易发病。

（二）结核病患者易发生营养不良

结核病是一种慢性消耗性疾病，临床上易出现蛋白质 - 能量营养不良，其原因有三。

1. 摄入不足　结核病活动期，由于全身毒血症而使患者食欲减退，使能量及蛋白质摄入不足。

2. 消耗增加　结核性胸膜炎和腹膜炎，胸腔积液或腹水中有大量的蛋白质丢失。

3. 需要量增加　结核病灶修复需要蛋白质。

由于上述种种原因造成能量和蛋白质不足，若未能采取相应措施给予补充，就会使患者发生蛋白质 - 能量营养不良，并对结核病的康复产生不利的影响。

（三）结核病灶的修复需要维生素 D 和钙

部分结核干酪样病灶修复过程中，由于失水、收缩和钙盐沉着，形成钙化灶而愈合。结核灶的钙化需要钙，而维生素 D 有助于钙的吸收，故有利于结核灶的钙化。

二、营养治疗

（一）营养治疗目的

1. 结核病是一种慢性的全身性消耗性疾病，治疗应坚持科学有效，其饮食的首要原则是合理营养，增加抵抗力，补偿因疾病引起的消耗。

2. 除结核病伴严重毒血症时会产生食欲减退外，通常患者的进食量与消化、吸收能力未受影响，故而烹调、配餐并无特殊限制，只要求定量、定时和健胃即可。

（二）营养治疗原则和要求

1. 能量　发热、咳嗽、腹泻等任何一种结核病的症状，都要消耗一定的能量，这就要求总能量的供应要高于正常饮食，一般以能维持正常体重为原则，可按每公斤体重 40~50kcal 计算，结核病患者如无显著中毒症状，每日需要能量在 2 000~3 000kcal 之间，发热的患者每日能量可给 2 000~2 500kcal。当然尚需结合患者是否卧床、消化系统的功能等酌情调整。

2. 蛋白质　由于结核患者都存在消瘦、抵抗力差的情况，结核病灶的修复也有赖于蛋白质做原料，因此，结核患者一般都需给予高蛋白饮食。每公斤体重可供给 1.5~2.0g 以上。

3. 碳水化合物　碳水化合物是我国居民的主食，又是能量的主要来源，其用量可以按患者平时的食量而定，不必加以限制，而且应该鼓励多选，酌情做好一日三餐的定量分配。

4. 脂肪　脂肪含能量较多，有条件者可适当选用，但不应过多，因为肠内吸收不好时会引起腹泻。如果患者并不消瘦，过多的脂肪摄入还会使人肥胖。

5. 维生素和矿物质　在营养成分中，与结核病的关系最为密切的营养素除蛋白质外，还有维生素 A、B 族维生素、维生素 C、维生素 D 和钙。因为维生素 A 有提高疾病抵抗力的功效，B 族维生素和 C 则参与各项代谢，还有增进食欲，健全肺部和血管等组织的作用，维生素 D 可帮助钙的吸收。因此上述维生素和钙的供应必须足量。对于有少量反复出血的肺结核、肾结核、肠结核等患者，因常有缺铁性贫血，故在饮食中还需考虑必要的铁供应。饮食中注意添加绿叶蔬菜、粗细粮食和豆类,有条件者可增加牛奶、鸡蛋、动物内脏、瘦肉和水果等。

6. 烹调配餐与餐次　为了提高患者的食欲,可以采用各种烹调形式。配餐应注意多样化,不偏食,更不强调价值高的食品,因为这不一定是最富有营养素的食物。进餐定时有利于消化吸收,三餐之外另加两次点心。三餐摄取的比例应有调整,大致早餐点总能量的30%,中餐40%,晚餐30%。

(三) 膳食举例

肺结核患者膳食举例详见表 12-19、表 12-20。

表 12-19　肺结核患者普通饭膳食举例

餐别	食物	重量 /g	蛋白质 /g	脂肪 /g	糖类 /g	能量 /kcal	备注
早餐	银丝卷:						
	富强粉	50	4.6	0.5	37.8		
	稀饭(米)	50	3.1	0.3	39.8		
	五香蛋(蛋)	50	7.4	5.8	0.8		
午餐	炒里脊:						
	肉	100	10.7	28.8	1.0		
	木耳	20	0.2	—	1.3		
	菜梗	50	0.6	0.1	0.8		
	奶油三色丁						
	茭白	50	0.7	0.2	1.8		
	西红柿	100	1.2	0.4	2.2		去皮、籽
	黄瓜	100	0.7	0.2	2.0		
	大米饭	150	9.3	0.9	117.9		
点心 15:00	牛奶	200	6.6	8.4	10.2		
	白糖	15	—	—	15		
	面包干	25	2.3	0.2	18.9		
晚餐	柿椒鸡丁:						
	柿椒	50	0.5	0.1	1.9		
	鸡	100	4.4	2.8			
	笋片青菜:						
	笋	25	0.7	0.1	0.9		
	青菜	200	2.4	0.4	3.2		
	刀切馒头:						
	富强粉	150	13.7	1.4	113.4		
全日烹调油		10	—	10	—		
合计			95.1	60.6	368.4	2 399.4	

注:(kcal)×4.184 0=(kJ)

表 12-20 肺结核患者普食一周膳食举例

星期＼餐次	早餐	午餐	点心	晚餐
一	牛奶 面包 茶叶蛋	饭溜樱桃肉 蘑菇花菜	珍珠汤	饭盐件儿 香干炒豇豆
二	大米粥 千层饼 五香牛肉	打卤面 卤口条	甜豆腐浆 奶油蛋糕	米饭 生炒鸭块 菠菜炒肉丝
三	大米粥 天津包子 素牛肉	米饭 家常豆腐 金芽牛肉丝	牛奶 百果	刀切馒头 红焖兔肉 肉片圆白菜
四	牛奶 烤面饼 卤鸡蛋	花卷 蟹黄蛋 肉丝萝卜汤	小豆粥 发糕	米饭 炒猪肝 奶汁白菜
五	稀粥 松花蛋 家常饼	片儿川面 白斩鸡一盘	牛奶 夹心蛋糕	米饭 炒猪心 莴笋片 木耳、香干
六	豆浆 细沙包 荷包蛋	米饭 五香肉丝 虾米白菜	酸牛奶	馒头 糖醋排骨 面筋炒菜
日	大米粥 花卷 盐水花生米	番茄鸡蛋汤 鲜肉包子	点心(爱斯酥) 牛奶	香干炒芹菜 清爆桂花鸭

【急 性 肠 炎】

急性肠炎(acute enteritis)主要是饮食不当、暴饮暴食、误食化学毒物、机械性刺激、进食被细菌及病毒污染的食物而引起的。其病理表现为局部或全部的肠道黏膜充血、水肿、黏液分泌增多,或伴有出血点及糜烂。因而造成消化吸收及运动功能失调,严重者可脱水、酸中毒,故此类患者多有营养障碍及水与电解质平衡失调。

急性肠炎并非均为流行病。细菌性食物中毒,往往有同席多人或同一单位集体发病的流行病学特点。病毒性肠炎常表现为儿童或成人的夏、秋季流行性腹泻,其临床特点是高度传染性与极度的病死率。

急性肠炎的发生和治疗与营养关系非常密切。

一、营养相关因素

(一) 饮食不当

如暴饮暴食、纵酒过度致使消化道负担过重,或者食用含有化学毒物的食物、被致病微生物污染的食物、或对肠道有刺激作用的硬质食物,肠黏膜受到化学毒物、细菌毒素及微生物的侵害而发生病理变化。

(二) 急性肠炎的病理变化

主要表现为肠黏膜充血、水肿,黏膜受刺激分泌增加,严重时还伴有出血、糜烂。由于消化吸收功能障碍,肠道运动功能紊乱,引起患者恶心、呕吐、腹痛、腹泻,不仅影响营养素的摄入,而且丢失大量消化液,严重者可发生脱水、酸中毒,故此类患者多有营养障碍及水电解质平衡失调。

二、营养治疗

(一) 营养治疗目的

1. 急性期因失水较多,需补充大量液体,除输液外,可短期禁食,使肠道休息,稍有缓解后可给予流质饮食。

2. 急性期给予低脂、低蛋白、低纤维饮食。

3. 少食多餐。

(二) 营养治疗原则和要求

1. 能量 为了减轻肠道的负担,急性期饮食是低能量的,其主要靠输液补充。

2. 蛋白质 急性期肠道腐败作用很强,应限制蛋白质的入量,更忌用牛奶,因牛奶易引起胀气。但酸牛奶可采用,因它有抑制肠内有害细菌的作用,病情好转,大便次数减少时,可给以鸡蛋汤、蒸蛋羹。当病情进一步稳定,患者食欲也好转时,可开始给予少量煮热的瘦肉或鱼,煮熟后切成细肉或肉末,制成烩肉丝、烩肉末羹或绞成极细肉末做成小丸子,鱼可烹制成鱼羹。上述菜中均可加入适量蒜末,因蒜末具有一定的杀菌作用。

3. 碳水化合物 急性期如肠道发酵作用强,应适当限制糖的摄入量,但病情好转,大便次数减少时,可给予细面条和面片汤、大米粥等易于消化的饮食。

4. 脂肪 急性肠炎应当控制脂肪食物,脂肪性食物不仅不利于肠的消化,还能加重腹泻。

5. 纤维素 整个病程均以纤维饮食为宜,忌用含纤维素的各种水果和蔬菜,忌用豆类及豆制品,因其粗纤维易引起肠道蠕动而致胀气,并加重腹泻。但可用少量生苹果泥,因苹果含有鞣酸,有机酸能起收敛作用,苹果中的果胶、细纤维有吸附细菌和毒素的作用,能止泻。

6. 水分、电解质与其他 因患者有腹泻、呕吐等症状,失水较多,故需补充液体,可给予米汤、稀藕粉、果汁、去油肉汤、浓茶等流质饮食。浓茶是值得采用的,因它含有丰富的鞣酸,可使黏膜中所含的蛋白质部分凝固,形成致密的蛋白质膜,保护下层组织和感觉神经末梢免受刺激,使肠蠕动减弱,肠分泌减少而缓解病情。食盐摄入量宜少,因食盐过多对炎症不利,一日给予 3~5g。

7. 烹调与餐次 可采用蒸、煮、烩等烹调方法,以便食物易于消化。应少食多餐,一日进餐 5~6 次,以减轻肠道负担。

（三）膳食举例

肠炎患者膳食举例详见表 12-21~ 表 12-23。

表 12-21　肠炎患者急性期膳食举例

餐别	食物	重量 /g	蛋白质 /g	脂肪 /g	糖类 /g	能量 /kcal	备注
早餐	咸米汤：	250					
	大米	20	1.2	0.1	15.7		
	盐少许		—	—	—		
点心	胡萝卜水：	250					
	加盐少许		—	—	—		
午餐	冲藕粉：	250					
	藕粉	20	—	—	17.4		
	糖	10	—	—	10.0		
点心	菜水：	250					
	加盐少许		—	—	—		
晚餐	蛋花米汤：	250					
	米	15	0.9	0.1	11.3		
	蛋	50	7.4	5.8	0.8		
点心	米汤：	250					
	米	20	1.2	0.1	15.7		
	加糖	10	—	—	10.0		
	合计		10.7	6.1	81.4	423.3	

注:(kcal)×4.184 0=(kJ)

表 12-22　急性肠炎患者稳定期膳食举例

餐别	食物	重量 /g	蛋白质 /g	脂肪 /g	糖类 /g	能量 /kcal	备注
早餐	过箩小豆粥						
	小豆	20	4.8	0.7	13.9		
	大米	25	1.6	0.2	19.7		
	花卷：						
	富强粉	50	4.6	0.5	37.8		
	水蒸蛋：						
	蛋	50	7.4	5.8	0.8		
点心	酸牛奶	200	6.6	8.4	10.2		
	蛋糕	50	4.0	2.4	32.3		
午餐	肝泥细切面						
	肝	50	10.1	2.0	1.5		
	富强粉	100	9.1	0.9	75.6		

续表

餐别	食物	重量 /g	蛋白质 /g	脂肪 /g	糖类 /g	能量 /kcal	备注
点心	蒸蛋羹：						
	蛋	50	7.4	5.8	0.8		
	咸面包：						
	富强粉	50	4.6	0.5	37.8		
晚餐	鸡蓉粥：						
	鸡	50	12.2	1.4	—		
	大米	100	6.2	0.6	78.6		
点心	豆浆	200	8.8	3.6	3.0		
	加糖	20	—	—	20.0		
	全日烹饪油	8	—	8.0	20.0		
	合计		87.4	40.83	32.0	2 044.8	

注:(kcal)×4.184 0=(kJ)

表 12-23　慢性肠炎患者膳食举例

餐别	食物	重量 /g	蛋白质 /g	脂肪 /g	糖类 /g	能量 /kcal	备注
早餐	大米粥：						
	米	50	3.1	0.3	39.3		
	银丝卷：						
	富强粉	50	4.6	0.5	37.8		
	煮鸡蛋	50	7.4	5.8	0.8		
点心	苹果羹：						
	苹果	100	0.3	0.2	11.5		
	糖	15	—	—	15.0		
	团粉	20	—	—	17.3		
午餐	鲜肉馄饨：						
	瘦肉	50	8.4	14.4	0.5		
	钙粉	75	6.9	0.8	56.7		
	发面蒸饼：						
	富强粉	50	6.4	0.5	37.8		
点心	甩鸡蛋：						
	鸡蛋	50	7.4	5.8	0.8		
	团粉	10.0	—	—	8.7		

续表

餐别	食物	重量 /g	蛋白质 /g	脂肪 /g	糖类 /g	能量 /kcal	备注
晚餐	烂饭：						
	米	125	7.8	0.8	98.3		
	烩鱼丁：						
	鱼	100	17.7	3.1	1.1		
	胡萝卜	75	0.2	0.2	5.9		
	肉末粉条汤：						
	瘦肉	25	4.2	7.2	0.3		
	粉条	20	—	—	16.9		
	全日烹饪油	10	—	10.0	—		
	合计		72.6	49.6		2 131.0	

注：(kcal)×4.184 0=(kJ)

【痢　疾】

痢疾(dysentery)是一种常见的以腹泻为主的肠道传染病。其病原体可以是痢疾杆菌，也可以是溶组织阿米巴，前者称为细菌性痢疾，后者称为阿米巴痢疾。都好发于夏、秋季，多见于青壮年。本病主要借污染的饮食经口传染而发病。污染的手、苍蝇、蟑螂等可携带病原而传播疾病。水源污染可引起流行，生食由人粪污染的蔬菜瓜果亦易引起发病。主要临床症状有发热、腹痛、腹泻、黏液脓血便和里急后重感。阿米巴痢疾的大便为果酱色，带腐臭味。细菌性痢疾主要病理变化为肠黏膜上皮细胞变性、坏死、脱落及浅表小溃疡形成；阿米巴痢疾的主要病理变化为滋养体侵袭肠黏膜形成溃疡，溃疡属组织坏死、细胞溶化性病理改变。

一、营养相关因素

当进食受痢疾原体污染的食物后，可引起痢疾发病。营养不良和暴饮暴食有利于细菌性痢疾的发生，因为在这两种情况下，机体抵抗力将会下降，使患者易感性增加。

痢疾的主要病变在结肠，重症者全结肠均可受累。结肠的主要功能是吸收水分和贮存食物残渣，形成粪便排出。在痢疾急性期，由于排便次数增多，大量水分排出体外，同时也排出较多的电解质，易致水电解质失平衡。慢性痢疾，因长期慢性腹泻会引起营养不良。

二、营养治疗

(一) 营养治疗目的

1. 痢疾以腹泻为主要特点，患者都有程度不等的失水现象，同时肠道还有充血、水肿、溃疡等病变，对食物及其渣滓的刺激特别敏感。因此，痢疾患者的饮食必须始终贯彻易消化、刺激性小、及时补充水分和养料的原则。

2. 急性期肠道病变明显,伴菌群失调,肠内产气过多。短期内低能量、低蛋白、低脂、代糖流质或半流质饮食,随病情恢复逐步从无渣过渡到低脂半流质或普食。

(二) 营养治疗原则和要求

1. 能量　急性期患者腹泻伴肠内胀气,为减轻肠道的负担,需低能量饮食,由于食欲减退,碳水化合物也较正常饮食减少,因而总热量较普食明显降低,约为正常饮食能量的1/6~1/4,总能量不足部分,可由静脉输液供给,随病情好转,肠道发酵减轻,食欲增加。总能量可恢复至普食标准。

2. 蛋白质　急性期低蛋白,宜禁用牛奶、整鸡蛋等难于消化的食物。恢复期蛋白质量与品种不作限制,然仍以饮食为宜,可供给牛奶、豆腐、蛋糕、鱼片等。

3. 碳水化合物　食欲正常者不作限制,腹胀明显者酌情限制。急性期可采用浓米汤、藕粉,好转期可进稍稠米粥、面片,恢复期可供软饭。

4. 脂肪　腹泻期间均以低脂为宜。

5. 纤维素　急性期均宜无渣饮食为宜,恢复期改为少渣饭菜,但在痢疾刚恢复的初期,仍不宜采用菜泥和多渣水果等有刺激、难消化的食物。

(三) 膳食举例

痢疾患者膳食举例详见表 12-24、表 12-25。

表 12-24　痢疾患者急性期膳食举例

餐别	食物	重量 /g	蛋白质 /g	脂肪 /g	糖类 /g	能量 /kcal	备注
早餐	咸米汤:						
	大米	25	1.6	0.2	19.7		
	盐少许	—	—	—	—		
点心 9:00	勾芡桂圆汤						
	团粉	30	—	—	26.0		
午餐	过箩绿豆米汤:						
	绿豆	20	4.6	0.3	11.6		
	大米	20	1.2	0.1	15.7		
点心	麦乳精	25	1.4	1.5	18.4		
晚餐	菜水面糊:						
	钙粉	20	1.8	0.2	15.1		
	冲藕粉:						
	藕粉	25	0.1	—	21.8		
	糖	5	—	—	5.0		
	合计		10.7	2.3	133.3	596.7	

注:(kcal)× 4.184 0=(kJ)

表 12-25 痢疾患者恢复期膳食举例

餐别	食物	重量/g	蛋白质/g	脂肪/g	糖类/g	能量/kcal	备注
早餐	大米粥：						
	大米	50	3.1	0.3	39.3		
	花卷：						
	富强粉	50	4.6	0.5	37.8		
	煮鸡蛋	50	7.4	5.8	0.8		
点心 9:00	牛奶	200	6.6	8.4	10.2		
	苏打饼干：	30	2	2	20		
午餐	软饭：						
	大米	125	7.8	0.8	98.3		
	烩腰片胡萝卜：						
	猪腰	100	15.9	3.4	1.4		
	胡萝卜	100	0.3	0.2	7.9		
	蛋花汤						
	蛋	50	7.4	5.8	0.8		
点心	鲜肉馄饨：						
	虾肉	30	5.3	0.2			
	钙粉	50	4.6	0.5	37.8		
晚餐	刀切馒头：						
	富强粉	150	13.7	1.4	113.4		
	汆丸子粉条						
	瘦肉	75	12.5	21.6	0.8		
	粉条	20	0.1	—	16.9		
	西红柿	100	1.2	0.4	2.2		去皮、籽
合计			92.5	51.3	387.6	2 882.1	

注：(kcal)×4.184 0=(kJ)

（王慧铭）

【新型冠状病毒肺炎】

新型冠状病毒肺炎(以下简称"新冠肺炎")流行于世界,范围广易感人群多,传播性强,发病人数多,死亡人数取决于预防与治疗的成效。应该重视早防早治,内修外防。各类人群因年龄、环境、生活习惯、膳食营养、工作状态及基础疾病不同,存在不同的患病风险,及其预后都不尽相同。关键是要增强个体的免疫力及对疾病的抵抗力要增强,这就要平时注重营养内修与疾病的预防意识。

一、营养预防

(一) 养成良好科学的营养素养

科学的营养素养须长期内修与坚持,而不是随意一时的行为。要自觉不断学习营养知识,持之以恒。要认真学习与应用中国居民平衡膳食指南与膳食宝塔的原则知识。结合自己存在的不良饮食习惯,如偏食、挑食、少食、暴食的行为;以酒代餐、不吃早餐,喜肉厌蔬果、多肉少鱼虾、三餐精米不吃粗粮、奶茶代水、饮料代茶等不良饮食习惯要及时纠正。

(二) 保持一日三餐平衡膳食合理营养

早餐必吃且要注重营养合理搭配。保持 4 份食物的营养补充,包括主食,可选馒头、包子、面条、地瓜、马铃薯等;副食可选一个鸡蛋,一杯牛奶,一份蔬菜或一份水果。中餐多是工作餐,原则上确保主食一份外,副食可选多种颜色的食物品种,如炒三丝、炒四丁等。晚餐家庭餐,要多品种、多种类、多颜色的荤素搭配,补充水果类,注意少油少盐少糖少酒。

(三) 关注体重的变化,尽量保持健康体重

每个人能努力做到长期坚持健康体重,可以预防多种非传染性的慢性疾病。如超重与肥胖症易患糖尿病、高血压、脂代谢异常、高尿酸血症与痛风、骨质疏松症、脂肪肝等。如低体重时有伴营养不良,人体的抗病能力差。肥胖症与低体重伴营养不良就有可能患上急性传染病。或成为新型冠状病毒肺炎的易感人群。

(四) 重视每日摄水量达标

每个人对六大营养素之一的"水"应有充分的认识,坚持每个成人日饮水量 1 500~1 700ml,7~8 杯(每杯容量约 200ml)。清晨起床后和晚间入睡前保持喝温开水 150~200ml。白天间断性喝水或喝茶,保持口腔湿润无口干。不能以饮料、奶茶、咖啡替代饮水量。

二、营养治疗

(一) 患者要接受营养评估

全面了解患者的身高与体重,平时的饮食习惯与是否患有慢性病。酌情做人体成分分析,深层次了解患者的体内多种成分是否处在正常范围或处于高水平或低水平。根据临床症状,结合血检验报告,核定选择给以普食、半流质、流质。根据病情变化随时调整膳食模式,确保个性化的膳食需求。

(二) 遵照中国居民膳食指南

保持每日提供的主食在 250~400g,主食中要适当配给 50~100g 粗粮,宜在早晚两餐中提供。避免常选面包、方便面、饺子、馄饨、油饼、油条、蛋糕与饼干等加工食品作为主食的选择。尽量做到量与质的要求,酌情根据不同病情提供个性化的营养支持。对食欲差、消化能力弱的患者,可酌情提供个性化的胃肠内营养支持。

(三) 坚持每日的蔬菜与水果类的足量摄入

要选择新鲜的、多种颜色与多品种的蔬菜与水果,尽量选择当地当季的蔬果类。在烹饪的方法可以选用生吃、水煮、冷拌、清炒或与动物瘦肉类、豆制品类与菌菇类搭配烹饪。推荐蔬菜类每人每天 300~500g。其中深色蔬菜占其 1/2 量。水果量要 200~350g 为宜。对老年人牙口欠佳,酌情鲜水果汁分多次饮用。

(四)动物食品要提供但不宜过量

每人份每天禽肉类 40~75g,水产品 40~75g,蛋类 40~50g,根据患者的不同信仰,饮食习惯以及市场的供应情况,酌情适量适当调整。烹饪宜以煮、蒸、炖、炒为主,少选油炸、酱爆、红烧、腌制等烹饪方法,不仅对食物的营养素损失而且存在多油多盐的倾向,存在健康隐患。

(五)每日确保喝奶类,搭配少量豆类及制品和坚果类

根据患者的不同年龄,平时喝奶的选择与习惯,每天配选 250ml 的奶类。如全脂牛奶、低脂牛奶、低乳糖牛奶或羊奶。豆类品种多种,可选用豆奶、豆腐、豆腐干、千张等。少许坚果类,瓜子仁、花生米、开心果、核桃等,两者总量在 25~35g。

(六)注意控油控盐控糖

对于特殊疾病的患者,如高血压、糖尿病、脂代谢异常、超重与肥胖症、高尿酸血症与痛风、肿瘤等,要做好特殊膳食谱。对于婴幼儿、儿童患者、孕产妇患者、老年患者更要根据生理状态给以人性化的提供营养支持,可请临床营养科会诊。

(七)保证水的每日供应量

不仅要确保,更要细分不同患者的需求。推荐每人每日饮水量 1 500~1 700ml,宜温开水、茶水、花茶,不能以奶茶、饮料替代而损害健康。每天喝水宜少量多次,确保晨间起床后和晚间睡前的一杯 150~200ml 温开水,有利于消化道和血管的健康。对重症患者、高龄老年患者或不能生活自理的失能患者,更要加强营养护理,定时定量用吸管送水,同时开通静脉补液,密切观察尿量。

患者处于重症或危重的状态,在做好营养评估的同时,可请临床营养科医生会诊,共同制定患者的短期应激营养支持,酌情选用胃肠内营养的个性化配制,根据病情变化密切观察。酌情调整患者的营养支持个性化方案。

(张爱珍)

第十三章

外科疾病的营养支持与治疗

第一节　手术患者的营养支持与治疗

外科创伤将给机体带来一系列临床反应。认真做好围术期外科患者的营养管理，是提高疾病治愈率、减少并发症和死亡率的关键。

围术期外科患者必须经过术前准备、手术治疗和恢复等3个阶段。机体营养储备充足与良好是十分重要的因素之一。

应用科学的手段对人体进行体重及人体成分测量分析，和测定血生化、免疫状况、氨基酸代谢和氮平衡等。对人体进行全面营养评估并对各种指标进行全面分析来判断机体的营养储备现状。临床分为营养储备良好和轻度、中度、重度营养储备不良四种情况。

具有良好营养储备的健康者，即使经受一般的机体创伤，经治疗大多能顺利康复，而对因长期疾病或其他原因造成营养不良者，如遇外科创伤或手术打击，很快将出现营养不足导致机体抗病力急剧下降和感染率上升、死亡率增高的严重后果。文献报道在医院中有50%患者处于不同程度的营养不良状况，其大致分布是：体重下降，低于正常体重90%者占21%，皮下脂肪厚度下降者占56%，上臂周径缩小者占48%。

研究指出患者如体内蛋白质消耗大于总量的1/3或者在一个月内体重下降大于原体重的30%，其结果导致死亡率明显增加。特别是围术期外科患者如存在营养储备不良现象，给予合理的营养支持极为重要。

一、围术期外科患者的营养素流失

围术期外科患者存在任何一种营养物质缺乏或不足，均表现为低体重伴营养不良，但通常围术期外科患者的营养不良主要指由于蛋白质和能量不足引起体内相关营养成分的失衡，故又称为蛋白质 - 能量营养不良（protein-energy malnutrition）。这当然与各种因素造成人体蛋白质、脂肪、糖等营养素的流失有关。

　　蛋白质、脂肪、糖(碳水化合物)、矿物质与微量元素、维生素和水分又称人体营养六要素,当然,经消化道的日常膳食中还必须增加适量的纤维素。

　　正常人体发育不同时期对各营养素的需求各不相同,对蛋白质需求存在不同。比如儿童时期,必须摄取较多的蛋白质和能量,此时蛋白质的合成代谢大大超过分解代谢,称氮正平衡阶段。成年时期则处于氮平衡阶段;老年期由于各种器官的衰老现象,使分解代谢超过合成代谢,便进入氮负平衡阶段。在围术期的外科患者中,50% 及其以上患者,由于各种原因导致蛋白质 - 能量营养不良,使分解代谢大大地超过合成代谢,严重影响机体的康复。

(一) 蛋白质摄入不足,吸收障碍

　　1. 血容量不足与贫血　　造成血容量不足的因素多种,如食物摄入量不足,低蛋白饮食致血浆蛋白质指数下降;低酸性胃的病变直接影响铁离子和维生素 B_{12} 的吸收;因溃疡、肿瘤、炎症等导致消化道慢性失血;外科创伤出血和内脏破裂急性失血等均为贫血和血容量不足的重要病因。一旦没及时处理将严重影响内脏器官的有效血流灌注及供氧能力,尤其在肾脏血流灌注不足时使机体代谢产物、有毒物质(非蛋白氮)等不能及时排泄时,血液中非蛋白氮升高,同时处于低血容量休克状态直接减弱手术和麻醉的耐受性,存在一定手术风险。

　　2. 血浆蛋白减少　　临床常见有消化道炎症致蛋白质吸收障碍;外伤和感染导致大量的蛋白质分解;大面积灼伤、呕吐、腹泻、肠瘘、手术应激使蛋白质流失速度大大超出蛋白质合成速度等,其结果使血管内胶体渗透压下降导致组织水肿,第三间隙积液,出现胸腔积液和腹水,直接影响创伤后组织的修复和创口愈合能力。临床上多见由于低蛋白血症而产生消化道瘘、穿孔、创口愈合延缓以致腹壁切口裂开等并发症者。

　　孟宪章提出白蛋白和转铁蛋白在营养评价中的地位详见表 13-1。

表 13-1　人血白蛋白、转铁蛋白测定值的营养评价

生化测定指标	正常值	营养不良状态		
		轻度	中度	重度
白蛋白 g/100ml	4.5~5.5	3.5~3	3~2.5	<2.5
转铁蛋白 mg/100ml	250	200~180	180~160	<160

　　临床患者,当白蛋白 <2.5g/100ml,转铁蛋白 <160mg/100ml 时为严重营养不良,一般不宜进行择期手术。

　　3. 机体免疫力和抗感染能力减退　　蛋白质丢失直接会使网状内皮细胞产生萎缩现象,抗体形成缺陷。如免疫球蛋白 IgG、IgA、IgM 均下降可出现在胃肠道蛋白丢失症,慢性消化道炎症性疾病或肠瘘等。通过免疫指标的测定可以判定人体蛋白质营养不良的程度。免疫力的减退直接影响围术期外科患者的严重感染率和死亡率。

　　4. 肝功能损害　　蛋白质缺乏可影响肝功能,而肝功能下降又可影响蛋白质的合成代谢。过高碳水化合物的摄入或静脉内长期高能量、低氮或无氮输液(尤其是大量葡萄糖输注)能使肝脏发生脂肪变或者导致脂肪肝,使肝细胞再生能力下降。临床上,经常可见到严重阻塞性黄疸长期没缓解致胆汁性肝硬化、急性肝细胞损害和肝肾综合征的病例。部分因胃肠

道感染、败血症以及大手术后的急性肝功能损害。如因肝脏本身的疾病,如肝炎性肝硬化,酒精性肝硬化,血吸虫性肝硬化和胆汁性肝硬化患者,如合并急性蛋白丢失或急性炎症感染,其后果将会更加严重,甚至会导致死亡。

（二）脂肪储备不足

1. 人体脂肪是最大的能源仓库　在患者术后必要时为人提供能量。当摄入能量过剩时,通过糖原异生途径以脂肪形式进行能源储备。

2. 脂肪是皮下和内脏的支撑组织　每个人的体重及其胖与瘦,男性或女性都有一定数量的脂肪储备。无论男性或女性,当严重脂肪储备不足都可以出现内脏下垂-胃下垂、肾下垂等临床表现。

3. 脂肪支解物（甘油与脂肪酸）直接参与体内有关物质的合成,如胆固醇、前列腺素以及细胞膜上的脂蛋白的组成。当必需脂肪酸（EFA）亚油酸、亚麻酸、花生三烯酸与四烯酸缺乏时,可导致细胞膜通透性的病理性改变,细胞再生和组织修复能力下降,血小板的正常功能受到影响,同时使钙、锌代谢处于失衡状态,直接影响免疫活性物质的形成以及创口的愈合。长期禁食患者如没有及时得到外源性必需脂肪酸的补充,都将表现出皮肤弹性消失、皮炎、毛发干燥,创口经久不愈以及上述由于缺少EFA产生的一系列内环境紊乱和临床表现。这在临床上称为必需脂肪酸缺乏综合征（EFAD）。

（三）能量与其他物质的消耗

葡萄糖是人体绝大多数组织和器官都能利用的能源物质。但人体饥饿状态下提供能量的肝糖原只有200g（3 347kJ、800kcal）,只需6~12小时就可耗尽详见表13-2。因此,人体在无法进食时,如不及时补充外来能源,只能通过脂肪和蛋白质等非糖物质经过有氧氧化供能。因为人体每天基本能量消耗在1 500~1 800kcal以上,围术期外科患者有更多的因素促进机体的高耗能状态。

表 13-2　65kg 成年男子体内的能量储备

供能物质	公斤/kg	能量储备/kJ	消耗时间
脂肪	10	376 560（90 000kcal）	60 天
糖原	0.2	3 347（800kcal）	6~12 小时
蛋白质	6	100 416（24 000kcal）	16 天

临床上,对矿物质中钠、钙、镁、磷等的流失可以引起围术期外科患者的临床反应,外科医生有足够重视,如果未能及时纠正和监测容易产生在血中含量过高或过低现象。

此外,微量元素对人体的影响已经引起人们的注意,但体内在储备量和每日确切需要量不详,常见微量元素的缺乏症状和中毒表现详见表13-3。

表 13-3　微量元素缺乏和中毒症状

微量元素	日推荐量	缺乏症状	中毒表现
铬	10~20μg	葡萄糖不耐受（？）、脑病、神经病变	恶心、呕吐、胃肠道溃疡、肝肾损害、中枢神经系统中毒
钴	5~8μg	同维生素 B_{12} 缺乏	心肌病

微量元素	日推荐量	缺乏症状	中毒表现
碘	50~120μg	甲状腺肿	甲状腺功能亢进、甲状腺肿
铜	0.4~1.0mg	小细胞贫血、血细胞减少、嗜中性白细胞减少	腹泻、头痛、软弱、金属样味觉、高血压、昏迷、黄疸、溶血性贫血、血红蛋白尿、氮质血症、死亡
铁	0.5~2.0mg	小细胞贫血、异食癖、匙状指	糖尿病、心肌病、色素沉着、肝硬化
锰	0.2~0.5mg	体重下降、皮炎、恶心、呕吐、高胆固醇血症	类似帕金森脑病
硒	120μg	心肌病、骨骼肌肌病肌麻痹、呼吸衰竭失明、腹痛、流涎	
钒	不详	营养性水肿(？)	躁狂或压抑的中枢神经系统病？
锌	4~10mg	腹泻、能力抑制、皮肤病、脱发、味觉异常、免疫缺陷	胃肠道不适

注:此表为推荐用量。摘自:蒋朱明,等.人工胃肠支持.北京:人民卫生出版社,1993.

二、外科创伤的营养治疗

(一) 营养支持不同途径选择

围术期外科患者营养不良者一般采用:①经口自然饮食;②经管消化道灌注;③经静脉内输液等三种不同途径进行营养补给,详见图 13-1。外科对营养支持的广泛应用,采取不同的营养途径。如浙江大学医学院附属第二医院外科倡导的对复杂胃肠道手术或肝胆胰手术采用彭氏胃减压肠营养组合胃导管(P. S 导管)在手术中将营养管送到空肠以备术后早期胃肠内营养补给的方法;有人主张在胆总管探查时采用新型的带有营养管的 T 形管的安放取代传统的 T 形管,且术中将所带营养管送到十二指肠以远的小肠中以备术后营养灌注。

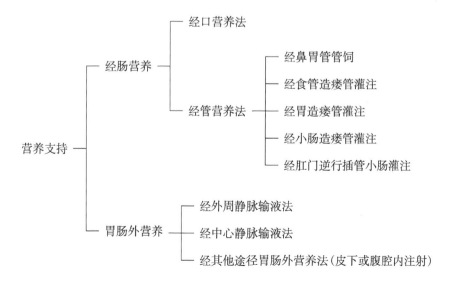

图 13-1 围术期营养支持途径

临床上,一般主张经胃肠道进行营养支持,其优点是符合人体生理功能,减少胃肠外营养带来的并发症,且营养素补给较为全面,因此经胃肠道营养是围术期营养治疗的首选途径。

近年研究表明,在一定条件下把胃肠外营养作为肠内营养的补充或全面取代的方法,特别对处于严重衰竭患者围术期的营养复苏十分重要。上海中山医院早年成功地为切除全部小肠的周某某的抢救和10年成功的治疗经验足以说明了这一点,且在胃肠外营养支持5年后怀孕生育健康的女婴,证明了我国在营养支持的医学领域中显示了世界先进水平。

(二) 不同营养素的补充

1. 低蛋白血症和贫血　慢性消耗性外科疾病的低蛋白血症,应给予高蛋白饮食,通过静脉途径进行合理的"氨基酸输液"(amino acid infusion),促进蛋白质合成代谢,减少病态下蛋白质的过多分解。通过大量输注人血或人血制品以达到纠正蛋白质营养不良状况是不科学的做法。因为人体血浆中游离氨基酸(FAA)的转换率极低,且血红蛋白缺乏一种蛋白质合成代谢时的必需氨基酸(EAA)-异亮氨酸,因此不能以输注血浆和鲜血取代 TPN 或 PPN,计算时如包括人血或人血制品的蛋白质在内的围术期患者氮平衡是不妥的,而且大量输注会增加血液胶体渗透压和血管内切变应力,改变了血液流动学,对严重衰竭特别是老年患者将是利少弊多。

严重贫血、低血容量休克、烧伤后体表血浆丢失、急性化脓性感染等造成的蛋白质流失等重症应该急速补给血液和血制品是有效措施,详见表 13-4。

2. 能量的输入与合理的卡、氮比　为了纠正机体蛋白质营养不良时,蛋白质摄入和氨基酸输液要注意到有效的能量输入与合理的卡、氮比。

表 13-4　输注人血制品与氨基酸输液的指征

输注成分	临床指征
全血	失血性休克、贫血
红细胞	正常血容量性贫血
血浆	血浆蛋白丢失、胶体渗透压不足
白蛋白	低白蛋白血症、腹水
白细胞	急性粒细胞减少
氨基酸输液	蛋白质营养不良

曾报道一组术后无并发症的禁食患者,其能量需要的70%~80%来自脂肪,剩余的10%~25%由蛋白质提供。说明要尽少利用蛋白质热源,且应有足够的外源性能量供给,无论是经胃肠营养还是胃肠外营养补充途径。

有学者认为,按尿素氮排泄量计算得到每日需要补充氮总量后,按 150kcal:1g(氮)的比例补给能量是最理想的。也有主张男性每日摄入总能量应为 8 868kJ(2 000kcal),女性为 7 531kJ(1 800kcal),这是围术期外科患者静息时的最低需求,还应考虑到实际患者的能量额外消耗。

能源的选择,脂肪乳剂供给能量占总能量的 1/4~1/2 不等,外科临床上基本上采用全部能量的 1/3 由脂肪乳剂提供的方式。这种双能源(脂肪乳剂和葡萄糖)合理输注既可避免过多葡萄糖输入带来的代谢副反应,又可给围术期患者补足 EFA,减少 EFAD 并发症。

患者电解质的需要量应该以临床生化监测指标为基础进行酌情调整。

（三）术前患者的营养支持

1. 择期手术 对消化道正常的患者,其营养不良的纠正应立足于经口营养,调整膳食结构和制作方式,同时还要注意其消化和吸收的效果。如经术前短期准备确实难以解决营养不足,应考虑辅以部分胃肠外营养(PPN),如果采用多种方法患者还难以达到满足手术的营养状况,且疾病可允许延期手术,必要时可先出院,在营养师或外科医师的指导下进行营养治疗。临床上许多肝硬化、门脉高压或骨结核病等患者常常选择此种方式进行术前营养准备,可以达到预期的营养效果。对老年患者,为帮助消化道的吸收功能的充分发挥作用也可改普通膳食为高能流质、半流质或复方要素饮食(element diet)。

2. 限期手术 限期手术患者的营养不良无充足的时间进行纠正,应该抓紧以下措施的落实。①在中心静脉压的监测下进行有效循环血量的补充;②严格监护水和电解质的稳定状态;③注意酸碱平衡。

积极创造条件,充分发挥 TPN、PPN 的临床作用,必要时选用相应的人血制品、鲜血或血浆进行相应成分的有效补给,使患者进入手术前保持相对最佳营养状态。

3. 急诊手术 急诊手术患者,都应有监测中心静脉压的中心静脉置管的输液途径,有利于术中与术后开展有效的营养支持和生命体征的监测。

另外,对围术期外科患者术前营养支持时,还应注意到对严重肝病患者限制芳香族氨基酸(AAA)的输入,不用普通氨基酸作为严重肝病的营养输液。伴有腹水和严重肾病患者要限制钠离子摄入,膳食中严格低盐原则。当然低盐、低胆固醇也是(用药物稳定血压的同时)高血压患者饮食中要注意到的,还有对糖尿病患者要配合胰岛素的应用,密切观察静脉营养中葡萄糖的利用状况,必要时加用外源性胰岛素以促进糖的消化。同时注意防止医源性低血糖现象的发生。

（四）术后患者的营养支持

手术创伤是围术期外科患者蛋白质-能量营养消耗的又一途径。早在 20 世纪 30 年代,机体代谢理论的奠基人 More 首先发现长骨骨折造成氮流失的现象,提出了手术创伤与蛋白质代谢的相关学说。有人把对处于严重营养不良的全身衰竭患者通过营养支持得到康复的治疗手段称为营养复苏(nutrition resuscitation)。对严重创伤患者来说,营养复苏与心肺复苏一样重要。

1. 应激反应(street)时机体的代谢特点 人体在遭受外伤和重大手术打击下,其代谢特点不同于饥饿或禁食。此时,体内胰岛素反应不足,处理葡萄糖能力下降,补充外源性葡萄糖的节氮效应远不如禁食时明显,根据创伤和感染程度不同,能量的需求量大部分可增加 100%~200%,这就使营养支持各项措施与饥饿、禁食时有较大的不同。

由于严重创伤或感染、疼痛、精神紧张、失血、失液等导致垂体系统和交感神经-肾上腺髓质系统的应激反应。前者使促肾上腺激素、抗利尿激素、生长激素等释放增多,交感神经和肾上腺髓质释出大量儿茶酚胺,儿茶酚胺和胰高糖素的增多抑制了胰岛素对糖的利用功效,称为胰岛素阻抗现象(insulin resistance)。因此机体加速对蛋白质和脂肪的分解代谢,从中摄取能量,应付高亢代谢对能量的需求。如若没有外源性能源补充,处于负氮平衡,即使使用了非常有效的营养支持,也只能起到减轻负氮平衡程度的临床效应。

2. 各种外科手术对机体造成难免失氮 围术期外科患者营养素消耗的原因有:①创伤应激对机体的高能耗要求;②常见手术造成机体难免的氮流失;③出血和各种含氮体液丢失,如呕吐、出汗、胃肠减压、术后各种引流、大面积烧伤后创面渗出等;④创伤和感染导致机体体温升高,加快能量消耗(体温升高1℃,基础能耗量将增加10%);⑤术后各种并发症的发生带来额外消耗。如肺部感染、消化道瘘(每1 000ml消化液中约含1g氮)等等。

3. 营养治疗

(1) 口服:凡能经口饮食者力求通过正常胃肠途径提供高蛋白质、高能量膳食,遇到术后产生食欲下降和厌食患者,则可辅以胃肠外静脉途径进行营养补充。如果营养和能量需求不能通过经口和肠道摄取满足(<能量需求的50%)超过7天,可采用肠内联合肠外营养治疗。

(2) 管饲:患者在术中置有胃肠道营养管时,可以在术后早期(有人主张术后6小时开始,一般在术后2~3天)开始滴注10%~20%浓度的要素膳,采用微量输液泵进行定量限速灌注,注意以不造成严重腹胀、腹泻为原则,灌注量和速度可酌情调整以满足机体的能耗要求。心脏、肺、肝、胰、肾等器官移植术后,建议在24小时内尽早摄入正常食物或进行肠内营养。小肠移植后其肠内营养也可尽早启动,但在第一周内加量应认真评估。

(3) 静脉输液:在应激期应严格控制葡萄糖的大量输注,在应用中根据血糖和尿糖变化增加外源性胰岛素应用,还要注意血钾变化酌情补钾,以免造成医源性高血糖、低血糖和低血钾症的发生。适当增加非胰岛素依赖性能源-脂肪乳剂和含支链氨基酸量较高的氨基酸输液将更合乎此阶段机体对氨基酸的代谢特点。

(4) 能量补给:对中等以上手术创伤患者术后能量需要是以促进机体合成代谢为原则详见表13-5。

表13-5 术后能量要求

治疗方式	能量需要(指24小时内)
胃肠外静脉支持	$1.75 \times BEE$
口服或管饲要素膳	$1.50 \times BEE$

其他各种营养素需要,可参照表13-6。

表13-6 不同营养素的术后用量(每公斤体重)

营养素	基本需要量	中等需要量	最高需要量
能量/kJ	126	147~168	210~252
水分/ml	30	50	100~150
氨基酸氮/g	0.09	0.2~0.3	0.4~0.5
葡萄糖/g	2	5	7
脂肪/g	2	3	3~4

三、胃大部切除术

(一) 胃大部切除术与营养相关因素

1. 胃容量减少 胃大部切除术使胃容量明显减少,稍多的食物进入残胃,患者就因上腹饱胀而拒绝增加饮食。故术后患者实际上经常处于半饥饿状态,摄入的蛋白质 - 能量满足不了机体代谢的需要。

2. 脂肪的消化吸收障碍 正常人每天从大便中排出脂肪 2~3g,有人发现胃大部切除术后大便中脂肪排出量明显增加。Billroth Ⅰ 式者为 7~8g,而 Billroth Ⅱ 式可高达 18g。对于部分耐受性较差患者还可导致腹泻和脂肪下痢。这与术后脂肪消化吸收功能低下有关。

3. 缺铁性贫血 胃大部切除术造成胃酸的减少使铁与维生素 B_{12} 吸收发生障碍。因为铁必须在胃酸作用下由 Fe^{3+} 变为 Fe^{2+} 而被小肠吸收,维生素 B_{12} 则是由胃酸中一种特殊的黏蛋白促进吸收。由于进食量减少使进入重建后胃肠道内铁离子原料减少。孕妇以及月经(失血)期内需铁量增加,所以胃大部切除术后产生缺铁性贫血症常见于女性患者,然而很少达到产生临床症状的程度。

4. 胆汁反流性胃炎 由于切除了幽门管,Billroth Ⅰ 式和 Billroth Ⅱ 式术后均可产生胆汁反流性胃炎现象,且以 Billroth Ⅱ 式术后多见。这是因为胆盐的存在破坏了胃壁黏膜屏障,造成氢离子从胃腔向胃壁的反方向渗透。结果使残胃胃壁正常结构被破坏,产生的恶心、呕吐等临床症状使患者的食欲大为减退,影响了各种营养素的摄取和吸收。

5. 倾倒综合征 发生倾倒综合征主要是大量渗透压过高的食物快速进入空肠后,导致短时间内吸收大量液体,使肠内容物体积突然增大,而血容量减少所产生腹胀、肠蠕动亢进、肠鸣、腹泻与头昏、脉细速等低血压现象。虽然目前临床上倾倒综合征的发生率很低,但如一旦发生,则会严重影响患者术后的营养状况。

(二) 胃大部切除术后患者的营养治疗

1. 术后早期 在生命体征稳定以后,对胃大部切除术后患者应该注重胃肠外与胃肠内营养联合治疗原则,应引起重视的是患者在经过术前准备时 1~3 天的流质饮食,术后 2~3 天的禁食,往往容易出现食欲亢进情况,如果医护人员不进行严格的饮食管理,患者盲目进食,极易造成胃肠吻合口破裂的严重并发症。临床管理过一位老年患者在术后第二天晚上因私自进食"油条""烧饼"而发生吻合口瘘,虽经尽力抢救,但终究无效而死亡的教训。故对术后患者的膳食必须严格遵循胃肠功能恢复后 3~4 天流质而后过渡到半流质饮食之常规。维持较长时间的半流质饮食(1~4 周)后再过渡到软食。进半流质以前,其蛋白质 - 能量营养不足部分由胃肠外营养或其他途径加以补充。半流质后继以软食时应该少食多餐且应以高蛋白、高能量的膳食选料配给来满足营养需求。

2. 减少胃切除范围 除了恶性疾病外,应保留相对较多的残胃。对良性胃十二指肠疾病患者,尤其是从事体力劳动者,主张半胃或不超越 2/3 胃切除术,以避免术后的小胃症状。

3. 手术方式的选择 凡能以 Billroth Ⅰ 式进行手术治疗者,尽量不做 Billroth Ⅱ 式手术,在作 Billroth Ⅱ 式时吻合口不要过大,并做到对活动度过大的残胃要妥善加以固定,这样做可以减少脂肪性下痢和腹泻,同时还能有效地减少倾倒综合征的发生率。

4. 缺铁性贫血的治疗　口服硫酸亚铁或静脉注射右旋糖酐铁,每日 100~200mg,总量1g。对维生素 B$_{12}$ 吸收障碍者,宜肌内注射 0.05~0.5mg,每日或隔日一次,或口服叶酸 10mg,每日 3 次。

5. 防治胆汁反流性胃炎　对低酸性或胃酸不高的胃大部切除术患者,采用以 Roux-y 式取代 Billroth Ⅱ式胃大部切除术可避免胆汁反流性胃炎并发症的发生。

6. 倾倒综合征的治疗　应采取以下措施先行保守治疗,一般经 3~6 个月症状可以缓解或消失。①膳食中以固态食物为主可减慢其进入空肠的速度;②不宜高渗饮食;③平卧或半卧进食,减慢食物流速;④餐后半小时卧床休息。

如经上述处理,确实无效时,应该通过胃肠钡餐造影,确认为吻合口过大者,可考虑再次手术,以建立大小合适的胃空肠吻合口。

四、短肠综合征

短肠综合征(the short bowel syndrome)是指切除大量(小肠长度的 1/2 以上)小肠并造成临床营养障碍的综合征。本病常见于肠系膜动脉栓塞导致小肠广泛坏死,严重绞窄性肠梗阻、肠坏死、小肠多发性肿瘤及小肠广泛性出血性病等,并接受了该手术患者。

正常小肠功能可分泌部分消化酶以补充胰腺消化酶的消化不足,完成食糜在肠内消化的扫尾工作。此外对水、电解质和维生素的吸收,小肠担负着重要的功能。在十二指肠远端和近端空肠 50~100cm 肠管内,完成对葡萄糖、铁、水溶性维生素如叶酸、维生素 C 及 B 族维生素等的吸收作用。凡未被空肠吸收的营养素特别是脂肪、水均由回肠吸收。维生素 B$_{12}$ 仅在末段回肠选择性地被吸收。回盲瓣的正常功能为各种营养素在小肠内被充分吸收创造良好的时间条件。小肠吸收脂肪率是 90%~95%、糖是 100%、蛋白质是 80%~90%。正常情况下,蛋白质均由小肠上段吸收,少量未被吸收的蛋白质水解物 - 氨基酸进入大肠可被重吸收。

糖大部分在十二指肠和空肠被吸收、少部分进入回肠和大肠,空肠对糖的吸收速度最快,反之,大肠对糖的吸收速度最慢。脂肪主要吸收的场所在十二指肠和空肠,脂肪先在十二指肠被胆盐乳化,后在空肠上段水解吸收。

(一) 短肠综合征的营养相关因素

1. 切除不同小肠部位对营养吸收的影响　由于各种营养素被吸收的主要肠管为十二指肠、空肠上段和回肠下段。如果这三部分肠段不受影响,即使切除了小肠中段(空肠下段与回肠上段)肠管,而长度达小肠长度的 1/2,且保留有良好的回盲瓣功能,其结果并不造成营养障碍。如果切除空肠 1/2 与回肠 2/3 以上,将会出现蛋白质和无机盐消化吸收率下降,这时如连同回盲瓣被切除,其营养吸收功能障碍将更加严重。当切除小肠总长 3/4 时,其对糖吸收率几乎可维持正常。因此,不同肠段切除后造成营养障碍与所切除肠段本身的生理功能有直接的关系。

2. 回盲瓣的保留与否　回盲瓣具有延缓食物在小肠内潴留时间、控制食物通过速度、增加营养素吸收机会的作用。对保留回盲瓣者,即使切除 70% 小肠,及时给予营养支持,有的患者还可存活。将回盲瓣切除,即使切除 50%~60% 小肠,患者就会发生严重的短肠综合征。如切除长度 75%,而未予以严格的营养管理,将很难维持生命。

3. 保留十二指肠、空肠或回肠的不同后果　一般来说,水、电解质、糖、蛋白质、脂肪和各种维生素在空肠和回肠均可被吸收,而胆盐、胆固醇、维生素 B_{12} 等只在回肠吸收。因此如全部空肠切除,回肠有承担大多数物质的营养吸收功能,但可引起某些激素,如促胰液素、缩胆囊收缩素等分泌减少,会影响胰液和胆汁的分泌,导致脂肪消化吸收不良。如切除全部回肠,必然引起胆盐、维生素 B_{12} 吸收不良,大量胆盐的丢失会导致脂肪泻,脂溶性维生素随之吸收障碍,保留空肠将无法替代回肠对胆盐和维生素 B_{12} 的吸收功能。

曾报道,唯有保留完整的十二指肠和 15~30cm 长的空肠,患者尚可存活。但如切除全部十二指肠而剩下空肠或回肠不足 60cm,患者的生存机会甚少。当然,短肠综合征患者的生存与否和生存质量与有无良好的临床营养支持密切相关。

(二) 短肠综合征的营养治疗

短肠综合征的治疗主要包括稳定生命体征、抗感染和预防继发感染、有效营养支持三部分。在营养支持方面应根据疾病不同阶段采用不同的方式方法,力求精准营养支持。

1. 第一阶段　由于广泛小肠肠管被切除,频繁的腹泻导致水、电解质的大量流失给机体带来严重的内环境紊乱。该阶段经口饮食会加速肠蠕动而使消化液丢失程度加重,所以禁食并采用 TPN 是营养支持原则。在中心静脉压(CVP)的严格控制下,有效地补足各种营养素,特别是蛋白质 - 能量的合理供给,及时纠正水和电解质的失衡状态。在禁食情况下,一旦肠蠕动已恢复,肛门排气存在,必须加用鸦片酊、樟脑酊、可待因、碱式碳酸铋或洛哌丁胺等口服药物以减少肠蠕动和控制腹泻症状。一般该阶段时间维持 2~3 周。

2. 第二阶段　经过第一阶段的积极治疗、病情趋向稳定。其临床指征是腹泻次数减少,每天大便排出量在 2~5L 以下。此时可试行恢复经口饮食,开始时以单糖、氨基酸以及中链甘油三酯等易于消化和吸收的营养素进行等渗稀释配制成营养液服用,也可选用要素膳。关键是在于控制营养液的渗透压(等渗),如渗透压过高将造成肠内容扩充加重腹泻以及血容量下降。这种情况出现时,除注意调节营养液的渗透压外,还要通过静脉途径(PPN)及时补充蛋白质 - 能量和水、电解质。

本阶段称为大部胃肠外营养支持为主和适应性胃肠内营养支持相结合阶段。

3. 第三阶段　术后 8~10 周后,患者大便次数日趋正常,大便性质为水样、稀薄、软烂。此阶段根据不同具体情况,进食较为充足的经口营养。在用膳食中,以高能量、高蛋白质食物为主,进食后以不引起腹泻为原则。采取以低脂肪少渣半流质膳食为主体,详见表 13-7。必要时服用胰酶片有利于消化吸收,减少由胰酶不足引起的腹泻。该阶段还需要用抑制肠蠕动的药物,以保证各种营养素在短肠中有足够的被吸收消化的时间。

表 13-7　短肠综合征的低脂少渣半流质膳食举例

餐次时间	食品名称	重量 /g	蛋白质 /g	糖类 /g	能量 /kcal	总能量 /kcal
7:00	(蛋花粥)					
	大米	50	3.2	0.6	38.9	
	鸡蛋	40	4.7	6.0	0.5	
	小计	7.9	6.6	39.4	9.4	248.6
9:00	(厚藕粉汤)					
	藕粉	20		17.4		

续表

餐次时间	食品名称	重量 /g	蛋白质 /g	糖类 /g	能量 /kcal	总能量 /kcal
	糖	20		20.0		
	小计		37.4		149.6	149.6
11:00	(原粥)					
	大米	100	6.4	1.1	77.7	
	鸡肉	60	23.3	1.2		
	豆腐	4.2	0.2	0.6		
	小计		34.0	2.5	78.3	472.1
14:00	(菠菜面汤)					
	菠菜泥	200	2.4	0.3	4.3	
	面粉	10	0.9	0.1	7.6	
	小计		3.3	0.4	11.9	64.4
17:00	(虾仁馄饨)					
	面粉	100	9.1	0.9	75.6	
	虾仁	100	17.5	0.6		
	小计		26.6	1.5	75.6	418.3
20:00	(果酱面包)					
	果酱	20			12.0	
	面包	50	3.1	0.1	24.4	
	小计		3.1	0.1	36.4	158.9
	合计	75.0 (N=12.0)	1 511.9(6 326kJ)			

　　如果短肠综合征患者经过 6 个月的正规治疗和良好的营养管理,仍存在腹泻症状,且停止静脉内营养补充时,体重不能维持在正常水平的 70%~80%,则应当选择外科手术治疗。

　　有效的外科手术方法是将残留小肠作局段(5~10cm)肠管倒转吻合,通过倒转肠管的逆蠕动作用而延长食糜在残留小肠中的停留时间,从而达到营养素能得到较为充分消化吸收的目的。这样做将使常规营养支持收到良好的临床效应。

(董　鑫)

第二节　烧伤患者的营养支持与治疗

一、概述

　　烧伤(burn)是机体遭受热力、电、化学物质、放射线等所导致的组织损伤。严重烧伤的患者除了有一般创伤的变化外,由于其皮肤屏障的破坏,大量烧伤坏死组织的存在,开放的创面大量丢失水分、电解质、蛋白质和微量营养素，大量能量消耗，各脏器功能受损，从而引起强烈的应激调节反应，具有一定的特殊性。与其他任何严重创伤一样，烧伤患者可因休克、急性呼吸窘迫综合征、脓毒症和多器官功能衰竭综合征等原因导致死亡。

与烧伤相关的应激反应是和包括激素水平，代谢状态，免疫状态和营养状态等的一系列异常状态相关的。这些异常状态的程度和烧伤的面积和深度相关。

烧伤后患者出现的与营养代谢有关的主要特点如下：

1. 大量体液经创面渗出丢失，其中包含大量蛋白质、矿物质及微量元素，因此导致急性缺失综合征。

2. 静脉穿刺点皮肤往往存在损伤，给建立静脉途径带来困难（导管相关感染率高）。

3. 需修复的皮肤体表面积广泛，这解释了长期营养支持的必要性，而这在其他创伤中很少见。

4. 与其他创伤相比，烧伤患者重症监护室治疗时间和营养支持天数都长的多。

烧伤患者迁延的分解代谢使得瘦体组织和体重减少，儿童处于生长阶段，严重烧伤可能使患者的线性生长延迟且生长速率减慢达数年之久。

目前流行的趋势是为烧伤患者提供合适、足量的但不是过多的营养支持。另外，代谢支持、保暖和肢体活动也十分重要。因此，了解患者烧伤后发生的病理生理改变和能量及各类营养素代谢状态的改变，以及患者对各种营养物质的需求，对于营养支持具有指导性的意义。

二、病理生理及代谢特点

（一）液体丢失及儿茶酚胺分泌

烧伤面积大于 20% 时，早期存在一个暂时性的毛细血管通透性急剧增加期。一般持续 24 小时，最初 12 小时尤为明显。大量体液由血管内转移至血管外，引发全身性水肿，有效血容量显著下降，加上体表水分蒸发，创面血浆渗出，使机体在烧伤后需大量补液。此外，毛细血管通透性增加还伴有血浆蛋白大量丢失，且丢失量与烧伤严重程度成正比。

烧伤后儿茶酚胺的分泌增加，表现为血浆肾上腺素、去甲肾上腺素和多巴胺的浓度升高，尿中排出增加。对于儿茶酚胺分泌增加的作用，目前认为其不仅是收缩血管等血流动力学作用，还是机体提高代谢率的手段。烧伤患者产热增加是由对细胞具产热活性作用的儿茶酚胺所介导，其介导代谢反应的能力取决于可资利用的儿茶酚胺储备及组织增加儿茶酚胺的反应能力。儿茶酚胺产生增多的结果为产热增加，患者存活。相反，儿茶酚胺缺乏或组织对其反应不良，不能产生足够的能量维持热平衡，预后不良。烧伤代谢增高的另一个原因是大量的炎症介质释放。

（二）代谢变化

烧伤后患者的代谢变化有较明显的时相性变化，ASPEN 的指南将烧伤的恢复分为三个阶段：①休克期或复苏；②急性分解代谢期；③调整性的合成代谢期。CuthBerston 将其分为一个短暂的代谢低下的低潮期（ebb phase）和一个代谢活动增强的高潮期（flow phase），高潮期又分为分解代谢期及合成代谢期。烧伤后即刻为血流动力学不稳定期，组织充盈减少，儿茶酚胺大量分泌，称为"低潮期"，代谢特征性改变为总耗氧量下降及代谢率降低。创伤程度不同，血流动力学重建速度的不同，决定了低潮期持续时间不同。从极短暂到数小时至数天,一般持续约 24 小时。大致与临床的休克期相近。紧接着"低潮期"的是"高潮期",特征性改变为机体 VO2 消耗和静息能量消耗值(REE)增加,钾、氮丢失加速。内脏血流、心脏总输出量脏器耗氧量和总 VO2 消耗增加,体重下降,及对糖的不耐受性增加和脂肪动员增加。这个阶段往往出现体温控制中枢上调,体温增高,尤其在严重烧伤患者中多见。此期常迁延数周或 1~2 个月直到创面愈合。随后的合成代谢阶段,氮平衡由负平衡转为正氮平衡,体重增加。烧伤后代谢反应主要是指高潮期内的分解代谢。

三、能量及各类营养素代谢

(一) 能量代谢

小面积的烧伤创伤较轻,产生的全身调节反应轻,对全身的代谢影响较轻或无影响。严重烧伤患者的能量代谢变化除了一般的创伤反应外,由于创面蒸发失热,大量蛋白质丢失,大量自身蛋白质(主要是骨骼肌)的消耗,感染和创面修复需大量的营养物质,使严重烧伤患者的代谢率明显升高。

烧伤患者静息代谢率的增加随着烧伤严重程度而上升,可超过正常人的 1.5~2.5 倍,20 世纪 70 年代文献报道,烧伤患者的实际能量消耗是理论计算 REE 值的 150%~200%,且与烧伤严重程度和烧伤面积大小成比例。Wilmore 等通过临床研究发现,当烧伤面积小于50%,静息能量消耗随烧伤面积呈线性上升。但当烧伤面积大于 50% 时,患者的静息能量消耗随烧伤面积增加的幅度减少。提示烧伤后代谢的增加有相对限度。机体的反应能力可能已达极限,严重烧伤患者代谢率的增加很少超过正常的 2 倍。

介导创伤和烧伤代谢反应的介质主要有①激素:儿茶酚胺、皮质醇、胰高血糖素等;②细胞因子:TNF、IL-1、IL-6 等;③脂类介质:血小板活化因子、PGE2、TXB$_2$ 等。除了介质,烧伤创面本身的水分蒸发增加也是烧伤代谢反应增高的原因之一。烧伤后由于坏死组织、微生物及其毒素刺激,机体组织细胞生成多种炎性介质。适量的炎性介质对于烧伤修复是必要的,但过量的介质对烧伤后全身代谢营养可产生有害作用。脂类介质、细胞因子和激素相互之间呈现错综复杂的协同、拮抗或连锁反应的关系。烧伤后代谢反应调理除了对神经内分泌反应和炎症介质调理外,营养素及促进合成代谢的激素和生长因子如特殊营养物质谷氨酰胺、精氨酸、生长激素等均对烧伤后代谢、营养、免疫有调理作用,可促进合成代谢,加速创面愈合,增强免疫。

(二) 营养素代谢

1. 蛋白质代谢　烧伤后患者出现严重的负氮平衡,烧伤后蛋白质分解代谢所产生的氮主要以尿氮形式排出,占总氮量的 80%~90%。因此尿氮的排出量可大致反映人体失氮量。尿氮排出增多为代谢率增高蛋白质分解增强的表现,在伤后 1~2 天,相当于低潮期的时间内,尿氮量不增多。进入高潮期后尿氮排出显著增加,伤后 1~2 周达到峰值。在合成代谢期间尿排氮量则正常或稍低。烧伤后尿氮排出量与烧伤面积成正比,烧伤面积大于 50% 的患者,每日失氮量可达 30g,即每天消耗蛋白质 200g。大中面积烧伤后负氮平衡时间持续较长,直至创面基本愈合。

除蛋白分解代谢外,烧伤后患者另一大失氮途径为创口渗液失氮。创面丢失氮则约占10%~20%。受到烧伤面积大小和深度变化的影响,创面丢失的氮量和持续时间变异较大。烧伤患者最初一周内经创口的氮丢失量达每 10% 烧伤面积 10g。

烧伤患者机体蛋白质消耗的主要来源是骨骼肌。最初 10 天内丢失的蛋白质约 2/3 来自骨骼肌,此后则以内脏蛋白分解为主。释放的氨基酸用于氧化供能、作为糖异生的前体、肝脏合成急性期蛋白和内脏蛋白质,以及合成用于修复组织所需的蛋白质。

烧伤后蛋白质合成较正常人为多,但仍受到部分抑制,影响蛋白质合成的因素包括氨基酸的适量供应,非蛋白质能量的提供以及激素的作用。

尿氮排出增加,创面丢失氮,加上患者胃肠道消化吸收有所减退及手术、麻醉等原因摄入氮减少,从而形成负氮平衡。在负氮平衡的同时,还伴有钾、钙、磷、镁、锌等的负平衡。

血清游离氨基酸的变化反映了烧伤后蛋白质代谢的变化。它们在血清中的半衰期仅 20 分钟。在烧伤后早期便出现明显变化,烧伤后早期蛋白质大量分解,血浆氨基酸浓度升高,甘氨酸、丙氨酸、苯丙氨酸和羟脯氨酸的升高很明显。但由于被肝脏和其他组织大量摄取利用,2 天后大多数氨基酸的浓度明显下降,在伤后不同时期,所降低的氨基酸浓度不一致。但苯丙氨酸、谷氨酸、门冬氨酸的浓度可升高。高苯丙氨酸血症的原因除了蛋白质高度分解外,与肝脏功能受损而致对苯丙氨酸代谢下降有关。谷氨酸、门冬氨酸在红细胞中的浓度高于血清浓度的 10 倍和 100 倍,它们在血清中浓度的升高和烧伤后红细胞的大量破坏有关。烧伤患者血浆氨基酸谱的变化对营养的支持具有重要的指导意义。

支链氨基酸与大多数氨基酸不同,它不在肝脏代谢而主要在肌肉中氧化。烧伤后支链氨基酸大量分解除了为肌肉提供能量外,主要用于合成谷胺酰胺。由于烧伤后大量支链氨基酸从创面渗出和烧伤后肌肉的支链氨基酸分解加速,患者血清支链氨基酸浓度下降,其下降程度与烧伤面积和程度有关。大中面积烧伤患者血清支链氨基酸下降与预后有关,烧伤后两周内,血中支链氨基酸总量减少 20%~30% 的患者死亡率较高。

2. 脂肪代谢 烧伤后患者脂肪组织分解增加,是创伤代谢反应的一部分。表现为游离脂肪酸和甘油释放增加,前者参与氧化代谢,是烧伤患者重要的能量来源。后者则参与糖异生,减少烧伤患者蛋白质的消耗,对患者有利。脂肪分解代谢受多种激素调节,儿茶酚胺、高血糖素、生长激素等可激活脂肪酶使脂肪分解产生甘油和脂肪酸。而糖皮质激素则抑制脂肪合成。烧伤后胰岛素分泌增加,使得烧伤患者的酮体生成率下降,禁食患者更为明显。甘油在肝脏转化为葡萄糖,脂肪酸则经连续氧化产生能量和乙酰辅酶 A。后者可氧化直接供能,也可转化为酮体,为脑、心肌、肾和骨骼肌提供能量。中、短链脂肪酸可自由出入线粒体,而长链脂肪酸则必须先与辅酶 A 结合为脂酰 -SCoA,然后在以卡尼汀为载体的膜运载系统帮助下进入线粒体。由于烧伤后肝脏合成的卡尼汀减少,而卡尼汀经尿排出和经创面渗出则大量增加。严重烧伤患者可能出现卡尼汀水平下降,引起长链脂肪酸氧化利用受阻。曾有作者报道烧伤后血浆内未酯化脂肪酸增高,并与烧伤面积成正比。

烧伤患者在能量摄入不足时,脂肪组织分解氧化增加。严重烧伤患者一天脂肪丢失量可达 600g 以上。脂肪总量减少一半对人体没有明显危害,但过度的脂肪分解和卡尼汀缺乏则容易导致烧伤患者发生脂肪肝,损害肝功能。

3. 碳水化合物代谢 严重烧伤患者的能量需求大量增加,而人体的糖原储备有限,仅 300~500g,仅能提供伤后 10 小时的能量。维持血糖浓度,为主要依靠葡萄糖获取能量的组织如红细胞、骨髓、肾上腺髓质等提供能量。烧伤后糖异生增加,葡萄糖是烧伤患者损伤组织细胞生长和创口愈合最主要的能量来源,但目前外源性提供的果糖也对烧伤能量提供起到了积极的作用。创伤患者的葡萄糖代谢率是正常人的 130%,即使补充大量外源性葡萄糖也不能抑制内源性葡萄糖合成、糖异生及蛋白质分解。

在烧伤应激状态下,儿茶酚胺、糖皮质激素、高血糖素等分解代谢激素释放增多,并持续较长时间。儿茶酚胺可刺激骨骼肌糖原和肝内糖原分解,激活脂肪酶,促进脂肪分解。糖皮质激素促使骨骼肌蛋白分解,并有抗胰岛素作用。高血糖素是导致烧伤后高血糖症的主要递质,它促进肝糖原分解和糖异生,使血糖升高。由于上述原因糖原、蛋白质、脂肪分解代谢增加,使外周组织释放的氨基酸、甘油、乳酸和丙酮酸浓度增高,其中最主要的是生糖氨基酸。这些都是糖异生的前体物质,在高血糖素的作用下,糖异生作用明显增强。烧伤后糖异生除了在肝脏进行外,也有人认为其可能在肾脏进行。

高血糖素(G)在烧伤后迅速增加,而胰岛素(I)的分泌虽增加,但由于 G 增加的水平远超过 I 的增加,I/G 比值相对减低。烧伤越严重,I/G 比值降低越明显,说明烧伤后分解代谢越严重,糖异生作用越明显。随着烧伤创面的愈合,高血糖素逐渐减低,I/G 比值逐渐恢复正常,有利于蛋白质合成。

胰岛素在休克期分泌受到抑制,与高血糖状态不相对应。其后胰腺 β 细胞受体增强,分泌增加,但由于外周组织胰岛素抵抗增加,使得机体对血糖利用发生障碍,葡萄糖氧化供能受阻。烧伤患者发生胰岛素抵抗的机制尚不清楚。胰岛素抵抗使人体组织细胞对胰岛素的敏感性降低,使胰岛素不能正常地发挥对葡萄糖的摄取和利用功能,导致严重烧伤患者处于细胞外高血糖和细胞内低能量的状态。因此,烧伤后用于氧化的葡萄糖限制在 5mg/(kg·min)内。输入过多的葡萄糖不但无法被组织利用,反而会加重患者的负担,增加诱发脂肪肝的风险。

4. 微量元素和维生素的代谢　烧伤后由于创面丢失和渗出等原因,在丢失大量液体的同时也伴有大量微量元素丢失,表现为血浆微量元素浓度降低,并持续较长时间。有些微量元素尤其是锌对机体的代谢和创面修复起着重要作用。机体为了维持正常的生理功能,促进蛋白质合成,促进创面愈合和改善免疫功能,对微量元素的需求增加。虽然对于烧伤患者维生素和微量元素的确切需要量还有待研究,但近期的多个研究都提示该类患者对于维生素和微量元素的需要量增加。根据渗出丢失量和正常人体需要量补充足量维生素和微量元素可提高血浆浓度以得到一定程度的恢复,并增加相关酶的活性。应尽早补充维生素和微量元素,甚至从损伤后最初几个小时即可开始。因为有些维生素和微量元素还有抗氧化作用,对氧自由基产物增加的患者具有重要意义。

5. 水电解质代谢　由于毛细血管通透性增加,大量水分与钠潴留于组织间隙或自创面丢失,致使血容量和血浆容量下降,血液浓缩,血黏度增加等一系列血流动力学改变。血清钠,氯,碳酸氢根离子都可下降,尿钠及氯化物均低,尿量少。因此应及时补充含钠液体。此时经由尿和创面丢失的钾也相当大,但由于细胞内钾释放,血清钾可正常或稍低。休克期后,如尿量恢复至 1 000ml/d 以上,应予补钾。伤后 7 天,水肿回吸收期排尿增加,更需注意补充钠钾。

在烧伤治疗中,许多治疗措施可影响水盐代谢。如热风器和空气悬浮床,溶质性利尿剂,高浓度肠内营养制剂等。

6. 体重变化　烧伤早期由于水钠潴留,患者体重可稍增加。回吸收期后体重减轻明显,主要和长期应激状态和高代谢状态引起脂肪和骨骼肌的急剧消耗有关。若营养治疗不足,烧伤面积大于 40% 的患者在伤后 7~8 周体重常可下降 20%。体重下降小于 10%,一般不影响正常生理功能,下降 10%~30% 时创面愈合延缓,免疫功能低下,易发生侵袭性感染。体重下降大于 30% 则危及生命。

四、营养治疗时机

烧伤是一种严重创伤,代谢的增加及创面的修复需要更多的营养补充。因此,临床上营养支持已经成为烧伤治疗中重要的组成部分并成为共识,称作为营养治疗更为合适。烧伤后分为休克期、感染期与康复期几个阶段,大致与代谢状态的低潮期、高潮期和恢复期相对应。因此各期的营养治疗重点也各不相同。休克期发生在伤后 48 小时之内,此时以液体复苏为主。在休克平稳时目前不主张肠外营养,但主张早期肠内营养。传统观念认为休克期虽有良好复苏措施,恢复了心、肾、肺等重要脏器的灌注,但肠道则仍处于严重的低灌注状态。且严重烧伤患者早期胃肠道功能受到抑制,进食后易发生恶心呕吐和胃扩张,因此烧伤患者早期采取常规禁食。随着近 10 多年来多种动物实验和临床研究,结果显示早期肠内营养可有效改善烧伤早期胃肠道血流量和门静脉血流量,使肠黏膜的血供和氧耗量增加,维护肠道黏膜的屏障功能,并可降低烧伤后的高代谢。如能同时补充谷氨酰胺则能更好的增加肠黏膜的活力,减少肠道缺血缺氧和再灌注损伤。此外,早期肠内营养还能有效维护肠黏膜重量和厚度,维护肠道生态平衡,减少肠道菌群、内毒素移位引起的肠源性感染和脓毒症。但最近 Wasiak.J 对烧伤患者是否早期还是延迟肠内营养做了系统分析,其结果是到目前为止,还没有发现有足够证据支持或反驳早期肠内营养对延迟肠内营养有效性。

此期的另外一个重要的任务是营养状态评估,由于 2 度至 3 度烧伤的患者存在营养风险,须对其进行筛查以确定那些需要正规营养评估并为其制订营养治疗方案的患者。目前临床上推荐 NRS-2002 营养风险筛查工具,我们在临床研究基础上改良了疾病的代谢评分,对于烧伤面积 20%~29% 或三度烧伤面积 5%~9% 的患者,代谢评分算 2 分;烧伤面积 10%~19% 或三度烧伤面积 1%~4% 的患者,代谢评分算 1 分,烧伤面积小于 10% 且没有三度烧伤时,代谢评分算 0 分。在患者入院时应评估患者的营养风险。并且应反复评估,直到患者不再处于危险状态下。

感染期也为代谢高潮期,营养治疗极为重要,原则上要循序渐进,逐步达到能量和蛋白质需求量,并根据临床表现、实验室检查、创面愈合或覆盖情况及其他并发症发生等情况,及时调整营养治疗的方案。如出现应激性糖尿病,要适当控制血糖。既要控制肠外肠内营养的总容量,又要避免高浓度的负面影响。过多的营养治疗同样也是危险的。在整个烧伤病程中,尤其是感染期,Ⅲ度烧伤创面未及时覆盖的大面积烧伤患者,并发症的发生率很高。如创面脓血症、播散性真菌病、急性脑水肿、肺水肿、急性上消化道出血、肺炎、应激性糖尿病、多脏器功能衰竭等,如何积极地营养治疗值得进一步探讨。

康复期患者创面大部分愈合,进入功能恢复。此时主要以肠内营养包括强化口服营养为主,仍然强调蛋白质的质量。

五、营养治疗的能量及各营养素构成

虽然外源性营养支持治疗不能逆转烧伤代谢的过程,但一个积极的营养治疗方案有助于适应烧伤引起的高代谢状态,增加体内氮储备,并为合成代谢,维持免疫完整性和促进创口愈合创造最有利的条件。

（一）能量供应

无可争议的是，在烧伤后患者的能量需求增加了。因此需要供应给患者足够的，但不是过多的能量。但是对于确定能量供给目标的方法，目前还没有共识。因为能量供给得过多或过少，都会对机体造成损害。目前应用的 Toronto 公式是考虑的因素最多，它纳入了所有可能影响能量需要的因素：性别、体重、身高、烧伤深度，烧伤面积比值、发热、烧伤前能量摄入和烧伤后天数。Toronto 公式：EE=−4 343+(10.5×TBSA%)+(0.23×CI)+(0.84×EREE)+(114×T℃)−(4.5×烧伤后天数)，其中 TBSA% 为烧伤面积，CI 为烧伤前能量摄入量。

以公式计算烧伤患者能量需要量往往为高潮期的高需要量，而实际上，由于烧伤后不同时期，创面愈合程度不同，并发症发生与否等状态，REE 值都会有所不同。而喂养不足和喂养过多一样有害。因此，准确评估 REE 值具有重要意义。对于住院时间长，病程复杂的患者尤其如此。如果可行的话，间接能量测定法用于评估和再评估患者的能量需求是首先受推荐的。在测得能量消耗的 20%~30% 用以估算患者对于物理治疗和创口处理所需要的附加能量需求是被普遍推荐的。但是，如果没有间接能量测定仪，校正了的 Harris-Benedict 公式还是有效的计算方法。Harris-Benedict 公式：TEE=EREE× 活动因子 × 应激因子

其中：EREE 男性 =66.5+(13.8× 体重)+(5.0× 身高)−(6.8× 年龄)；

女性 =655.1+(9.6× 体重)+(1.8× 身高)−(4.7× 年龄)；

应激因子：大手术 1.0~1.2，骨折 1.2~1.5，大面积烧伤 1.4~1.8。

EREE：HB 公式计算所得能量消耗值；TEE：总能量消耗值。

创伤患者营养支持实用处理指南指出：烧伤患者的能量需求被 Harris-Benedict 公式低估 25%~50%。国内常用的公式也较多，其中第三军医大学公式：烧伤成人能量摄入 kcal/d=(1 000×BSA)+(25×TBSA)，较接近 REE，有一定临床指导价值。BSA 指患者的体表面积，TBSA 指患者的烧伤面积。

每日体重检测是估计短期内液体平衡情况和中长期营养支持治疗疗效的有效方法。接受营养治疗的烧伤患者，应定期称体重和每天计算出入量。每天或定期酌情测定血葡萄糖、甘油三酯、总蛋白、白蛋白、前白蛋白、转铁蛋白、电解质、血尿渗透压、血红蛋白、白细胞、血小板以及尿素氮、肌酐、转氨酶。应用氮平衡、能量计算公式或 / 及间接测热法以及参照上述指标，监测能量和蛋白质供应量。

（二）蛋白质供应

正常人每天需要蛋白质 0.8~1g/kg 体重。严重烧伤后蛋白质分解代谢明显超过合成代谢，患者出现严重的负氮平衡，此时补给一定量的蛋白质能改善患者的氮平衡，促进创面的愈合。由 Alexander 和他的同事们完成的一项经典研究显示，对于严重烧伤的儿童，补充的 20% 至 23% 的能量来自蛋白质（非氮能量与氮比例为 110：1），与补充总能量的 17% 来自蛋白质（非氮能量与氮比例为 150：1）的对照组儿童相比，其免疫系统功能更好，生存率更高，发生菌血症的天数更少，全身应用抗生素的天数也更少。目前一般主张烧伤患者的每天补充蛋白质含量为总能量的 15%~20%，也可以用 Sutherland 公式估算：成人 =1g/kg 体重 +3g/1%TBSA；儿童 =3g/kg 体重 +1g/1%TBSA。该公式非氮能量与氮比例（kcal：N）为 100~150：1。

另外也可以根据患者每日实际失氮量多少来补充蛋白质。24 小时尿氮量占总氮量 80%~90%,经创面丢失氮量占 10%~20%,粪氮量每天排出小于 2g。据此可以粗略估算烧伤患者的每日失氮量。运用此法时需注意,烧伤患者在伤后不同时期创面渗液量是不同的,因此创面失氮量不同。而且如果患者存在腹泻则难以估计粪失氮量。

在补充蛋白质和氨基酸的同时需注意补充必需氨基酸和条件氨基酸的摄入。所谓条件氨基酸是指正常情况下人体可以自己合成并满足自身需要,但在创伤、感染等情况下,人体合成的氨基酸不能满足机体需要,必须提供外源性氨基酸以满足机体修复创面的需要。在烧伤患者此类氨基酸有精氨酸和谷氨酰胺等。由于谷氨酰胺在严重烧伤患者血浆中含量明显下降,应用肠内肠外途径均可能有益。

我国临床诊疗指南肠内肠外营养学分册认为:烧伤创面修复需要蛋白质,所以需要高蛋白的营养液。在严重烧伤创面愈合前,可给予蛋白质 2g/(kg·d)。

而目前欧洲的蛋白质推荐量为 1.3~1.5g/(kg·d)[氮 0.2~0.25g/(kg·d)],摄入量过高的话,蛋白质会被立即分解,导致尿氮排泄增加,反而不能达到促进蛋白质合成的目的。与正常人相同,氮平衡不但取决于摄入的氮或蛋白质量,还取决于能量摄入量。

目前没有关于烧伤患者补充白蛋白的系统评价,从有关严重烧伤儿童的终点指标研究结果看,额外补充白蛋白没有好处。

(三) 非蛋白质能量补充:碳水化合物和脂肪供应

非蛋白质能量需要量中碳水化合物和脂肪的比例一直是个有争议的问题。传统的营养支持方法碳水化合物占 50%,脂肪占 35%,氮与非氮能量比例为 1∶(150~200)kcal。近年来由于对烧伤后高代谢状态的深入研究,随着代谢支持这一概念的提出,认为高能量、高糖将增加代谢紊乱,特别引起糖代谢的紊乱,而且糖代谢后产生的 CO_2 将增加肺与肝脏的负担,因此提出非蛋白质能量 <35kcal/(kg·d),其中 40% 以上能量由脂肪提供,或糖脂比例为 1∶1,提高氮的供给量为 0.25g/(kg·d),减少自身蛋白质的分解。

高碳水化合物营养并不改变蛋白质的合成,但能明显减少肌蛋白质降解,促进肌蛋白质的净平衡。同时也发现伴有内源性胰岛素的生成,而胰岛素则已被证实是促进蛋白质合成的激素。但由于烧伤后糖代谢紊乱和胰岛素抵抗的存在,严重烧伤患者处于细胞外高血糖和细胞内低能量的状态。因此,烧伤后用于氧化的葡萄糖限制在 5mg/(kg·min)。在输入葡萄糖的同时应以一定比率补充胰岛素,起到控制血糖和发挥碳水化合物的节氮作用。此外,考虑到机体存在葡萄糖最大氧化能力限制,脂肪耐受良好的患者应使用糖脂混合物。烧伤患者的最佳血糖水平是多少目前仍不清楚,但有证据表明维持烧伤患者正常血糖水平同样重要。

脂肪是人体重要能源之一。外源性脂肪供给向患者提供能量,可避免单纯应用碳水化合物带来的一些问题,减少糖原分解,起到节氮作用。摄入的脂肪也能为患者提供必需脂肪酸,作为脂溶性维生素的溶剂和载体。此外,一些脂肪酸及其代谢产物还有免疫调节功能。欧洲肠外肠内营养学会的教材指出营养支持配方中脂肪供能占 15%~30% 即可。1995 年,Garrel 的随机临床实践研究结果表明低脂肪含量(占总能量的 15%)可减少感染发生率。我国临床诊疗指南肠内肠外营养学分册认为在严重烧伤创面愈合前,静脉输注葡萄糖速度不超过 5mg/(kg·min),补充脂肪不超过总热卡 30% 为宜。这样实际上,对于严重烧伤患者,三大营养素的补充比例推荐意见仍然是模糊的。如果脂肪不超过 30%,则碳水化合物很可能达到或超过 50%，因为蛋白质的增加补充临床上还是有难度。根据病情具体情况调整总能量和三大营养素的比例，实行个体化是解决问题的方法之一。

六、烧伤患者营养支持途径

对于烧伤患者的营养支持的最佳方式是由肠内营养方式完成。使用高能量、高蛋白质的口服饮食便可足够满足烧伤较小（小于 20%TBSA），而不合并面部损伤、吸入性损伤、心理障碍和烧伤前便有营养不良的患者的营养需要。而通常烧伤面积较大的患者单纯经口摄取足够的能量和蛋白质则存在困难。因此，临床实践上应尽早开展肠内营养（这里指管饲，非口服肠内营养），最好能在烧伤后第一个 24 小时内开展。通常使用鼻胃管和经鼻空肠营养管管饲对烧伤患者进行营养支持治疗。通常，采用何种肠内营养途径的指征是由烧伤的严重程度决定的。此外，对于需要特殊营养治疗的患者，应优先考虑肠内营养。

肠外营养有许多的相关并发症，如肠蠕动减少、脂肪肝、菌血症以及与导管相关的感染等。因此，肠外营养若采用深静脉置管，同一部位置管时间不得超过 7 天（PICC 除外）；如通过无感染创面置管，不得超过 3 天。在一些的前瞻性研究中，Herndon 及其助手阐明了肠外营养和严重烧伤患者死亡率升高有相关性。因此，肠外营养作为肠内营养不足的补充更为适合。对于各种原因无法进行肠内营养治疗的患者，肠外营养当然是唯一可选的途径。

七、特殊营养物质、激素和免疫调节饮食

使用药物调节代谢状态，前列腺素，细胞因子促进合成代谢的因子，如激素和生长因子等的辅助作用，被认为是促进创面愈合以及加强烧伤后免疫系统功能等方面具有潜力的方式。在这些特殊的营养因子中，最常用于对烧伤患者的药物性支持有精氨酸、谷氨酰胺、n-3 脂肪酸、锌、维生素 A 和维生素 C。严重烧伤患者不管肠内还是肠外补充谷氨酰胺都可能有益，尽管仍然有不少的争议存在。套用所谓"免疫增强"公式调配多种营养成分的组合的做法，其效果目前被认为仍是不确定的。为烧伤患者提供 Shrine's 饮食（即：高蛋白、低脂低亚油酸、并补充 n-3 脂肪酸、精氨酸、组氨酸、半胱氨酸、维生素 A、维生素 C 和锌作为增强）可使其创面及全身感染减少，并缩短住院天数。而另一方面，Saffle 等人给予患者免疫增强营养（包含 n-3 脂肪酸，核苷酸和精氨酸），和使用单纯高蛋白肠内营养配方的对照组患者相比，并没有发现什么优势。因此，为了确定这种在常规营养支持中加入药物增强成分的有效性尚需更多研究来证实。我国临床诊疗指南肠内肠外营养学分册认为：重度烧伤患者在监测、控制好血糖水平的条件下伤后 1~2 周起应用重组人生长激素是安全的，有利促进创面愈合，并对死亡率和并发症没有负面影响。烧伤早期肠内营养短肽制剂应用更有利肠内营养的实施。添加合生元的肠内营养有利于重度烧伤内毒素血症的改善。

（韩春茂）

第三节　肿瘤患者的营养支持与治疗

恶性肿瘤（癌症）已经成为严重威胁中国人群健康的主要公共卫生问题之一，据 2019 年

国家癌症中心发布的最新一期的全国癌症统计数据显示,2015 年我国恶性肿瘤发病约 392.9 万人,死亡约 233.8 万人。平均每天超过 1 万人被确诊为癌症,每分钟有 7.5 个人被确诊为癌症。癌症已成为我国四大慢性病之一,严重影响我国人民健康。最新发布的健康中国行动已经将癌症的防治行动列入防控重大疾病的板块。

关于人类肿瘤的病因,目前公认除了遗传因素,环境因素也起重要作用。多数肿瘤的发生与环境中的化学、物理和生物因素有关,也与个体的饮食营养、生活方式与习惯等因素有关。例如高脂肪、高蛋白、高能量饮食可导致某些癌症高发,如乳腺癌、结直肠癌、子宫内膜癌、前列腺癌等。腌制、发酵、熏烤食品和酒精亦为诱发癌症的因素。因此,膳食营养与肿瘤发病关系密切。

反之,肿瘤患者常常出现营养不良,其原因除与患者食欲下降、营养物质摄入不足有关之外,还与肿瘤细胞与宿主正常细胞争夺营养物质,以满足自身不断分裂、增殖的需要有关。此外,肿瘤组织往往还造成宿主的能量和物质代谢紊乱,这也是一个重要因素。正因为恶性肿瘤患者发生营养不良的概率很高,故营养支持是恶性肿瘤综合治疗的重要组成部分。

一、膳食因素与肿瘤病因

(一) 营养素缺乏

已有的资料显示,营养缺乏与肿瘤发病部位有关(表 13-8)。另外吸烟,嗜酒者不仅肺癌发生率增高,上消化道癌肿发病率也增高,这可能是由于烟酒对上消化道黏膜组织的长期不良刺激引起。

表 13-8　营养素缺乏与肿瘤发病部位

营养素缺乏	肿瘤部位
碘	甲状腺
维生素 A、维生素 B_2	宫颈、胃
维生素 B_6	肝
维生素 C	食管、胃
纤维素、钙	结肠、乳腺、前列腺
微量元素(硒)	食管、大肠

(二) 营养素过度

某些营养成分过量也可引起某些肿瘤发病率增高,如高脂肪饮食可使乳腺癌、结直肠癌、子宫内膜癌、卵巢癌和前列腺癌发病增多。美国国立癌症研究院提出根据美国人的食谱如进行以下改进可减少 35% 的肿瘤发生。

1. 能量摄入减少 30%。
2. 增加新鲜蔬菜纤维素摄入。
3. 减少熏、烤、盐腌的食品摄入。
4. 减少酒精量摄入。

(三) 致癌物

食物中的致癌物可来自食物的污染物和食物加工过程中的产物,前者如重金属(铅、镉、无机砷等)、农药(有机氯和氨基甲酸酯类等)、多环芳烃和霉菌毒素(黄曲霉素)等,后者如食物在腌制过程中产生的 N- 亚硝基化合物、肉类在烧烤时产生的多环芳烃类化合物及一些杂环胺化合物等。

二、肿瘤患者的营养异常

肿瘤的发生、发展是与机体密切相关,互相影响的。一方面,肿瘤在机体内生长,必然会在某种程度上受机体条件的制约。另一方面,随着肿瘤的发展,逐渐会对宿主产生不良甚至严重的影响。该影响可因肿瘤的发生部位、体积大小、恶性程度、病理类型以及机体的状态等因素而异。临床上发现约一半以上的恶性肿瘤患者的体重明显减轻,营养不良的发生率相当高。营养不良不仅影响肿瘤治疗的临床决策,还会增加并发症发生率和病死率,降低患者的生活质量,影响患者的预后。

(一) 肿瘤患者的物质代谢特点

肿瘤未经治疗或未获根治以及肿瘤复发的患者,其物质代谢有下列特征:

1. 能量代谢加速　肿瘤组织代谢率高,肿瘤患者的基础能量代谢率较正常人增多。

2. 蛋白分解加速　当蛋白摄入不足时,肿瘤患者的肌蛋白及白蛋白的分解速率均加速,释放蛋白分解产物,为肿瘤细胞分裂,增殖提供原料,进而导致宿主肌群大量丢失,血浆总蛋白、白蛋白降低,出现负氮平衡。

3. 脂代谢加速　动物实验证明,肿瘤患者或荷瘤动物的血清内含有促进脂肪动员的物质,使血清游离脂肪酸水平增高。这种脂肪动员不因为输入葡萄糖而被抑制,说明荷瘤状态的脂肪动员并不是由于外源性供能不足引起。切除肿瘤后脂肪动员可终止。

4. 糖代谢紊乱　肿瘤组织葡萄糖消耗量为正常组织的 7 倍;肿瘤组织糖代谢主要是无氧代谢,无氧代谢所产生的乳酸,供肝脏糖异生合成新的葡萄糖,这一过程,称为 Coil 循环。1mol 葡萄糖无氧分解仅产生 2mol ATP,而由乳酸再合成葡萄糖却要消耗 6mol ATP。因此肿瘤患者通过 Coil 循环每天要额外丢失 250~300kcal 能量。可见,肿瘤患者可通过两种渠道额外消耗能量,一是肿瘤组织代谢率高消耗的能量,二是经 Coil 循环消耗的能量。因此,对肿瘤患者施行营养支持时,应提供较高的能量供给。

(二) 肿瘤患者常见营养症状

1. 恶病质(cachexia)　恶病质是肿瘤患者随肿瘤进展出现的一组综合征,它以食欲缺乏、体重减轻、虚弱、贫血以及营养不良为主要临床症状。常见于晚期肿瘤患者,但并非一定会出现。

2. 食欲缺乏　食欲缺乏是肿瘤患者最常见的症状之一,有时还是首先出现的症状,有些患者甚至可发展到完全厌食的程度。胃肠道肿瘤患者常出现食欲缺乏,但有些胃肠道不受肿瘤累及的患者在肿瘤还很小时就可发生,当肿瘤被根治性切除后食欲缺乏症状可消失。这说明食欲是一个相当复杂的生理和心理现象。目前肿瘤患者食欲缺乏的发生机制尚未完全阐明。食欲缺乏是肿瘤患者营养不良的表现之一,它又反过来加速了营养不良的发展。

导致肿瘤患者食欲缺乏的原因较复杂,目前已知的原因大致有下述几种:

(1) 厌食(anorexia):厌食是恶性肿瘤的常见症状,是导致患者食欲缺乏的主要原因。长期厌食如果得不到纠正,将引起体重下降和营养不良。厌食既可由恶性肿瘤本身引起,也可由各种治疗方法如外科手术、放射治疗和化学治疗副作用引起。

（2）嗅觉、味觉异常：研究证实某些肿瘤患者在病程中或治疗期会出现嗅觉和味觉异常，如味觉的甜觉阈值增高而苦味阈值降低，导致进食时觉食物苦，从而影响食欲。

（3）心理影响：肿瘤患者在怀疑和得知自己患肿瘤后常出现疑虑、恐惧、愤怒、孤僻或丧失自尊等复杂的心理反应，这些心理因素均可导致不同程度的食欲缺乏。

3. 体重减轻　体重减轻是肿瘤患者常见的症状之一，也是营养不良的表现。消化道肿瘤患者的体重减轻最明显，大约有 1/3 的食管癌、胃癌患者在就诊前就已经发现体重减 10% 以上。另外约 1/3 的肺癌患者也有体重减轻，但其发生较消化道肿瘤稍晚一些。其他肿瘤患者体重减轻的现象也很常见。患者体重减轻的原因可能有：

（1）与食欲缺乏有关，不管何种原因所致食欲减退均可引起体重减轻。

（2）与胃肠功能紊乱有关，有些患者可发生的胃肠运动加快和严重的腹泻，可以伴有吸收不良与体重下降。一些与神经外胚层来源有关的恶性肿瘤如消化道类癌、甲状腺髓样癌可以分泌一些多肽类的物质，通过体液途径作用于消化道平滑肌引起腹泻。还有研究认为某些肿瘤患者的消化道对木糖、脂肪与叶酸有选择性吸收不良，这部分患者的空肠黏膜正常，其吸收障碍的机制尚不清楚。

（3）与肿瘤的消耗有关，肿瘤的生长要消耗能量，与正常组织竞争营养物质，因此即便肿瘤患者的能量摄取维持在正常水平，也可能发生体重减轻。

（4）与能量代谢率增高有关，如前所述，肿瘤患者特别是一些造血系统的肿瘤大多表现为高代谢型。高代谢型肿瘤患者的基础代谢率增加是体重减轻的重要原因。

总之，肿瘤患者的体重减轻是由于食欲减退、吸收不良、肿瘤消耗和代谢率增高联合作用的反映。但不同患者各因素的作用不同。此外，并非所有的肿瘤患者都伴有体重减轻，某些肿瘤患者直至临终其营养状况还可维持很好。

4. 低血糖症　除了可分泌胰岛素的胰腺 β 胰岛细胞瘤外，有少数其他肿瘤，比如某些类型的肺和消化道肿瘤，也可促进胰岛素分泌而导致低血糖症。但肿瘤患者出现低血糖症的常见原因不是因胰岛素引起，而是严重的食欲缺乏和营养不良引起的。当肝脏受到肿瘤浸润时比较容易发生低血糖症，这是由于当肝脏损害时糖原异生及释放葡萄糖入血的功能受损，而在此情况下肿瘤的葡萄糖利用率并不降低，这就导致低血糖的发生。

5. 其他代谢异常　肿瘤患者有时可伴有血清钙的升高，其原因主要是肿瘤发生骨转移及肿瘤分泌的甲状旁腺激素。高血钙除可引起肾功能障碍和神经系统症状外，还可使胃肠道平滑肌张力降低，引起食欲缺乏、恶心、呕吐、便秘、肠梗阻及腹痛等。这些又可进一步加剧肿瘤患者营养状况的恶化。此外，某些生长速度较快的肿瘤，其细胞更新速度快，核酸代谢产物嘌呤与嘧啶产生增加，导致血尿酸增高。尿酸可沉积于肾小管、小关节造成尿路结石或痛风。

三、影响肿瘤患者营养状况的其他因素

除恶性肿瘤本身可导致各种营养问题之外，与其他疾病相比，针对肿瘤的治疗手段也可引起或加重原有的营养缺乏症状。这些治疗中出现的营养症状构成了现代肿瘤治疗学中的重大挑战，许多对恶性肿瘤行之有效的治疗方法若不辅以营养支持就无法发挥其应有疗效。

(一) 治疗对肿瘤患者营养状况的影响

外科手术、放射线照射和抗癌化学药物是目前常见的肿瘤治疗方法。它们在治疗肿瘤的同时对肿瘤患者又产生一定的副作用,有可能恶化肿瘤患者的营养状况。

1. 外科手术　外科手术对肿瘤患者营养状况的影响是非特异性的,在外科临床营养中已有论述。一般外科所致的肠麻痹、失血和应激状况,以及一些并发症均可使原已存在的营养不良加剧。消化道手术时如因肿瘤累及程度所致的器官切除过多常可引起相应的营养问题。如咽喉、食管上段的手术可导致吞咽功能受损,胃大部切除手术可导致内因子缺乏性贫血和胃排空障碍,小肠切除过多可致腹泻、吸收不良、贫血等,大肠手术可因腹泻而导致水电解质代谢紊乱,胰腺手术可因各种消化酶缺乏而致消化不良。

2. 放射治疗　放射治疗通过杀伤照射野中的增殖能力强的细胞而发挥作用。大多数肿瘤细胞的增殖能力都比正常细胞旺盛,但肠道的上皮细胞、骨髓中的造血细胞增殖能力也很强,放射治疗可损伤这些正常细胞,从而影响消化系统和血液系统的功能,产生不同程度的副作用。如口腔及咽喉部的软组织肿瘤放疗后可导致吞咽疼痛、口腔干燥和味觉改变。临床上可出现局部水肿、溃疡甚至伪膜。严重时可导致患者完全厌食而需肠道外营养。

3. 化学治疗　大部分化学抗癌药物都会引起患者消化道反应,从而影响患者的食欲,导致营养状况恶化。恶心呕吐是肿瘤患者化疗期间最常见的副作用之一。其发生率可达65%~85%。不同药物引起恶心、呕吐的发生率不同,用顺铂化疗时如不合用止吐药,呕吐发生率几乎可达100%,而长春霉素引起恶心、呕吐则较少。除恶心、呕吐外,氨甲蝶呤、氟尿嘧啶、博来霉素等药物还可引起口腔炎。其他的化疗副作用可包括食欲缺乏、腹痛、腹泻与便秘等。

(二) 肿瘤患者营养状况与肿瘤治疗疗效

已有许多研究证明治疗期间体重减轻明显的肿瘤患者的疗效较差。如外科手术患者有未能控制的体重减轻,其术后的各种并发症的发生率远高于经营养治疗而控制了体重减轻者,加用营养支持后可使患者术后平均住院天数显著缩短。

已无法手术的肺癌患者,有明显营养不良者对化疗的反应率要明显低于营养正常者,而采用肠外营养干预后可使前者的反应率提高。一般来说,在化疗、放疗过程中加以营养支持治疗,如静脉营养可使患者体重增加,此时如果肿瘤对化疗、放疗有反应,在治疗结束后停用营养支持患者体重等仍能维持。

目前国内对肿瘤患者的营养治疗尚未得到足够的重视,甚至有些患者和家属还错误地认为肿瘤患者不能增加营养,认为营养治疗有可能加速肿瘤进展。这有待于临床营养学者和医护人员共同努力予以纠正此类错误观念,来提高肿瘤的治疗效果。

四、肿瘤患者的营养支持

肿瘤患者的营养支持已成为肿瘤多学科综合治疗的重要组成部分。合理、有效地提供营养支持对改善肿瘤患者的预后及生活质量具有积极作用。营养支持(nutrition support)又称"营养支持疗法(nutrition support therapy)",是指经肠内或肠外途径为患者提供适宜的营养底物,其目的是使人体获得足够营养素以保持新陈代谢正常进行,抵抗疾病侵袭进而改善患者的临床结局,使其受益。营养支持的含义包括补充、支持和治疗三部分,提供的方式包括肠外营养和肠内营养两种途径。对某一特定肿瘤患者施行营养支持的过程常涉及营养状况评定、营养支持的决定及营养支持的施行3个步骤。

（一）肿瘤患者临床营养状况评定

由于肿瘤是一组患病器官不同、受累程度不同、预后不同的疾病。肿瘤患者的营养状况也很不相同。在开始对某一肿瘤患者进行治疗以前需对患者进行营养状况评定以决定治疗方案。2017版由中华医学会肠外肠内营养学分会制订的《肿瘤患者营养支持指南》建议：肿瘤患者一经确诊，即应进行营养风险筛查及营养评定，包括饮食调查、体重丢失量、体检、人体测量及实验室检查。营养风险筛查及营养评定在肿瘤患者治疗过程中应多次进行。

目前没有获得公认的营养风险筛查标准工具。理想的营养风险筛查工具应能准确判定机体营养状况，预测营养相关性并发症的发生，从而提示预后。灵敏、特异、简便易用通常是临床上选择营养风险筛查工具的依据。营养风险筛查2002（nutritional risk screening-2002，NRS-2002）可作为住院肿瘤患者营养风险筛查工具。营养不良通用筛查工具和营养不良筛查工具是常用的肿瘤患者营养风险筛查工具。

肿瘤患者常用的营养评定方法有体重变化、体重指数、主观综合评价法（subjective globe assessment，SGA）、患者主观综合评价法（patient-generated subjective global assessment，PG-SGA）、简易营养评定等。临床研究提示，PG-SGA是一种有效的肿瘤患者特异性营养状况评估工具，因而得到美国营养师协会等单位的大力推荐，亦得到中国抗癌协会肿瘤营养与支持治疗专业委员会的推荐，是用于肿瘤患者营养评估的首选方法。

PG-SGA由患者自我评估及医务人员评估两部分组成，具体内容包括体质量、摄食情况、症状、活动和身体功能、疾病与营养需求的关系、代谢方面的需要、体格检查等7个方面，前4个方面由患者自己评估，后3个方面由医务人员评估。总体评估包括定性评估及定量评估2种。

经过营养风险筛查与评估，对于已存在营养不良或存在营养风险的患者应给予营养治疗。非终末期患者如PG-SGA评分≥9，可定性评估为重度营养不良，是营养治疗的绝对指征；如4≤PG-SGA评分≤8，可定性评估为中度营养不良，是营养治疗的相对指征；无营养不良的患者则不推荐接受营养支持治疗。

（二）肿瘤营养支持对象的决定

原则上所有存在营养不良的肿瘤患者均需营养支持。一般临床上可分为四种情况。第一种情况是在治疗前就需开始营养支持，通常指已经存在营养不良现象，且患有特殊种类肿瘤包括患头颈癌、胃癌、食管癌的患者。这些患者接下来需接受放疗或外科手术，很容易加重营养不良，常需在治疗前接受肠内或肠外营养以纠正其营养不良以改善创口愈合或减少并发症。第二种情况是在治疗中加用营养支持，如食管癌在放疗中常发生一过性的完全梗阻以致需要静脉营养。其他肿瘤患者在化疗中如有严重恶心、呕吐发生也需进行营养支持。第三种情况是在治疗后的患者中因治疗所致发生营养不良，或因治疗并发症的发生而需营养支持。前者如颈部或上消化道的手术以后，后者包括外科术后的各种并发症。最后一种情况是各种进展期的患者，大多伴有营养不良，给予营养支持可以减少患者痛苦、耐受治疗和改进生活质量。

对于肿瘤终末期的患者是否需用积极的营养支持仍是有争论的问题。一般要听取患者和家属的意见,根据是否还有治疗手段来决定。此时血清铁转运蛋白的改善情况也可帮助临床营养工作者作出决定。已有研究证明,两周的积极营养支持后铁转运蛋白仍无改善的患者,继续营养支持往往不能改善患者生存质量,延长生存时间。

(三) 肿瘤营养支持治疗的原则

肿瘤营养支持治疗应遵循五阶梯原则,首选第一阶梯,当治疗持续 3~5 天仍不能满足患者目标能量需求的 60% 时,应选择下一阶梯治疗。第一阶梯:饮食 + 营养教育(包括营养咨询、饮食指导及饮食调整);第二阶梯:饮食 + 口服营养补充(oral nutritional supplements,ONS);第三阶梯:全肠内营养(total enteral nutrition,TEN);第四阶梯:部分肠内营养(partial enteral nutrition,PEN)+ 部分肠外营养(partial parenteral nutrition,PPN);第五阶梯:完全肠外营养支持(total parenteral nutrition,TPN)。

(四) 肿瘤营养支持治疗的方法

肿瘤患者营养支持治疗的方法和其他患者相似,但要考虑到肿瘤营养支持治疗往往耗时较长,故常优先考虑符合生理功能的营养支持方式。如上所述,饮食 + 营养教育是所有除了不能经口摄食的营养不良患者的首选营养支持治疗方法。但如果饮食 + 营养教育达不到目标需求量,则应该选择饮食 + 口服营养补充 ONS。

1. 口服营养 ONS 与四类基本食物　ONS 的效果已经得到大量研究证实,在绝大多数情况下它是保证生存质量的最好营养方式。首先要考虑可吞咽患者对食物喜爱和进食程度,通过对食物成分的调整常可使患者增加进食。临床营养学者对 ONS 的地位是很重视的,如患者进食固体食物不足,可通过液体成分补充。口服液体可补充超过 1 000kcal 以上的能量。

已经证实有 50 多种不同的营养素是保证身体健康所需要的,营养学家制订了便于使用的普及指导材料,以帮助选择每天的饭菜。应用最广泛的是为健康人制订的"四类基本食物方案"。

把食物分成四类,并分别规定了一个适合健康成人的最小需要量,手术或体重减轻时,这些需要量显然要有相应的增加。

(1) 蛋白质类:富含蛋白质的食物有豆类、蛋类、鱼类、肉类(牛肉、羊肉、猪肉)、坚果、花生酱、家禽、豆腐及其他豆制品。这类食物是蛋白质的主要来源,同时还富含 B 族维生素和铁。四类基本食物方案要求每天有两份蛋白质类食物。

每一份是:1 杯煮豆类,2 个蛋,100g 左右的肉、家禽或鱼,或 4 汤匙的奶油花生酱。

(2) 乳类:乳类食物包括所有的乳制品,如乳酪、干酪、软干酪、奶粉、炼乳、牛奶、冰淇淋、脱脂奶、全奶、酸乳酪。乳类食物是蛋白质、维生素 A、B 族维生素和钙的重要来源。四类基本食物方案要求每天有两份乳类食物。

每一份是:30g 干酪或 100g 软干酪,半杯炼乳,1 杯半冰激淋,1 杯牛奶或 1 杯酸乳酪。

(3) 蔬菜水果类:包括所有的水果及蔬菜,果汁和干果。这类食物能供给人体所需要的维生素及矿物质。要求每天有四份蔬菜水果类食物,其中一份是富含维生素 C 的水果(如柑橘或柚子等),另一份是富含大量维生素 A 的深绿色或深黄色的蔬菜。

每一份是:1 个中等大小的新鲜水果,半杯果子汁,或半碗蔬菜。

(4) 米面类:米面类食物有面包、饼干、麦片粥和米饭。这类食物为人体提供碳水化合物、B 族维生素和铁。碳水化合物是能量的主要来源。要求每天有四份米面类的食物。

每一份是：1片面包或3/4杯麦片粥，一杯干麦片，两块粗面粉饼干，半杯煮面条、通心面或米饭，或五块椒盐饼干。

除了以上四类基本食物外，每天还应当吃3~4汤匙的脂肪或油类，如黄油、奶油、人造黄油、蛋黄酱、色拉调味油或植物油，这类食物供给人体能量和维生素E。此外，维生素和矿物质也必须从膳食中补充。对于大部分可以摄食平衡饮食的患者来说，没有必要再另外补充维生素和矿物质。而对于不能进食平衡饮食，或食欲缺乏、吸收不良等肿瘤患者，可适当补充维生素和矿物质。如果患者需要服用比推荐量还高的治疗剂量的维生素，应该作为一种药物由医生开处方。患者自己滥服维生素是危险的，水溶性的维生素可通过尿排出体外，但脂溶性的维生素会沉积在组织中，造成中毒现象。另外必须指出，一些用大剂量维生素或用矿物质来治疗肿瘤的说法，都是没有充分科学根据的。许多著名专家认为，大量服用任何维生素对于肿瘤治疗都没有好处。

2. 全肠内营养TEN　某些特殊部位罹患肿瘤，如鼻咽部或胃肠道肿瘤的患者，无法经口进食，但其消化功能正常，此种患者宜通过TEN给予营养支持。TEN指在完全没有进食条件下，所有的营养素完全由肠内营养制剂提供的一种营养支持疗法。在饮食+ONS不能满足目标需要量或者完全无法经口进食的患者，如食管癌完全梗阻、吞咽障碍、严重胃瘫者，TEN是理想选择。肠内营养的优势已经有非常多的研究与讨论，不再赘述。营养不良条件下的TEN实施，多数需要管饲，常用的喂养途径有鼻胃管和鼻肠管。管饲一般可在4周内短期应用，超过4周要考虑胃、肠造瘘。另外，在食管完全梗阻的条件下，优先选择胃、肠造瘘。

3. 全肠外营养TPN　当患者的胃肠道完全不能使用或失去功能时，TPN是患者获得营养来源并借此生存的唯一方法。但此时患者仍有进一步治疗肿瘤的机会，如果缺乏有效的抗肿瘤治疗，营养不良的患者极少甚至不能从TPN中获得好处。目前在癌症终末患者是否采用TPN，仍应考虑多方面因素，许多学者持否定态度。

（五）营养成分的补充

1. 水　大多数肿瘤患者没有额外的水分丧失，不需要特别补液。水的不足大多由治疗的副作用所致，如外科术后的胃肠减压、放疗所致的放射性肠炎以及化疗所致的恶心、呕吐，这种情况下可以适当补液。

2. 能量　中国抗癌协会肿瘤营养与支持治疗专业委员会建议采用20~25kcal/(kg·d)计算非蛋白质热量(肠外营养)，采用25~30kcal/(kg·d)计算总热量(肠内营养)，同时兼顾患者的应激系数、年龄系数及活动系数。不同类型的肿瘤患者的能量代谢不同，血液系统肿瘤患者常有较高的代谢率，可用35~40kcal/(kg·d)计算总热量，少数高代谢患者可多至80~100kcal/(kg·d)。

3. 蛋白质　2017版由中华医学会肠外肠内营养学分会制定的《肿瘤患者营养支持指南》推荐蛋白质摄入量应高于1.0g/(kg·d)。但因为进食减少和肿瘤消耗，大多数肿瘤患者有蛋白质丧失，因此，如果可能每日蛋白质摄入量应增加到1.5~2.0g/(kg·d)。

4. 维生素　肿瘤患者维生素缺乏很常见，如鳞状细胞癌患者常见维生素A的缺乏，乳腺癌和膀胱癌患者常见维生素B_6的缺乏，乳腺癌患者中也有维生素B_1的缺乏。但一般来说肿瘤患者的维生素补给量约等于生理剂量，如不存在明确的维生素缺乏，不推荐大剂量补充维生素。

5. 微量元素和电解质   对肿瘤患者微量元素的情况尚了解不多。某些实体肿瘤和淋巴瘤可有血铜水平增高,且与疾病活动程度有关。肺和结肠癌可有血锌水平降低,低锌时接受化疗还易发生口腔溃疡。在营养支持治疗时一般不特别补充微量元素,除非存在明确的微量元素缺乏。营养支持治疗易引起电解质血清水平出现波动且幅度较大,应加强监测,可根据临床化验结果给予调节。

（丁悦敏）

第十四章

急危重症患者营养支持

急诊与危重症医学是根据损伤及疾病导致机体向死亡发展的特点及规律性,对急危重症患者进行治疗的学科。通过对急危重患者进行集中救治,以减少医疗资源的投入,提高治疗水平,降低急危重症患者的病死率。重症患者的特征是生命体征不稳定,或潜在不稳定;1个或多个器官或系统功能受累;已经或潜在危及生命。随着医学理论的发展和技术的进步,对急危重症患者的管理已经成为现代医学的重要组成部分,也是医院工作中不可缺少的工作环节。

第一节　呼吸衰竭患者的营养支持

呼吸衰竭是指外呼吸功能严重障碍,以致不能进行有效的气体交换,导致缺氧伴或不伴二氧化碳潴留而引起一系列的生理功能和代谢障碍的临床综合征。其标准为海平面静息状态呼吸空气的情况下动脉血氧分压小于 60mmHg 伴或不伴有动脉血二氧化碳分压大于 50mmHg。发生呼吸衰竭的急危重症患者多见于以下三种情况:急性呼吸窘迫综合征(ARDS)、严重肺部感染(尤其是医院获得性肺炎)和 COPD 合并呼吸衰竭。

一、营养相关因素

1. ARDS 常发生在严重创伤、感染、重症胰腺炎、大出血等应激后,被视为是全身性疾病的肺部表现,应激激素释放增加及细胞因子等作用,出现高分解代谢状态,使蛋白质分解大于合成,出现负氮平衡,并很快导致全身性营养不良。

2. COPD 患者由于长时间的摄入不足导致慢性消耗,此外,一些药物对食欲也产生一定的影响,常伴有营养不良,在此基础上一旦出现呼吸衰竭,营养不良将会进一步加重。

3. 人工通气时影响正常进食,导致营养物质摄入不足,同时因全身严重发热、疼痛等,均可使得能量消耗明显增加。

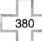

二、营养支持

(一) 营养支持目的

呼吸衰竭患者往往处于高代谢状态,且合并不同程度的营养不良,通常需要施行人工通气。因此,对于呼吸衰竭尤其是施行人工通气的患者,营养支持的目的在于:改善和增强呼吸肌肌力与功能,提高呼吸肌质量与耐受力,提高机体抗感染能力,缩短机械通气时间。

(二) 营养支持原则和要求

1. 能量　合理估计能量需要,避免过度营养。合理供给能量是进行有效的营养支持的关键。接受人工通气的患者比自主呼吸患者能量消耗量明显增高。根据 HB 公式计算再乘以应激系数来算患者的能量消耗,忽略了个体差异与病情不同等因素的影响,往往造成估计过高。然而,呼吸衰竭患者,尤其是给予人工通气患者实现能量消耗的准确判断是较困难的,因其受多种因素影响。如患者的应激状态:发热、活动、躁动、呼吸机抵抗、镇静等;食物摄入后的产热现象、呼吸支持的模式、吸入氧浓度、呼吸机管路的顺应性等。可以从低水平能量供给开始,如按 20~30kcal/(kg·d) 给予。通过氮平衡及代谢监测来进行调整,避免过度营养。

2. 糖类　在肠外营养支持中,合理安排非蛋白质热量中葡萄糖与脂肪的比例,过量的糖的摄入可增加二氧化碳的生成量,增加呼吸功。因为当葡萄糖输入量超过机体需要时,部分经糖原异生作用生成脂肪,同时产生大量的二氧化碳。糖代谢的呼吸商为1,脂肪代谢的呼吸商为 0.7,蛋白质代谢的呼吸商为 0.8。故当呼吸商大于1则表示能量供给过高,特别是碳水化合物摄入过多并有脂肪合成,可通过测定呼吸商来协助判断营养支持的效果。所以呼吸功能不全的患者特别是准备脱机的患者应控制葡萄糖的输入量。以脂肪替代部分非蛋白质热量有助于降低糖的供给。一般葡萄糖占非蛋白热量的 50%~60%。

3. 脂肪　由于脂肪单位体积热量高,故对于 ARDS 及人工通气的患者,有助于减少液体的补充量。一般脂肪提供热量可占非蛋白质热量的 30%~40%,甚至达 50%。尤其是对 ARDS 患者。在能量需要量较大时,可选择高密度热量的营养素(20%~30% 的脂肪乳)。总之,应合理安排葡萄糖与脂肪的补充量,降低高碳酸血症的发生及使呼吸商达到最适状态。

4. 蛋白质　蛋白质的补充量为 2.0~2.5g/(kg·d),对于存在低蛋白血症的患者,宜补充一定量的白蛋白制剂以维持胶体渗透压及防止由于晶体液补充过多所致的前负荷过高及肺水肿加重。对于 ARDS 患者更要密切注意保持较低的前负荷,另外,蛋白质的补充量也应视病情而定。

5. 电解质　注意钙、镁、磷、钾的补充,防治酸中毒。特别是患者之前即存在有营养不良的患者,如 COPD,营养支持后很快会出现或加重血磷的降低,临床上给予患者制酸剂以防治应激性溃疡,有些口服抗酸剂含有铝和镁,可与消化道内的磷结合而导致磷丢失。镁最好经静脉补充,以免过多时引起腹泻。

6. 营养支持途径　急性呼吸衰竭并予人工通气的患者,病情多较危重且不能经口进食,如合并心功不全及胸腔正压时常影响静脉回流而使肠道淤血,严重感染及创伤后出现胃肠功能障碍等,均可影响胃肠道的应用,因此,肠外营养成为许多患者早期营养支持的主要途径。

肠内营养在安全性、有效性以及价格低廉方面均优于肠外营养,特别是在维持肠屏障与吸收分泌功能,减少肠源性感染,改善机体的免疫状态方面有着独特的优势。所以,只要肠功能允许,应及早开始肠内营养或部分肠内营养支持。

接受机械通气治疗或留置气管插管或气管切开导管的患者,在进行肠内营养时,应注意防止吸入性肺炎的发生,保持头抬高 30°~45°,肠内营养管尖端最好到达 Trietz 韧带以下的空肠上段,并选择持续泵入的方式,撤机期间,特别是放置鼻胃营养管者,可将气囊套管气囊适当充气。

(三) 膳食举例

类型	剂量 /ml	蛋白质 /g	脂肪 /g	糖类 /g	能量 /kcal
肠内营养	1 400	82	100	145	1 800
肠外营养	2 600	92	95	160	1 800

第二节　心功能不全患者的营养支持

心功能不全是指由多种神经体液因子参与,使得心脏功能不全持续发展的临床综合征,几乎所有的心血管疾病发生到终末阶段都会导致心力衰竭。根据心功不全发生的缓急,临床可分为急性心功能不全、慢性心功能不全。

一、营养相关因素

(一) 组织缺氧

慢性充血性心力衰竭患者血浆中的血管活性物质如去甲肾上腺素、肾上腺素、醛固酮、心钠素及皮质醇的浓度有不同程度的升高,从而导致长期血管舒缩功能失调,组织氧供降低,水钠潴留,并由此造成全身性浮肿、内脏淤血与缺氧,使血乳酸含量增加,混合静脉血氧饱和度降低。

(二) 能量消耗增加

呼吸肌与心肌的做功增加,心肌与周身组织氧耗增加,体温及代谢率增高,以及手术创伤等影响使能量消耗增加。

(三) 血浆蛋白降低

心力衰竭后内脏淤血与缺氧,肠黏膜水肿及消化与吸收功能障碍,使营养素吸收减少,合并肾功能不全时入氮量明显受限,以及肝脏肿大,肝细胞受损进而使蛋白质合成受损。

(四) 电解质失衡

长时期的低盐饮食与利尿剂长期应用,导致钠、钾平衡失调,可出现低钠、低钾。合并肾功能障碍时又可造成钾、镁浓度升高。

二、营养支持

(一) 营养支持目的

由于心功能不全患者常合并有营养不良,并影响着手术的成功与预后,故围手术期给予以恰当的营养支持有助于维持患者的营养状况,改善代谢水平以维持体内各种营养素的内环境稳定,支持脏器功能,全面提高机体对手术打击的承受能力,提高恢复质量。

(二) 营养支持原则和要求

1. **能量** 限制能量供给,维持代谢于较低水平。心功能不全患者代谢率与能量消耗增加往往与其他疾病不同,这可能与其活动受限及减少有关,热量供给可按 20~25kcal/(kg·d),并可酌情调整。目的在于维持基础代谢及重要脏器的结构与功能。

2. **糖类** 正常心肌细胞供能的 67% 来自血液中的游离脂肪酸,但在缺氧及酸中毒时,心肌细胞对营养素的适力显著减弱,过高的脂肪酸可能会加重心肌损害,而葡萄糖利用较好,成为主要供能底物。肠外营养支持时,葡萄糖供给量可在 150~300g/d,1,6- 二磷酸果糖具有促进心肌对葡萄糖的利用,还可稳定细胞与溶酶体膜,促进红细胞释放氧,从而对缺血、缺氧组织与肝细胞具有保护作用。

3. **脂肪** 对于心功能不全患者来说,脂肪是心肌的重要的能量来源,根据能量测定计算后,脂肪补充量为 25g/d 左右。

4. **蛋白质** 心肌细胞正常结构维持需要氨基酸,故每日氮量为 5~10g/d。

5. **营养支持时机及途径** 术后早期多数患者仍以肠外营养为主,因为心功能衰竭时胃肠道黏膜缺血淤血与组织水肿,功能降低,消化腺分泌减少,从而使胃肠道对营养物质的消化、吸收能力下降,一些患者因肠蠕动减弱而出现腹胀,以及人工通气支持等均使 EN 受到限制。因此,心衰术后早期可选择胃肠外途径给予营养支持,后逐步过渡到肠内营养支持。

6. **控制液体入量** 对合并有营养不良的心衰患者,术前宜给予短时期的营养支持。合并贫血及低蛋白血症者宜分次少量补充,但并不强调达到较高水平。亦可于围手术期给予 5~7 天的小剂量促红细胞生成素治疗。容量负荷过高可加重心脏负担,引起心衰及肺水肿;血容量过低亦可导致循环衰竭及组织缺氧加重。对心功能不全的患者补液需在监测下进行。由于患者的液体入量有限,故可选用浓度较高的营养制剂,由中心静脉途径输入。

(三) 营养支持举例

类型	剂量 /ml	蛋白质 /g	脂肪 /g	糖类 /g	能量 /kcal
肠内营养	1 150	66	83	120	1 400
肠外营养	1 520	70	83	120	1 400

第三节　急性肾衰竭患者的营养支持

急性肾衰竭是指肾小球滤过功能在数小时至数周内迅速降低而引起的以水、电解质和酸碱平衡失调及以含氮代谢产物蓄积为主要临床特征的一组临床综合征。

一、营养相关因素

1. 急性肾衰竭多发生严重创伤、大出血、休克、脓毒症、重症胰腺炎等危重疾病后甚至多系统器官功能衰竭时,神经内分泌及体液因子等共同作用,分解代谢增强,机体对能量的需求较高,可达 35kcal/(kg·d),甚至更高。不同的肾衰竭患者,能量代谢率变化较大。

2. 急性肾功能衰竭时蛋白合成下降而分解增强,在应激后显得更为明显。除代谢因素外,酸中毒及透析治疗本身均可增加蛋白分解,有研究认为代谢性酸中毒可诱导肌肉蛋白溶解酶的基因转录。正常肾脏参与氨基酸代谢,急性肾功能衰竭时苯丙氨酸/酪氨酸比和甘氨酸含量增加,并与肾组织损害的严重程度相关。

3. 脂代谢改变,甘油三酯及含甘油三酯的脂蛋白的血浆浓度升高,而胆固醇,尤其是高密度脂蛋白降低。这可能是由于外周脂蛋白酶和肝甘油三酯酶活性降低,脂肪分解与清除下降所致。

4. 肾功能衰竭时,机体对水份、尿素氮、肌酐及钾、镁、磷等排泄困难,而造成水中毒,氮质潴留,高钾、高镁、高磷、低钙血症及代谢性酸中毒,机体内环境紊乱。

二、营养支持

(一) 营养支持目的

急性肾功能衰竭患者进行营养支持的目的在于促进肾皮质细胞恢复,增加肾小球滤过率及肾血流量,从而加快肾脏功能恢复。增加氮及能量补充,减少机体蛋白质分解,使营养状态得到改善。

(二) 营养支持原则和要求

1. 能量　不同疾病状态的能量消耗不同,一般可在 25~30kcal/(kg·d),根据具体情况适当加减。对于血透析患者可适当增加能量的供给。

2. 糖类　提供糖、脂双能源非蛋白质热量。补充高浓度葡萄糖液有助于总热量的提高及减少液体总量,以免加重水中毒。

3. 脂肪　可选以脂肪替代部分非蛋白质热量。有研究表明肾功能下降时,机体对外源性脂肪清除率并未下降,表明对其有着较好的耐受力。所以可以用脂肪乳剂提供 20%~30% 的能量。

4. 蛋白质　在肾衰竭及应激状态下,机体对蛋白质的需要量也是增加的,但是由于肾脏排泄障碍限制了蛋白质的补充。增加氮源的补充有助于减少体内蛋白质分解及改善肾功能。特别是对接受血透和血液滤过治疗的患者来说,蛋白质摄入大于 1.2g/(kg·d)时才能达到氮平衡状态。但具体应根据代谢情况而定。对于未行透析患者来说,应限制蛋白质的入量,以免加重氮质血症。在氮源选择上普遍认为应补充必需氨基酸为主。急性肾功能衰竭患者补充必需氨基酸到营养液可使得血尿素氮、钾、镁、磷浓度降低,改善氮平衡及营养状态,促进肾功能恢复。

5. 电解质　控制钾、镁、磷的补充,应注意在补充能量及胰岛素、纠正酸中毒后可使其向细胞内转运而使血浆浓度降低。肾衰竭时,调节钙磷代谢的维生素 D 在肾脏的活化过程中受影响,从而影响体内的钙磷代谢,引起骨钙丢失,故应注意补钙与维生素 D 的补充。

6. 营养支持途径　对于能够口服或鼻饲的患者,应首选肠内营养途径进行营养支持治疗。由高生物效应的蛋白质或必需氨基酸组成的特殊配方膳食,可以满足急性肾衰竭患者每日热量与氮量的需要,并有助于改善氮质血症。

(三) 营养支持举例

类型	剂量 /ml	蛋白质 /g	脂肪 /g	糖类 /g	能量 /kcal
肠内营养	1 400	96	100	280	1 730
肠外营养	1 590	72	100	170	1 730

第四节 重型颅脑损伤患者的营养支持

颅脑损伤是一种常见外伤,可单独存在,也可与其他损伤复合存在。按损伤发生的时间和类型又可分为原发性颅脑损伤和继发性颅脑损伤。按颅腔内容物是否与外界交通分为闭合性颅脑损伤和开放性颅脑损伤。根据伤情程度又可分为轻、中、重、特重四型。重型颅脑损伤常常可以引起水、盐代谢紊乱,高渗高血糖非酮性昏迷,脑性肺水肿及脑死亡等表现。

一、营养相关因素

重型颅脑损伤导致全身性的代谢紊乱,能量消耗增加,并且伴有血脂升高,血浆白蛋白降低,免疫功能下降等。部分患者还合并水电解质平衡紊乱。如果在损伤早期得不到及时的营养支持,则很快导致营养不良,影响疾病的恢复与神经元修复,甚至增加残死率。

1. 能量消耗明显增加,重型颅损伤患者,除创伤的应激外,还因下丘脑、垂体等植物神经中枢受累从而导致全身性的代谢改变,表现为基础代谢率异常增高,能量消耗增加,合并中枢性发热、躁动及抽搐更为明显。

2. 创伤及中枢神经系统的受损使神经内分泌发生改变,尤其是血中儿茶酚胺水平明显升高,蛋白质分解与糖异生增加,糖原分解,脂肪动员等。血糖迅速升高,24 小时达到高峰,其升高程度及持续时间与受伤严重程度相关。术后及损伤后糖皮质激素的应用亦加重这一代谢紊乱。

3. 蛋白质代谢紊乱,表现为其分解大于合成,氮排出明显增加,并持续较长时间,伤后1~2 周达高峰,昏迷躁动等精神症状使许多患者不能正常经口进食造成入量不足,很快出现负氮平衡及蛋白质能量营养不良。低蛋白血症使脑水肿加重。免疫功能下降使感染性并发症的发生率升高。

4. 水代谢紊乱,部分患者出现尿崩样改变使排尿量明显增高,并出现顽固性低钠血症及血钾改变。另一方面,由于脑细胞水肿与颅内高压,往往需要一段时间的脱水治疗,甘露醇与速尿的应用亦会引起电解质改变,如低钾、低钠及高氯血症等。

二、营养支持

(一)营养支持目的

鉴于颅脑损伤后患者的代谢特点,对重型颅脑损伤的患者行营养支持的目的在于减轻负氮平衡,改善蛋白质合成及增强免疫功能。

(二)营养支持原则和要求

1. 能量 重型颅脑损伤患者由于代谢率增加,使能量消耗与需求增加,且增加程度与具体病情相关。增高量可达基础代谢率的 50%~100%。理想的能量供给应根据间接测量仪的实际测量结果确定,或提供非蛋白质热量 30~40kcal/(kg·d),合并中枢性持续性高热,肌肉抽搐及感染时能量消耗进一步升高,应用中应根据代谢监测来评价营养支持的效果并予以调整。必要时采取降温等来降低代谢率。

2. 糖类 由于创伤后早期血糖升高明显,临床中常常需要补充外源性胰岛素,葡萄糖与外源性胰岛素应用比例可高达 2g∶1U,这在伤后前 1~2 周尤为明显。因此,血糖的监测非常重要,胰岛素用量较大时,应采用泵式输入。

3. 脂肪　双能源的营养支持,一方面可减少葡萄糖输入量,避免加重糖代谢紊乱,另一方面,脂肪乳剂具有单位体积提供较高能量的优点,尤应用 20%~30% 的脂肪乳剂可减少液体输注量。中链脂肪乳剂具有氧化代谢快等特点,但因其可透过血脑屏障,单位时间内输注量过大,可造成中枢神经系统损害,在应用中应予以重视。

4. 蛋白质　蛋白质的补充量为 2.0~2.5g/(kg·d),通过氮平衡的测定来调整氮量。

5. 维生素及电解质　在颅脑损伤及手术后出现的脑水肿高峰期,应控制输注液的总量,如出现尿量异常增多时亦应注意水与电解质的(钾、镁、磷等)的补充。另外,注意增加神经营养作用的维生素(B 族维生素)的补充。

6. 营养支持方式　颅脑损伤患者胃肠功能多是正常的,只要患者能够口服或接受管饲,即可开始胃肠营养,并可提供高能量的营养膳食。对于胃肠功能障碍不能耐受胃肠内营养的重型颅损伤的患者,应予以肠外营养支持治疗。

（三）营养支持举例

类型	剂量 /ml	蛋白质 /g	脂肪 /g	糖类 /g	能量 /kcal
肠内营养	1 538	92	110	300	2 000
肠外营养	2 450	88	100	310	2 000

（沈　腭）

第十五章

儿科疾病的营养治疗

儿童的生长发育与营养关系非常密切,当前随着社会发展,经济生活水平提高,家庭膳食存在许多问题。父母对营养知识的认知低,按传统观念配置饮食,迎合孩子的口感并嗜好,以至于摄入过多高能量、高脂肪、高蛋白食物,造成营养过剩,而引起儿童单纯性肥胖多发;家长对儿童的偏食和挑食无法进行有效干预,导致儿童出现不同程度的营养不良等。

第一节　发热与腹泻的营养治疗

发热(fever)是一种症状,所有的感染性疾病无论细菌、病毒、立克次体感染均能引起发热,这也是儿科发热中最常见的原因。此外,结缔组织病,肿瘤包括恶性淋巴瘤、白血病、结核病也可引起发热。少数婴儿因脱水及体温调节障碍可引起脱水热及夏季的暑热症。

发热是人体对感染的一种防御反应,它可增强单核-吞噬网状细胞系统的吞噬作用及形成抗体。

【发　　热】

一、营养因素

1. 发热能加速整个代谢过程,促进体重减轻和氮质消耗。体温每升高 1℃,基础代谢增加 13%。假设正常成人基础能量的需要量为 100%,败血症时可增加到正常值的 140%。脂肪是人体贮存能量的主要形式,所需能量的 80%~85% 来自脂肪,同时,蛋白质分解也加速,肌肉释放丙氨酸增加,呈负氮平衡。

2. 由于发热,胃液分泌减少,出现短期饥饿反应,除脂肪分解代谢增加外,糖原异生作用也加强,由肌肉释放的丙氨酸在肝内被转换成葡萄糖,释放入血,葡萄糖是大脑的主要能源,输入葡萄糖可防止体内蛋白质消耗,每输入 100g 葡萄糖,可节约 50g 蛋白质。

二、营养治疗

营养治疗的目的是合理安排饮食,支持代谢。在高热时采用流质、半流质、软饭,以提供足够水分、维生素,提供优质蛋白、乳类、蛋类、鱼类、鸡,高糖食品如藕粉、水果等,并少食多餐。

发热患儿的膳食举例见表 15-1。

表 15-1 发热患儿膳食举例

蛋白质 41.8g 脂肪 40.6g 糖类 175.1g 总能量 5 024.1kJ(1 200.8kcal)			
餐别	内容	食物	重量 /g
7:00	粥	米	30
	肉松	肉松	15
9:00	甜牛奶	牛奶	200
		糖	15
11:00	挂面	面粉	50
	鸡蛋	鸡蛋	50
	肉末菜泥	猪肉	20
		白菜泥	50
		油	10
15:00	水果	苹果	100
17:00	白米粥	米	30
	小包子	面粉	50
	鱼丸青菜汤	鱼(去刺)	50
		青菜	50
		日用烹调油	10

【婴幼儿腹泻】

婴儿期腹泻(infantile diarrhea)多为水样便或蛋花汤样,有急性及慢性腹泻之分。急性腹泻时由于婴儿水代谢旺盛,腹泻很容易脱水,重症可致命。婴儿腹泻病因很多,可为肠道内或肠道外感染、饮食不当及气候改变等引起,但重型腹泻,多为肠道内感染引起。其病原体多为轮状病毒、致病性大肠杆菌、耶尔森菌、空肠弯曲菌,少数由真菌、金黄色葡萄球菌等所致。

如病程超过 2 个月称为慢性腹泻,其中部分病儿是由急性腹泻后特别是轮状病毒及其他病毒感染后发生。轮状病毒侵犯绒毛上端带有刷状缘的上皮细胞,使肠黏膜微绒毛结构破坏,双糖酶缺乏,双糖吸收不良,钠 - 葡萄糖运转功能受限而引起腹泻;菌群紊乱、牛奶过敏及免疫缺陷引起肠道梨形鞭毛虫感染,也可导致慢性腹泻。慢性腹泻易招致营养不良,营养不良影响肠道功能恢复而互成因果。

一、营养因素

(一) 急性腹泻

1. 营养素吸收率降低 排泄物中丢失大量氮、脂肪、碳水化合物、维生素,营养素吸收率减少。据估计,氮质吸收率为 45%,脂肪 43%,碳水化合物为 55%。

2. 丢失大量水分及电解质　以等张性脱水患者为例,水分丢失 100ml/kg,钠丢失 8~10mmol/kg,钾丢失 8~10mmol/kg。

（二）慢性腹泻

1. 营养不良　原因是摄入减少和人为营养物质供应减少;肠道丢失增加。

2. 营养不良影响腹泻的痊愈　①吸收不良,特别是必需氨基酸吸收不良,影响组织修复;②小肠黏膜双糖酶活性减低,双糖吸收不良,引起渗透性腹泻;③免疫功能、抵抗力降低,是构成慢性腹泻的重要因素。

二、营养治疗

营养治疗的目的是纠正水电解质紊乱,纠正营养不良和维持营养平衡。

（一）急性腹泻

1. 积极对因治疗,控制肠道内外感染。

2. 根据脱水程度、性质,选择不同张力的含钠液静脉补充,轻度脱水可补充口服补液盐（oral rehydration salts,ORS）,纠正脱水,维护肾功能。目前有多种 ORS 配方,世界卫生组织（WHO）2002 年推荐的低渗透压口服补液盐配方与传统的配方比较同样有效,但更为安全。其配方中各种电解质浓度为:$[Na^+]$75mmol/L,$[K^+]$20mmol/L,$[Cl^-]$65mmol/L,枸橼酸根10mmol/L,葡萄糖 75mmol/L。可用 NaCl 2.6g、枸橼酸钠 2.9g、氯化钾 1.5g、葡萄糖 13.5g 加水到 1 000ml 配成。

3. 配合营养治疗（肠道内营养）　①腹泻时进食和吸收减少,而肠黏膜损伤、发热时代谢旺盛,侵袭性肠炎丢失蛋白等因素使得营养需要量增加,如限制饮食过严或禁食过久常造成营养不良,并发酸中毒,以致病情迁延不愈影响生长发育。故无严重呕吐者应强调继续饮食,满足生理需要,补充疾病消耗,以缩短腹泻后的康复时间。应根据疾病的特殊病理生理状况、个体消化吸收功能和平时的饮食习惯进行合理调整;②对严重呕吐者可暂时禁食 4~6 小时（不禁水）,好转后继续喂食,由少到多,由稀到稠;③病毒性肠炎多有继发性双糖酶主要为乳糖酶缺乏,对疑似病例可暂停乳类喂养,改为豆类、淀粉代乳品,或发酵奶,或去乳糖配方奶粉以减轻腹泻,缩短病程;④腹泻停止后逐渐恢复营养丰富的饮食,并每日加餐 1 次,共 2 周。

（二）慢性腹泻

腹泻病因多种,但仍有 50% 左右的营养素能被吸收,肠道内的单糖、氨基酸、长链脂肪酸可直接刺激所接触的肠黏膜上皮细胞生长,诱导消化酶的活性。因此可根据患儿具体消化能力,逐渐提供蛋白质等营养,以促进肠道功能恢复。

1. 积极对因治疗,如菌群紊乱引起者,应停用抗生素;真菌感染者,使用抗真菌药物。

2. 根据肠道功能逐渐增加营养素,特别是蛋白质供应。

3. 尽可能争取母乳喂养。

4. 双糖不耐受患儿由于有不同程度的原发性或继发性双糖酶缺乏,食用含双糖（包括蔗糖、乳糖和麦芽糖）的饮食可使腹泻加重,其中以乳糖不耐受最多见,治疗宜采用去双糖饮食,如采用豆浆或去乳糖配方奶粉。

5. 有条件给予要素饮食。国际上常使用的配方有:

Pregestimil 配方,碳水化合物由玉米糖浆固形体、变性木薯淀粉提供,脂肪由玉米油、中链三酰甘油,蛋白质由水解酪蛋白提供,每毫升含能量 2.80kJ/ml(0.67kcal/ml)。

Isomil 配方是去乳糖的配方,由玉米糖浆、蔗糖、大豆油及大豆蛋白组成,能量也是 2.80kJ/ml。

第二节　营养不良的营养治疗

营养不良(malnutrition)分为原发性和继发性两大类。原发性营养不良多由喂养不当引起,小儿缺乏蛋白质、能量、维生素及无机盐;继发性者是由有关疾病引起,如先天性心脏病、慢性腹泻等。

营养不良根据能量及蛋白质摄入情况不同,分为三种临床类型:以能量供应不足为主的消瘦型,以蛋白质供应不足为主的水肿型以及介于两者之间的消瘦 - 水肿型。

临床多见的是临床亚型的营养不良(subclinical malnutrition),这类患者体重在正常范围内,但营养素供应低于推荐的每日膳食营养素供给量,易于受感染。

一、营养因素改变

1. 营养不良的早期改变　临床亚型营养不良的血生化改变是前白蛋白减少,非必需氨基酸(NE)与必需氨基酸(E)比例发生改变,即非必需氨基酸正常或增加,必需氨基酸减少,由 NE/E 正常 <2 转为 >3。

2. 消化道形态改变　严重营养不良时胃黏膜萎缩,胃酸分泌减少,十二指肠及空肠黏膜变薄、绒毛缩短,吸收障碍,容易发生腹泻,可进一步加重营养不良。

3. 小肠对营养物质的吸收障碍　见于严重营养不良、小肠吸收不良症、碳水化合物吸收减少等,系肠黏膜萎缩所致。双糖酶缺乏以乳糖酶缺乏最多见,有些患者也有蔗糖及葡萄糖吸收不良现象。

蛋白质吸收基本正常,即使在严重蛋白质营养不良的患者,对含氮物质的吸收亦基本正常,或对氨基酸吸收仅有轻度障碍。

脂肪吸收不良,特别表现在水肿型营养不良伴有不同程度的脂肪泻时,系肠腔内脂肪乳粒形成障碍所致。

以上功能改变通过营养治疗,补足蛋白质后均可恢复。

4. 营养不良对脑发育的影响　大脑发育的关键时刻是胎龄 18 周至出生后 2 周岁内,其中最关键时刻是怀孕后期 3 个月至出生后 6 个月。脑细胞中,氨基酸代谢和蛋白质合成很活跃,出生后脑细胞数不增加,仅体积增大,如果胎儿及出生 6 个月内的婴儿营养素供应不足,蛋白质营养不良,可使脑细胞分裂增殖减少,脑细胞数永久性减少,同时也影响脑细胞体积增大和髓鞘形成,影响今后的智力发育。

二、营养治疗

营养治疗的目的是去除病因,补足优质蛋白质与能量,经补充后,肠道形态与功能均能得到恢复。

由于营养不良,常伴消化不良,应根据肠道功能状况,贯彻循序补足的原则,并积极治疗感染性病灶,这是提高严重营养不良生存率的关键。

1. 轻度营养不良患儿一般消化功能尚好,可从每天每公斤体重给予 250~330kJ(60~80kcal)的能量开始,逐渐增加至 500~727kJ(120~170kcal)/kg。

2. 中至重度营养不良患儿开始每天每公斤体重给予能量 165~293kJ(40~70kcal),逐步少量增加,若消化能力较好,可逐渐增加至 500~727kJ(120~170kcal)/kg,至接近正常体重时,再调整到该年龄所需能量。达到这个目的有许多困难,诸如病儿无食欲而拒食,食后呕吐、腹泻等,应以极大的耐心来喂养。建议开始以米汤、稀米糊提供碳水化合物,以脱脂奶供给少许脂肪,以脱脂奶或蛋白奶、鱼蛋白、豆浆供给蛋白质,如能适应则由脱脂奶过渡到全脂奶,根据患者年龄不同,逐步过渡到食用蛋黄、肉末及鱼等。病情稳定后,每餐之间可吃煮熟的香蕉以增加能量。

蛋白质逐步增加至每天 2~4g/kg 为宜,过多无益。病儿对奶品中氮的吸收良好(包括牛奶),而对植物蛋白的吸收较差。

病儿对脂肪的耐受力较低,一般先用脱脂牛奶、脱脂奶粉,后改用全脂奶,由稀到浓,由少到多。

应注意补充维生素,特别要补充脂溶性维生素 A 和维生素 D。用谷类食物喂养者,锌处于低水平,锌缺乏可影响食欲甚至引起腹泻,因而儿科常用葡萄糖酸锌口服,对改善食欲有益。

3. 中度营养不良患儿的膳食举例:3 岁患儿,体重 10kg,开始每天供应能量 251kJ(60kcal)/kg,蛋白质 2g/kg(表 15-2)。

表 15-2   中度营养不良患儿膳食举例

蛋白质 24.9g 脂肪 10.9g 糖类 101.9g 总能量 2 507.9kJ(599.4 kcal)			
餐别	内容	食物	重量 /g
7:00	甜牛奶	脱脂奶	100
		糖	15
9:00	煮苹果	苹果	100
		糖	10
11:00	鲜汁鸡蛋	鸡蛋	50
	粥	米	30
15:00	甜豆浆	豆浆	100
		糖	10
17:00	鱼鲜粥	米	30
		鱼末	50
	碎菜	白菜	50

第三节   苯丙酮尿症的营养治疗

苯丙酮尿症(phenylketonuria,PKU)是一种常染色体隐性遗传性疾病。由于患者肝脏缺乏苯丙氨酸羟化酶,不能将苯丙氨酸转变为酪氨酸,从而导致血液中苯丙氨酸、苯丙酮酸及其他苯环化合物的大量堆积,并渗入脑脊液。苯丙氨酸在血液及脑脊液中浓度可达正常的

20 倍,使大脑白质和神经胶质发生广泛病变。尿中苯丙酮酸大量排出达 0.5~2g/24 小时尿,如与 10% 三氯化铁相遇,呈深绿色,此法常作为诊断试验。

患者临床表现为不同程度的智能低下、癫痫发作、脑性瘫痪、尿臭及皮肤、头发色素变浅。

一、营养因素

1. 苯丙氨酸是人体必需氨基酸之一,出生后 7 个月内的婴儿生理需要量较多,之后需要量大为降低。动物实验证明,给幼龄动物高苯丙氨酸饲料可出现与人类近似的病变,大脑含水量增加,脑苷脂降低。

2. 血中苯环化合物苯乙酸、邻羟苯乙酸增加,可以抑制脑组织的谷氨酸脱羟酶,减少 γ- 氨基丁酸的形成,血清中 5- 羟色胺浓度异常低下,这些神经介质合成减少均影响神经活动。

二、营养治疗

营养治疗的目的是经早期诊断和早期治疗,避免脑损伤、智力低下。但治疗效果与年龄密切相关,如出生后 2~3 个月以内开始饮食控制,可使智力发育接近正常;4~5 岁开始治疗,常有不可避免的脑损伤。

1. 控制苯丙氨酸摄入量　要保证小儿生长发育所需要的能量及蛋白质供应,患者的苯丙氨酸一般需要量是每天 25mg/kg。各年龄组的需要量为:0~2 个月 40~70mg/kg;3~6 个月 25~55mg/kg;6 月 ~1 岁 25~55mg/kg;1~3 岁 20~40mg/kg;4~6 岁 10~40mg/kg;7~10 岁 10~40mg/kg。

2. 婴儿期食物来源　主要来自母乳及牛奶或豆奶,母乳苯丙氨酸含量 410mg/L,牛奶 1 590mg/L,豆类及动物性食物均含有丰富的苯丙氨酸,约占蛋白质含量的 5% 左右,绿叶植物约为 4%,水果蔬菜中的植物蛋白中也含约 3% 的苯丙氨酸。因此,全靠天然食品既要保证能量和蛋白质需求,又限制苯丙氨酸摄入是不可能做到的,必须经特殊调配,组成 PKU 治疗奶方,并在这基础上加母乳、蔬菜、水果与土豆等。

3. 婴儿期需保留母乳　每日母乳喂养前先给予低苯丙氨酸奶方,然后再吸母乳及补充其他营养素,6 个月后添加水果、蔬菜、淀粉类低蛋白质食物,坚持到 4~5 岁,或 10~12 岁中止饮食控制,使之血中苯丙氨酸浓度维持在 30~100mg/L。

4. KU 患儿膳食举例(表 15-3)。

表 15-3　PKU 患儿膳食举例(年龄 18 个月左右)

蛋白质 32g　脂肪 32.4g　糖类 141.3g　能量 3 994.9kJ(954.8kcal)　苯丙氨酸 326.3mg			
餐别	内容	食物	重量 /g
7:00	糖粥	米	30
		糖	15
	低苯丙氨酸	水解蛋白含量	5
9:00	水果	香蕉	100
11:00	土豆泥	土豆	50
	加碎胡萝卜	胡萝卜	50
	低苯丙氨酸	油	20
	水解蛋白		10

续表

蛋白质 32g	脂肪 32.4g	糖类 141.3g 能量 3 994.9kJ(954.8kcal)	苯丙氨酸 326.3mg	
餐别	内容	食物	重量 /g
15:00	牛奶 + 糖	牛奶	50
		糖	10
17:00	麦淀粉面片	麦淀粉	50
	加碎荸荠	荸荠	50
	低苯丙氨酸	油	10
	水解蛋白		10

第四节　单纯性肥胖的营养治疗

儿童期单纯性肥胖症是以过度营养、运动不足、行为偏差为特征,全身脂肪组织普遍过度增生、堆积的慢性疾病,其与生活行为密切相关,目前已成为严重健康问题和社会问题。儿童期单纯性肥胖症在我国呈逐步增多的趋势,目前约占 5%~8%。肥胖不仅影响儿童的健康,且可延续至成人,容易引起高血压、糖尿病、冠心病、胆石症、痛风等疾病,对本病的防治应引起社会及家庭的重视。

临床表现为食欲旺盛且喜吃甜食和高脂肪食物。明显肥胖儿童常有疲劳感,严重肥胖者常有呼吸浅快、发绀、红细胞增多、心脏扩大甚至出现心功能不全。体重超过同性别、同身高参照人群均值的 20% 即可称为肥胖。

一、营养因素

1. 能量摄入过多而活动量过少　摄入的营养超过机体代谢需要,多余的能量便转化为脂肪贮存体内。活动过少和缺乏适当的体育锻炼也是发生肥胖症的重要因素,即使摄食不多也可引起肥胖。肥胖儿童大多不喜爱运动,形成恶性循环。进食过快或饱食中枢和饥饿中枢调节失衡也可引起多食。

2. 脂类代谢　肥胖儿常伴有血浆甘油三酯、胆固醇、极低密度脂蛋白(VLDL)及游离脂肪酸增加,但高密度脂蛋白(HDL)减少。故以后易并发动脉硬化、冠心病、高血压、胆石症等疾病。

3. 蛋白质代谢　肥胖者嘌呤代谢异常,血尿酸水平增高,易发生痛风症。

二、营养治疗

儿童期单纯性肥胖症的治疗需要采用以运动处方为基础,以行为矫正为关键技术,健康教育贯彻始终的综合方案。儿童期单纯性肥胖症的控制目标是培养科学、正确的生活方式,去除心血管疾病的危险因素。肥胖症的治疗原则是减少产热能性食物的摄入和增加机体对热能的消耗,使体内脂肪不断减少,体重逐步下降。饮食疗法和运动疗法是两项最主要的措施,药物治疗效果不肯定,外科手术治疗的并发症严重,不宜用于小儿。

鉴于小儿正处于生长发育阶段以及肥胖治疗的长期性,故多推荐低脂肪、低糖类和高蛋白饮食。低脂饮食可迫使机体消耗自身的脂肪储备,但也会使蛋白质分解,故需同时供应优质蛋白质。糖类分解成葡萄糖后会强烈刺激胰岛素分泌,从而促进脂肪合成,故必须适量限制。食物的体积在一定程度上会使患儿产生饱腹感,故应鼓励其多吃体积大而热能低的蔬菜、水果类食品,其纤维还可减少糖类的吸收和胰岛素的分泌,并能阻止胆盐的肠肝循环,促进胆固醇排泄,且有一定的通便作用。萝卜、胡萝卜、青菜、黄瓜、番茄、莴苣、苹果、柑橘、竹笋等均可选择。

良好的饮食习惯对治疗具有重要作用,如避免晚餐过饱、不吃夜宵、不吃零食、少吃多餐、减慢进食速度、细嚼慢咽等。平时尽量避免让肥胖儿看到美味食品,以减少食欲中枢兴奋。

第五节　锌缺乏病的营养治疗

锌为人体必需的微量元素之一,作为多种酶的组成成分广泛地参与各种代谢活动。锌缺乏病为人体缺锌引起的全身性疾病。我国有大量关于锌缺乏病的报道,以小儿为最多见。

临床表现主要为食欲缺乏、生长发育落后、免疫功能降低、智能发育延迟、味觉减退、地图舌、反复口腔溃疡和伤口愈合延迟等。

一、营养因素

1. 锌摄入不足　动物性食物不仅含锌丰富而且易于吸收,坚果类(核桃、板栗、花生等)含锌也不低,其他植物性食物则含锌少,故素食者容易缺锌。全胃肠道外营养如未加锌也可致锌缺乏。

2. 吸收障碍　各种原因所致的腹泻皆可妨碍锌的吸收。谷类食物含大量植酸和粗纤维,这些均可与锌结合而妨碍其吸收。牛奶含锌量与母乳相似,$45.9\sim53.5\mu mol/L(300\sim350\mu g/dl)$,但牛奶锌的吸收率(39%)远低于母乳锌(65%),故长期纯牛奶喂养也可致缺锌。

3. 需要量增加　在生长发育迅速阶段的婴儿,或组织修复过程中,或营养不良恢复期等状态下,机体对锌需要量增多,如未及时补充,可发生锌缺乏。

二、营养治疗

1. 预防　婴儿时期,母乳喂养是预防锌缺乏的有效措施之一。人初乳含锌量较高,可高达$306\mu mol/L$,故应早开奶。婴儿4~6月龄时应及时添加辅食,如蛋黄、瘦肉、鱼、动物内脏等。无母乳的人工喂养儿最好哺以强化锌的婴儿配方奶。小儿要养成良好的饮食习惯,避免偏食、挑食,少吃零食,平时可经常吃些瘦肉、肝、鱼、蛋类等含锌丰富的食物。对可能发生缺锌的情况如早产儿、人工喂养者、营养不良儿、长期腹泻、大面积烧伤、长期静脉补液等,均应适当补锌。

2. 饮食治疗　鼓励多进食富含锌的动物性食物,如牡蛎、肝、鱼、瘦肉、蛋类等,婴儿采用母乳喂养。

3. 药物营养补充　常用口服葡萄糖酸锌,每日口服剂量为锌元素0.5~1.0mg/kg,相当于葡萄糖酸锌每日 3.5~7.0mg/kg,一般 2~3 个月为 1 疗程。对于不能口服或口服吸收不良者可用静脉给药。每日锌用量为:早产儿 0.3mg/kg;足月儿至 5 岁为 0.1mg/kg;5 岁以上可每日给锌 2.5~4.0mg。

(叶　盛)

第十六章

常见眼病与营养

第一节　眼病相关的营养素

　　人类的视觉器官是眼,由眼球和眼的附属器官组成。与全身其他器官和组织一样,视觉功能的正常发挥离不开充足的能量和各种必需营养素。当前,随着社会进步,电子终端产品的普及,"互联网+"教学方法的广泛应用,导致眼病发生低龄化与年轻化,应及时加以营养干预,减少眼病发生。

一、眼病相关的产能营养素

　　1. 碳水化合物　碳水化合物可在体内被迅速氧化而提供能量,因而是供给人体能量的最主要和最经济的来源。与机体其他组织如脑组织、心肌和骨骼肌一样,眼的正常功能活动主要靠碳水化合物提供能量。

　　2. 蛋白质　蛋白质是机体内构成和修补人体组织、维持体液的平衡、维持血液酸碱平衡、合成激素和酶、产生抗体最重要的生物大分子,眼的组织形成和功能维持均需要适量蛋白质的供应。

　　3. 脂肪　脂肪不但可以供给热量,而且还有构成身体组织和生物活性物质的作用,其在保持人体健康方面的重要性不可忽视。脂肪对眼功能尤为重要,例如DHA是二十二碳六烯酸,也称n-3多不饱和脂肪酸,是大脑皮质、中枢神经系统和视网膜的重要构成成分。视网膜中的DHA含量约在50%左右,比体内任何其他组织更高,具有很好的视网膜保护作用,如果食物中长期缺乏DHA,可使视网膜组织中的DHA含量下降,最终导致视力下降。

二、眼病相关的电解质

(一) 常量元素与眼正常生理活动的关系

在常量元素中,碳、氢、氧、氮和磷作为构成机体脱氧核糖核酸(DNA)和核糖核酸(RNA)

的主要组成成分,是维持机体正常免疫、抗生物氧化、促进细胞增生分化以及作为机体遗传变异的物质基础。研究结果证明饮食中的核酸 - 核苷酸,不但对生命早期和快速增长的组织细胞具有重要的营养功能,对自然衰老的机体包括眼球的衰老也起着重要的作用。

在人体眼球中有三种作为屈光介质的透明组织,即角膜、晶状体和玻璃体,它们的营养供给来自眼动脉系统,动脉血浆中各种营养物质经过睫状突分泌进入房水,眼球前房虽然只有 0.25~0.30ml 的房水,但负担着提供角膜、晶状体、玻璃体等营养的重要作用。

营养素从血浆进入房水的通道中存在一个特殊筛选系统,这就是血 - 房水屏障。它存在于无色素睫状上皮细胞间连接的地方。血 - 房水屏障的物质转运系统常有以下几种:

1. 钠钾泵转运系统　睫状突内层无色素上皮细胞膜上的钠钾泵能利用分解 ATP 释放出的能量,主动把细胞内的钠离子泵出细胞外即房水中,而把房水中的钾离子泵入细胞内。这一机制的分泌过程为睫状突上皮细胞主动转运的结果。大约有 70% 的钠离子利用钠钾泵这一机制主动转运到后房。因为钠离子是使血浆中的水向后房移动的主要因素,所以凡是钠钾泵的抑制剂均可减少房水的分泌。

2. 重碳酸钠盐转运系统　在睫状突的无色素上皮细胞和肾小管上皮细胞上均分布有碳酸酐酶,碳酸酐酶可把碳酸分解为氢离子(H^+)和碳酸氢根离子(HCO_3^-),HCO_3^- 和 Na^+ 结合形成重碳酸钠盐。重碳酸钠增多,可使肾小管系统和睫状血管系统的渗透压增加,从而吸收水分增多,继而由血液系统进入后房中的房水增加。反之,当吸收到血液系统中,睫状突上皮细胞中碳酸酐酶受抑制时,HCO_3^- 和 Na^+ 结合形成重碳酸钠盐减少,睫状血管系统的渗透压降低继而由血液系统进入后房中的房水也随之减少,使眼压降低。

此外还有抗坏血酸和氨基酸转运系统等。房水的化学成分有:钠、钾、镁、钙、氯、碳酸氢盐(重碳酸盐)、乳酸盐、丙酮酸盐、磷酸盐、抗坏血酸盐、葡萄糖、氨基酸、尿素、二氧化碳等。

(二) 微量元素与眼正常生理活动的关系

微量元素研究作为生物学和医学研究领域中的一个独立分支,其进展与尖端物理和化学分析手段的应用密切相关。对于微量元素在眼中的分布细节及其对于正常视觉功能的作用,尚未完全阐明。下面就已知的 8 种微量元素,包括铁、锌、铜、碘、硒、钼、铬、钴,与眼有关的作用做一简要的介绍。

1. 铁　铁是人体最重要的营养素之一,也是人体中含量排首位的微量元素。在机体内的铁化合物中,主要起生物学功能的是含血红素的血红蛋白、肌红蛋白和细胞色素等。

(1) 血红蛋白与眼的关系:铁的生理功能主要是合成血红蛋白,血红蛋白能把氧气从肺输送到各个组织。缺铁时血红蛋白合成减少,可引起视网膜上感光细胞的缺血或缺氧,某些贫血患者出现的一时性黑矇现象就与此相关。眼球各组织在缺氧的情况下对儿童近视发生率的影响已引起广泛关注。

(2) 肌红蛋白与眼的关系:肌红蛋白仅存在于机体肌肉中,负责在肌肉中运输和储存氧,在肌肉收缩时释放氧,以满足肌肉运动的代谢要求。眼内的精细肌肉,如睁开眼时存在于虹膜中调节瞳孔大小的瞳孔括约肌和瞳孔开大肌,不断调节眼内晶状体曲率使外界的物体在视网膜上成像的睫状肌,其正常的收缩功能都离不开肌红蛋白。

(3) 细胞色素与眼的关系:细胞色素通过它们在线粒体中的电子传递作用,对呼吸和能量代谢起决定性的影响。细胞色素 a、b 和 c 是细胞产生能量所必需的物质,在二磷酸腺苷

（ADP）转变为三磷酸腺苷（ATP）的过程中，它们起携带电子的作用。眼的各项功能活动均需要消耗能量，因缺铁导致的细胞色素异常将影响眼的功能。

2. 锌　锌存在于人体所有器官、组织、细胞以及大部分体液中。约 95% 的锌存在于细胞内，这其中约 60%~80% 存在于胞质中。锌是人体中含量排第二位的微量元素。锌是存在于人体内氧化还原酶类、转移酶类、水解酶类、裂解酶类、异构酶类和连接酶类六大酶类中的唯一微量元素。锌有多种生理功能，如在核酸、蛋白质、糖类（碳水化合物）、脂肪等代谢中起催化作用；维持许多重要生物活性物质，如酶、受体、转录因子和基因等的结构；调控 DNA 的转录和复制；参与机体免疫、细胞的生成分化以及激素受体的功能调节等。锌对于眼的功能来说也是一种非常重要的微量元素。

锌的缺乏或代谢紊乱，将会产生如下影响：①影响暗视觉和暗适应功能。锌参与视杆细胞中把维生素 A 转化为 11 顺视黄醛，再与视蛋白结合构成视紫红质的过程，视紫红质构型改变引发神经冲动，传到视皮质产生暗视觉。锌缺乏会影响暗视觉的正常产生。②影响眼球组织因外伤、手术和炎症状态下的创口愈合。③容易发生眼干燥症。④影响眼球发育。因为锌缺乏既影响大脑中枢神经系统、周围神经系统的发育和障碍，同时也影响眼球各组织的发育，其中锌与视路中各种有髓鞘神经纤维关系密切。所以，在眼营养素的多种配方中，锌是不可缺少的元素之一。

3. 铜　铜是人体内含量排列在第三位的微量元素，仅次于铁和锌。生物系统中许多涉及氧的电子传递和氧化还原反应多是由含铜酶催化的，所以铜包括多种含铜酶对生命过程十分重要。

铜对眼的影响有：

（1）铜维护中枢神经系统的正常功能。神经髓鞘主要是由磷脂形成，而磷脂合成依赖含铜的细胞色素 C 氧化酶；多巴胺 β 羟化酶是一种含铜酶，能催化多巴胺形成去甲肾上腺素。铜缺乏时可导致脑组织萎缩、神经元减少、白质变性、神经发育停滞、运动障碍等。在机体缺铜的情况下，视觉系统中各种神经组织功能受影响，将产生视觉传导障碍。

（2）含铜酶中的酪氨酸羟化酶能催化酪氨酸产生多巴，并进而转变成黑色素，对视网膜色素上皮来说十分重要。铜通过作用于视网膜色素上皮影响视功能。

（3）部分含铜酶具有抗氧化作用，其在保护组织免受过氧化损伤中具有十分重要的作用。细胞外的铜蓝蛋白和细胞内的铜硫蛋白除了可清除多种自由基外，还可保护特别容易被羟基氧化和破坏的不饱和脂肪酸。因此，铜在眼营养素配方中也是不可缺少的。

（4）铜促进结缔组织的形成，其通过赖氨酰氧化酶促进结缔组织中胶原蛋白和弹性蛋白的交联，形成柔软坚固的结缔组织，同时也是形成角膜、巩膜等眼的结构所必需的。

4. 碘　碘主要参与甲状腺激素的合成，它的功能依靠甲状腺激素而发挥。甲状腺激素在脑发育的过程中起重要作用，其与神经突起的分化和发育密切相关，特别在树突、树突棘、轴突、突触、神经微管发育中起着极其重要的作用，也与神经髓鞘的形成和发育有关。

在视网膜上，感光细胞把外界物体发出的光能转变成电能后，通过双极细胞的树突和轴突传向神经节细胞，视网膜内含有约 100 万个神经节细胞的轴突组成的视神经纤维，并汇集成为通向大脑中枢的视神经。

缺碘时，因甲状腺激素缺乏导致神经突起的分化和发育障碍，将明显地影响视觉功能。另外，由于神经系统发育受阻造成运动神经功能障碍，动眼神经受累可致共向性和瘫痪性斜视。

5. 硒　进入体内的硒绝大部分与蛋白质结合,称为"含硒蛋白"。它们分布在除脂肪以外的所有器官组织中,肌肉中所含的量最多,约占总量的一半。①研究发现,在眼的睫状体组织中存在一种被称为"硒蛋白 -P"的硒运转蛋白,并很可能属于一种氧化还原酶。②眼睛各组织的衰老是由于各种内、外源性因素导致眼内产生自由基而受到不同程度的氧化损害所致。和整个机体一样,眼内存在抗氧化酶防御系统(也称内源性抗氧化系统)和非抗氧化酶防御系统(也称外源性抗氧化系统)。硒是内源性抗氧化系统中谷胱甘肽过氧化物酶系中非常重要的组成部分。因此,硒在临床上可作为预防和保护视网膜的一种措施。

6. 钼　钼是黄嘌呤氧化酶 / 脱氢酶、醛氧化酶和亚硫酸氧化酶辅基的必要成分。这三种金属酶在机体中催化相应的代谢反应,涉及碳水化合物、脂肪、蛋白质、含硫氨基酸、核酸和铁的代谢。如钼缺乏导致亚硫酸氧化酶活性异常,可出现半胱氨酸代谢紊乱症,表现为严重脑损伤、精神发育迟缓、尿中亚硫酸盐和 S- 磺酸半胱氨酸基硫代硫酸盐浓度升高、硫酸盐浓度降低等,在眼部则表现为晶状体脱位。

7. 铬　铬在人体内的含量极低,但具有重要的生理功能。①铬能加强胰岛素的功能,促进细胞摄取葡萄糖。②铬能参与蛋白质和核酸代谢,促进生长发育,缺铬的动物有生长发育停滞现象。③铬不仅有调节血糖代谢的作用,其对脂类代谢也有一定影响。实验证明铬有降低血中总胆固醇和低密度脂蛋白胆固醇的作用。④铬对特异性免疫功能有影响。铬缺乏的实验动物可出现角膜损伤,可能是由于机体全身的状况出现问题,如肌糖原和肝糖原因铬耗竭而明显下降、脂类代谢紊乱、动脉粥样硬化等,导致角膜这一特殊的、无血管的组织结构出现营养状况恶化,房水中营养角膜的各种元素耗竭所致。

8. 钴　钴又称氰钴胺素,是组成维生素 B_{12} 的重要成分。膳食中的钴只有呈维生素 B_{12} 的形式,或在肠道中被细菌合成为维生素 B_{12} 才能被人体吸收利用。钴的主要生理功能和维生素 B_{12} 一样,可促进红细胞成熟。钴与眼睛的关系见维生素 B_{12} 的相关内容。

三、眼病相关的维生素

维生素是维持人体正常生理功能及细胞内特异代谢反应所必需的一类低分子有机化合物,它们在体内不能合成或合成量不足,必须由食物供应。目前已经知道的人体所必需的维生素,根据它们的化学组成和能否溶解于脂肪及脂溶剂或水的特点,分为脂溶性和水溶性维生素两大类。

(一) 脂溶性维生素与眼正常生理活动的关系

脂溶性维生素包括维生素 A、维生素 D、维生素 E 和维生素 K。

1. 维生素 A　维生素 A 是指含紫罗酮环且具有视黄醇生物活性的衍生物。

(1) 维生素 A 及其衍生物:维生素 A 及其衍生物有以下几类:①视黄醇即狭义的维生素 A,又称作维生素 A_1,其中全 - 反式视黄醇为维生素 A 的最基本形式。②视黄酯是指视黄醇直接酯化,形成视黄醇棕榈酸酯而在机体内贮存。当周围组织需要维生素 A 时,在肝脏贮存的视黄酯可在酯酶的作用下水解为维生素 A。③视黄醛是维生素 A 的衍生物,视黄醇在视黄醇脱氢酶的作用下被氧化成视黄醛,视黄醛在视黄醛还原酶及其辅酶的作用下可被催化还原成视黄醇。视黄醛与视网膜上感光细胞中的视蛋白结合,生成视紫红质。④视黄酸又称维生素A酸。视黄醇氧化生成视黄醛,视黄醛如再氧化便生成视黄酸,后者是不可逆反应。视黄酸对视觉功能没有效应,但对细胞的增生与分化有重要作用。⑤维生素A原即类胡萝卜素,存在于黄、绿、红色植物中。大部分类胡萝卜素能在人体内转变成维生素A,其中最重要的是β胡萝卜素。一分子β胡萝卜素可生成两分子视黄醇。

(2) 维生素A与视觉功能的关系:视锥和视杆这两种感光细胞的外段中存在有感光色素。这些感光色素的形成与功能维持需要维生素A的参与。在视杆细胞外段的视紫红质就是在弱光环境下,全反视黄醛经异构酶异构化后变为11-顺视黄醛,再与视蛋白结合形成视紫红质,同时把光能转变为电能,从而引起视皮质兴奋产生暗视觉。若没有维生素A的存在和参与,则无法产生暗视觉。

贮藏在肝脏和脂细胞中的维生素A,经血液到达脉络膜供血系统,继而到达视杆细胞外段部分。在弱光中无色的维生素A合成紫红色视紫红质的过程和在强光中视紫红质被分解、漂白,重新还原成维生素A的过程,可见图16-1。

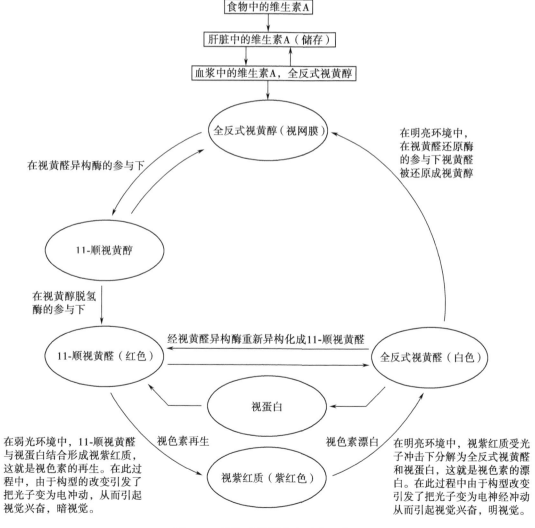

图 16-1　视色素的漂白和再生示意图

明视觉产生的过程发生在锥体细胞的外段,此处存在着对光敏感的视色素即视紫蓝质。视紫蓝质漂白和再生的过程与视紫红质的变化基本相似。

如果机体缺乏维生素 A,11- 顺视黄醛得不到足够补充,视杆细胞外段中的视紫红质减少,其对弱光的敏感度下降,即暗视觉功能低下,在临床上被定义为夜盲。随着我国居民生活水平的提高,饮食条件的改善,因缺乏维生素 A 而发病的特发性夜盲症已不多见,但下列原因可导致维生素 A 缺乏的发生:①孕妇血中的维生素 A 不易通过胎盘屏障输送给胎儿,故新生儿体内维生素 A 的储存量低,要注意补充维生素 A;②疾病导致的维生素 A 缺乏,如麻疹、肺结核、肺炎、猩红热等消耗性疾病,由于高烧使肝中维生素分解加快,同时可因食欲不振而使维生素 A 摄入减少,肠道吸收降低;又如胆囊炎、胰腺炎、肝硬化、胆管阻塞、慢性腹泻、血吸虫病等疾病,由于脂类代谢的紊乱,可影响维生素的吸收和代谢;③大量饮酒等。

(3) 维生素 A 与角膜和结膜的关系:①维生素 A 对上皮细胞的生长和分化有直接的影响。当维生素 A 缺乏时,角膜和结膜组织中的黏液分泌细胞可被产生角蛋白的细胞所取代,使其上皮细胞角质化。开始时表现为角膜、结膜干燥症,当病变继续可出现角膜软化症,甚至严重到发生角膜穿孔、致盲。②类视黄素诱导细胞的分化,其中维生素 A 的衍生物 9- 顺视黄酸在细胞分化中起主要作用,全 - 反视黄酸可能有更特殊的作用。③维生素 A 缺乏引起上皮组织的角化,甚至会发生畸形增殖导致上皮组织的肿瘤。④类胡萝卜素是重要的非酶抗氧化剂之一,可消除氧自由基对蛋白质、DNA 及脂类物质产生的氧化损害,避免引发白内障。

2. 维生素 D　维生素 D 在人体内有诸多的生理功能,如调节钙代谢、调节基因转录、触发神经递质的释放和参与蛋白质在轴突中的运输等。

机体维生素 D 的来源一是经皮肤途径进入人体,皮肤内的 7- 脱氢胆固醇经阳光或紫外线照射转变成维生素 D_3;二是从饮食中获取,食物中的维生素 D_3 在胆汁的作用下,在小肠乳化形成微胶粒被吸收入血。从这两条途径获得的维生素 D_3 需在肝脏和肾脏转化成为有生物活性的衍生物后才能发挥其效应和生理作用。已经分离鉴定的维生素 D 衍生物有 30 多种,生理意义较明确的是 1,25- 二羟胆钙醇[$1,25(OH)_2D_3$],它可作用于小肠、骨、肾等处细胞内的维生素 D 受体,参与调节钙、磷代谢。

维生素 D 与视觉神经传递的关系密切。研究发现,不仅小肠、肾、骨存在 $1,25(OH)_2D_3$ 的受体,目前至少发现 30 余种器官组织也存在 $1,25(OH)_2D_3$ 受体,其中包括视网膜。视网膜中的视锥和视杆细胞在把光能转变为电神经冲动的过程中,钙离子是作为一种神经递质实现视细胞超极化的;同时,钙离子对突触释放神经递质来说是必需的。维生素 D 在此过程中起了重要作用。$1,25(OH)_2D_3$ 可影响与神经递质释放有关的酶活性,使胆碱化乙酰酶活性升高,而对单胺氧化酶活性没有明显的作用,表明 $1,25(OH)_2D_3$ 可影响中枢神经胆碱能系统的功能。维生素 D 的这些生理功能都与视觉的产生有关。

3. 维生素 E　维生素 E 是生育酚与生育三烯醇的总称。它广泛存在于动植物组织,尤以植物油中含量最高。维生素 E 有 α、β、γ、δ 四种,由于 α 维生素 E 在四种天然混合物中占 90%,且是生物活性最强的一种,故维生素 E 一般指的是 α 型。

维生素 E 具有很好的护眼作用。①氧自由基可使眼球受到不同程度的氧化损害,如导致细胞膜的损伤,阻碍细胞间的信息传递等。维生素 E 是生物膜上一种主要的抗氧化剂,同时它的碳氢链又是生物膜的组成部分,所以维生素 E 在维持细胞膜的稳定性和通透性方面起重要作用。②维生素 E 作为抗氧化剂可以阻断与衰老有关的氧化链式反应,还能引起许多酶活性的增强或抑制,减缓衰老的过程。在老年性白内障和视网膜黄斑变性等眼病的临床预防和治疗中,补充维生素 E 是有效的。③维生素 E 是视觉产生的必要元素之一。缺乏维生素 E 的大鼠视网膜色素上皮细胞多烯脂肪酸减少,脂质过氧化物积累,溶酶体数目增多,光感受细胞外段圆盘呈小泡化,视网膜电流减少。补给大量的维生素 E,视网膜光感受细胞的损坏可以修复。④大剂量的维生素 E 可以减少高 O_2 对机体的损害,减轻眼球内晶状体纤维化。

(二) 水溶性维生素与眼正常生理活动的关系

水溶性维生素有维生素 C 和 B 族维生素,B 族维生素包括有维生素 B_1(硫胺素)、维生素 B_2(核黄素)、烟酸(尼克酸、维生素 PP)、维生素 B_6(吡哆醇)、维生素 B_{12}(氰钴胺素)、叶酸、泛酸、生物素、胆碱。

1. 维生素 C 维生素 C 是白色结晶状的水溶性物质,溶解度高,有较强的酸味。人类体内没有合成维生素 C 的酶类,所以必须依赖食物供给。

(1) 维生素 C 与角膜的关系:光线通过人眼屈光系统的第一道组织是角膜,它位于眼球外膜前 1/6,是一种无血管、透明的结缔组织。它的屈光力约占了眼球总屈光力的 72%,任何疾病引起角膜透明度的降低都将直接影响视力。维生素 C 参与人体内的羟化反应,而羟化反应又是体内结缔组织形成的重要步骤。此外,维生素 C 可促进结缔组织中胶原蛋白及基质中酸性黏多糖的合成。因此,对于所有的角膜病变和各类角膜手术后的病例,增加维生素 C 的供给对角膜基质的愈合和透明度的维护有重要意义。

(2) 维生素 C 与晶状体的关系:晶状体为一个双凸面、透明、重量约 200~300mg、体积 0.2ml、中心厚度 4~5mm、直径 9~10mm 的扁圆形、衬衫纽扣大小的凸透镜。眼球屈光系统中晶状体的屈光力仅次于角膜,晶状体的调节是随眼睛看远和看近不断变化的,从而使外界物体在视网膜上形成清晰的、倒立的像。

由先天或后天因素引起的晶状体混浊,在临床上都可叫做白内障,将直接影响视力。老年性白内障的发病原因中,机体衰老和老化导致的营养因素是主要的。对房水与血浆的成分分析显示维生素 C 在后房房水中为 1.3mmol/(kg·H_2O),前方房水中为 0.96mmol/(kg·H_2O),而血浆中仅 0.02mmol/(kg·H_2O)。测定各组织维生素 C 含量后也发现,晶状体的维生素 C 含量为 142~176μmol/100g,属于含量最高的组织之一。可见维生素 C 对于晶状体的营养十分重要。研究发现因白内障摘除的晶状体中维生素 C 和谷胱甘肽的含量与正常晶状体相比大为减少,由此推断,防止维生素 C 和谷胱甘肽等缺乏,对防止或延迟白内障的形成有作用。

(3) 维生素 C 与视网膜以及老年性黄斑变性的关系:老年性黄斑变性是指视网膜黄斑部因老年化而出现性状改变的病症,其发病率随着年龄的增加而显著上升。老年性黄斑变性的发病原因既有家族遗传原因,也有环境因素如各种射线的影响、全身状况如心血管疾病的影响、氧自由基的损伤等。研究证明,几乎所有内源性和外源性抗氧化剂均对预防和延缓老年性黄斑变性有效。维生素 C 因其水溶性和亲电子特点,既可直接与活性氧作用,又是细胞质中重要的活性氧清除剂。此外,较高浓度的维生素 C 可以防止脂质过氧化,防止毛细血管甚至大动脉硬化。目前,因动脉硬化导致视网膜出血、渗出而失明的发生率逐年增高。因此,多选用富含维生素 C 的新鲜果蔬,对预防老年性黄斑变性有积极作用。

2. 维生素 B_1　维生素 B_1 的结构中有含硫的噻唑环和含氨基的嘧啶环,故又名硫胺素。维生素 B_1 不能在组织内大量储存,必须日常从饮食中补充。

(1) 维生素 B_1 与视神经的关系:维生素 B_1 焦磷酸硫胺素(TPP)以辅酶为主要活性形式,是参与三羧酸循环和线粒体中的物质代谢和能量代谢的关键酶,食物向机体提供的能量中90% 来自丙酮酸氧化和三羧酸循环。所以维生素 B_1 缺乏就会影响神经组织的能量供应,并伴随丙酮酸及乳酸堆积,出现周围神经炎。眼科常见因酒精中毒伴维生素 B_1 缺乏诱发视神经炎,出现视神经乳头炎、球后视神经炎和弱视等病症。

(2) 维生素 B_1 与视力的关系:维生素 B_1 对胆碱酯酶具有抑制的作用,当维生素 B_1 缺乏时,胆碱酯酶增加,胆碱能递质被分解加速,乙酰胆碱减少。乙酰胆碱是一种具有拟副交感神经作用的神经递质,可影响神经传导。动眼神经中含副交感神经纤维,支配瞳孔括约肌和睫状肌。维生素 B_1 缺乏引起乙酰胆碱减少,在视觉上表现为瞳孔收缩的强度减弱,睫状肌收缩能力下降,最后导致视力下降,特别是需要通过睫状肌收缩进行晶状体调节而获得清晰物像的视近物能力下降。此外,由于瞳孔的扩大使组成前房角的虹膜根部变厚,导致前房角变窄;同时睫状肌收缩能力下降,导致牵拉巩膜突后移,可引起对房水排出起关键作用的小梁网孔扩大、板层之间的间隙增大,使房水排出功能减弱,可能导致眼内压升高。

3. 维生素 B_2　维生素 B_2 是一种具有氧化还原活性的呼吸酶,又称核黄素。无论从天然分离或化学合成得到的游离维生素 B_2 均为一种橙黄色无定形固体粉末或针状结晶。游离型核黄素对光很敏感,尤其在紫外线下被分解为无活性的光黄素,因此维生素 B_2 要避光保存。

维生素 B_2 以黄素单核苷酸和黄素腺嘌呤二核苷酸(FAD)形式参与和构成体内黄素酶的辅基,以 FAD 形式参与谷胱甘肽过氧化物酶的辅酶等。其生理功能主要有:①在细胞呼吸链产生能量过程中具有重要的调控作用;②作用于电子传递系统中的氧化酶或脱氢酶,如葡萄糖氧化酶、氨基酸氧化酶、黄嘌呤氧化酶、琥珀酸脱氢酶、谷胱甘肽还原酶等。③参与色氨酸转变为烟酸和维生素 B_6,参与叶酸转化成各种辅酶以合成脱氧核糖核酸。④在肾上腺皮质激素的产生、骨髓造血中红细胞的形成以及铁的吸收和转运过程发挥重要作用等。鉴于上述维生素 B_2 的各种功能,当机体维生素 B_2 缺乏时,除出现常见的"口腔生殖系综合征"外,眼科的常见症状是眼睑边缘糜烂性睑缘炎、球结膜充血、角膜和巩膜缘血管增生并侵入角膜,严重时可致角膜混浊。

4. 烟酸　烟酸也称尼克酸、维生素 PP。食物中的烟酸主要以作为辅酶Ⅰ的烟酰胺腺嘌呤二核苷酸(DAD)和作为辅酶Ⅱ的烟酰胺腺嘌呤二核苷酸磷酸(NADP)形式存在。人体内的烟酸、DAD 和 NADP 可由必需氨基酸色氨酸的代谢产物砒啶二羧酸合成。烟酸的功能是参与细胞的代谢过程,作为氧化脱氢酶的辅酶,它们在氧化还原反应中起电子受体或氢供体的作用。它们是大多数细胞的主要电子转运载体和大多数的氢转移的活性中间体,涉及200 多个代谢反应,包括糖代谢、脂代谢和氨基酸代谢。因此,烟酸在机体的代谢中占有重要的地位。当机体缺乏烟酸时,眼球组织的各种正常代谢受影响,引起功能障碍,特别是视神经的传导受阻,出现视力下降、视物异常甚至出现幻视。

5. 维生素 B_6　维生素 B_6 有三种形式,吡多醇、吡哆醛和吡哆胺。血浆中维生素 B_6 的主要形式是磷酸吡多醛,主要来自肝脏,同时磷酸吡多醛也是体内维生素 B_6 代谢的活性形式。

维生素 B_6 广泛参与机体代谢过程。已知 60 多种与代谢有关的酶以磷酸吡多醛为辅酶,这些酶几乎参与所有氨基酸代谢,或通过转氨作用影响氨基酸的生物合成与分解。维生素 B_6 作为糖原磷酸化酶的辅酶,是糖原利用葡萄糖所必需的。维生素 B_6 还参与含硫氨基酸中甲硫氨酸和半胱氨酸在体内合成牛磺酸的过程。牛磺酸是必需营养素,在视网膜含量很高。牛磺酸缺乏时,视网膜电图可出现 B 波时间延长现象,表明牛磺酸对视网膜功能有影响。磷酸吡多醛通过西夫碱(Schiff Base)方式参与和影响视紫红质的形成,提示其在视觉发生过程中可能有重要作用。由于维生素 B_6 不仅参与氨基酸的代谢,还能把氨基酸代谢、糖酵解和三羧酸循环联系起来,因此,维生素 B_6 可对眼组织的代谢乃至视觉功能产生影响。

6. 叶酸　叶酸是由蝶酸和谷氨酸构成的一类化合物,其活性形式是四氢叶酸。四氢叶酸是生化反应中一碳单位的传递体,是一碳单位转移酶系统中的辅酶。组氨酸、丝氨酸、甘氨酸、蛋氨酸等均可供给一碳单位,这些一碳单位从氨基酸释出后,以四氢叶酸作为载体,参与嘌呤和胸腺嘧啶的合成,进一步合成 DNA 和 RNA。四氢叶酸也参与氨基酸之间的相互转化,如同型半胱氨酸与蛋氨酸之间的互换。此外,它还参与血红蛋白及重要的甲基化合物合成,如肾上腺素、胆碱、肌酸等。体内如发生叶酸缺乏,一碳单位传递受阻,核酸和氨基酸代谢均受影响,而核酸和蛋白质合成是细胞正常增殖、组织正常生长和机体正常发育的物质基础,因此,叶酸对于组成视觉器官如眼球、视路、视中枢、眼肌、泪腺和泪道等各种组织和细胞都具有重要作用。

7. 维生素 B_{12}　维生素 B_{12} 又名氰钴胺素,以甲基钴胺和腺苷基钴胺两种辅酶形式在体内起作用。甲基钴胺作为甲基转移酶的辅酶参与体内甲基转移过程,促进叶酸和蛋氨酸的合成和利用,蛋氨酸经活化后作为甲基供体可促进胆碱和磷脂的合成。腺苷基钴胺作为辅酶有利于神经髓鞘合成和利用,若维生素 B_{12} 缺乏,可影响神经髓鞘的合成。视觉产生有赖于视神经的正常功能。视神经起自视网膜的神经节细胞,止于外侧膝状体,在巩膜筛板前为无髓神经纤维,穿过筛板后成为有髓神经纤维。维生素 B_{12} 缺乏可引起叶酸、乙酰胆碱、磷脂等合成受阻,从而影响视神经中有髓神经的传导功能,导致视力改变,甚至出现幻觉等临床症状。

8. 泛酸　泛酸广泛存在于动植物组织中,故又称遍多酸。泛酸的主要生理活性形式是辅酶 A 和脂酰基载体蛋白。辅酶 A 是糖、脂肪、蛋白质代谢供能所必需的辅酶。泛酸能提供乙酰基团以形成乙酰胆碱,后者是神经传导必需的神经递质。另外,泛酸还参与类固醇激素、脂溶性维生素 A 和维生素 D 等的代谢。泛酸通过作用于维生素 A 和维生素 D、乙酰胆碱以及糖、脂肪、蛋白质的代谢环节影响视觉功能。

9. 胆碱　胆碱是三甲基季铵的氢氧化物,大多数胆碱在体内以磷脂形式存在。胆碱作为胞苷二磷酸胆碱辅酶的组成部分,在合成神经鞘磷脂与磷脂酰胆碱中起主要作用。神经鞘磷脂对于胆碱能神经元及神经触突的形成极为重要,另外磷脂酰胆碱和神经鞘磷脂都能调控机体内外信号转导过程,因而与视觉系统的功能密切关系。胆碱还有参与构成细胞膜和保证细胞膜结构完整的功能,还是体内不稳定甲基的主要供应原,在为体内转甲基代谢过程提供甲基,参与肌酸、肾上腺素类激素等的合成。

10. 生物素　生物素也称维生素 B_7、维生素 H 或辅酶 R。人类不能合成生物素,必须从食物中摄取。生物素生理功能是作为四个羧化酶的辅基参与代谢,这四个羧化酶分别是乙酰辅酶 A 羧化酶、丙酮酸羧化酶、丙酰辅酶 A 羧化酶、甲基巴豆酰辅酶 A 羧化酶。生物素作为机体内重要代谢所必需的辅助因子,对于细胞生长,脂类、碳水化合物和氨基酸代谢,体内葡萄糖代谢平衡,DNA 的生物合成和唾液酸糖蛋白受体的表达以及维持免疫细胞正常功能等有重要作用。由于生物素具有上述重要生理功能,所以它是眼球各组织细胞在完成视觉功能时不可缺少的营养素之一。

水是维持生命的最重要的营养素之一,同时也是眼球不可缺少的营养素。正常成人眼球的平均重量约 7g,体积约 6.5ml。其中前房的容量约有 0.15~0.20ml,后房的容量约有 0.06ml,房水总量为 0.25~0.30ml,其主要成分是水,约占总量的 98.75%。玻璃体的容量约有 4.60ml,其中水分约占 90%。水对于维持眼球的正常结构和生理功能十分重要,临床上脱水患者常常有眼球塌陷的面貌。

眼科临床上在治疗因各种原因引起视网膜出血时,除了采用中医中药的通经活血和平衡机体的全身营养外,另一重要手段就是嘱咐患者尽量喝水(包括淡茶、粥、各种含水分多的瓜果原汁)等,每天的摄入水的总量为 3L 左右,直至血液完全吸收。

第二节　常见眼病的营养治疗

营养治疗原则

所有眼病患者的饮食首先要保证机体能获得足够的能量、供给充足的营养素、保障机体的吸收功能和代谢功能正常。所以,眼病治疗应包括营养治疗,首先要考虑针对不同个体的情况采取不同的措施,以适宜个体的营养摄入需求。

(一)眼病患者的营养辅助治疗原则

1. 整体原则　眼病常与其他全身性疾病同时存在,所以要做到兼顾全身营养的整体原则。

2. 中西医结合　中医中药调理全身的状况,最好能做到中西医结合治疗。

3. 精神状态　保持良好的精神和心理状态,防止各种引发应激反应的因素影响。

4. 营养治疗措施　角膜、巩膜和结膜属眼球的外膜,在组织类型上由上皮组织、结缔组织、胶原纤维、内皮细胞构成。当上述眼球结构发生病变时,应当在做好全身营养以满足机体各大器官正常功能运转的同时,应给予下列营养素补充,促进眼组织康复。

(1)微量元素:应重点补充锌、硒、铜、铁、铬等微量元素。

(2)维生素:应重点补充脂溶性维生素 A、维生素 E、维生素 D 和水溶性维生素 C、维生素 B_1、维生素 B_2、维生素 B_{12}、维生素 B_6、烟酸等。

建议以上营养素尽可能从饮食中补充,多选用富含上述元素的食物。必要时也可选用各种微量元素和维生素制剂。脂溶性口服维生素可选用丸剂,口服溶剂等。各类水溶性维生素,即 B 族维生素和维生素 C 口服制剂均有各种剂型可以选择。

(二)色素膜病的营养治疗

色素膜从前到后为虹膜、睫状体和脉络膜。虹膜组成的瞳孔调节进入眼球的光线,睫状体分泌房水提供角膜内皮和晶状体的营养,脉络膜富于色素和血管。这三种组织如有一种发生病变,常常会相互影响。此外,许多全身性疾病都可使色素膜致病。

1. 色素膜炎　虹膜和睫状体的血液供应都来自虹膜大动脉环,所以虹膜炎常与睫状体炎同时存在,称为虹膜睫状体炎。如果脉络膜也同时发炎,则称色素膜炎,临床上也称葡萄膜炎。

色素膜是营养眼球的重要组织,负担着为角膜、虹膜、睫状体以及视网膜直接提供营养的功能。一旦色素膜发炎,就会立即影响眼球的营养;同时,由于炎症渗出物进入前房、后房或玻璃体内产生眼球内屈光间质混浊,致视力减退;严重时还会发生继发性眼压升高而压迫视神经和加重整个眼球的血液供应障碍,视力进一步减退,甚至失明。所以,在眼科专科治疗色素膜炎的同时,需加强全身营养。

2. 色素膜炎的营养治疗

(1) 营养治疗措施:色素膜炎是一种耗能的眼疾,应全面营养以满足机体能量需求,也可以配合使用能量合剂,在积极采取各种针对眼睛疾患治疗方案的前提下,给予下列营养素的补充。

1) 微量元素:应重点补充锌、硒、铜、铁、铬等。另外也可给予铜、金、银合剂,每毫升含铜 $31.5\mu g$、金 $0.7\mu g$、银 $10.68\mu g$,每天 1 至 2 次,每次 2ml,饭前 15 分钟,舌下含服。对于某些存在过敏症状的患者,可考虑补充微量元素锰,口服含 $72.8\mu g$ 锰的葡萄糖酸锰制剂,每天 2 次。

2) 维生素:应重点补充维生素 A、维生素 E、维生素 D、维生素 C 和维生素 B_1、维生素 B_2、维生素 B_{12}、维生素 B_6、烟酸等。多食用含上述元素丰富的食物,必要时也可给予维生素制剂。

(2) 其他治疗措施

1) 适当给予通经活血的中成药,如复方丹参、银杏、当归等。

2) 多喝水和多选用富有水分的食物,如新鲜的水果、蔬菜。

3) 在不影响眼科各种治疗时,特别是眼球穿孔伤的伤口已经愈合时,可用热毛巾作热敷,用以改善眼局部的血液循环以增加各项眼科治疗的疗效。

4) 通过运动来改善全身各脏器的功能和提振精神状态,这也是一种很好的辅助治疗措施。

(三) 视网膜病的营养治疗

1. 视网膜病 临床上,视网膜病变可以分为以下几种:视网膜血液循环障碍、视网膜血管病变、血液病所致视网膜病变、血管畸形所致视网膜病变、视网膜炎、视网膜黄斑部病变、遗传性视网膜退行性病变、高度近视眼视网膜病变和视网膜脱离。

2. 视网膜病的营养治疗

(1) 营养治疗措施:视网膜病的营养治疗原则是改善血液循环及增加视网膜、脉络膜的各种维生素和微量元素供应。应全面营养以满足机体能量、维生素、微量元素等需求,也可以配合使用能量合剂,在积极、全面采取各种针对眼睛疾患治疗方案的前提下,给予下列营养素的补充。

1) 常量元素:应摄取充足的常量元素,包括钙、磷、镁、钠、钾、氯、硫等。

2) 微量元素:补充人体必需的微量元素,包括碘、锌、铁、硒、铜、钼、铬、钴;根据临床诊断和患者个体的情况,也可以酌情补充人体可能需要的一些微量元素,如锰、硅、镍、硼、钒、金、银等。微量元素锌、硒、铜、铬对视网膜的发育、视觉功能的正常发挥等均有重要的作用。

3) 维生素:应补充维生素 A、维生素 E、维生素 D、维生素 C、维生素 B_1、维生素 B_2、维生素 B_{12}、维生素 B_6、叶酸、烟酸、泛酸、胆碱、生物素以及肉碱、牛磺酸等。维生素 C 和维生素 E

在体内都具有清除活性氧的作用,起到抗生物膜脂质过氧化的作用,从而对视网膜细胞起到保护作用。维生素 A 和维生素 A 原类胡萝卜素(主要指 β- 胡萝卜素)是暗视觉形成中不可缺少的维生素,与视网膜的功能关系密切。

以上各种微量元素和维生素的补充应根据临床各种化验结果和患者的个体情况,制定各个治疗阶段的营养素补充方案。尽量鼓励患者通过饮食补充上述微量元素和维生素,必要时也可给予营养合剂。对于某些过量服用会产生毒性的微量元素和维生素一定要进行监视,必要时进行检测后方给予补充。

4) 抗氧化剂:饮食中注意补充叶黄素、玉米黄质和二十二碳六烯酸(DHA),这三种抗氧化剂对视网膜的感光细胞有保护作用。叶黄素可改善和维持视网膜色素上皮的密度,同时防止紫外线对视网膜和晶状体的损害,从而改善和保护视力。DHA 与同属于亚麻酸 n-3 系的二十碳五烯酸(EPA)、二十二碳五烯酸(DPA)一样,具有维持视网膜正常发育和视觉的功能,其抗氧化作用可保护视网膜感光细胞。此外,还有一些抗氧化剂也对视网膜有保护作用,如虾青素、隐黄素、花青苷、多酚和卵磷脂等。

(2) 其他治疗措施

1) 可服用复方丹参、银杏、当归等中成药起到通经活血的目的。

2) 保证充足水分的摄入,多选用新鲜水果和蔬菜。

3) 用热毛巾作眼部的热敷,用以改善眼局部的血液循环,改善眼科治疗的疗效。

4) 提倡多运动,通过运动增进体质,加快眼病的康复。

(张　剑)

第十七章

中医食疗与保健食品

第一节　中　医　食　疗

中医食疗指利用中医辨证原理,根据人体的不同体质,选用一定的功能性食物,来调节人体功能,以达到促进人体健康乃至治疗疾病的目的。中医食疗与药膳不同。药膳指为辅助治疗某些疾病,根据中医辨证施治的原则加入中药配制而成的非定型包装的菜肴。也就是将药物与饮食结合以取得更好的疗效的一种治疗手段。中医食疗和药膳的区别是在于前者加入的都是食物,而后者还加入了药物。药物有一定的适应范围和使用剂量的规定,故药膳要在医生的指导下进行。

需要指出的是,我国古代就有"药食同源"的说法,有些药物和食物的界限难以明确区别。在卫生部公布的《关于进一步规范保健食品原料管理的通知》中就列出约八十多种药食同源物品,如:丁香、刀豆、山药、山楂、马齿苋、玉竹、甘草、白果、龙眼肉(桂圆)、决明子、百合、枣、罗汉果、金银花、胖大海、莲子、菊花、葛根、黑芝麻、蒲公英、蜂蜜、薄荷等。

一、中医食疗的发展概况

中医食疗在我国有悠久历史。据《周礼》记载,远在公元前 5 世纪,古人已注意到饮食与治疗的关系,把食物和药物并提,如发酵的豆豉可有健胃解毒的治疗作用。当时已有"食医、疾医、疡医、兽医"的设置和分工,其中的"食医"就是专管食疗的医官。

《黄帝内经》是我国现存最早系统地记录医学理论和实践经验的医书,其在《素问·五常政大论;脏气法时论痹论》中对饮食的治疗作用、饮食与五脏关系、配膳的原则、饮食与环境的统一等均有许多论述,至今仍有重要的指导意义。

汉代《神家本草注》是我国现存最早的一本药书,共载药 365 种,分上、中、下三品,其中就将薏苡仁、大枣、薯类等药食同源物品列为上品。东汉张仲景的《伤寒论》中服桂枝汤后以服热稀粥助药力,并应忌生冷、黏腻、肉、面、辛、酒等,是食物与药物结合治疗的实例。

东晋时期葛洪的《肘后备急方》中记载豆类、牛羊奶等可以用来治疗脚气病。唐代孙思邈所著的《千金方》发展和丰富了"食疗"的内容。书中收载食物约 150 多种,提出动物肝脏能治疗夜盲症;海藻、昆布能治疗瘿瘰,猪胰治疗消渴病等。唐代的《食疗本草》是我国最早著成的一本食疗学,全书共收载食物药 241 种。

殷《食医心鉴》是一部比较系统的食疗专著,该书所载有关内、妇、儿各科的食治材料共 13 条论述,食治药方 209 首。

宋代王怀隐编的《太平圣惠方》中也有食治专篇,载有 28 种疾病的食治方法,其中以"药粥"为主,如治咳嗽用杏仁粥,治水肿用黑鱼粥或黑豆粥。

元代吴瑞编著的《日用本草》分米、谷、菜、果、禽、兽、鱼、虫等八类,共记录食物 540 多种,是元代一本食疗专著。

明代李时珍编著的《本草纲目》中收载药物 1 892 种,食物 518 种记载了各种日常食物,如豆腐、米糕等的制作和颐养作用,该书总结了以前的医药经验,是祖国医学遗产中的一部巨著,扩大了食疗食物的品种,发展了食疗学。

清代有关食疗的著作很多,如沈李龙编的《食物本草会纂》、王士雄编的《随息居饮食谱》、费伯雄编的《食鉴本草》、章穆编的《调痰饮食辨》等等。

新中国成立后,出现了不少食疗的论著,如钱伯文等主编的《中国食疗学》、施莫邦主编的《中医食疗营养学》、施杞和夏翔主编的《中国食疗大全》、项平主编的《中医食疗方全录》等许多有关食疗的著作,推动了中医食疗的发展。特别是近年来将现代营养学方法应用于中医食疗的研究上,产生了不少新成果。

二、中医食疗的重要性及基本原则

(一) 中医食疗的重要性

唐代孙思邈在《千金方要方·食治》中指出"夫为医者,当须先洞晓病源,知其所犯,以食治之,食疗不愈,然后命药",这充分说明了中医食疗在治疗疾病中的地位和重要性。该书指出"食能排邪而安脏腑,悦神爽志,以资血气。若能用食平疴释情遣疾者可谓良工。"说明只有善于用饮食营养平衡来调理病情,治疗疾病,保护健康者,才称得上是一个高明的医生。

现代医学的临床实践已经证实疾病的发生、治疗和预后与患者的营养状态有重要的关系,营养治疗能提高患者的免疫功能,辅助治疗疾病,促进患者康复。中医食疗除了有营养作用外,还有调节人体生理功能的作用,疗效更好。现代营养学和中医食疗相结合,使临床营养学具有中西医结合的特色,可对该学科的发展产生较大的推动作用。

(二) 辨证施食原则

中医食疗的基本原则之一是辨证施食。《金匮要略》中指出"所食之味,有与病相宜,有与身为害,若得宜则益体,害则成疾。"李杲的《脾胃论》特别提倡补养脾胃,培养元气,才能使疾病康复。食疗的前提是要重视脾胃的功能,要根据患者的消化吸收功能给予不同的食疗方案。《黄帝内经》提出"形不足者,温之以气;精不足者,补之以味"。意即阳气虚弱的患者,应该甘温益气,使其阳气旺盛;而阴精亏损的患者应用厚味之品补益精血,使其阴精充足;对阴虚火旺者,应用甘凉清补;阳虚不足者,宜用辛甘温补。属清补的食物有山药、莲子、百合、冰糖、藕、豆腐、蜂蜜、绿豆、鸭、甲鱼、牛奶、薏苡仁等。属温补的食物有羊肉、牛肉、狗肉、鸡、鸽、鳝鱼、海参、淡菜、荔枝、桂圆、核桃、板栗、红糖、胡萝卜、糯米等。不同的病症,应选择不同的食物进行补益。此外,还应辨明疾病属何脏腑,根据病症的所在,采用不同食性的食物,把食物的性味与腑脏的归经结合起来。上述观点与临床营养学上根据疾病的病理生理和生化指标的变化,在营养素补给上也有不同的配膳措施是一致的。

(三) 平衡膳食原则

中医食疗也遵循平衡膳食原则。出自《内经·素问》的"毒药攻邪,五谷为养,五果为助,五畜为益,五菜为充,气味合而服之,以补益精气",指出了药物的攻邪作用和各种食物合理搭配的扶正关系。这和现代营养学提出的平衡膳食、合理营养的要求是一致的。也符合食物要多样化,以谷类为主,碳水化合物占总热能的 60%~70%,蛋白质占 10%~15%,脂肪占20%~30%,维生素和无机盐充足,比例合适的膳食营养要求。

(四) 饮食有节原则

中医食疗的基本原则还包括饮食有节。出自《内经·素问》的"上古之人,其知道者,法于阴阳、和于术数、饮食有节、起居有常、不妄作劳。故能形与神俱,而终其天年,度百岁乃去",说明饮食有节与健康长寿的关系。晋代葛洪提出"善及生者,食不过饱,饮不过多",宋代李东垣在《脾胃论》中指出"饮食百倍,则脾胃之气既伤,而元气亦不能充,而诸疾之由生",都说明饮食过度与疾病的关系,提倡饮食应节制,饮食应清淡。现代营养学认为饮食亦要有节制,热能和脂肪不宜过多,维生素和无机盐应充足,这样才能维持人体的理想体重,且对防止高血脂、高血压、冠心病、肥胖和糖尿病等疾病都有利。

(五) 精准食疗原则

中医食疗还需体现中医的个体化治疗特色,即因地因时因人进行调整,遵循精准食疗原则。《内经·素问》提出"夫四时阴阳者,万物之根本也",又指出"春夏养阳,秋冬养阴,以从其根……逆之则灾害生,从之则苛疾不起,是谓得道。"王冰说:"春宜凉,夏宜寒,秋宜温,冬宜热,此时之宜,不可不顺",说明饮食要符合四时气候变化的自然规律。这与现代营养学提出的营养素的供给量要根据气候、地区、个体的劳动强度和生理特点等因素的变化而调整,使人体与外界环境能达到能量代谢和物质代谢的平衡,以维持人体的健康的精准治疗观点基本一致。

三、食物的性味及营养素含量

(一) 食物的性味与功能

中医对食物有性味和归经的学说,即各种食物有寒、凉、温、热四种食性之分,且有甘、酸、咸、苦、辛五味之分。五味与五脏归经有关系,甘入脾经、酸入肝经、咸入肾经、苦入心经、辛入肺经。五味各具不同的功能,分别为辛散、酸收、甘缓、苦坚和咸软。食物的五味、归经和功能,见表 17-1。

表 17-1　食物的五味、归经、功能

五味	归经五脏	功能作用
甘	脾	和中缓急补益
酸	肝	收敛固涩
咸	肾	软坚散结
苦	心	宣泄燥湿
辛	肺	发散行气行血

上述中医理论可与现代营养学分析作比较,与中医理论不同,现代营养学根据各种营养素的成分含量来决定某种食物的生理功能和营养价值,分别分析食物中的蛋白质、脂肪、碳水化合物、各种维生素及无机盐的含量来评估该食物的营养功能。根据食物成分表中食物的营养成分比较肉类中性温的羊肉、性平的猪肉、鸡肉、性凉的兔肉和性微寒的鸭肉的营养成分,在某些营养素的含量上可发现一些规律,见表 17-2。

表 17-2　肉类食物的食性与某些营养素之间的关系

食性	食物	脂肪 /g	蛋白质 /g	VE 总量 /mg	Mn/mg	Zn/mg	Se/μg
温	羊肉(瘦)	3.9	20.5	0.31	0.03	6.06	7.18
平	猪肉(瘦)	6.2	20.3	0.34	0.03	2.99	9.50
平	鸡肉(瘦)	5.0	19.4	0.22	0.01	0.51	10.50
凉	兔肉	2.2	19.7	0.42	0.04	1.30	10.93
微寒	鸭肉(胸)	1.5	15.0	1.98	0.01	1.17	12.62

从表 17-2 中可见凉寒性的食物脂肪含量低、维生素 E 和硒含量有较高的趋势。比较它们之间的胆固醇、脂肪酸及氨基酸的含量,在胆固醇及氨基酸的比较上,未发现食物的食性与它们的含量之间有明显的相关性。而在脂肪酸方面性平凉的食物其多不饱和脂肪酸含量较性温的食物为多。以 18 碳的脂肪酸为例,C 18∶2 的亚油酸含量较高,见表 17-3。

表 17-3　肉类食物的食性与 18 碳脂肪酸的含量比较

食性	食物	C 18∶0	C 18∶1	C 18∶2	C 18∶3
温	羊肉	20.3	35.1	8.6	2.2
平	猪肉	11.3	42.9	12.3	0.9
平	鸡肉	7.2	36.5	21.5	2.1
凉	兔肉	13.5	26.0	26.1	4.5
微寒	鸭肉	6.2	44.1	18.6	0.9

比较蔬菜类食物的食性与营养素之间的关系,见表 17-4。

表 17-4　蔬菜类食物的食性与某些营养素之间的关系(每百克中的含量)

食性	菜名	β- 胡萝卜素 /μg	维生素 C/mg	维生素 E/mg	Mn/mg	Zn/mg	Se/μg
寒	蕹菜	1 520	25	1.09	0.67	0.39	1.20
凉	苋菜	2 110	47	1.54	0.78	0.80	0.54
	马兰头	2 040	26	0.72	0.44	0.87	0.75
平	荠菜	2 590	43	1.01	0.65	0.65	0.51
温	韭菜	1 410	24	4.92	0.43	0.43	1.38
热	蒜头	30	7	0.30	0.29	0.88	3.09

从表 17-4 比较中可见平、凉性的蔬菜中抗氧化的营养素 β- 胡萝卜素、维生素 C、维生素

E 的含量相对较高。大蒜虽然含 β- 胡萝卜素、维生素 C、维生素 E 较低,但其抗氧化能力仍很高,可能是其他非营养素的成分造成。可见中医的食性并不单纯由营养成分及其含量决定,也受食物中其他功能性成分的影响。如上述例子中性热的大蒜中含有大蒜素,生姜中含有姜辣素,番茄中含有番茄红素,玉米中含有玉米黄素,葡萄皮和籽中含有原花青素、白藜芦醇,有的食物含有黄酮苷、多酚类等,其抗氧化功能就不同于一般的食物。因此,中医食性的营养学机制是一个需要深入研究的课题。

(二)食疗食物的营养素含量特点

根据食物成分和微量元素数据手册,按中医的治则作如下的分析。

1. 补气补血的食疗食物　此类食物的蛋白质、锌、铁含量较高,例如海虾、鳝鱼、大枣、莲子、山药等(表 17-5)。

表 17-5　补气食物蛋白质、锌、铁及维生素 B_2 的含量

食物名称	每百克含量			
	蛋白质 /g	锌 /mg	铁 /mg	维生素 B_2/mg
海虾	18.7	1.77	3.2	2.08
鳝鱼	15.4	2.38	2.8	0.04
大枣(干)	3.2	0.65	2.3	0.16
莲子	6.3	1.32	1.2	0.15
山药	9.3	0.95	0.4	0.28

中药中的补气药如人参、黄芪、白术、茯苓、甘草等中药中含锌、铁较高(表 17-6)。补血活血药中含铁量更高(表 17-7)。

表 17-6　补气药的锌、锌 / 铜及铁的含量

补气药	锌 /ppm	锌 / 铜	铁 /ppm
人参	51.2	0.82	544
黄芪	13.7	1.92	305
白术	64.2	4.3	201
茯苓	11.57	3.1	586
甘草	13.01	2.3	880

表 17-7　补血活血药的锌、锌 / 铜及铁的含量

补气活血药	锌 /ppm	锌 / 铜	铁 /ppm
当归	16.3	1.6	749
丹参	41.3	2.5	1 296
白芍	37	1.37	208
地黄	13.1	4.4	410
首乌	29	2.5	528
红花	90.4	2.8	4 655

上述补气补血药物的营养素成分特点是锌和铁的含量很高,锌能促进味蕾生长,提高食欲,促进蛋白质合成,提高免疫功能,提高抗氧化能力。铁是血红蛋白合成的原料,可促进血红蛋白的合成,改善组织供氧状态,促进患者康复。

2. 健脾理湿的食物　此类食物的蛋白质、锌、铁含量较高,且有高钾低钠的特点(表 17-8)。

表 17-8　健脾理湿食物的蛋白质、锌、铁、钾、钠的含量

食物名称	每百克食物中的含量				
	蛋白质 /g	锌 /mg	铁 /mg	钾 /mg	钠 /mg
薏苡仁	12.8	1.68	3.6	238	3.6
黄豆(干)	35.1	3.34	8.2	1 603	2.2
白扁豆	19	6.15	4	1 070	1.0

3. 养阴滋补的食物　此类食物的 β- 胡萝卜素、硒、维生素 E 等抗氧化营养素含量较多,且硒与维生素 E 在抗氧化功能上有协同作用(表 17-9)。

表 17-9　养阴滋补食物的蛋白质、锌、铁、维生素 E、C、β- 胡萝卜素及硒的含量

养阴滋补食物	每百克食物中的含量						
	蛋白质 /g	锌 /mg	铁 /mg	维生素 E/mg	维生素 C/mg	β- 胡萝卜素 /μg	硒 /μg
芝麻	19.1	6.13	22.7	50.4	4.7		
枸杞子	13.9	1.48	54	1.86	48	9 750	13.25
鳖	17.8	2.31	2.8	1.88		139(VA)	15.79

4. 温补肾阳的食物　此类食物的蛋白质、锰、锌、硒的含量高(表 17-10)。补肾阳的中药中含锌、锰高(表 17-11)。

表 17-10　补肾食物的蛋白质、锌、锰、硒含量

补肾食物	每百克食物中的含量			
	蛋白质 /g	锌 /mg	锰 /mg	硒 /μg
海参	50.2	2.24	0.43	150.10
虾	18.7	1.77	0.15	71.92
桑葚子	21.1	6.15	3.81	34.00

表 17-11　补肾阳中药的锌、锰含量

补肾阳中药	每百克食物中的含量	
	锌 /ppm	锰 /ppm
淫羊藿	11.2	247.8
补骨脂	39.7	40.62

续表

补肾阳中药	每百克食物中的含量	
	锌 /ppm	锰 /ppm
肉苁蓉	14.5	30.2
巴戟天	38.9	159.1
肉桂	15.86	235.1
菟丝子	19.18	7.78

必须指出的是中医食疗的作用决非单纯营养素的作用,而是食物中的其他功能性物质和营养素同时存在,能发挥其协同的保健作用,效果较单纯的营养素治疗为明显,因此能把现代营养学与中医的食疗紧密结合起来,把发挥营养素的生理功能合理地与调整机体的血管、神经、内分泌代谢的功能结合起来,取得更好的保健效果,使中西医结合的营养学得到进一步发展。

第二节 常用食疗参考方剂

食疗方剂

根据中医辨证论治的原则,选用经典医书中符合药食同源的食物组成的食疗方,有助于居民自主参考应用各类适合自身的食疗方法,是集经典、方便、有效、经济于一体的传统中医食疗,采用药食同源食材,具有安全营养合二为一的特点。

(一) 补益之剂:

1. 养心方

(1) 桂圆莲子汤(张嘉俊《食物与治病》)

组成:龙眼肉 9g,莲子 15g,糯米 60g。

制法:先将龙眼肉用清水略冲洗,将糯米淘洗干净,将莲子去皮、心,再将上三味放入锅中加水,加热烧开后,改中火熬约 30~40 分钟即可。

主治:贫血体弱。

(2) 百合脯(孙溥泉《常见药用食物》)

组成:生百合 30~90g,蜂蜜 1~3 匙。

制法:将生百合用清水洗净先放入碗中,上面浇蜂蜜,然后将百合及蜜蒸熟(约 30 分钟),取出后或烘干或风净即成(临睡前服适量)。

主治:神经衰弱,睡眠不宁,惊悸易醒。

2. 养肝方

(1) 猪肝羹(《太平圣惠方》)

组成:猪肝一具,葱白 1 握,鸡蛋 3 个,豆豉 10g。

制法:将豆豉煎汁去渣,再将猪肝去筋膜切碎,葱白洗净去须,二者同放入豉汁中煮至肝熟,然后将鸡蛋打碎,泼入肝羹汤中煮开即可。

主治:肝脏虚弱,远视无力。补肝。

(2) 苡米、枸杞瓤猪肚(张嘉俊《食物与治病》)

组成:猪肚一个,薏苡仁 12g,枸杞子 12g。

制法:将洗干净的猪肚内塞入薏苡仁、枸杞子,再将肚口系紧,放锅内煮烧即可。

主治:青光眼。

3. 益肾方

(1) 核桃腰子(《本草权度》)

组成:核桃仁 30g,猪腰子 2 对。

制法:将猪腰子去膜,片开剔去腰筋,放入锅内,再将核桃仁、葱、姜、精盐、料酒、清水放入锅内,加热烧开,改文火煮熟,取腰子顶刀切成薄片,再放入汤内即可。

主治:肾虚腰痛遗精。

(2) 猪肉鳝鱼羹(马文飞《食物疗法》)

组成:黄鳝 150g,猪肉 100g。

制法:将黄鳝宰杀,去肠、肚洗净,用开水略烫,刮去外皮上的粘物,切成段。将猪肉剁成末,放入锅中加水烧开,去掉浮沫,放入鳝鱼段、葱、姜、料酒,烧开后改文火煮至鳝鱼酥烂,加醋、胡椒粉,起锅倒入盘内撒上香菜段即可。

主治:肾虚复感风寒湿邪所致的腰痛。

4. 益肺方

(1) 猪肺萝卜汤(张嘉俊《食物与治病》)

组成:萝卜 200g,猪肺 250g,杏仁 10g。

制法:将萝卜洗净去皮切滚刀块,猪肺洗去血水切核桃大块,同放入锅内加水烧开打去沫,加姜末少许,改文火(不盖锅盖)煮至肺酥烂,加杏仁再烧开后起锅,凉温加精盐、味精即可。

主治:久病咳喘。

(2) 双味酪(孙溥泉《常见药用食物》)

组成:核桃仁 90g,杏仁 15g,米粉 15g,姜汁适量,蜂蜜适量。

制法:将核桃仁、杏仁掺在一起捣烂,放入锅内,加姜汁、蜂蜜、米粉、清水搅匀后烧开煮三分钟即可。

主治:久患哮喘,身体虚弱,兼治虚寒恶心呕酸。

5. 健脾益胃方

(1) 鸡肉馄饨(《必用之书》)

组成:黄母鸡肉 90g,葱白、姜、精盐、料酒、味精适量,酱油、醋、香油少许,白面 120g。

制法:将鸡肉剁成泥,加葱、姜末及精盐、酱油、香油、料酒搅拌成馅,白面加盐少许用水和成面团,制成馄饨皮,将馅包入,煮熟,连汤盛入放好酱油、香油、醋、味精的碗内即可。

主治:老年脾胃虚弱,食不多,萎瘦。

(2) 鲫鱼羹(《寿亲养老新书》《食医心鉴》)

组成:鲫鱼 250g,淡豆豉、胡椒粉、莳萝粉、橘皮粉、干姜粉各适量,姜、葱、蒜、酱油、料酒、精盐各少许,素油五钱,花椒少许。

制法:将鲫鱼去鳞、去肠肚,片去外皮,剔去骨刺,放清水内洗净,然后用刀背砸成茸,用水将鱼茸调成稀糊状。锅内放水及豆豉烧开,将鱼茸倒入再烧开后,改用文火煮五分钟,然后放胡椒粉、莳萝粉、干姜粉、橘皮粉及葱姜蒜末、酱油、料酒、精盐再烧开。将素油放入另一锅内加花椒烧开,去花椒将油泼在鱼羹上即可。

主治:脾胃气弱,不能下食,虚弱无力。

(二) 祛寒之剂

1. 温中散寒方

(1) 椒面粥(《太平圣惠方》)

组成:川椒 100 粒,白面粉 60g,醋适量,淡豆豉适量。

制法:将川椒去籽放入醋内泡一夜,支椒,将醋与面调成稀糊状。锅内放水及豆豉烧开煮五分钟,将醋面糊倒入锅煮熟即可。

主治:噎膈,胸闷积冷,饮食不下,黄瘦无力。

(2) 高良姜汤(《寿亲养老新书》、《食医心鉴》)

组成:高良姜 10g,青高粱米 100g。

制法:将青高粱米用水洗净,将高良姜放入锅内,加水烧开后,改微火熬至高粱米烂。

主治:老人冷气,心痛郁结,两胁胀满。

2. 温肾壮阳方

(1) 羊脊骨粥(《太平圣惠方》)

组成:羊脊骨 1 具,葱白 4 把,粳米 0.4L,姜、花椒、精盐、酱油各适量。

制法:将羊脊骨剁成核桃大块,用清水洗净外面的污物,放入锅内,加清水及姜、葱、花椒烧开,改用微火烧至脊骨上的肉能脱下,将骨捞出,把骨上的肉剔下放入汤肉,再放入淘净的米烧开,改小火熬至米烂,加酱油、盐,再烧开即可。

主治:肾脏风寒、腰脚疼痛、转动不得。

(2) 煨淡菜(张嘉俊《食物与治病》)

组成:淡菜、黄酒、韭菜各适量,葱、姜、精盐各少许。

制法:将淡菜放入黄酒中浸泡一宿取出,放入锅内,加水、葱、姜烧开,改微火煨至淡菜酥烂。倒入碗内,撒上少许精盐及用盐腌过的已切成细末的韭菜即可。

主治:头晕腰痛,小便余沥、妇女白带、小腹冷痛等症。

(三) 发表之剂

1. 解表散寒方

(1) 姜糖液

组成:冰糖 60g,鲜姜 6g。

制法:将冰糖放锅内,加水烧开至冰糖化,放入洗净切好的姜片,再烧开即可。

主治:风寒感冒,兼治恶阻,虚寒痛经。

(2) 姜葱枣汤

组成:生姜 6g,葱白 3 段,大枣 4 枚。

制法:将生姜、葱白、大枣分别洗净,姜切片,葱劈成条,大枣砸烂,放入水中烧开即可。

主治:风寒感冒,兼治恶阻,虚寒痛经。

2. 解表清热方

(1) 萝卜糖水(叶桔泉《食物中药与便方》)

组成:卜萝卜 1 枚,饴糖 3 匙。

制法:将卞萝卜用水洗净,切成丝,将饴糖倒入萝卜丝内拌匀腌一夜,次日取汁服用。

主治:急性气管炎,咳嗽,咽喉痛。

(2) 萝卜橄榄茶(《食物疗法》)

组成:萝卜同橄榄适量

制法:将上两味水炖代茶,不拘时服。

主治:急性气管炎,咳嗽,咽喉痛。

3. 发表透疹方

三丝汤(张嘉俊《食物与治病》)

组成:香菜,荸荠,胡萝卜,精盐少许。

制法:将香菜用水洗净,去根及烂叶,切成两寸段;荸荠洗净片去外皮切成粗丝;胡萝卜洗净切成二寸长粗丝。锅内放水烧热放入胡萝卜丝、荸荠丝煮 3~5 分钟,加入香菜及盐即可。

主治:麻疹透发不快。

(四) 清热之剂

1. 清外感邪热及暑症方

(1) 枸杞叶猪肝汤(梁剑辉《饮食疗法》)

组成:鲜枸杞叶 100g,猪肝 100~200g,葱、姜、料酒、精盐、香油各少许。

制法:将猪肝切成薄片,鲜枸杞叶洗净。锅内放水加猪肝烧开,撇去血沫,加入枸杞叶、葱、姜、料酒、精盐。再烧开,滴少许香油即可。

主治:风热目赤,双眼涩痛流泪,亦治夜盲。

(2) 扁豆薏仁粥(梁剑辉《饮食疗法》)

组成:白扁豆、薏苡仁各 30g。

制法:将白扁豆、薏苡仁淘洗干净,放入锅内加水煮粥极烂,饮其浓汁。

主治:夏秋湿温证及脾虚便泄,食欲缺乏。

2. 清肺腑实热方

(1) 黄瓜豆腐汤

组成:豆腐 500g,黄瓜 250g。

制法:将豆腐切碎,黄瓜洗净后也切碎,二者同放入锅内加水烧开后煮 3~5 分钟,去黄瓜、豆腐喝汤。

主治:小儿夏季高热,口渴多饮。

(2) 鲜马齿苋汁(孙溥泉《常见药用食物》)

组成:鲜马齿苋适量,白糖适量。

制法:将鲜马齿苋用水洗净,挤汁,加入白糖至糖溶化即可。

主治:痢疾。

3. 清热止血方

(1) 红糖荸荠汤(孙溥泉《常见药用食物》)

组成:鲜荸荠 500g,红糖 90g。

制法:将鲜荸荠洗净去皮切成片后,放入锅内加红糖及水烧开,改用小火煮一小时,喝汤。

主治:痔疮出血。

(2) 茅根藕节茶(孙溥泉《常见药用食物》)

组成:藕节 5 个,白茅根 30g,白糖适量。

制法:将藕节及白茅根洗净,放入锅内,加水烧开,煎二十分钟后将汁倒入盛有白糖的碗内,喝汤。

主治:吐血、血尿。

(五) 润燥之剂

1. 润燥生津方:

(1) 瓜蒌羹方(《太平圣惠方》)

组成:鲜瓜蒌根 250g,冬瓜 250g,淡豆豉、精盐各适量。

制法:将鲜瓜蒌根、冬瓜分别洗净去皮,冬瓜去籽切成片,与鲜瓜蒌根一并放入锅内,加豆豉及水烧开,煮至瓜烂,加盐少许即可。

主治:消渴口干,心神烦躁。

(2) 青粱米糊(《千金要方》)

组成:青粱米适量。

制法:将青粱米淘洗干净,用水磨碾成粉糊,锅内加水烧开,将米糊缓缓倒入,煮熟即可。此糊渴即饮服。

主治:老人消渴,热躁不安兼无力。

2. 润肺止咳方

(1) 百合酿梨(孙溥泉《常见药用食物》)

组成:百合 9g,梨 1 个,白糖 15g。

制法:将百合洗净,梨洗净切成小片,与白糖同放入碗内,上屉蒸至百合烂熟即可。

主治:支气管炎。

(2) 芝麻乌梅汤(孙溥泉《常见药用食物》)

组成:芝麻 120g,冰糖 30g,乌梅 15g。

制法:将乌梅用温开水泡一日,连汤放入锅内,加洗净的芝麻及冰糖烧开,改用微火煮20 分钟取汁服。

主治:干咳无痰。

3. 润燥通便方

(1) 杏仁酪(孙溥泉《常见药用食物》)

组成:黑芝麻 30g,杏仁 15g,米 60g,白糖适量。

制法:将黑芝麻、杏仁、米分别用水泡半天,先将杏仁捞出去皮,然后将黑芝麻、米亦捞出,混合在一起用水磨碾成糯糊状,锅内放水少许,烧开加糖溶化后将芝麻杏仁米糯缓缓倒入搅成糊,使熟即可。

主治:润肠通便。

(2) 香蜜茶(马文飞《食物疗法》)

组成:蜂蜜 65g,香油 35ml。

制法:将香油兑入蜂蜜中,加沸水冲调服。早晚各一次。

主治:润肠通便。

（六）祛风之剂

（1）陈醋木耳（孙溥泉《常见药用食物》）

组成：木耳 30g，陈醋适量。

制法：将木耳用清水洗净，放入陈醋中发泡，至完全发好，分 5~6 次食用，每日 3 次。

主治：抽痉（鸡爪风）

（2）薏仁粥方（《肘后方》）

组成：薏苡仁 150g。

制法：将薏苡仁碾成粉，每次以水 500ml 放锅内烧开，缓缓加入两匙以水调稀的薏苡仁粉，待煮至成粥状即可。

主治：筋脉拘挛，久风湿痹，下气。除骨中邪气，利肠胃，消水肿。

（七）利湿之剂

1. 利水消肿方

（1）蒜酿西瓜（梁剑辉《饮食疗法》）

组成：大蒜 100~150g，西瓜 1 个。

制法：将大蒜剥去外皮洗净，西瓜刮皮去瓤作盅，将蒜放入西瓜盅内盖上盖，放入大碗内上屉蒸熟即可。

主治：水肿。

（2）煮花生米小豆粥（张嘉俊《食物与治病》）

组成：花生米 150g，赤小豆 150g，白糖适量。

制法：将花生米与赤小豆淘洗干净，放锅内加水烧开，改用小火煮至赤小豆开花，加糖搅匀即可。

主治：脚气，腹水。

2. 利水通淋方

（1）冬麻冬瓜汤（《食医心鉴》）

组成：冬瓜 500g，葱白 1 把，冬麻仁 1L，姜、料酒、精盐、味精各少许。

制法：将冬麻仁碾碎加水搅拌后使其沉淀，去渣取汁放入锅内，加切好洗净的冬瓜片、葱丝、姜丝烧开，煮至冬瓜烂熟，加盐、料酒再烧开，起锅时加味精、香油。空腹服用。

主治：小便痛涩。

（2）鲤鱼黄芪汤（张嘉俊《食物与治病》）

组成：鲤鱼 1 条，生黄芪 60g，葱、姜、料酒、味精各少许。

制法：将鲤鱼宰杀，去鳞、鳃、内脏，生黄芪用粗纱布包好，二者同放入锅内加葱、姜、料酒及水烧开，煮至鱼熟去黄芪加味精即可。

主治：老人癃闭。

（八）调理气血之剂

1. 理气方

（1）蜜汁豆腐（张嘉俊《食物与治病》）

组成：豆腐 500g，饴糖 100g，生萝卜汁 1 杯。

制法：将豆腐切成 3 厘米见方的块，放锅内加饴糖、生萝卜汁及水烧开，撇去浮沫，略煮即可。

主治:哮喘。

(2) 百合蛋羹(孙溥泉《常见药用食物》)

组成:百合 75g,鸡蛋 1 枚。

制法:将百合用水浸一夜,见白沫出即捞出再洗一次后加清水煮熟,将鸡蛋黄磕入碗中打碎,加入百合内调匀温服。或稍加冰糖亦可。

主治:神经性呕吐。

2. 调血方

(1) 粳米桃仁粥(《寿亲养老新书》)

组成:粳米 100g,桃仁 30g,白糖适量。

制法:将桃仁用水泡两小时,去皮尖放入锅内,加水及淘净的粳米熬成粥,加糖可食。

主治:上气咳嗽,胸膈妨痛,气喘。

(2) 红糖木耳(孙溥泉《常见药用食物》)

组成:木耳 15g,红糖 60g。

制法:将木耳用水泡发后洗净,放入锅内,加红糖煮熟,吃木耳喝汤。

主治:痢疾便血腹痛。

注:同书又载上方,泡汤治内外痔疮,肛肿或出血,蒸服治高血压、眼底出血。

(九) 解毒之剂

(1) 鲜蕹菜汁(叶桔泉《食物中药与便方》)

组成:鲜蕹菜适量。

制法:将鲜蕹菜洗净捣烂,绞汁服。

主治:解毒蕈、钩吻中毒。

(2) 生绿豆汁(《医部全录》)

组成:生绿豆汁适量。

制法:取生汁饮。

主治:乌头中毒。

(十) 调经之剂

(1) 丹参酒(叶桔泉《食物中药与便方》)

组成:丹参 60g,黄酒 500ml。

制法:将丹参洗净晾干打碎,放入酒内泡一个月即可。每次月经来潮前服用。

主治:经行腹痛。

(2) 红花黑豆汤(张嘉俊《食物与治病》)

组成:黑豆 30g,红花 6g,红糖适量。

制法:将黑豆洗净放入锅内,加用纱布包好的红花及水烧开,煮至黑豆酥烂,去红花加红糖搅匀即可。

主治:闭经。

第三节　保　健　食　品

保健食品又称功能性食品。保健食品是适宜于特定人群食用的食品,不以治疗为目的。

一般来讲,保健食品应具有以下几个特点:保健食品是食物,重在调节机体内环境平衡,维持正常生理功能,增强机体的防御能力,达到保健康复的目的。保健食品不是药品,因此不得宣传它的治疗作用和临床效果。保健食品应具有功能性,这是保健食品与一般食品的区别,如调节免疫功能、延缓衰老功能、改善记忆功能、促进生长发育功能等。其功能须经必要的动物和/或人群试验证明,效果明确、可靠。保健食品适于特定人群食用,应在产品说明书中明确注明适用人群和不适用人群。

一、保健食品的定义

我国对保健食品的定义

2016 年 7 月 1 日正式施行的《保健食品注册与备案管理办法》对保健食品有严格的定义。保健食品是指声称具有特定保健功能或者以补充维生素、矿物质为目的的食品,即适宜于特定人群食用,具有调节机体功能,不以治疗疾病为目的,并且对人体不产生任何急性、亚急性或者慢性危害的食品。

二、我国保健食品常用原料及功效成分

(一) 保健食品的原料来源

1. 中草药类　我国人民自古以来就逐渐在生活实践中摸索出饮食养生之道。在历史发展的长河中,不断发掘出具有不同保健功能的中草药,并随之而出现了许多食疗、药膳配方,成为我国伟大的中医药宝库的重要组成部分。我国是中草药的发源地,是保健食品取之不尽的资源宝库。作为保健食品原料来源的中草药又可分为:即药食同源类和药品类两大部分。

(1) 药食同源类:根据中医药学的理论和民间的"药食同源"的传统认识,卫生部先后分批公布了 86 种"既是食品又是药品"的中草药名单,允许它们用于食品,如丁香、八角、茴香、刀豆、山药、山楂、马齿苋、玉竹、甘草、龙眼肉(桂圆)、决明子、百合、杏仁、沙棘、芡实、花椒、红小豆、阿胶、枣(大枣、黑枣、酸枣)、罗汉果、姜(生姜、干姜)、枸杞子、胖大海、茯苓、莲子、菊花、紫苏、葛根、黑芝麻、蒲公英、蜂蜜、橘皮、薄荷等等。这些原料按中药的药理作用,可分为健脾益气类、滋阴补血类、活血化瘀类、益肾温阳类等十余种类别。2014 年又新增 15 种中药材物质,如人参、山银花、芫荽、玫瑰花、松花粉、粉葛、布渣叶、夏枯草、当归、山柰、西红花、草果、姜黄、荜茇,规定其在限定使用范围和剂量的前提下可作为药食两用物品。以上这些药食同源类材料均可作为保健食品的原料来源。

(2) 药品类:除了以上药食同源类物品,更多的是以传统的中药类及其组方作为保健食品原料,如黄芪、刺五加、当归、杜仲、巴戟天、大黄、丹参、西洋参、党参、灵芝等。此后,卫生部又相继公布了 100 余种可用于保健食品的中草药名单。其中不少中草药是目前国产保健食品的常用原料。

2. 食品新资源　利用我国各地新的动植物资源或某些矿物质为原料开发的保健食品,如蚂蚁、蜈蚣、蝎子、蟹青素、鲨鱼软骨、肉碱、珍珠粉、螺旋藻、花粉、蜂胶、蜂王浆、绞股蓝、红景天、银杏叶、大蒜、麦苗、膳食纤维、葡萄籽等。

3. 各类营养素　营养素类也纳入保健食品的管理范畴,称为营养素补充剂(如维生素、矿物质为主要原料的产品),以补充人体营养素为目的。主要分为:

（1）氨基酸及多肽类。

（2）矿物质与微量元素类。

（3）维生素类。

（4）复合型营养素：即营养补充剂。

（5）其他营养素类：如磷脂、DHA、EPA、牛磺酸、肉碱、多种寡糖类等。

4. 微生物及酶类　如乳酸杆菌、双歧杆菌、酵母、超氧化物歧化酶（SOD）等。

5. 其他类　如白藜芦醇、花青素、姜黄素、褪黑素、辅酶 Q10 等。

（二）保健食品的功效成分

保健食品应含有与其功能相对应的功效成分。所谓功效成分是指能通过激活酶的活性或其他途径来调节人体功能的物质。我国保健食品常用原料及配方中能起保健作用的功效成分种类繁多，大致有以下几类：

1. 多醣类　如膳食纤维、香菇多糖等。

2. 功能性甜味剂　如单糖、低聚糖、多元醇糖等。

3. 功能性油脂类　如多不饱和脂肪酸、磷脂、胆碱等。

4. 自由基清除剂类　如 SOD、谷光甘肽过氧化酶等。

5. 维生素类　如维生素 A、维生素 C、维生素 E、B 族维生素等。

6. 肽与蛋白质类　如谷光甘肽、免疫球蛋白、胶原蛋白等。

7. 活性菌类　如聚乳酸菌、双歧杆菌等。

8. 微量元素类　如硒、锌、铁等。

9. 其他类　二十八醇、植物甾醇、皂苷等。

上述许多营养素在保健食品中既是原料，又是发挥生物学作用的功效成分。除此之外，还有多种低聚糖、黄酮类、多酚类、白藜芦醇、大蒜素、蟹青素、番茄红素、葛根素、生物碱、癸烯酸等等，是保健食品中常见的功效成分。

三、保健食品的功能

国家市场监督管理总局对保健食品的功能范围作出了明确规定，目前我国批准受理的保健食品的保健功效有 27 种，包括增强免疫力、辅助降血脂、辅助降血糖、抗氧化、辅助改善记忆、缓解视疲劳、促进排铅、清咽、辅助降血压、改善睡眠、促进泌乳、缓解体力疲劳、提高缺氧耐受力、对辐射危害有辅助保护功能、减肥、改善生长发育、增加骨密度、改善营养性贫血、对化学性肝损伤的辅助保护作用、祛痤疮、祛黄褐斑、改善皮肤水分、改善皮肤油分、调节肠道菌群、促进消化、通便和对胃黏膜损伤有辅助保护功能。值得注意的是，以上这些功能均没有任何治疗疾病的作用。

（丁悦敏）

第十八章

营养病历书写

一份完整的病历，记录了疾病的发生、发展和转归的全过程，包括各种主观的症状和客观的征象及其动态变化，它是由临床医生通过询问患者、体格检查、实验室检查和器械检查等手段，将所得结果进行归纳、整理，然后用恰当的文字记录下来。其中包括我们所关心的有关营养方面的资料，如患者的经济状况、膳食习惯、体力劳动分级，目前的身高、体重、生理生化检测数据等，但是这些资料分散于整份病历的各个部分，使临床医师很难对患者的营养物质的摄取和排出、代谢状态做出一个正确的综合性的判断。随着医学的发展，学科门类分得更细，临床营养作为其中的一个学科日趋专业化，迫切需要既有医学知识又有营养方面特长的临床营养师把这些有关营养的资料单独组成一份营养病历，用以对患者营养状况的评价，同时为营养支持提供确切依据，减少临床营养支持的盲目性。

第一节　营养病历的必要性与要求

一、营养病历的必要性

营养为处于疾病状态下的人提供一种诊断和治疗的辅助措施，随着营养治疗地位的日益提高，需要对它加以规范化、系统化；为了能提出一种最恰当的符合临床需要的营养治疗方案，要求我们不断总结以往的经验，对每一例实施营养治疗的患者的病例进行详细记录。营养病历为我们总结经验，进行深入地研究提供了丰富的资料；同时还为提高我们自身的业务水平，如判断患者的营养状况、确定营养治疗方案等打下了坚实的基础；它是每一个临床营养工作者必须掌握的基本技能。另外，它还可以充实教学内容，为临床营养的教学实践提供素材，以继承和发展我们的营养事业。

(一)营养病历模式

营养病历有两种模式，一种是单独成册，另一种是附着在临床病历后。前一种规范化程度高,专业性较强,比较完整,但需科室自己保存归档;后一种很多内容穿插于临床病历中,往往不能给人深刻的印象,内容较分散,但可与病历一起存档保存,日后查找方便。随着科技发展,医院实现电脑联网管理后,可望有一种全新的形式。营养病历严格地说是临床病历的一部分,所以其中很多信息均来自临床病历,但是它又区别于临床病历,它有自己的特点,也并不是每个住院患者都需要写营养病历。

(二)营养病历路径

为了确定哪些患者有这个需要,我们可以通过以下两个路径:①入院时由临床营养师进行简单的筛查来确定,此法较主动,不易遗漏,但需大量人力投入,目前尚不可行;②入院后由临床医师发现有营养方面的需要,提出会诊,此法因临床医师往往注重疾病本身的诊断治疗,忽视营养方面的需要;另一方面很多临床医师缺乏临床营养方面的知识,不能及时发现患者营养方面的需要,所以较被动,不少患者得不到恰当的营养支持。尽管如此,在目前医院的条件下,此法比较可行。营养病历与临床病历的第二点区别就在于它不是从患者一入院就开始记录,它开始于临床营养师会诊后认为确实有营养方面的需要时,所以它的格式与要求肯定与临床病历不同。目前国内营养病历尚无统一规定,我们下面所提出的要求与格式只是根据我们的实际情况以及搜集的资料进行归纳总结得出的,供给大家参考。

二、营养病历的书写基本要求

(一)营养病历的书写规范

1. 病历的内容应真实确切,病历记录者对所记录的内容负责,必须如实地反映客观实际。病历要按规定的格式书写,叙述要完整、系统、重点突出,文字书写要规范化,语言表达要有逻辑性。

2. 病历书写字迹要清楚、整洁,标点符号要正确。简化字或外文缩写字,一律按国家规定或世界惯例执行。病历摘要与营养治疗方案是营养病历中的两个主要组成部分:病历摘要是摘录临床病历中与营养有关的部分记录,包括病史,有关的体检、实验室检查数据及临床诊断、临床主要的药物和手术治疗措施;营养治疗方案是营养病历中最重要的部分,它应包括对该患者的营养状况评价,营养治疗原则,营养治疗的具体方法以及预计治疗过程中可能出现的问题、注意事项等。

(二)营养病历的记录真实

1. 有关的每次记录均应记载患者的姓名、住院号、病床号、日期,有必要的需注明具体时间,日期记录格式,例如"2019-3-6"或"2019年3月6日",时间记录格式,如"上午8点10分"记为"8:10","晚上8点10分"记为"20:10"。记录结束后应签名或盖章,凡需修改或补充也应签名。当记录者为实习生或进修生时,应有上级临床营养师签名。

2. 营养病历一般应在会诊后24小时完成,当营养支持方案开始实施,我们的观察也应同步开始,每天应有病程记录,若需长期营养支持,应定期作总结性陈述。

3. 患者出院时,应将患者住院期间的营养治疗过程,治疗效果及出院后随访与要求等写明,一式三份,一份作为营养病历中的出院小结,一份附着于临床病历后,一份交给患者,并向患者解释清楚。

第二节　营养病历的书写格式与内容

一、门诊病历

营养门诊与普通门诊不同,因为它是专科门诊,专业性强。患者往往是已确诊了某种疾病,来营养门诊咨询有关营养的问题,所以临床营养师应比普通临床医师具备更好的耐心,同时需要丰富的临床学科知识。门诊病历应记录患者已确诊的疾病名称,目前正接受的主要治疗措施,体检记录患者目前的身高、体重,平时体重,标准体重及体检所得的其他有关营养状况指标,有条件的可测三头肌皮褶厚度等,实验室检查可参看原临床已作的检查,如血常规中的血红蛋白、淋巴细胞总数,肝功能中的人血白蛋白等。如患者需要有条件的医院可作进一初步检查,如血中各种蛋白、维生素、氨基酸、微量元素、尿中维生素、肌酐、尿素氮,头发中的微量元素等,当然应根据各种疾病状态来选择恰当的检查项目,在对患者的营养状况作出综合评价后,再询问患者的日常膳食习惯,可对患者作 24 小时膳食回顾,如有计算机,可当场对患者饮食作出准确的评价,然后同样用计算机打出所建议的营养治疗方案,若无计算机,就必须依靠临床营养师本身扎实的营养基础知识,对该患者的饮食提出意见,并提供合理可行的营养治疗措施。

（一）初诊营养病历记录要求

1. 就诊时间　举例:2019-06-20。

2. 就诊科别

举例:临床营养科。

3. 主诉　患者本次就诊的主要症状(或体征)及持续的时间。举例:患者,女,38 岁,1年来体重减轻约 4kg,伴多尿多饮多食 3 个月。

4. 病史　现病史和既往史。

（1）现病史:本次患病的起病时间和主要症状、伴随症状、诊治经过及疗效。同时可着重记录患者发病以来的摄食情况、大小便情况、睡眠情况等。

举例:患者近 2 月食欲差,睡眠差,小便正常,大便 2 次 / 天,大便干结。既往最大体重55kg,目前体重 40kg。

（2）既往史:简述与本病有关的疾病史、膳食史及生活方式史。

举例:无高血压、气管炎等病史,否认食物、药物过敏史。

5. 体格检查　一般情况,根据病情需要重点选择 T、P、R、BP。本次查体的阳性体征,包括身高、体重、围度(腰围、腹围 / 上臂围 / 小腿围),及营养相关的阳性体征。

举例:身高 162cm,体重 40kg,BP100/80mmHg。

6. 辅助检查结果

实验室检查:营养相关的检查阳性结果和必要阴性结果。

其他辅助检查:人体成分、B 超、CT、核磁、DEXA 等。

举例:白蛋白 36g/L,HB 110g/L,空腹血糖 8mmol/L。

人体成分检测:肌肉量(kg)、体脂肪(kg)、体脂(%)、内脏脂肪(cm^2)。

7. 诊断 营养诊断,疾病诊断。

举例:营养不良(轻度)。

2 型糖尿病 糖尿病酮症。

8. 处理意见 可按照化验、特殊检查、处方、注意事项等顺序书写。

举例:

处理:

(1) 监测血糖。

(2) 血 WBC+DC,肝功能,肾功能,血生化。

(3) 益力佳 50g 加入 200ml 温开水冲调后饮用 3 次 /d×3 天。

(4) 开病假证明 3 天,3 天后复诊。

(5) 签名

×××

(二) 复诊营养病历记录要求

1. 就诊时间 年、月、日、时、分。

2. 上次诊治后的病情变化和治疗效果。

3. 查体:重点记录原来阳性体征的变化和新发现阳性体征。

4. 补充的实验室检查或其他特殊检查。

5. 诊断:对上次已确诊的患者,如无变更,可不再写诊断;否则要再次明确诊断或写修正诊断。

6. 处理、签名与初诊病历书写要求相同。

举例:2018-10-12,9:30

病史同前。

经上述治疗后,自觉症状减轻。

血 WBC:11×10^9/L,N:0.78,空腹血糖 7mmol/L。

初步诊断:2 型糖尿病,糖尿病酮症。

处理:出院,门诊随访。

二、住院病历

住院病历书写应当使用蓝黑墨水、碳素墨水,门(急)诊病历和需复写的病历资料可以使用蓝色或黑色油水圆珠笔书写。病历书写过程中出现错字时,应当用双横线划在错字上,保留原记录清晰、可辨,并注明修改时间,修改人签署全名。不得采用刮、粘、涂、描等方法掩盖或去除原来的字迹。

（一）住院病历的格式及内容

营 养 病 历

姓名：   家庭住址：

性别：   工作单位：

年龄：   入院日期：

职业：   病史采访日期：

籍贯：   病史供述者：

主诉：指患者就诊的主要症状（或体征）及持续时间。根据主诉能拟定第一诊断。主诉语言要简洁明了，词语要规范、严谨，尽量采用医学术语，一般以不超过 20 个汉字为宜。主诉中的时间数字要统一使用阿拉伯数字。

一般不以诊断或检验结果为主诉内容，但在确实没有症状和体征的情况下，诊断名词、异常检查结果都可写入主诉。如"食管癌术后 2 月"。主诉多于一项时，可按主次或发生时间的先后分别列出，如"上腹疼 5 年，呕血、便血 1 天"；"发热伴尿频、尿急、尿痛 2 天"；"腹胀 1 年，下肢浮肿 8 个月，精神萎靡 10 天"等。

饮食习惯（日常饮食及大致数量举例）：

早餐：

中餐：

晚餐：

点心、零食：

对饮食的特殊要求（清真、素食、其他）：

忌食或过敏食物：

是否用过特殊饮食（什么原因，何种饮食，持续时间）：

是否服用营养补剂（种类、剂量、次数、服用持续时间）：

常服用药物（名称、剂量、服用方法，持续时间）：

临床病历摘要（包括重要的病史、体检、实验室检查及主要治疗措施）：

专科检查：

身高_____cm；

实际体重_____kg；

平常体重_____kg；

理想体重_____kg；

三头肌皮褶厚度_____mm；

上臂围_____cm；

臂肌围_____cm；

儿童：头围、胸围、腰围、腹部皮脂厚度；

头发：头发灰暗，变细、干、脆，易断等；

眼：球结膜干燥，角膜软化，毕氏斑，角膜周围结膜下小血管充血等；

舌：舌色猩红或牛肉色，舌色紫红，舌缘齿痕，光滑舌；

齿：龋齿；

齿龈：充血，肿胀，易流血等；

颈部：甲状腺肿等

皮肤：毛囊角化，毛囊周围充血、肿胀，皮肤发厚变干；

指甲：反甲；

神经病变：神经性肌无力与感觉异常等；

皮下组织：水肿，脂肪减少，脂肪增多；

肌肉和骨骼：肌肉萎缩，颅骨软化，前囟未闭，方颅，肋骨串珠，鸡胸，干骺端肥大等。

（二）入院记录

发病以来诊治经过及结果：记录患者发病后到入院前、在院内外接受检查与治疗的详细经过及效果。对患者提供的药名、诊断和手术名称需加引号以示区别。

1. 发病情况　记录发病的时间、地点、发病缓急、前驱症状、可能的病因或诱因。

2. 主要症状特点及其发展变化情况　按发生的先后顺序描述主要症状的部位、性质、持续时间、程度、缓解或加剧因素，以及演变发展情况。

3. 病情的发展与演变　包括病情是持续性还是间歇性发作，是进行性加重还是逐渐好转，缓解或加重的因素以及演变发展情况等。

4. 伴随症状　记录各种伴随症状出现的时间、特点及其演变过程，各种伴随症状之间，特别是与主要症状之间的相互关系。

5. 记载与鉴别诊断有关的阳性或阴性资料。

6. 发病以来诊治经过及结果　记录患者发病后到入院前，在院内外接受检查与治疗的详细经过及效果，包括药物的名称、剂量及效果。对患者提供的药名、诊断和手术名称需加引号以示区别。

7. 发病以来的一般情况　简要记录患者发病后的精神状态、睡眠、饮食、大小便、体重等情况。如果在现病史中已经对发病以来的相关一般情况作了详细的描述，如消化系统疾病已经对饮食、大小便情况进行了详细描述，此处不再重复记录。

8. 凡与现疾病相关的病史，虽年代久远亦应在此部分进行描述。

9. 患者存在与本次住院就诊无紧密关系、但仍需治疗的其他疾病情况，可在现病史后另起一段或在既往史中记录。

10. 凡意外事件或可能涉及法律责任的伤害事故，应详细客观记录，绝不能主观臆断。

婚育史、月经史：婚姻状况、结婚年龄、配偶健康状况、有无子女等。女性患者记录初潮年龄、行经期天数、间隔天数、末次月经时间（或闭经年龄），月经量、痛经及生育等情况。

家族史：父母、兄弟、姐妹健康状况，有无与患者类似疾病，有无家族遗传倾向的疾病，特别是有些疾病需要追溯到两系三代。

（三）体格检查

1. 生命体征　体温（T）_____ ℃，脉率（P）_____次/分，呼吸频率（R）_____次/分，血压（Bp）_____mmHg。

2. 一般情况　发育、营养（良好、中等、不良），体位（自主、被动、强迫），步态，面容与表情（急性或慢性病容、表情痛苦、忧虑、恐惧、安静），神志（清晰、模糊、昏睡、昏迷），语言状态，能否配合医师查体。

3. 皮肤及黏膜。

（四）辅助检查

辅助检查指入院前所作的与本次疾病相关的主要检查及其结果。应分类按检查时间顺序记录检查结果，如系在其他医疗机构所作检查，应当写明该机构名称及检查号。

（五）初步诊断

主治医师根据患者入院时情况，综合分析所作出的诊断。如初步诊断为多项时，应当主次分明。对待查病例应列出可能性较大的诊断。

既往史：指患者过去的健康和疾病情况。内容包括既往一般健康状况、疾病史、传染病史、预防接种史、手术外伤史、输血史、食物或药物过敏史等。

个人史：记录出生地及长期居留地，生活习惯及有无烟、酒、药物等嗜好，职业与工作条件及有无工业毒物、粉尘、放射性物质接触史，有无冶游史。

三、病程记录

营养病历的病程记录主要是记录营养治疗方案实施后患者的反映。如可进食患者一天的能量、蛋白质、脂肪摄入是否已达到要求，对限制或增加某种营养素是否适应，对安排的食谱是否满意；管饲患者营养液温度、浓度、滴速是否合适，患者是否耐受，出入量是否平衡，大小便是否正常，每天消耗和丢失的能量、蛋白质是否得到了及时的补充。根据这方面的报道以及实践经验，在营养治疗过程中，监测营养治疗效果有四个内容：每日测体重；每周做 2 次氮平衡；每周测 1 次淋巴细胞总数；每 3 周做一次人体测量、血清转铁蛋白检测以及皮肤试验。所以在病程记录中应把上述 4 个内容及时、准确地记录在案。另外同临床病历一样，需随着患者病情变化，不断调整治疗方案，把调整后的结果随时记录下来，病程记录上要有上一级临床营养师对该病例提出的意见、建议。病程记录要前后连贯，真实详尽，又要避免重复繁琐。今日患者进了多少能量就是多少，不要因为这一次没有达到目标，而写上虚假的数据，但也不要因此而很快否定自己的治疗方案。要不断积累经验，循序渐进。另外，要有预见性，对一些可能发生的问题及早提出，比如肥胖患者限热量饮食，我们应该预先知道患者不可能一次就达到要求，而且会有反复，这在提出治疗方案时就应指出。还应学会判断，若这一次未达要求是治疗方案不合理，还是患者因各种原因未很好配合我们的治疗。病程记录是整份营养病历的关键，只有认真负责地记录每一个有关的细节，这份病历才算是一份合格的病历。

1. 首次病程记录

（1）病例特点：应当在对病史、体格检查和辅助检查进行全面分析、归纳和整理后写出本病例特征，包括阳性发现和具有鉴别诊断意义的阴性症状和体征等。

（2）拟诊讨论（诊断依据及鉴别诊断）：根据病例特点，提出初步诊断和诊断依据；对诊断不明的写出鉴别诊断并进行分析；并对下一步诊治措施进行分析。

（3）诊疗计划：提出具体的检查及治疗措施安排。

2. 病程记录　是医生对疾病的再认识过程，应是病情的实际记录，反映医疗质量和学术水平，也是医疗、教学、科研的宝贵资料，以及涉及医疗纠纷及诉讼的重要法律依据。

（1）时间：要注意病程记录中时间记录的准确完整性，病历书写一律使用阿拉伯数字书写日期和时间，采用 24 小时制记录。时间是法律、法规、行业标准所要求必须记录在病程中的。

（2）内容：日常病程记录要反映出三级医师查房内容：患者的自觉症状、情绪变化、心理状态、睡眠、饮食情况、病情的演变、新症状的出现及体征的改变。各项化验与特殊检查结果及其分析、判断，对诊断与治疗的价值。

3. 营养治疗食谱

经口饮食食谱，食谱营养成分计算，每周两次；管饲匀浆食物组成，营养成分计算，每日一次。以上计算均可用计算机完成，没有条件的医院由营养专业人员手工计算。

4. 营养治疗小结

（1）一般情况：患者所在科室、病室、住院号，患者姓名、性别、年龄、职业、籍贯、婚姻状况、家庭地址、工作单位、电话；患者家属姓名、地址、联系电话；患者入院日期、出院日期。

（2）临床诊断：主要疾病、次要疾病、并发症、治疗结果。

（3）营养治疗情况：营养治疗起止时间、治疗天数、营养治疗摘要（治疗手段、治疗时间、治疗效果）、营养治疗小结（治疗是否成功，成功的经验与失败的教训）、停止营养治疗后的膳食指导及建议：患者停止营养治疗后有可能仍在住院期间或已获准出院，都需给予指导，以巩固原有治疗效果，并且使患者保持已养成的良好的饮食习惯。

（4）营养治疗效果观察随访：以上内容可按需要列成表作为病历首页。其中营养治疗摘要，营养治疗小结、停止治疗后的膳食指导及建议需一式三份，另两份一份附着于临床病历后，一份附着于门诊病历中在患者出院时交给患者。

四、营养病历举例

（一）营养病史（第 1 页）

姓名　李某　　　　　　　　　　家庭住址上海（略）

性别　女　　　　　　　　　　　工作单位　退休

年龄　60 岁　　　　　　　　　　入院日期　1995 年 10 月 2 日

职业　干部　　　　　　　　　　病史采访日期　1995 年 10 月 3 日

籍贯　上海　　　　　　　　　　病史供述者　患者本人

饮食习惯

早餐：稀饭 100g，酱菜若干

中餐：米饭 150g，蔬菜 150g，豆腐干 50g，瘦肉 50g

晚餐：啤酒 1 杯，米饭 100g，蔬菜 150g，嫩豆腐 150g

点心、零食：瓜子或花生米 50g，苹果或香蕉 200g

对饮食的特殊要求（清真、素食、其他）：无

忌食或过敏食物：无

是否用过特殊饮食（什么原因，何种饮食，持续时间）：未用

是否服用营养补剂（种类、剂量、次数、持续时间）：间断服用西洋参

常用药物：不详

（二）临床病历摘要　（第 2 页）

患者，女性，60 岁，因多尿、多饮、多食 2 个月余，手指发麻半月而入院。患者 2 个月前

起感口干,每日喝水约 2 热水瓶,尿量增多,特别是夜尿增多,每晚起床 2~3 次,饥饿感明显,饭量增多,原来每餐最多吃 100g 主食,现在需 150~200g,体重无明显减轻,但人感疲乏,半月前出现右手无名指发麻,遂来本院门诊看病,检查空腹血糖 233mg/dl,为进一步诊治收入住院。患者无四肢酸痛,无明显视力减退。时有便秘,睡眠可。

既往有慢性胃炎史,具体不详。有一妹妹患 2 型糖尿病。

体检:一般情况可,偏胖,无明显阳性体征,详见专科检查。

实验室检查:空腹血糖 233mg/dl　总胆固醇 200mg/dl

甘油三酯 90mg/dl

血清白蛋白 3.5g/dl

淋巴细胞总数 2 000/mm^3

入院诊断:2 型糖尿病

（三）治疗计划

1. 严格控制饮食。

2. 进一步作深入的检查,空腹血糖与餐后 2 小时血糖,胰岛素释放试验,果糖胺,糖化血红蛋白,24 小时尿糖定量等。

3. 口服降糖药,格列齐特与二甲双胍合用。

专科检查:身高 158cm　（第 3 页）

实际体重 65kg,平常体重 65kg 理想体重 53kg

三头肌皮褶厚 25mm

上臂围 33cm

余略

营养评价报告（略）（第 4 页）

（四）营养治疗方案　（第 5 页）

患者女性,60 岁,综合膳食调查、体检及各项实验室检查均未发现该患者有营养不良状态。该患者爱吃零食,主食过量,因此能量过剩,体检发现其体重为理想体重的 123%,该患者必须严格控制饮食,减轻体重,以配合口服降糖药的治疗,达到理想控制。

1. 营养治疗原则　首先是合理控制总能量,以维持理想体重为度。该患者肥胖需减少能量摄入以减轻体重,碳水化合物提供的能量控制在总能量的 55%~60% 左右,多用含复合碳水化合物的食物,禁用含大量单糖、双糖的蜂蜜、食糖等。脂肪所供能量应占总能量的 25%~30% 以下,限制饱和脂肪酸的摄入,如牛、羊、猪油、奶油等动物性脂肪(鸡、鱼油除外)。适量应用含不饱和脂肪酸的植物油如豆油、芝麻油、菜籽油、花生油等(椰子油除外),胆固醇摄入量控制在每日 300mg 以下。蛋白质提供能量一般占总能量的 10%~20%,基本与正常人接近,其中动物蛋白质应占 1/3。除此之外,饮食中还应提供足够的维生素和无机盐。同时应适当增加饮食中食物纤维的含量,富含膳食纤维的食物有降低空腹血糖和餐后血糖及改善葡萄糖耐量的作用。该患者每日有饮酒的习惯,应戒除。糖尿病患者餐次安排最好是每日 3 餐,而且要定时定量,尽量不吃点心、零食,除非两餐间出现低血糖现象,可适当加餐,加餐的能量应包含在总能量中。

2. 营养治疗的具体方法、步骤

（1）能量计算:患者,身高 158cm,体重 65kg,标准体重 53kg,体型肥胖,退休在家从事家务,食量偏大,爱吃零食。

全日能量供给量为 53kg×84–105kJ(20–25kcal)=4 452–5 565kJ(1 060–1 325kcal)。因患者肥胖,为使其减轻体重,我们选择 4 452kJ,碳水化合物占 55%,蛋白质占 20%,脂肪占25%,即全日供给碳水化合物 144g,蛋白质 52g,脂肪 29g。

(2) 食谱计算:可利用计算机排食谱或按食品交换份来计算(略)。

三餐可按 1/5、2/5、2/5 分配

患者全日饮食量为牛奶 250g,蔬菜类 500g,谷类 150g,瘦肉类 100g 和烹调油 1 汤匙(约 9g)。

(3) 步骤:该患者平时食量偏大,在用减重饮食时不宜骤减,应有一个过程。第一步,可使其从原先的 7 980kJ 降到 6 300kJ,主要是控制加餐,使患者养成 1 日三餐的好习惯,同时适当减少主食量,提高蔬菜的量,规定患者逐步戒酒。1 周后实施第二步,从 6 300kJ 降至所要求的 4 452kJ。控制饮食要配合临床的各项治疗,该患者若口服降糖药效果不明显,可用胰岛素治疗,饮食可酌情调整。

应用减重饮食开始,患者往往有强烈的饥饿感,且浑身乏力,只要临床上无低血糖出现,坚持一段时间,这种症状就可克服。另外可指导患者进行适当的体力活动,该患者只要有毅力能自觉配合各项治疗措施,在控制体重的基础上,血糖也能得到理想控制。

营养治疗记录(略)　(第 6 页)

生化检查记录(略)　(第 7 页)

3. 病程记录

首次病程记录:1995-6-20　患者,男性,62 岁,喉癌,行全喉切除术后 1 天,因需管饲营养,要求会诊。患者身高 175cm,术前体重 68kg,经测三头肌皮褶厚 8mm,臂围 27cm,人血白蛋白 3.6g/dl,无明显营养不良存在,此次手术清扫面积较大,损伤比较严重,为使伤口尽快愈合,组织损伤迅速得到修补,急需营养支持。能量计算可用公式:BEE=(66.423 0+13.751 6W+5.003 3H–6.775 0A)×4.2 约为 6 120kJ(1 457kcal)。在此基础上用应激因素等校正,能量需要为 9 179kJ(2 186kcal)。该患者胃肠道消化吸收功能基本正常,可用匀浆作为管饲营养液,以 2 000kcal 为最终目标,从 500kcal 起步,2~3 天增加 500kcal,蛋白质占 20%,脂肪占 25%,余下 55% 能量由碳水化合物提供。营养液以 1kcal/ml 为标准,可以重力持续滴注,开始滴速为 50ml/小时逐步可提高至 150ml/小时,温度应保持在 30~40℃,如遇不耐受,恢复至前一次的速度,再次开始,不必马上中止。治疗过程中,每日记录体重、实际摄入热量、蛋白质及液体量,以便计算氮平衡及液体平衡,每 3 天监测一次氮平衡,每周进行一次营养状况综合评价。

记录者:

4. 出院记录(病历首页)

一般情况:(略)

临床诊断:主要疾病　慢性胆囊炎胆石症;治疗结果:好转。

营养治疗情况:营养治疗从 95-5-20 至 95-6-19,为期 1 个月,开始给予低脂半流饮食,脂肪限制在每日 30g 以下,逐步过渡至低脂饮食。由于低脂半流饮食食物较单调,患者不愿配合,导致疾病反复,后经做患者工作,同时想方设法为患者饮食调换花色品种,在饮食治疗和临床药物治疗的默契配合下,患者逐渐康复。

　　出院后的膳食指导及建议:建议患者继续保持低脂饮食,少量多餐,定时定量,切忌暴饮暴食,特别是高蛋白、高脂肪餐,戒酒以及尽量不用辛辣食物和有强烈刺激的调味品,养成良好的饮食习惯。

附录一

医院营养治疗记录

开始日期_____年____月____日　　　　　　　住院号_____

结束日期_____年____月____日　　　　　　　营养记录编号_____

姓名_____　性别_____　年龄_____　病区_____　床位_____

入院诊断_____

既往史_____

_____

一般情况:

　　身高_____　理想体重_____　目前体重_____　体质指数_____

　　意识(清楚□　嗜睡□　昏迷□)　　　　　　呼吸(自主呼吸□　机械通气□)

　　体温(正常□　发热□)　　　　　　　　　　口唇(红润□　苍白□)

　　皮肤弹性(好□　差□)　　　　　　　　　　水肿(有□　无□)

初始营养状况评价:

　　良好□　一般□　不良□　过剩□(轻□　中□　重□)

　　评价方法:SGA□　BCA□　其他□　(详见附表)

　　食物禁忌_____

　　与营养相关的药物治疗_____

　　营养治疗指征_____

　　监测重点_____

营养治疗出院小结:

_____

_____

附录二

营养风险筛查依据,请用√选择评分依据(一项或两项)

营养风险筛查 NRS-2002
1 预筛查

问题	是	否
1. 体质指数(BMI)<20.5?		
2. 最近 3 个月内患者的体重有丢失吗?		
3. 最近 1 个星期内患者的膳食摄入有减少吗?		
4. 患者的病情严重吗?（如:在重症监护中）		

　　注:若有任何一个问题的答案为"是",则按表 2 进行正式筛查;

　　　若所有问题的答案均为"否",则每周进行复测。

2 正式筛查

分值	营养状况	疾病严重程度（营养需要量变化）
0 分	正常	营养素需要量同正常人
1 分	□ 3 个月内体重丢失 >5%； 或上周膳食摄入量为正常摄入量的 50%~75%	□ 髋部骨折 □ 合并急性并发症的慢性疾病：如肝硬化、慢性阻塞性肺病、血液透析、糖尿病、肿瘤
2 分	□ 2 个月内体重丢失 >5%； 或体质指数在 18.5~20.5 之间；或上周膳食摄入量为正常摄入量的 25%~50%	□ 胃部外科大手术 □ 脑卒中 □ 严重肺炎、恶性贫血
3 分	□ 1 个月内体重丢失 >5%（3 个月内 >15%）； 或体质指数 <18.5；或上周膳食摄入量为正常摄入量的 0~25%	□ 头部损伤 □ 骨髓移植 □ 重症监护患者（APACHEII>10）

□ 年龄：如果年龄≥70 岁，总分加 1

总分 = 营养状况评分 0+ 疾病严重程度评分 2+ 年龄评分 0=

分数≥3 分，患者存在营养风险，需要营养支持；
分数 <3 分，则每周进行复测。

营养风险筛查结果：_____　　签名：_____　　日期：_____

附录三

营养评价依据，请用 + 选择所用方法（一项或两项）

[_____] 主观全面评价方法（SGA）

主观症状的变化

1. 体重变化	A 无变化或增加	B <5%	C >5%
2. 膳食变化	A 无变化或增加	B 轻微变化	C 显著变化
3. 胃肠症状	A 无	B 较轻	C 较重
4. 应激反应	A 无	B 轻度	C 重度
5. 活动能力	A 减退	B 能起床走动	C 卧床休息

人体测量结果

1. 肌肉消耗	A 无	B 轻度	C 重度
2. 皮褶厚度 /mm	A >8	B <8	C <6.5
3. 踝水肿	A 无	B 轻度	C 重度

注：

1. 体重变化，考虑过去 6 个月或近两周的，若过去 5 个月变化显著，但近一个月无丢失或增加，或近 2 周经治疗后体重稳定，则体重丢失一项不予考虑。

2. 胃肠症状：至少持续 2 周，偶尔 1~2 次不予考虑。

3. 应激参照：大面积烧伤、高烧、或大量出血属高应激，长期发烧、慢性腹泻属中应激，长期低烧或恶性肿瘤属低应激。

4. 评价结果中，有五项以上属于 C 组或 B 组，可定位重度或中度营养不良。

测定人体组成的营养评价方法（BCA）

人体测量结果	轻度营养不良	中度营养不良	重度营养不良
1. 占理想体重	A 80%~90%	B 60%~80%	C 60%
2. 肱三头肌皮褶厚度占人群标准 （男性 12.5mm，女性 16.5mm）	A 80%~90%	B 60%~80%	C <60%
3. 上臂肌围占人群标准值 （男性 25.3mm，女性 23.2mm）	A 80%~90%	B 60%~80%	C <60%
4. 体质指数	A 17~18.5	B 16~17	C <16
生化数据			
5. 总淋巴细胞计数（$\times 10^9$/L）	A 1.2~2.0	B 1.8~1.2	C <0.8
6. 肌酐身高指数	A 80%~90%	B 60%~80%	C <60%
7. 血白蛋白 /g·L^{-1}	A 30~35	B 25~30	C <25
8. 运铁蛋白 /mg·L^{-1}	A 1.5~1.8	B 1.0~1.5	C <1.0
9. 前白蛋白 /mg·L^{-1}	A 160~180	B 120~160	C <120

评价结果_____ 签名_____ 日期：_____年___月___日

附录四

临床监测记录

日期						
血常规	WBC（$\times 10^9$/L）					
	LY（$\times 10^9$/L）					
	HB/g·L^{-1}					
血生化	AST/U					
	ALT/U					
	TP/g·L^{-1}					
	AlB/g·L^{-1}					
	PreAlB/mg·L^{-1}					
	TFN/g·L^{-1}					
	Glu/mmol·L^{-1}					
	Bun/mmol·L^{-1}					
	Cr/μmol·L^{-1}					

续表

日期						
尿常规	24hBun/mmol·L⁻¹					
	24hCr/μmol·L⁻¹					
其他						

附录五

营养治疗方案

日期	类别	能量 /kcal	氮:热	蛋白质 /g	脂肪 /g	碳水化合物 /g	钠 /mg

注:类别包括膳食营养、肠内营养、肠外营养。

附录六

营养配方

日期	组分及含量	备注

随访记录和阶段小结：

_____

_____

_____

_____

_____

_____

营养师_____　日期_____

上级营养师_____　日期_____

（陈洁文）

第十九章

医院营养科的管理

第一节 行 政 管 理

一、管理体制

目前我国临床营养科(简称营养科)的管理体制尚不规范,大致有三种形式:级别较高的医院,营养科划归医院业务院长直接领导,医务科具体领导;第二种形式是归属后勤部门领导,设膳食科,营养师在管理员的领导下工作;还有这方面工作做得较差的医院,完全没有营养师,由职工个人承包。随着医学发展,越来越多的人认识到营养支持是临床工作中的一个重要环节,但是如何建立健全科学合理的营养科管理体制以保障营养师在临床工作中充分发挥作用还是一个亟待解决的问题。

为指导和加强医疗机构临床营养科的规范化建设和管理,促进临床营养学的发展,提高营养诊疗水平,保证医疗质量和医疗安全,根据《中华人民共和国执业医师法》《医疗机构管理条例》和《护士条例》等有关法律法规,2012 年卫生部制定出《临床营养科建设与管理指南(试行)》,明文规定了营养科的组织形式。二级及以上医院应设立临床营养科。营养科与医院其他医技科室一样,应由院长直接领导,实行科主任负责制,应有独立的成本核算、财务管理。应由具备高级职称的营养专业人员担任科主任,科内的各级临床营养人员组成阶梯状的专业队伍并配备一定数量的管理员、采购员、厨师、配餐员等。临床营养科的人员配备和岗位设置应满足完整临床营养诊治流程及支持保障的需要。其中,临床营养专业人员(医师、技师、护士)总人数与医院床位比不小于 1:100,临床营养专业人员中临床类别执业医师人数与医院床位比不小于 1:200,护士人数不少于 3 人。营养病房护士的配置应当达到医疗机构病房护士配置标准。

营养科的管理可分成两个部分,即业务部分和行政部分,业务方面的管理应完全服从营养师的指导;行政方面的管理鉴于营养科区别于其他医技科室的特点,首先它有许多涉及后勤范围的工作,如食物采购、烹饪、预算开支等。其次它的营养支持(包括饮食、管饲及静脉等)对象遍布医院各个科室,为协调好工作,有的医院尝试成立医院内的临床营养工作委员会,委员会的主席可由院长或业务副院长担任,日常工作由营养科主任负责(任常务副主席),委员可由各科主任(特别是需营养支持患者较多的科室,如内、外科等)、总务科负责同志及营养师等组成。此委员会为一松散的领导组织机构,可不定期召开会议,必要时还可邀请病房护士长、炊事班长、会计等列席会议,广泛听取各方面意见,以便及时改进工作。每次例会应听取营养师对该阶段全院有关营养支持执行情况的总结报告,以及后一阶段的计划(如饮食治疗的管理,治疗饮食的改进,新的肠道营养制剂介绍,新的营养治疗方法的引进等);听取总务科负责同志有关副食品供应,厨房修缮及炊具、设备的更新等问题的汇报;听取会计有关这一阶段的财务状况的汇报等。凡有关患者饮食方面的重大变更,如供应方式、供应餐次、提高收费标准等均应提交该委员会讨论,经委员会主席批准,方可执行。成立临床营养工作委员会有很多优点,首先由于各科主任的重视,使得营养科对患者的营养治疗、营养评价等工作能在各科室顺利开展,特别是患者的饮食治疗问题,仅靠营养科的努力是不够的,其次由于总务科负责人的参与,很多后勤方面的问题能够及时得到较彻底的解决;最后一点就是营养科在各方面的共同监督帮助下,最终能把全院的临床营养工作提高到新的高度。

二、组织架构

营养科的整个管理体系由于临床营养工作委员会的存在,显得更有系统,运转起来更显其活力。在此基础上可实行科主任负责下的岗位责任制,科内重大问题统一由科主任决定,科主任是营养科的全权代表,有责任对全科的业务、行政、经济工作统一领导和指挥,建立以科主任为首的管理系统,实行垂直领导,分若干层,每一级对上一级和本部门的工作负责。通过定岗位、定人员、定责任、定各项工作指标,把营养科的日常具体事务按各类人员的职责落实到人,做到事事有人管,人人有专责,工作有标准。这样分工细致责任明确,可以充分调动各人的工作积极性、主动性。此制度有利于全科的统一管理,能保证营养治疗的顺利实施。临床营养科是对不同生理和病理状态下(包括疾病和医源性因素引起)的营养代谢改变者,通过营养检测和评价进行营养诊断,使用各类肠内营养相关制剂、肠外营养相关制剂和治疗膳食等进行营养治疗的临床业务科室。

(一) 科主任职责

临床营养科主任负责本科室的医疗、教学、科研和行政管理工作,是临床营养科诊疗质量和学科建设的第一责任人。临床营养科主任为专职。三级医院科主任可由副高级以上技术职称任职资格或具有中级技术职称任职资格并连续从事临床营养诊疗工作5年以上人员担任;二级医院临床营养科主任可由医学本科及以上学历,相应医疗专业中级以上技术职称任职资格或具有初级以上技术职称任职资格并连续从事临床营养诊疗工作3年以上人员担任。具备条件的医疗机构应在满足上述条件的同时由临床类别执业医师担任临床营养科主任。

1. 营养科主任在分管院长的领导下,实行二级管理制,是临床营养科诊疗质量和学科建设的第一负责人。

2. 全面负责本科室的临床、教学、科研和行政管理业务,制订工作计划,组织实施,经常督促检查,按期总结汇报。

3. 组织合理的营养治疗,检查营养治疗的执行情况及疗效,与各科医生、护士保持密切联系,经常巡视病房,参加临床会诊,提高营养治疗效果,改进营养治疗工作。

4. 建立健全各项规章制度,如治疗饮食制度、会诊制度、查房制度、卫生制度管理制度、工作制度、应急预案、各级人员岗位职责、医疗膳食常规等,并监督执行。

5. 负责组织、指导、检查临床营养科诊疗工作,包括开设营养门诊,参与疑难、危重及有营养支持指征者的营养会诊、营养查房和病例讨论,检查临床营养工作执行情况及效果。

6. 与临床保持密切联系,负责监督全院营养治疗的合理性,对不合理的肠外肠内营养处方及时与临床沟通,提出改进意见。

7. 掌握国内外学科动态,开展科研、教学、咨询宣传教育等工作,组织开展临床营养科学研究,支持和鼓励营养科专业技术人员开展科研工作,带领全科人员学习和应用新知识、新技术,提高科室整体业务水平。

8. 承担教学工作,安排研究生、本科生、进修生的实习和培训。

9. 主持科室核心小组及各项会议,组织、检查和安排科室各项常规工作。

10. 负责本科室人员的业务考核、考勤及医德思想教育工作,提出升、调、奖、惩意见。

11. 监督、检查本科室的财物管理工作,决定厨房的建设、仪器设备的添置计划。

（二）营养医师职责

营养医师应当具有临床执业医师资格,并经过临床营养专业教育或专业培训并考核合格,全面负责营养诊疗工作。

1. 在营养科主任领导下,协助进行业务行政管理及科研教学等工作。经过严格的专业理论和技术培训并考核合格。

2. 掌握与本学科有关的国内外最新营养研究发展、学术动态及新成就,并根据医院科室的发展情况运用于实际工作。掌握不同生理和病理状态下(包括疾病和医源性因素引起)的各种营养代谢性疾病、营养与代谢异常的原因和机制、临床表现,以及营养诊断和营养治疗及监测的原则及方法。根据治疗原则、季节气候和患者饮食习惯,制定相应的各类治疗饮食食谱,若条件允许,应使营养治疗个体化。

3. 掌握常用的营养评价方法和营养检测指标的临床意义及营养素摄入量计算等工作方法。掌握常用营养素的理化性质、营养治疗作用、缺乏与过量的临床表现以及不同人群营养素需要量和个体化治疗原则。深入病房,开展特殊患者的营养状况评价,写好营养病历,为临床营养支持提供客观依据,并观察营养支持的疗效,以便不断改进提高。

4. 掌握肠内肠外营养给予途径,及其适应证、禁忌证。掌握各类疾病和特殊人群的临床营养宣教知识。参加特殊患者的查房、会诊,与临床医师密切配合,制定最佳的治疗方案。

5. 经常巡视厨房的各工作间,检查各类膳食的营养价值、卫生标准和质量。

6. 开展科研和教学工作,负责向全院医务人员介绍有关营养治疗的业务知识,督促和推动全院临床营养工作的开展。

7. 指导下级营养专业人员的业务及培训,帮助炊事人员掌握营养知识。

8. 设立营养专科门诊,负责向门诊患者进行营养宣教,不定期举办各类疾病营养学习班。

（三）营养技师（士）职责

营养技师应当具有营养、医药、检验、卫生、食品等相关专业专科以上学历,经过临床营养专业培训并考核合格,负责营养咨询、营养检测、营养筛查及评价、肠内营养配制和治疗膳食制备等技术工作。

1. 在科主任领导及营养师指导下,进行业务及科研教学等工作。经过严格的专业理论和技术培训并考核合格。熟练操作人体物理测量、与营养及代谢相关实验室生化检验技术、免疫检验技术、代谢分析技术、器官功能测量技术等,主要包括:人体测量、人体成分分析、人体代谢率测定、营养素水平测定(如维生素、矿物质、蛋白质、脂肪、碳水化合物及其代谢产物的测定等)、应激蛋白测定、淋巴细胞计数、代谢试验(如氮平衡试验等)、食物不耐受测定、肠道功能及微生态评价及营养换算等。

2. 熟悉营养素的理化性质、食物来源及营养价值,能熟练地根据医嘱配制肠内营养制剂或编制治疗膳食食谱等,负责拟定基本膳食、治疗膳食等各类食谱,并对其进行营养评价。完成对营养产品及食材的加工处理。在营养师的指导和炊事班长的配合下,保证各项营养治疗膳食的实施。

3. 熟悉各类疾病和特殊人群的临床营养宣教知识深入病房巡视患者,了解患者的营养摄入情况,听取患者对配膳的意见和建议,发现问题及时汇报以便总结经验改进工作。

4. 负责食品质量的鉴定、检查、督促,指导各类饮食的制备分发,开饭前应进行尝检,成品要及时留样备查。

5. 熟悉营养产品的使用和管理方法。负责指导治疗饮食、匀浆膳、要素膳的配制,协助制备,按时送到各科患者手中。

6. 负责营养科各项卫生制度的贯彻实施。

7. 根据各科室预定膳食单,汇总第二天各种基本膳食及治疗膳食数量,负责督促厨房按相应的营养价值、卫生标准配制、烹调。

8. 掌握营养检测和评价、营养制剂制备所需各种仪器设备的管理与维护方法。熟悉食品安全及卫生相关制度。组织炊事员、配膳员学习营养知识、卫生知识。

(四) 营养护士职责

营养护士应当具有临床执业护士资格,经过临床营养专业培训并考核合格,负责营养相关护理工作及科室内医院感染预防与控制、肠内肠外营养制剂的配制、营养管路建立和维护、营养咨询、营养检测、营养评价等技术工作。

1. 熟悉临床营养护理的流程,掌握营养治疗医嘱汇总录入及分发的相关方法。

2. 掌握临床营养科内的医院感染预防与控制方法。

3. 掌握肠内、肠外营养制剂的配制方法和操作规范。

4. 掌握执业护士法规定范围内的肠内肠外营养支持管路及造口的建立与维护。

5. 掌握围手术期、围生期、围放化疗期的营养护理工作及家庭肠内肠外营养的护理操作与维护。

6. 掌握肠内外营养液输注技术的护理要点和相关仪器设备的操作方法。

7. 熟悉营养素的理化性质、食物来源及营养价值,掌握各类人群的营养护理宣教与咨询。

8. 熟悉掌握各种人体营养测量、标本采集、营养筛查等项目和操作方法及技能。

(五) 管理员职责

1. 在本科室主任领导下,负责有关行政管理工作。

2. 协助科室主任及营养师,做好本院的营养治疗工作,经常与营养师取得联系,保证物质及食品供应。深入科室,听取患者对饮食的意见和要求,不断提高饮食质量,积极主动配合临床医疗工作。

3. 协助科主任和营养技术人员检查财务开支情况,做好经济核算,做到账目清楚、收支平衡。负责厨房内各种设备、炊具的修理、计划购置等。

4. 检查、督促食堂规章制度和厨师、配膳员职责的执行情况,进行考勤、考绩工作,以及思想教育工作。

5. 负责厨房内劳动力的合理分配和使用,检查监督炊事员岗位责任制执行情况。

6. 督促检查厨房卫生,包括环境卫生、个人卫生和食品卫生。

7. 负责财务上的收支平衡,保证各类饮食价格合理。

8. 定期督促仓库保管员盘点仓库。

(六) 会计、出纳员职责

1. 在本科室主任领导下,协助管理员负责本科室的财务工作,并接受营养专业人员的指导。必须严格执行各项财务制度和财务纪律。

2. 建立现金账、总账、明细账,记录支票开出日期及支出项目,做到账目清楚。

3. 认真做好原始凭证、记账凭证、账务报表的保管和统计工作,每月会计报表和物品收发结存情况须在规定日期前上报,以便及时反映成本和该月收支情况。

4. 负责票证管理,及时登记入账、催回欠账、回收的票证及时销毁或处理。

5. 运用会计核算手段发挥核算、监督、分析、反映、控制等各方面职能作用,完善财务制度,不断降低成本,不断提高饭菜质量。负责成本核算与结算。

6. 负责总账管理工作,按月做好经济平衡和损益表,做好经济活动分析,经常与住院处取得联系,统计当月收支平衡情况。

(七) 仓库保管员职责

1. 在本科室主任领导下,协助管理员做好库房保管工作,并接受营养专业人员的指导。

2. 主食、副食分库房存放,食品库房内不得存放有毒有害物品和私人用品。负责检查入库食品及原材料的质量和数量,并对入库后食物的质量和数量负责,必须做到专人负责,每批货物验收货证相符、避免交叉污染、有无标签、生产日期及保质期、感官性状,问题食品当场拒收。对进库食品,应查验其食品生产许可证、流通许可证、营业执照和该批食品的卫生检验合格证如蔬菜的农药残留检验证、猪肉检疫合格证、豆制品检疫合格证等。留存每笔购物或送货凭证。建立"餐饮企业食品原料进货验收台账记录",内容包括采购日期、原料类别、品名、规格、采购数量、生产日期或批号、保质期限、供应商、索证票据、验收人。

3. 负责各类食物的出库,根据成本核算及出库单出库。凭收货 / 领用单做帐,注意先进先出,尽量缩短贮存时间。不得使用腐败变质、超过保质期的食品。月终根据领料单进行盘库,做到账物相符,发现问题及时纠正。

4. 食品应分类、分架、隔墙离地 10cm 以上,选择适当条件进行保存(常温、低温、保鲜等)。常温库房做到清洁、通风,并有防鼠、防蝇、防潮设施,经常检查,防止霉变,避免食品直接受到阳光的直射。冷库内保持清洁,定期除霜,食品间留有一定空隙,保证冷藏效果。肉类、水产品、禽蛋等食品分别低温保存,冷藏设备必须有明显的标识并有温度显示装置。经常与营养师、采购员、炊事员取得联系,做到库房食物不缺货,不积压。

5. 每日填写食物价格,以供编排菜单之用。

6. 从原料到成品,做到生与熟、成品与半成品、食品与杂物、生活用品等隔离放置。各库房每天小扫除,每周大扫除。

7. 根据不同食物对温度的不同要求,选择相应冰箱或冰库进行保存,并每天对冰箱或冷库进行温度记录。负责库房的安全保卫工作(防火、防盗、防毒)。

(八) 采购员职责

1. 在科室主任和管理员领导下,接受营养专业人员的指导,负责食物采收购工作。

2. 严格遵守食品卫生法,保证所购食物质量。

3. 及时了解市场供应情况,保证所购食品价格合理。

4. 购回食物经验收,分类入库,发票应与食品同时送到,通过验收人签字。

5. 向会计领出的支票、现金,购回食品后,要及时持发票向出纳核报。

(九) 厨师长职责

1. 在科室主任及管理员领导下,接受营养专业人员的具体指导。

2. 治疗膳食严格按照要求烹饪,做到份量准确,质量保证。负责炊事员的工作安排,负责各类饮食的投料、切配、烹制,负责保证饮食质量,坚决不使用腐烂、变质、发霉等不符合食用要求的原料。保证每餐按时开饭,夏季防止食物变质,冬季做好饭菜保温。工作耐心细致,制作菜肴必须严格按照质量要求和数量进行,讲究刀工,在色、香、味、形上狠下功夫,做好自查工作,虚心接受营养师的检查。

3. 食品加热要彻底,中心温度应达到 75℃以上,防止外熟内生。不供应生冷饭菜,隔餐隔夜食品、外购熟食品,回锅彻底加热后供应。食物烹调后至患者食用的时间不超过 2 小时,若超过 2 小时,则必须在 ≥60℃或≤8℃的条件下贮存。

4. 工作结束后,灶具、台面清洗干净,及时清理垃圾,保持操作场所清洁卫生。

5. 协助管理员,负责厨房的卫生管理以及安全保卫工作。

6. 带头执行本科室的各项规章制度,并检查督促炊事员的执行情况。

7. 密切配合营养师做好本院的饮食治疗工作,经常与营养师一起深入病房,了解患者对饮食的意见,在不违反治疗原则的基础上,增加花色品种,改进烹饪方法。

8. 协助营养师(营养士)编制菜单。

三、财务管理

财务管理包括固定资金、流动资金管理、成本费用管理、利润管理、财务收支计划和经济核算等。营养科的财务管理有两种方式,一是科室自设会计出纳管理;二是由医院财务科经办。管理的目的是要达到收支平衡,盈亏不超过 3%。

1. 成本核算　主料、配料、调味品和燃料是核算饮食产品成本的基础。主料以面粉、大米和鸡、鸭、鱼、肉、蛋等为主,各种海产品、干货、蔬菜和豆制品次之;配料以各种蔬菜为主,鱼、肉、家禽次之;调味品如油、盐、酱油、味精等;燃料包括烹饪实际耗用的煤、柴油、液化气、天然气等。成本核算一定要做到正确、完整、及时。因为计算饮食产品成本是合理核定产品价格的基础。每一次调整饮食价格,营养科管理人员应根据当时的市场,做出正确的成本核算,提出新的价格报请院领导审批核准。

2. 收支平衡　营养科的首要任务是为住院患者提供合乎治疗原则和卫生要求的各类

膳食,而非普通的饮食经营单位,因此不以盈利为目的,最终目标是收支平衡。

住院患者结算伙食费有两种方式,普遍采用的是住院期间所用伙食及天数在患者出院时由病房护士统计,患者出院结账时由住院处统一结算,此法简单快捷,但易出现漏账;第二种方式是由营养科派专人根据病房的每日饮食统计单做好汇总,患者出院时到营养科结算伙食费,此法虽不易漏账,但工作量很大。随着医院的飞速发展,全院计算机联网,用计算机管理可以弥补这两方面的不足。

营养科的支出主要用于购买粮食、副食品、调味品、燃料等,房屋修缮、设备更新等可由医院拨款解决。

营养科管理人员应该随时关注每日的收支情况,保证盈亏无大的起伏,不断调整,以免月底结算出现不平衡。

为确保收支平衡,要督促各病房正确、及时收取伙食费;同时要抓好采购进货,加强贮藏保管以及提高炊事人员的烹饪技术。

四、物资管理

物资管理包括物资的采购、库存、消耗管理等。饮食治疗得以实现需要强有力的物资保证。

1. 物资采购 采购是营养科实施营养治疗的开始。通过采购,为营养师所制订的营养治疗方案提供了物质基础,从而保证了营养治疗最后得到实现。厨房烹饪所需的原材料、燃料、日常消耗品、餐具等,都是通过采购提供的,采购来的物资质量好坏直接影响饮食治疗的质量。采购的物资首先品种必须是科室所需的,质量必须优良,价格必须合理,数量必须适当(如米、面粉、酒、糖等可以贮存的食品,可以每次进 1 个月的用量,而新鲜蔬菜、鱼、肉、蛋等应按日进货),进货必须准时。采购员应在每日下午与营养士及炊事班长联系,共同确定次日需用的原材料。

建立《餐饮企业食品原料进货验收台账记录》,采购人员采购回来的物品,由仓库保管员负责根据供货方发货单据,验明内容包括采购日期、原料类别、品名、规格、采购数量、生产日期或批号、保质期限、供应商、索证票据、验收人。保管员在验收单据上签字。若不经库房,直接入厨房的物品,由炊事班长验收,并在验收单上签字。

2. 物资保管 物资保管要求保证入库物品安全,做到无霉烂变质,无超额损耗,防虫吃鼠咬,防火防盗;要求保证饮食治疗工作的正常进行,做到及时验收,及时发货,按时进行盘点。食品应分类存储保管,有条件的营养科,可设粮米库、原料库、冷库等,建立健全保管账册,认真记载货品进出情况,货品购进时,验收后登账,货品发出时,由领货人填制领料单一式三联,一联留底,一联交会计,一联自存。做到有货有账,账货相符。建立严格的盘点制度,每月末由管理员、会计、保管员、炊事班长等一起对库存进行盘点,结果以书面形式上报营养科主任。科室内的固定资产,如家具、烹饪设备、各种电器等均应有专人保管,定期检查。

第二节 膳 食 管 理

随着医学模式由传统生物医学模式向现代生物—心理—社会医学模式的转变,营养在疾病预防、治疗、康复与保健中起着越来越重要的作用,适时、合理、正确的营养不仅有助于临床治疗,也是促进疾病康复、改善患者生存质量的关键。医学营养治疗(MNT)这一概念,它包括膳食营养、肠内营养支持和肠外营养支持。其中膳食营养治疗已成为众多疾病综合治疗的基础。膳食管理的第一步是各类饮食菜单的设计,菜单由营养师(营养士)编制,炊事员不得随意更改,治疗饮食由营养厨师制作,营养厨师除具有一定的烹调水平外,还应经过营养治疗基本知识的培训,一般不得少于3~6个月。

医院菜单的设计注重实用性,因为它所面对的是住院患者,首先要保证各类饮食符合各自的营养要求、卫生要求,还要考虑到照顾大多数患者的口味习惯,另外要通俗易懂。目前情况下还不可能做到完全个体化的供应方式,所以应在满足上述要求的基础上尽量增加花色品种,但总体来说住院患者的饮食选择面还是不可能太大,这取决于医院营养科的规模。规模较大的医院能够做到每餐供应患者一菜一汤,所以设计菜单时应考虑如何在每餐一菜的情况下提供足够量的各种营养素,另外考虑到目前经济状况的差异,菜单也应有高、中、低之分。除了以上这些要求,住院患者菜单设计同样要根据市场供应、季节气候的变化等。

住院患者的菜单决定了营养厨房所需要的食品原料的品种、数量、采购方法、库存要求等。营养厨师根据营养专业人员所制定的菜单为住院患者制作各类饮食,菜单在一定程度上还决定了一个医院营养科的规模,专业人员可以从菜单的质量上看出一个医院营养科的等级,还可以看出该院营养专业人员的素质。

医院膳食分为基本膳食、治疗膳食、特殊治疗膳食、诊断和代谢膳食等。基本膳食是医院膳食的基础,约50%以上的住院患者采用此类膳食,而多数治疗膳食则是基于基本膳食衍化而来的。特殊治疗膳食则是通过限制或增加某些营养素,以满足不同生理病理状况下的患者对营养素的需要,达到治疗疾病和促进健康的目标膳食。治疗膳食种类繁多,适应证各不相同,同一治疗膳食饮食医嘱对应的具体膳食治疗原则也可能不尽相同,例如同样是低蛋白普食,肾脏科患者以给予优质低蛋白为主,而消化科肝性脑病患者则以富含支链氨基酸的蛋白质为主。试验膳食(诊断和代谢膳食)是指为帮助临床明确诊断或疗效观察所制定的特殊膳食,它是临床诊断或治疗过程的一种辅助手段。基本膳食做到三准确、四必须,计划准确(按成本核算),投料准确,数量准确,必须按菜单制作,必须遵守操作规程,必须色鲜味美形态正常,必须保暖。治疗膳食做到四要:要符合营养治疗要求;要变换烹调方法;要符合卫生标准;要注意食品保暖。

一、医院膳食种类

(一) 基本膳食

基本膳食是医院膳食的基础,约有50%以上的住院患者采用此类膳食,多数治疗膳食都是在基本膳食基础上衍化而来。基本膳食分为普通膳食、软食、半流质、流质。

1. 普通饮食　适用于体温正常,消化吸收功能正常,无须任何饮食控制的人群,如妇科、骨科、眼科等患者。接近正常人饮食,每日供应早、午、晚三餐,每餐之间间隔4~6小时。膳食要求营养平衡,少用油炸、难消化的食品和强烈刺激的调味品。食物种类及烹饪方式尽可能多样化,使食物色、香、味俱全,促进患者食欲,一日三餐,全日供热能1 600~2 400kcal,蛋白质60~80g。

膳食举例

早餐:稀饭,白煮蛋,刀切馒头,酱菜/肉松

中餐:米饭或馒头

　　　红烧肉,水面筋毛豆,青菜粉丝,开洋冬瓜汤

晚餐:米饭或馒头

　　　木耳鱼片,小油豆腐卷心菜,黄瓜,番茄蛋汤

2. 软食　适用于体温正常或略高及消化吸收功能稍差者;口腔疾患,咀嚼不便者及老人和幼儿。膳食要求:营养平衡,食物须切碎煮烂,使易消化,易咀嚼,少用油炸、粗纤维的食物和强烈刺激的调味品、一日三餐,全日供热能 1 400~2 200kcal,蛋白质 50~70g。

膳食举例:

早餐:稀饭,卤蛋 1 个,蛋糕 1 块,酱菜/肉松

中餐:软饭或馒头

　　　肉饼蒸蛋,红烧豆腐,碎青菜,开洋丝瓜汤

晚餐:软饭或馒头

　　　白菜鸡丝+碎生菜+碎南瓜,番茄蛋汤

3. 半流质　为流质至软食或普通膳食的过渡饮食,每日供给 5~6 餐。适用于体温稍高,消化吸收功能较差者;手术前后的患者及分娩后的产妇。膳食要求:营养平衡,食物呈半流质状或羹状,使之便于咀嚼及吞咽,采用无刺激性的半固体食物,主食可用面条、面片、馄饨、面包、粥等,肉类应绞成肉末,鱼虾可切成小薄片,限制含粗纤维多的食物。全日供热能 1 400~2 000kcal,蛋白质 40~60g。

膳食举例:

早餐:稀饭,蒸蛋羹,面包 1 块,肉松

点心:牛奶 250ml

中餐:肉末冬瓜丝面条

点心:藕粉 200ml

晚餐:肉末菜粥

4. 流质　为液体状食物,热量低,所供营养素不足,只能短期(1~2 天)使用。如需较长时期进食流质,则应加用肠内营养制剂。每日供应 6 餐,每次容量 250~300ml,每日总量 2 000ml 左右。适用于高热、咀嚼吞咽困难及急性消化道炎症的患者,手术前后及病情危重者。膳食要求:食物呈液体状或在口内可融化成液体的食物,要易消化,易吞咽,无刺激性。不用块粒状或固体的食物。不用过甜、过咸、过酸的调味品。为保证患者的营养需要,应尽量选用营养价值高的食物,如奶类、蛋类等。一日 6 餐,全日供能小于 1 000kcal,蛋白质小于 30g。流质一般可分为清流质、厚流质、冷流质等。腹部手术或需避免腹胀的患者用清流质;口腔病患者患者可采用厚流质;喉部手术及消化道出血患者,可用冷流质。

全流质可用食物:米汤、藕粉、蛋花汤、蒸蛋羹、豆腐粒、鸡汤、鱼汤、肉汤、牛奶、酸奶、过筛的赤豆或绿豆汤、果汁等。

清流质不含任何食物渣滓及产气的液体食物如牛奶、豆浆等。

(口腔)清流质不含食物渣滓,供应对象主要为口腔术后患者,可用牛奶、豆浆等。

冷流质适用于咽喉部术后、消化道溃疡出血后,所有流质需放冷后再食用,以免引起伤口收缩或创面再出血。

厚流质适用于张口及咀嚼受限的口腔手术后患者。患者术后第1~2天应选择(口腔)清流,根据伤口愈合情况酌情更改为厚流质。此类流质将淀粉类食品如菱粉、藕粉、糯米粉、面粉等制成糊状,加在各种流质中煮熟,增加流质厚度,从而增加患者的饱腹感,提高碳水化合物及热量的摄入。可用食物包括鱼茸豆腐羹、牛奶蒸蛋羹、肉泥土豆泥汤、芝麻糊、红豆沙羹、米糊等。

膳食举例:

7时:蛋白复合粉200ml

9时:牛奶200ml

11时:肉蓉菜蓉汤200ml

13时:蛋白复合粉200ml

17时:蛋花汤200ml

19时:果汁200ml

(二) 治疗膳食

治疗饮食是营养治疗的重要组成部分,营养科是负责组织和制备院内治疗饮食的专门科室,其主要职责是促进饮食治疗在综合疗法中的合理应用。治疗膳食是指在基本膳食的基础上,根据病情的需要,适当调整总能量和某些营养素的供给量而达到治疗目的的一类膳食。治疗膳食又可细分为高蛋白膳食、低蛋白膳食、低盐膳食、无盐膳食、低钠膳食、低脂膳食、低胆固醇膳食、少渣膳食、高纤维膳食、高钾膳食、低钾膳食、高热量膳食。治疗饮食能减轻患病器官的负担或加以锻炼,增强整个机体的抵抗力,供给补偿疾病消耗和组织新生所必需的营养物质,促进有病机体健康的恢复,在治疗膳食的具体组织制备过程中应做到:

1. 接到治疗饮食通知单后,由当班营养师(营养士)深入病房,了解患者病情及膳食习惯并与主管医生取得联系,了解医生所期望的治疗饮食达到的目标。若经了解觉得有不同于医生意见,可与医生商讨后共同决定营养治疗方案。

2. 接受会诊,由营养师到病房访问患者,建立营养病历,确定营养治疗方案。

3. 确定营养治疗方案后,由营养师(营养士)开出食谱,炊事员严格按食谱烹制,营养科负责供给患者符合营养要求和卫生要求,质量优良的食物。

4. 营养师每日巡视分管病房,及时了解接受营养治疗患者病情变化,研究各种有关患者的代谢与营养状况,不断改进治疗方案,提高疗效。

5. 对于建立了营养病历的患者,营养师应定期查房,做营养状况评价,通过体检及实验室检查观察疗效,提出最佳治疗方案。

6. 接受治疗膳食的患者出院时,应由营养师向患者做营养宣教,告诉患者出院后营养方面需注意的问题,如需增、减哪些营养素,怎样确定餐次,如何来大致给饮食定量,疗效怎么评价。

治疗膳食种类很多,医院常用的有低脂膳食、低盐膳食、低蛋白膳食、高蛋白膳食、少渣膳食、糖尿病称重膳食等,各类膳食已在各章节详细描述。应该指出的是由于患者病情较复杂,所以临床实际上所用的治疗膳食往往互相交叉,要求更高。

（三）试验膳食（详见第十一章）

（四）儿科膳食

1. 基本膳食 普食、幼儿软食、婴儿饮食、半流质、流质，膳食要求类似成人，宜营养更全面，食物更易消化，每公斤体重所需能量、蛋白质较成人高。婴儿饮食要根据婴儿的成长过程按月龄添加辅食，如蛋黄、蒸蛋、菜泥、果泥、饼干、粥等。

（1）普食：适用于4岁以上的患儿，每日3次正餐，1次加餐，全日供热能1 600~2 000kcal，蛋白质50~70g。

（2）幼儿软食：适用于2~4岁的患儿，每日3次正餐，2次加餐，全日供热能1 300~1 600kcal，蛋白质40~50g。

（3）婴儿饮食：适用于1~2岁的患儿，各种肉、菜制成泥或碎末，主食为粥、面条、面片等，全日供热能1 100~1 350kcal，蛋白质40g左右。

2. 治疗膳食 结合儿童的生理、病理状况，制定食谱。

3. 婴儿奶 基本奶与治疗奶，基本奶有全奶，1/2奶（1∶1奶）、2/3奶（2∶1奶），治疗奶有脱脂奶、蛋黄奶、酸奶、混合奶、高蛋白奶。

（五）管喂膳食

适用于各种原因引起的神志不清或因消化道烧伤、手术等引起的经口进食障碍而又极需营养支持者。管喂膳食需细腻、均匀、呈流质状态，渗透压符合要求，营养平衡，约每毫升供热量有1kcal，价格合理，确保卫生。管喂膳食的内容有鼻饲流质、混合奶、匀浆和要素饮食等。鼻饲流质能量与蛋白质均低，一般不应长期使用；混合奶是由牛奶、鸡蛋、巧克力、蔗糖等组成的高糖高脂肪流质，它虽然能满足患者的能量需要，但仍是一种非平衡膳食，因为其提供能量的三大营养素之间比例不恰当，且所含营养素不够全面；匀浆由各种天然食物组成，配方可随意调节，是一种营养平衡的膳食；要素膳是由厂家设计提供的，配方恒定，含各种营养素较全，更易消化吸收，不仅供鼻饲，还能供各种造瘘使用。管饲患者均需由营养师会诊，制定营养支持方案，确定每日饲量、浓度、速度，一般由少到多，由稀到稠，由慢到快增加，以逐步达到营养支持目标。营养师应坚持每日查房，建立营养病历，记录实际入量，定期作营养评价，观察疗效。管喂膳食由营养科派专人制备，营养师经常巡视监督制备过程，保证符合营养、卫生要求。

二、医院膳食供应

（一）膳食供应制度

1. 包伙制 医院营养科规定各类饮食标准，按标准供应患者统一的饮食。患者选择面小，伙食满意率低。

2. 点菜制 医院营养科拟好一日或一周菜单，分发至病房，由患者点菜，配餐员汇总后交营养科。这样治疗饮食较难控制，达不到营养治疗的目的，另外有很多患者由家属送菜造成医院管理混乱。

3. 包伙选食制 较多医院实行此制度，每餐每种饮食备2~3种菜供患者选择，配餐员提前一天订菜，然后把订菜单交由营养科统计，此制度保证了患者有一定的选择余地，又能保证营养治疗的实施。

4. 餐厅供应制 康复期患者或疗养院可实行此制度，一般医院不提倡患者到餐厅随意用餐。

上述 4 种供应制度各有利弊,可根据医院的实际情况,同时选用两种或两种以上的供应制度,互为补充,以提高医院的就餐率,保证患者的营养摄入,有利于临床治疗的顺利进行。

(二) 膳食供应方法

1. 由各病房负责发放各类饮食。开饭时间:早餐:6:30—7:15;午餐:11:00—11:45;晚餐:17:00—17:45。每日上午 10 点,配餐员把第二天的订菜单及当餐的饮食通知单送至营养科,由营养科统计第二天全院的订菜情况及确定当日当餐各病房的各种饮食数量,及时送至厨房,由炊事员分发至各科室的饭车内,治疗饮食均标好病区床号,然后由配餐员清点在 11 点准时将饭车送往各病区,配餐员协助病区护士按照前一天的订菜单将饭菜准确地送到患者床头,然后配餐员再将饭车送回营养科,营养科负责收回餐具,清点后洗净放入消毒柜中消毒,等待下一次使用。下午 4 点配餐员再将晚餐的饮食通知单送至营养科,再重复上述过程。

2. 由营养科负责发放各类饮食,每日由营养科派专人到病区订菜订饭,然后汇总。当日饮食更改由各病区在上午 10 点、下午 4 点前电话通知,饭车由营养科派专人送至各病区,并分发到患者床头,然后回收餐具,拉回饭车,清洗消毒。

上述两种方法各有优缺点,第一种方法配餐员属病区护士长管理,熟悉本科情况,易将膳食供应工作做好,且配餐员可不进厨房,更符合卫生要求,但此制度有一定漏洞,营养科人员不能及时掌握患者床位变动、转科、出院等情况,造成漏账;第二种方法营养科需投入大量人力,且营养科人员往来于病房与厨房,易造成污染,但能更准确地掌握病房订菜情况。另外在有条件的医院可实行计算机管理,从营养科的终端上就能准确了解各科的饮食情况。无论哪种方法,都必须做到各类饮食符合营养标准,卫生标准,必须做到准时开饭,必须注意饭菜保温,必须注意菜肴的感观性状要能激起患者的食欲。

(三) 膳食检查

医院膳食质控主要包括两个方面,即营养质控与卫生质控,有条件的医院可成立食品检验室。医院的膳食检查是检查各类饮食是否满足各自的营养要求,是否符合卫生标准。从食品进货到患者吃到口中的全过程,必须层层把关严格检查。

1. 膳食制备前,必须把好采购、仓储保管这两关,烹调前,由专人验收原料,确保质量。在此基础上,炊事员应检查领到的原料是否新鲜、卫生、数量是否正确,如发现有问题及时更换,决不能让有问题的原料进入制备过程。冷冻食品要在室温下缓慢地彻底解冻,已解冻食品不得再次冷冻。

2. 膳食制备时,必须按科学方法清洗,按标准切配,严格按营养师(营养士)制定的食谱投料制作,选择符合营养要求的烹饪方法,治疗膳食要查对病房床号、饮食名称等,增、减营养素要准确。各种食品原料加工前需洗净。蔬菜与肉类、水产品要分池清洗,避免交叉污染;禽蛋应先冲洗外壳。生熟要分开。用于食品原料、半成品、成品加工的容器和用具(刀、砧板、桶、盒、筐、抹布等)应当标识明显,严防交叉使用,并定位存放,用后洗净,保持清洁。食品加热要彻底,防止外熟内生。需要烧熟煮透的食品,加工制作时食品的中心温度应达到 75℃以上。若加工好的食物 2 小时内暂不食用,应在高于 60℃或低于 8℃的条件下存放。

3. 膳食制备后,必须建立尝检查制度,以感官来初步判定菜肴质量,可每日抽样检查秤重某种饮食的主要原料的熟重,来推算它的营养价值,或者建立食品检验室。另外可根据每餐的就餐人数,从总投料来计算一餐的平均供给量是否符合标准,还应注意成品的色、香、味、形等。加工好的熟食,一般应当日用完,做到尽量不剩或少剩。不再食用已烧熟的隔日蔬菜;剩余食物若要继续食用(蔬菜除外),需凉透后放入熟食专用冰箱冷藏保存,不可暴露存放在室温下。再次食用前,需彻底加热,不可掺入新的熟食品中。

第三节　卫 生 管 理

一、食品卫生

食品卫生问题包括两个方面:首先是食品应具有其本身所固有的营养价值;第二是食品不应对人体健康产生任何不利影响,保证食品卫生是营养科的重要工作之一。

把好采购验收关。应从正规渠道购买符合卫生要求的食品或食品原料,索证索票,做到可以溯源,不采购无证无照商贩或单位供应的食品,不采购国家及本市禁止生产经营的食品及原料。食品质量的鉴定,通常采用以下几种方法:

(一) 感觉器官检查

凭视觉、嗅觉、味觉、皮肤感觉等来检查食品的外形、色泽、硬实度、臭气和味道。下面对几种常用食品质量的新鲜指标,做一些简单的介绍。

1. 鱼类　新鲜的死鱼,鱼鳞光滑,紧缩黏着,不变色,眼突出而清澄,鳃盖口紧闭,鳃色鲜红,腹部不膨胀,置于手中呈水平位,不变弯,放于水中下沉。不新鲜的鱼,鳞易脱落,眼球下陷,鳃色灰红、褐色或苍白,气味不佳,易于弯曲,腹部膨胀,内松软,易与骨分离,置鱼于水中漂浮。冷藏温度低于5℃。

2. 肉类　新鲜的肉表面有一层干燥,洁净的外膜,断面有红白分明的肉层,肉质坚实有弹性;不新鲜的肉,表现湿滑,个别部分略发黑或紫色,断面呈暗色或灰色,质软松弛,带有腐败难闻的气味。冷藏温度低于5℃。

3. 禽类　新鲜的鸡、鸭拔毛后皮肤发白;鸡冠鲜红,嘴色与生前无大变化,眼睛发亮;死的鸡、鸭皮肤发紫,或呈暗褐色,鸡冠和嘴变成紫色,眼球污浊。冷藏温度低于5℃。

4. 奶类　新鲜牛奶具有纯牛奶味,不发酸,冬季一般为乳白色,夏季略带黄色;腐败的牛奶有水分析出,表现有很多凝结的小块,煮过之后,会凝成像豆腐的小块,并且发酸,甚至发臭。冷藏温度低于5℃。

5. 蛋类　新鲜的鸡蛋壳上有一层霜状粉末,壳完整有光泽,蛋白清晰无色,无异味;变质的鸡蛋过发暗,无光泽,蛋黄与壳粘连,蛋白蛋黄混杂,有特殊的臭味。冷藏温度低于7℃。

6. 油类　外观清亮,杂质少,无异味。

(二) 食物的化学检验

1. 定期进行食物的化学成分及能量的检查。

2. 食物的化学毒素及质量的检查。

(三) 食物的生化检查

主要是查明食物内是否含有细菌性毒素,必要时可做细菌培养。

二、容器与餐具卫生

把好食品加热关。烹调食物一定要烧熟煮透,其中心温度不低于75℃。加热后的半成品或熟食二次加热时更要彻底热透。

把好生熟分开关。熟食品与生食品或食品原料分开,生熟食品公用餐具容器要分开,熟食容器要专用,避免交叉污染。

把好清洗消毒关。对接触直接入口食品的工具、容器和餐饮具使用前进行严格清洗消毒。

把好食品存放关。在安全温度下保存食品,在烹调后至食用前需较长时间(超过2小时)存放的食品,应当在高于60℃或低于8℃的条件下存放。熟食不宜隔餐供应,改刀后的熟食应在4小时内食用。

厨房用容器与餐具一般用不锈钢、镍、铝等制成。餐具的洗涤消毒方法实行一洗、二刷、三冲、四消毒。营养科的餐具洗涤室必须直接与厨房相邻,彼此相隔绝,以免洗涤污水和剩余食物的污染,最好是不锈钢水池,水池应并排设置三个,每个水池应并排设置三个,每个水池应有冷热水源,餐具洗净后进行消毒,一般主要采用加热消毒法,如煮沸消毒、蒸气消毒。

三、环境与设施卫生

把好环境卫生关。保持环境卫生干净整洁,避免苍蝇、蜘蛛、老鼠污染食品。餐厨垃圾及时清理,不给昆虫、老鼠生存、滋生条件。

营养科周围的环境卫生对内部卫生有直接影响,单独设置的营养科应选择医院内环境较好的地方建造,周围无厕所或垃圾箱,避开洗衣房、消毒间等场所。采取措施消灭苍蝇、老鼠、蟑螂和其他有害昆虫及其孳生条件,定期打扫周围及厨房内部卫生。采取四定法,定人、定物、定时间、定质量,划片分工,包干负责。

营养科的内环境包括采光、通风、排烟、防尘、污水处理等,这些都需要有相应的设备来保证。

四、个人卫生

把好人员健康关。做好每天的晨检,并记录。凡是出现腹泻、呕吐、发热、皮肤伤口或感染、咽部炎症等有碍食品安全病症的从业人员,应立即脱离工作单位。食品从业人员必须每年至少进行一次健康检查,持健康合格证明上岗。

把好个人卫生关。养成良好的卫生习惯,保持良好的个人卫生和手的清洗卫生,在加工即食食品前要洗手,加工过程经常洗手。

坚持四勤(勤剪指甲、勤洗澡、勤理发、勤换衣服),工作时穿戴洁净的工作服、帽,把头发全部置于帽内,以免头发和头皮屑混入食品中。厨房工作人员上岗时,要自觉做到衣帽整洁,不佩戴手饰、耳饰或涂指甲油、化浓妆。在操作时还应做到:

1. 操作前须用肥皂和刷子将手部直至肘关节洗干净,严禁在操作时吸烟、吐痰、聊天。
2. 切配和烹调实行双盘制。
3. 不能用手勺尝味,尝后余汁不能倒入锅中。

4. 食品应生熟分开,分别存放。

5. 冷餐切配时,须严格消毒,操作时戴口罩,外购熟食须回火后才能供应病房。

6. 一切用具要随时清洗,放在固定地点。

7. 抹布要经常清洗消毒,不能一布多用。

8. 一切餐具均须洗净消毒后再使用。

9. 操作地点必须经常保持清洁,每餐后及时洗刷,每周大扫除 1 次。

10. 各种菜肴一经烧好,必须加盖。

营养科工作人员要建立健康档案,每半年作一次胸透、大便培养、肝功能检查,每月定期由皮肤科医师作一般的体格检查一次。凡发现有开放性肺结核、肝炎、伤寒、痢疾、梅毒、急性淋病、疥疮时,应立即停止工作。

第四节　建筑和设备

医院营养科的建筑形式现有两种类型:分散型和集中型。

一、营养门诊

营养门诊应当设于医院门诊区域,有专用的场地,应具备营养检测区域和营养宣教区域。营养门诊应配备身高体重计、握力器、皮褶厚度计、人体成分分析仪等人体测量仪器,间接能量测定仪、便携式营养筛查与评价系统等检测设备,营养分析和评价软件及仿真食物模型等。

1. 出诊营养医师须具有执业医师执照。

2. 应按时出诊,不得迟到或擅离岗位。

3. 营养医师在营养门诊时着装整洁,严肃认真,遵守医务人员的职业道德和各项工作规范。

4. 专家因特殊情况不能出诊时,须提前告知门诊办公室。

5. 应规范书写营养门诊病历,耐心解释患者提出的有关营养支持 / 治疗及预防保健等方面的问题。

6. 营养门诊内的设备、设施应当由专人负责操作,并进行日常维护保养和消毒。

7. 营养门诊应按医疗机构收费标准规定合理收费。

营养门诊设备清单:

1. 营养门诊专间(在内科门诊区域内)。

2. 设备清单

1) 安装有"诊间医生"软件系统的计算机。

2) 安装相应营养软件的计算机。

3) 人体成分测定仪及安装相应软件的计算机(门诊诊间 / 营养科办公区域)。

4) 身高体重计、握力器、皮褶厚度计、测量软尺、食物模具、宣教图示等。

二、营养代谢实验室

营养代谢实验室可单独设置于临床营养科内,总面积不低于 50m。由称量、精密仪器、毒气及实验等四部分操作室(区)组成,室内装修须符合医疗机构实验室要求。称量室应配备电子秤和精密天平;精密仪器室应配备酸度计、定氮仪、微量元素分析仪、荧光分光光度计、紫外可见光分光光度计、酶标仪、临床营养自动分析系统等,有条件的应配备原子吸收光谱仪、氨基酸分析仪;毒气室应设置2排风设施及通风柜;操作室应配备恒温箱、干燥箱、水浴箱、离心机、混合器、电冰箱、石英亚沸纯水器等常规仪器。

三、治疗膳食配制室

治疗膳食配制室分为准备间、治疗间、特殊间、主食制作及蒸制间、食品库房、餐具消毒间、刷洗间、膳食分发厅、管理办公室、统计室。场所整体流程布局合理,室内装修符合食品卫生、感染管理和消防要求。治疗膳食配制室应配备食品加工、制作、冷藏、冷冻、储存、运送的各种炊具及设备,以及电子秤、量杯、专用治疗盘等称量器具。有条件的医院还可配备信息传输、报表打印等物联网设施和自动清洗消毒设备等。

四、肠内营养配制室

肠内营养配制室与治疗膳食配制室临近,总面积三级医院不低于60m,二级医院不低于30m,分为准备区、缓冲区和配制区,其中配制区为组合式三十万级环境;有条件的医院可按医疗机构层流配制间要求建立十万级净化区。人流、物流和室内装修应符合医疗机构相应等级净化要求。肠内营养配制室应配备粉碎与混合、加热、冷藏、储藏、消毒、称量设备及相应容器等基本设施。有条件的医院还可配备信息传输、标签打印等物联网设施和自动灌装设备及独立的水处理系统等。

五、肠外营养配制室

肠外营养配制可设置于临床营养科内,总面积三级医院不低于40m,二级医院不低于20m,分为准备区、缓冲区和配制区,人流、物流和室内装修应符合医疗机构净化配制设施要求,其中配制间为组合式万级净化环境,操作台达到局部百级净化条件。肠外营养配制室应配备百级净化工作台、操作台、药品车和药品柜、电冰箱、清洁消毒设备(紫外线灯或空气消毒器、隔离衣)、小型水处理设备(无菌净化水也可从医院肾病透析中心接入或用简易方法取得)等。有条件的医院还可配备独立的水处理系统。

六、临床营养工作系统

配合医院信息系统的工作,设立临床营养系统工作站,与医院整体信息系统连接,将治疗膳食、肠内营养、肠外营养治疗工作应用系统统一模式化管理,有条件的医院可以与HIS系统连接,管理住院及门诊患者的营养诊疗工作。

七、营养厨房

1. 布置方式　分散型建筑即根据需要设两个以上厨房,一般是大型综合性医院,有多幢病房大楼或医院占地面积大病房布置较分散。集中型建筑就是整个医院设1个厨房,该厨房可以布置在病房大楼的地下室,也可以布置在病房大楼的顶层,或者位于独立的建筑物内。布置在病房大楼地下室缺点多而且造价较高,现在一般不采用;布置在病房大楼顶层,适用于医院规模较大,用地受到限制,病房集中,病房楼层数较高,拥有专用电梯及通有煤气、蒸气,此方式优点很多,目前有很多经济发达城市的大型综合性医院均采用此方法;营养厨房独立建造,能满足原料、燃料和垃圾进出的方便,获得良好的通风和采光,一般布置在病房楼的下风向,使厨房的气味不至于影响患者,营养厨房与病房楼应保持适当的距离,其间用不长的走廊相连,以防雨雪影响饭菜运送。

2. 营养厨房的合理布局　营养师在医院营养厨房建筑设计前,应向设计人员提供厨房操作程序和卫生要求,以使建成后的营养厨房布局合理。

医院营养厨房的操作要符合以原料到成品和分发的流水作业线,不发生交叉感染,燃料、炉灰和垃圾不进入厨房,病房工作人员不在厨房里穿行或停留。布局总流水线是:原料→仓库→初加工切配→烹调→饮食分发→餐具消毒。两条分线:①菜肴加工烹调一条线;②主食加工一条线,营养厨房的平面布置除了要符合操作程序还要考虑通风排气、防潮和防蝇防鼠,一般分为三种,即通间式布置、分间式布置和大小间结合布置。这三种布置各有优、缺点,关键是需安排好交通路线和出入口,厨房各部分既要联系方便,又要防止生食与熟食,洁物与污物之间路线混杂。营养厨房最好设四个出入口:主食、副食等原料入口;餐车出口;工作人员出入口;燃料、煤渣出入口。

营养厨房的卫生要求较高,除了上面所提的厨房位置的选择,内部平面的布置,交通路线的设计,通风排气及防蝇防鼠等问题,还有一个关键问题即地面及墙面材料和地面排水问题。墙面一般采用白瓷砖,地面采用易洁而又不太滑的材料,地面排水坡度一般是1%~2%,宽度在 6m 米以下,用单面排水,宽度超过时需两面排水,下水道要设油水分离装置。

3. **营养厨房的设备**

(1) 炉灶:炉灶是厨房的主要设备,目前医院营养厨房采用的主要有煤灶、煤气灶、柴油灶。

炉灶的高度一般地面至灶面 0.8m 左右,深度以 1.2m 左右较合适。100 张床需 2 口锅,200~300 张床需 2~3 口,400~500 张床需 4~5 口,另需专设治疗灶、专用灶、半流/流质灶、清真灶等。

(2) 餐具与餐车:餐具一般采用铝制或不锈钢制。每个病区应有一部餐车,供应 40~50 张病床的膳食,内外层也可用铝制或不锈钢制,中间有隔热材料,保温有蒸气和电热两种方式,体积不宜过大,可根据医院需要自行设计定制。

(3) 工作台:营养厨房的工作台用作切配和分发,采用铝合金架,不锈钢台面。

(4) 厨用机械:随着厨房条件改善,可逐渐添置和面机、打蛋机、绞肉机、洗碗机等,可减轻工作人员的劳动强度,大大提高劳动效率。

(5) 储柜与搁架:冷藏一般采用多门冰柜、冰箱等;常温下存放熟制品可用带纱窗的储柜。另外厨房还应备一些搁架,用于搁放各种用具,器皿等。

(6) 通风与排风设备

1) 自然通风排气:在厨房建筑设计时,专门设计烟楼或抽风壁、排气扇等设施。

2) 机械通风排气:常用的排风扇,专门的厨房抽油烟机等,与排风罩配套使用。

(7) 洗涤消毒设备:洗涤池包括淘米池、洗菜池、洗碗池等,可用不锈钢制。厨房消毒设备主要通过煮沸或蒸气来达到消毒目的。

（8）其他：风幕机、灭蝇灯、纱窗等防蝇设备，地沟加网、粘鼠板等防鼠设备，定期除蟑螂，防潮设备，封闭式垃圾箱等。

由于我国的临床营养科的起步和发展存在一定的差异性，营养学人才存在参差不齐的情况，营养科的管理模式与发展趋势可能会存在不同状态，仅供不同等级医院临床营养科参考。

（陈洁文）